3rd edition

방사선감광학

Radiographic Photography

청구문화사

개정에 즈음하여

사진광학기술의 발전은 감광매체의 개발에 따라 예측을 불허할 정도로 변모하고 있다. 본서가 출간되었던 1990년대에는 사진필름의 전성시대로서 비정색성에서 정색성 감광재료로 대체되어 Screen / Film system의 고감도 / 고선예도 기술의 정점을 이루던 시기였다. 따라서 피검자의 진단 목적 부위에 따른 계조를 matching시킨 감광재료의 제조기술과 디지털 영상 기술의 대비를 위한 Imaging Film, Laser Film의 개발도 가속화 되었다. 자동현상기 시스템도 Wet Automatic processor에서 Dry Automatic processor를 병용하는 등, 1990년대의 방사선 감광학 분야는 가존의 system에 의한 영상기술에 의존하면서 변화를 추구하였다고 본다.

2000년에 접어들면서 영상진단의 concept은 종래의 아날로그영상에서 디지털영상으로 전면 탈바꿈하는 의존환경의 변화가 도래되었다. 그러나 지금까지의 사진필름주제인 은염감광재료는 영상형성의 대부분을 이루고, CR 영상도 필름을 대신하여 휘진성형광체를 이용한 IP(Imaging plate)가 X선 흡수가 큰 BaFBr, BaFI로 실용화 되고, Laser film의 개발, Dry view 시스템에 의한 현상처리 기술도 기존의 시스템에서 그 기본원리를 바탕으로 개발되었음을 간과할 수 없다.

본서에서는 종래의 필름영상의 재료공학적 측면을 보완하고 아날로그 / 디지털방사선영상처리과정, 화질관리측면의 광학적 기술을 중심으로 편성하고, 의료기관의 다양한 특성에 따라 필름영상시스템을 유리하고 있는 측면과 CR, DR 등의 디지털 영상시스템으로 전환하고 있는 환경을 고려하여 개정을 시도하였으므로 대학교육의 현장은 물론 임상진료의 현장과 의료산업 메이커에서도 광학기술의 교본으로서 활용을 기대해마지 않는다. 또한 의료영상분야를 중심으로 편성되었으나 감광이론의 배경은 재료공학적 측면과 잠상이론 등에서 일반사진, 과학사진분야에서도 일조가 되었으면 한다.

이번 개정을 통해 어려운 한자 표현을 영어로 병기하여 이해를 돕고자 하였으나 미완의 완성이라는 숙제를 남기면서, 독자 여러분의 아낌없는 충고와 성원을 주실 것을 당부드리고자 한다.

특별히 New image modality 자료제공에 협력해 수신 한영무역(KONICA), 금산메디칼(AgFa), 마로테크(PACS), 신기사(Fuji), 동양메디칼(자동현상기), KODAK(Dry view), Canon (Film scanner) 등, 관련 회사에 진심으로 감사드린다.

끝으로 원고교정에 수고하신 여러분과 청구문화사 이상태 사장님, 임직원 여러분의 아낌없는 노고에 대해 감사드리며 무궁한 발전을 기원하는 바이다.

저자 일동

CONTETNS

제1장 사진의 개념

제2장 사진광학과 방사선영상

제3장 사진특성

제4장 감광과 현상

제5장 감광재료의 제조

제6장 필름의 특성과 취급

제7장 증감지와 형광판

제8장 현상처리제의 성분과 화학작용

제9장 현상의 정지 · 정착, 수세, 건조

제10장 현상처리와 자동현상기 관리

제11장 감광도 측정법

제12장 화질평가

제13장 사진의 복제, 양화처리, 특수영상기술

제14장 디지털 의료영상

제15장 PACS의 구성

제16장 과학 사진 기술

제 1 장 사진의 개념

Concept of Radiographic photo graphy

Ⅰ. 사진의 정의

"사진"이라는 말은 일반적으로 영어의 photograph[1)]와 동의어라고 생각된다. photograph는 희랍어의 photos(태양)과 grapho(그림)와의 합성어이며, 처음에는 "빛에 의한 그림"을 가리키는 것으로 해석되었다. 그러나 현재의 사진기술은 빛 이외의 여러 가지 방 사선에 의해서도 영상을 형성·기록할 수 있기 때문에 "사진"이라는 말은 "빛에 의한 그림"만을 의미한다고는 할 수 없게 되었다.

본 서에 기술하는 방사선사진(radiography)은 X선, γ선과 같이 눈에 보이지 않는 방사선을 이용해서 인체 내부의 모양을 눈으로 볼 수 있는 영상으로 만들어 내므로 이것도 사진(photography)의 한 분야라고 할 수 있다.

그러나, 예를 들어 야구의 TV 실황방송은 햇빛이나 양광 등과 같이 보통 빛으로 비추어낸 그라운드에서 전개되는 시시각각의 정경을 TV카메라로 잡아 브라운관위에 눈에 보이는 영상을 형성하는 것인데 이것 자체를 일반적으로 "사진"이라고 말할 수는 없다.

따라서 "사진"이란 무엇인가? 라는 것을 다시 한번 생각해서 정확하게 정의한다는 것은 쉬운 일이 아니며 본 서에서의 주요 목적도 아니기 때문에 여기에서는 문헌 예[2)]를 드는 것으로 끝내고자 한다.

사진의 "정의", 다시 말해서 그 가치에 대한 측면에서 본다면 무어라 해도 사진으로 만들어진 것이 "기록된 상", 바꾸어 말하면 "영상"[3)]이므로 의미가 깊은 것이다.

---

1) photograph(사진), photography(사진술)이란 말은 1839년 영국의 물리학자 허쉘(J.F.W.Herschel)이 제창한 것이라고 한다.
사진이란 말은 일반적으로 photograph와 photography를 특별하게 구별하지 않고 사용되는 일이 많고, 본 서에서도 이와 같이 취급한다.
2) 예를 들면 사진용어 사전에 의하면 "사진; 빛, 방사선, 입자선 등의 에너지를 이용해서 시각적으로 식별이 가능한 영상을 형성, 기록하는 것 및 기록한 것"으로 표기되어 있다.
3) 사진용어사전에는 "영상(影像; image); 촬영 또는 인화에 의해서, 사진감광재료 등에 기록된 상"으로 표기되어 있다. 이 정의에 의하면 전원을 차단하면 꺼지는 TV상과 같은 일시적인 상, 즉 "영상(映像)"은 그 자체를 "영상(影像)"이라고 할 수 없다.

예술이나 취미로서의 사진은 그렇다 하여도, 정보획득 수단으로서의 의의를 생각하면 사진으로서 얻어지는 것. 요컨대 영상정보에는 다음과 같은 특징이 있다.

① 대상물체(피사체)를 구성하는 여러 가지 것의 공간적(또는 시·공간적)인 분포를 정확하게 있는 그대로의 모습으로 시각적인 인지를 할 수 있어야 한다.

② 촬영장소에 없었던 사람이라도, 언제든지 반복해서 그리고 필요하면 몇사람이 동시에 시각적으로 인지할 수 있어야 한다.

이상은 영상정보의 본질에 대해서 필자가 고찰·요약해서 표현한 것이지만, 특히 현대 사진[4]에서 얻어지는 영상에는 다음과 같은 특징이 있다.

③ 기록으로서 매우 정확하며 장기간 안정하고 필요하면 언제나 몇장이라도 복제를 쉽게 할 수 있다.

④ 시간과 동시에 변동하고 있는 사상(事象)을 어떤 순간 또는 순간순간의 모습을 고정하여, 시간을 오래 끌거나, 단축하거나 또는 겹치게 하여 기록·표현할 수 있다.

⑤ 인간이 그 눈으로 직접 볼 수 없는 물체의 내부구조나 식별 할 수 없는 물체의 모습을 눈으로 볼 수 있는 상(像)으로 기록·표현할 수 있다.

어느 것이나 대상(물체 또는 대상)의 상태를 "눈으로 볼 수 있는 정확한 상"으로 하여 "교정한다"라는 것으로, 대체적인 사진의 정의를 이해할 수 있을 것이다.

Ⅱ. 사진의 발명과 공업의 발전

1. 사진의 발명

은염사진의 역사는 프랑스인 Louis Jaeques Mande Daguerre가 은판상의 요오드화 은 감광층중에 사진상을 만드는 방법을 1839년 1월에 프랑스 의회에 보고한 것이 처음이다. Daguerre의 방법은 상자 속에 문지른 은판을 놓고 상자바닥에 요오드를 놓아 요오드증기를 은판의 표면에 대고 요오드화 은박막을 만들고 이 은판을 카메라에 모아 촬영한 후에 이 은판을 수은증기에 대고 현상한 것이다. 은판상의 미감광의 요오드화은은 티오황산소다 수용액 등으로 처리하고 용해·제거하여 영상의 정착이 실시되었다.

이와 같이 다겔의 사진법, 즉 Daguerre O type에서는 감광층으로서 요오드화은을 사용하고 노출, 현상, 정착으로 되는 현재의 사진의 Process원형을 모두 포함한 점으로, 오늘날

4) 현대의 "사진"이란 말은 2)에서 예시한 것과 같이 반드시 사진필름 등 "사진감광재료"에 대한 기록만을 의미하지 않는다. 예를 들면 제록스와 같은 전자사진이나 CCD 카메라 등에 의한 electronics imaging system도 사진의 한분야로 간주되고 있다.
단, 본서에서는 원칙적으로 "사진감광재료에 의한 영상의 형성·기록에 관한 것"에 한정시켜 사진이란 말을 사용하기로 한다.

사진의 원조라고 한다. 다겔의 사진법은 1839년 8월 19일 Arago에 의하여 세계에 공포되었다. 그런데 현대의 사진법에서는 대부분의 경우 Camera로 촬영하고 nega상을 만들어 이것을 또 한번 인화지 등에 태워서 posi상을 만드는 것이 보통이다. 이와 같은 사진을 nega로부터 만드는 방법을 고안한 것은 영국의 Fox talbot로서 그는 요오드화은 감광지상에 nega를 만들어 이것을 또 한번 감광지에 태워서 Posi를 만드는 방법을 1841년에 발표하였다. 그 후 영국인 Scott Archer의 Richard Leach Maddox가 취화은 젤라틴 건판을 발명하고 감광재료의 실용성이 높아짐과 동시에 공업적 제조의 가능성이 시작되었다.

1877년에 영국의 Joseph Swan은 비로소 취화은 젤라틴 건판을 공업적으로 제조하고, 미국의 George Eastmann도 1881년에 건판회사를 설립하고, 1883년부터 건판의 판매를 개시하였다. 이것은 현재의 Eastmann Kodak사의 전신으로, 이 회사는 1883년 roll film이 사용되는 소형 camera Kodak을 시판하기 시작하여, 사진이 일반대중에 대중화되는 계기를 만들었다. 바로 이어서 셀루로이드 필름의 제조(1889년), 영화용 필름의 공업화(1889년), panchro 건판의 발매(1907년) 등 획기적인 단계를 거쳐 사진공업의 기반이 구축되었다.

2. 사진공업의 발전기

1) 1930년대

1930년대는 소형 카메라의 유행에 편승하여 독일광학공업이 사진계에 군림하고 또한, 감광재료에도 다층 유제형의 color필름이라고 하는, 획기적인 발명이 이루어진 시대이다. 당시 color 사진법으로서 모자이크 screen 법이나, 3색 분해법이 실용되고 있었는데, 1935년에 Kodak이 완성한 Kodak chrome은 감색법의 재현원리를 사용하여, 비로소 3층 유제를 1개의 film상에 도포한 컬러필름을 완성하여 아마추어라도 자기 camera로 color 사진을 촬영할 수 있게 되었다. 독일의 Agfa에서도 1937년에 Kodak chrome과 같은 원리로 Agfa color 필름을 발매하여 오늘날의 color 사진의 기초를 이루게 되었다.

1930년대에는 토키영화도 발전되었고, 1939년에는 미국의 영화제작비가 년간 1억 5,000만불에 달했다. 사진감광재료의 기초적 연구도 적극적이어서 1938년에 영국학자 R. W Gurney와 N.F.mott가 할로겐화은 사진감광을 설명하기 위하여 국제눌리학의 이론을 도입하여, Gurney-mott 이론을 발표하였는데, 이 이론이 현재의 사진감광이론의 사고방식으로 계승되고 있다.

2) 1940년대

1940년대에는 컬러사진에 nega, posi 방식이 도입되고, Agfa의 1939년 완성된 영화용 컬러 nega film과 posi film을 비롯하여 1941년말 Kodak도 Kodak color film을 보내고, 아마추어 사진용에도 color printer의 즐거움도 초래되었다.

Kodak의 기술자들은 컬러필름의 유제중에 발색제를 분산하고, 첨가하는 oilprotector법을 개발하고, 또, 유색 발색제를 사용하여 자동적으로 색보정을 하는 자동 masking법을 발명하여 color film의 품질을 크게 발전시켰다. 제2차 세계대전 중에도 미국은 군용으로 color film을 사용하고 고감도 color film이 항공사진용으로 제공되었다. 대전 직후에는 영화계에 Technicolor 붐이 일어나 1946년 Technicolor사의 년간 print 량은 1억 5,000만 feet에 달하였다. 대전 중의 사진기술 발전의 하나로서, 독일의 Agfa사의 사진유제에 금염을 가하고 증감하는 금증감법을 사용하였다. 전후에 독일을 점령한 미국은, 이 금 증감기술을 점령보고로 공표하였으며, 서서히 사진 film의 감도전쟁이 일어나기 시작하였다.

3) 1950년대

1950년대에는 감광재료의 감도향상과 color film의 품종 개발에 괄목할만한 발전을 이루었다. 흑백 nega용 film의 감도는 ASA 650에 달하고 color film에도 ASA 100의 감도가 달성되었다. Kodak는 ASA 16의 마스크장착 color nega film과 color print film을 Eastmann color의 명칭으로 1950년에 영화용으로 도입하였고, 1959년에는 color nega 필름의 감도를 ASA 50으로 개량하여 영화에 있어서의 nega, posi 방식 color 사진 system의 위치를 구축하였다.

4) 1960년대

1960년대에는 color 감광재료의 감도 및 화질의 비약적발전, color 사진처리 공업의 본격적인 가동으로 인해 color 사진이 선진국가의 구석구석가지 보급된 시대이다. 아마추어의 color 사진은 반전 color film에 의한 slide로부터 color printer로 전환하고, color film 및 color 인화지의 자동현상, 고능률의 print가 진보되었다. 1963년에는 폴라로이드가 확산 전사됨으로 인한 instant color사진을 발표하였다.

이 해에 Kodak은 간이 장진필름 cartridge를 사용하는 instance system을 개발하여, camera, film, printer를 종합적으로 갖춘 신제품을 시판하고, 사진 system의 새로운 방향을 설정한 system 상품으로서 주목되었다.

신제품의 빛나는 개발의 이면에는 사진감광재료제조회사의 기업재편성도 계속해서 이루어져 1964년 독일(서독)의 AgFa와 벨기에의 Gevart 양사의 합병, 동년 이탈리아의 Ferrania의 3M에 의한 흡수, 영국의 Ilford, 스위스의 치바, 프랑스의 Lumiere 3개사의 협동체제의 발족이 이루어졌다. 영화산업은 전후의 성황하던 상황에서 점차로 사양화하기 시작했다. 은염사진 자체는 아마추어사진과 산업 및 의료용도에 뒷받침되어 순조로운 발전을 하였으나, 한편으로 세계적인 추세로서 은염이외의 감광물질의 개발에도 관심을 갖게 되어, 광전도 물질에 의한 전자사진은 복사 및 인쇄용으로 실용화하게 되었다. 인쇄제판용의 감광성수지도 개발되어 diazo 재료로 옵셋판도 출현되었다. 이와같이 하여 사진의 감광재료의 범위가 확대되어 사진의 응용분야가 급속히 넓혀졌다. 1960~1970의 10년간에 사진 film의 생산량은 3.5배가 되었다. color film 제조기술도 진보되고, ASA100의 반전 color film 및 color nega film을 발매하고, color nega film에서는 세계에서 가장 감도가 높은 ASA100을 처음으로 달성하게 되었다.

5) 1970년대

1970년대에는 아마추어사진, 소형영화, X선용 film의 system 상품이 이어서 개발되고, 소형 camera로는 pocket instmatic 또는 110 system이라고 하는 일련의 상품이 1973년 시판되었다. 8mm 영화에서 촬영되는 XLsystem이 1971년 그리고 계속해서 동시 녹음 system이 1973년에 출현되었다. X선용 film도 system화하는 가운데에서 고감도의 희토류 형광체의 screen과 ortho 증감유제를 사용하는 고감도 system이 1973년 3M에 의하여 개발되어 진료 X선사진촬영의 피폭선량이 과거의 1/4로 감소되었다. 일반촬영용 color 사진에는 instance system도 점차로 침투하여 1972년에는 폴라로이드(polaroid)가 새로운 Instant color System SX-70을 발표한 외에 Kodak는 1976년에 polaroid와 다른 원리에 의한 Instant color system을 발표하였다. 과거의 Nega·Posi법 color 감광재료도 더욱 개선되어, 1976년에는 Fuji 사진 film이 세계최초로 ASA 400의 고감도 color 필름을 완성하게 되어 일본의 사진 감광재료공업은 camera 공업과 함께 세계적으로 주목되는 기술수준으로 발전하게 되었다.

6) 1980년대

1980년대에는 희토류 형광체와 Orthochromatic film의 본격적인 도입에 따라 고감도 시스템화가 이루어졌다.

I.I를 이용한 CRT image는 형광체의 휘도증가, 필름의 고감도, 흉부촬영에서의 고전압 촬영술의 보급, 위장조영술에서의 고감도/고선예도화 등의 추구가 현실로 나타난 시대였다. Screen system에서도 $CaWO_4$의 S-series 전용에서 BF-BM-BH-BX 등의 B-series 등장과 함께 X선 흡수율과 발광효율이 높아진 blue 발광 고감도 series가 보급되고 Fuji film에서는 Green 발광 형광체에 감색성을 일치시킨 HR series의 고감도 필름의 출시에 따라 감도 150~750까지 고감도화 하였다.

또한 촬영부위에 적합한 대조도(AG값)를 유지시킨 고선예도, 일반용 고감도, 초고감도 필름 등이 보급되었다.

Screen도 선예도를 주로한 증감지(Detail, Fine, Low speed) 감도 선예도가 중간 정도인 증감지(Medium, Universal, Regular, Per speed 등). 감도를 주로한 증감지(High, Rapid speed) 최고감도를 가진 증감지(Super, Fast, Special) 등으로 분류되었다. 희토류 screen system의 전성기를 이루고 자동현상기의 보급도 여기에 현상조건이 맞추어져 90초 처리에 45초 처리의 고속현상처리 시스템으로 발전되었다.

7) 1990년대

1948년에 개발된 X선형광증배관에 의해 I.I. TV 시스템이 출하되고, 이의 출현은 X선영상의 필름 이외에도 X선영상의 검출이 가능한 것으로 되었다. 1960년대에 개발된 I.I. TV에 의해 혈관 조영검사, 1980년대에 개발된 DSA(digital subtraction angiography)로 발전되고, 오늘날의 digital X선영상을 가능하게 하였다. 선진국에서는 이미 1980년대에 CR(computed radiography)이 출현되고, DF(digital fluorography), DR(digital radiography), MRI의 출현은 CRT imaging film의 고감도/고선예도화에 주력되었다.

휘진성 형광체인 IP(imaging plate)의 보급과 함께 Fuji film에서는 CR film, Konica에서는 single coating 기술의 개발 및 high sensitivity fine grain를 실현한 LP series(laser imaging film)가 개발되고, Laser imager도 보급되었다.

Kodak에서는 Laser imaging system으로서 Dry view 8700, Dry view 8100 등이 출시되고 14″×17″ format, Film loading은 120배까지 가능하게 되었다.

Dry view는 건식 프린터로서 현상액 1급배수가 전혀 불필요하고, 필름을 현상하기 위한 Laser diode나 열처리 프린터 헤더(thermal print head)를 사용하고, 이외에도 Two film supplies, 즉 CT, MRI, CR 등에서 요구되는 14″×17″, 14″×14″, 14″×17″, 11″×14″의 format를 선택적으로 사용하는 Dry view, 초음파, C-Arm, 핵의학 장비와 DICOM network을 위한 8″×10″ format의 Dry view, 디지털 Mammography용 8″×10″ format의 Dry view 등 레이저 imaging system의 전성기를 이루었다.

8) 2000년대

의료영상기술의 디지털화가 주도적으로 이루어지는 시대로서 그 발전의 속도는 예측이 불가능하다.

1990년대에 CR기술이 본격적으로 도입되고 임상에서 호응을 받았으나 DR 기술로 접목됨에 따라 DDR(direct digital radiography), DR(digital radiography) 시스템으로 PACS(picture archiving and communication system)시스템으로 대형의료기관은 대부분 구축되고, 대처될 전망이다.

Filmless시대가 도래되고, 습식자동현상기가 사라지는 시대로 변모하고 있다. 종래의 Analog 카메라에서 Digital 카메라로 변화되고, 100만 화소미만의 카메라 기술도 500만 화소 이상을 실현하게 되었다.

X선용 형광체를 이용한 I.I TV system에서도 종래의 촬상관(비디콘)은 사라지고, CCD로 대체되어 더욱 선명한 화질의 영상을 출력하게 되었다.

디지털 기술이 보급된 현재도 증감지/필름 시스템의 X선 영상은 병원 내에서 대단히 많이 사용하고 있다. 그 이유는 오랜 역사를 통해서 누적된 필름의 고화질화, 필름은 검출기, 표시장치, 보존매체 등의 모든 기능을 갖추고 있기 때문이다.

그러나 Computer나 Network 등의 디지털 기술의 진보는 의사에게 보내지고, 또한 과거에 촬영된 영상을 빨리 moniter에 표시할 수 있는 장점이 있다.

21세기의 의료영상기술은 CAD(computer aided diagnosis)를 컴퓨터 지원진단 이라고 본다. 의사는 Computer의 분석결과를 참고하면서 진단의 정확도 재현성을 개선할 수 있는 기술로서, 영상처리와 영상 data 분석을 위한 CAD 알고리즘의 개발은 영상진단의 자동화에 따른 동영상 기술의 변혁이 예상되고 있다.

Ⅲ. 사진의 Process

사진의 process(과정·공정)는 기본적으로 "빛과 X선 등의 방사 에너지의 변조(파장·강도·위상)의 변황에 의해서 대상이 되는 물체(피사체)에서 발하는 시(time), 공간적인 분포를 가진 정보신호(영상·image)를 필름 등의 감광재료[5]에서 파악(검지·변환·축적)한 후, 그것을 화학적(또는 물리적)으로 처리하여, 안정한 재생영상을 만드는 방법"이라고 말할 수 있다.

대표적인 사진(통상의 은염(銀鹽)사진)의 기본 process를 정보통신면에서 단계적으로 살펴보면(그림 1-1)과 같다.

방사선사진이나 분광 spectrum 등, 과학적 계측을 위한 사진 등에서는 일반적으로 nega 그대로 사용되는 일이 많지만 눈으로 볼 수 있는 피사체의 재생상을 얻기 위한 일반 사진[6]에서 nega는 최종목적을 위한 중간단계의 과정이다.

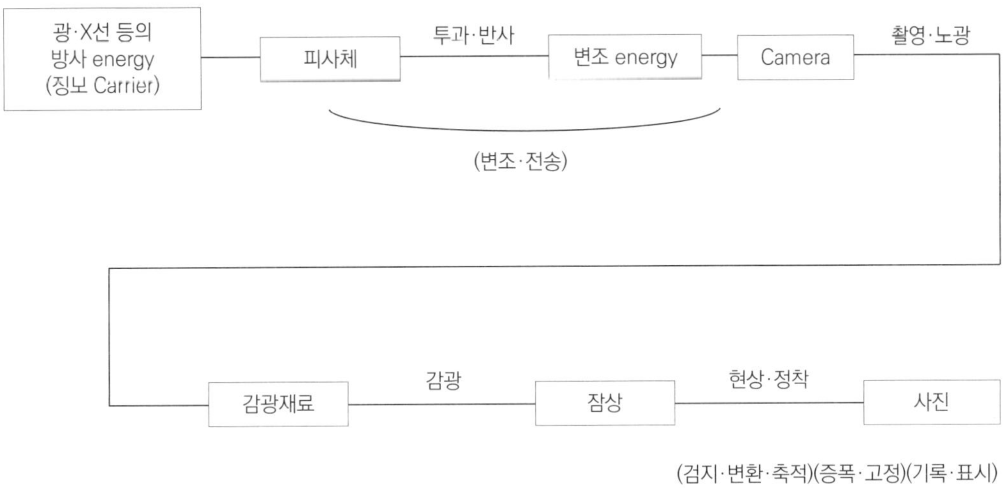

그림 1-1. 사진의 기본 Process

5) 넓은 의미에서의 "감광재료"라는 말은 빛에 감지되어 화학적 내지 물리적인, 어느 정도의 유용한 변화를 일으키도록 만들어진 것의 모든 것을 가리킨다고 말할 수 있다. 그러나 좁은 의미에서는 "사진감광재료"(일반적으로 컬러 필름이나 인화지·X선 필름과 같이 은염사진유제를 film base나 종이·판유리 등의 지지체 위에 도포한 재료의 총칭이라고 되어 있다)와 동의어로 쓰이고 있다.
본서에서 기술하는 대부분은 사진감광재료에 관한 것이기 때문에 특히 해석을 달지 않는 경우, 감광재료(약해서 감광재라고 부르는 경우도 있다)라는 말은 사진감광재료를 지칭하는 것으로 한다.

6) 일반사진이란 말은 문자상으로 특수사진에 대응하는 말이며 사람에 따라 여러 가지로 해석되지만, 본서에서는 원칙적으로 보통의 아마추어 사진이나 영업사진, 상업사진, 보도사진 등 통상의 가시광에 의한 인물, 풍경 등의 일반사진을 지칭하는 것으로 한다(후술 1·6참조)

이것을 더욱 알기 쉽게 분할하면 다음 3가지로 나눌 수 있다.

① 피사체의 모습을 빛이나 X선 등의 방사 에너지의 공간적인 분포를 (사진) 감광재료에 투영한다(촬영·노광(exposure)[7]).

② 감광재료는 그 부분부분마다 받아들인 방사에너지의 강도나 파장의 차이에 따른 화학변화를 일으킨다. 이 화학변화는 통상[8] 그대로는 눈으로 식별할 수 없는 정도의 것으로, 그 단계에서 감광재료 상에 형성된 눈에 보이지 않는 상을 잠상(잠상: latent image)이라 한다(감광·잠상형성).

③ 잠상이 형성된 감광재료에 화학적인 처리를 가해서 눈에 보이는 안정된 영상으로 고정한다(현상처리·영상형성·영상고정).

이들 3단계 중에서 먼저 ①의 촬영·노출에 관해서는 사용하는 방사 에너지의 종류(광·X선·β선 등)나 피사체상(像)의 감광재료에 대한 투영방법에는 실로 여러 가지가 있으며 이들은 용도·응용분야 확대에 연계되어 있다. 이 중에서 본서에 관계있는 것을 후술하기로 하고 이 중의 중요한 것에 대한 개념을 (그림 1-2)에 나타낸다. 다음에 ②단계는 ①의 조작의 결과로 생긴 변화인데, 이 단계에서 감광재료에 잡힌 상(像)은 앞에서 말한 바와 같이 통상 그대로는 눈에 보이지 않을뿐더러 지나치게 안정이 안되고 있기 때문에 더욱 ③단계인 현상처리(processing)이라 불리는 화학적 처리(후술)를 가함으로써 눈으로 볼 수 있고 또한 장기적으로 안정된 영상으로 고정된다.

이와 같은 단계로 얻어진 영상을 형성하고 있는 물질은 (은염)흑백감광재료의 경우, 미세한 금속은의 검은 입자(은 filament가 실이 감긴 상태의 덩어리)이며, 일반적으로 빛이나 X선 등의 작용을 많이 받은 부분일수록 많은 금속은(金屬銀)이 생성되므로 보다 검게 보이게 된다.

이 단계에서 얻어진 영상은 보통 빛(가시광)에 의한 사진으로 말하면 눈으로 본 피사체와 명암이 반대로 되어 있다. 이것을 negative image(음화상), 약해서 nega상이라 하며, nega상이 형성된 필름 등을 negative(음화), 약해서 nega라 한다.

방사선사진이나 분광 spectrum 등, 과학적 계측을 위한 사진 등에서는 일반적으로 nega 그대로 사용되는 일이 많지만 눈으로 볼 수 있는 피사체의 재생상을 얻기 위한 일반 사진[9]에서 nega는 최종목적을 위한 중간단계의 과정이다. 일반사진에서는 전체 nega면에 균일

---

7) "노광"이란 감광재료에 일정량의 빛을 작용시키는 것이다.
X선이나 γ선은 보통 빛이라고 부르지 않지만, 이들 방사선의 경우도 사진용어로서 일반적으로 노광이라는 말을 사용한다. "감광"이란 말도 똑같이 빛에만 한정하지 않고 빛 이외의 방사선(X선이나 γ선·β선 등)에 감응하는 경우도 포함한다.

8) 노광을 대량으로 주게 되면 감광재료면에 그대로도 눈에 보이는 상이 형성된다. 이것을 print out라고 말하는데, 이 경우도 보통은 다소의 후처리를 하지 않으면 그대로는 장기간 안정된 영상이 되지 않는다.

9) 일반사진이란 말은 문자상으로 특수사진에 대응하는 말이며 사람에 따라 여러 가지로 해석되지만, 본 서에서는 원칙적으로 보통의 아마추어 사진이나 영업사진, 상업사진, 보도사진 등 통상의 가시광에 의한 인물, 풍경 등의 일반 사진을 지칭하는 것으로 한다(후술 1·6참조)

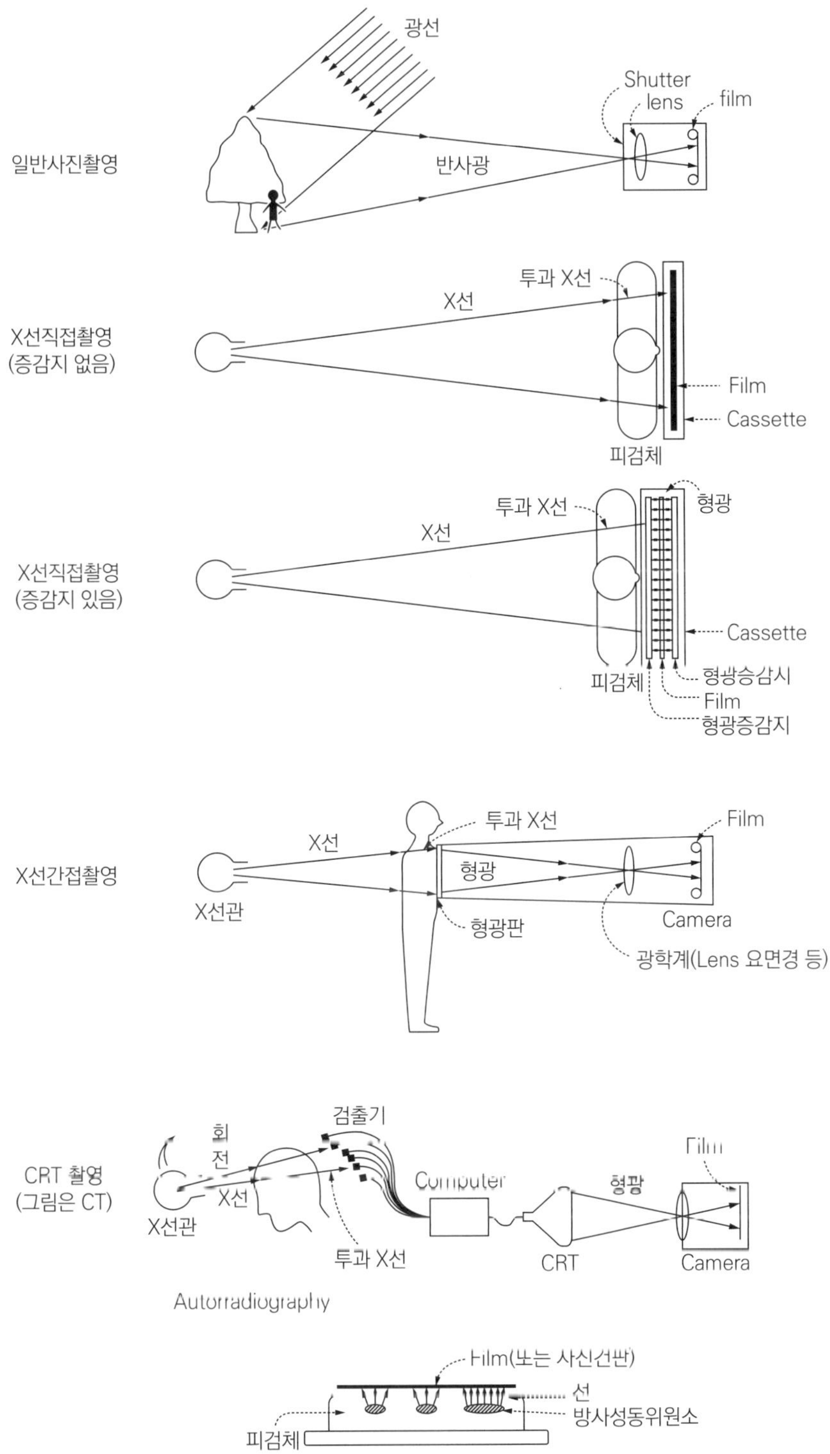

그림 1-2. 각종촬영(노광)법의 개념도

한 빛을 조사하여 nega를 투과한 빛을 다른 감광재료에 노출하여 현상처리를 함으로써 nega상과 농담(農談)이 반대로 된 영상을 얻는다.

이것은 처음 피사체의 명암을 재현한 영상이므로 positive image(양화상), 약해거 posi상이라 하며, posi상이 형성된 감광재료를 positive(양화), 약해서 posi라 한다.

또, 이 노출공정을 printing이라 하며, printing(print라고도 한다)을 해서 얻어진 posi는 일반적으로 print라고 한다.

이와같이 일단 nega를 만들고 이것을 print해서 posi를 만드는 사진의 과정을 네가포지법(negative-positive process), 또는 N·P법이라 하며, 포지용·감광재료(이 경우 프린트용 감광재료라 한다)와 네가용의 그것(네가용 감광재료)은 일반적으로 종류가 다른 것을 사용한다.

이에 대해서, 특수 감광재료나 특별한 현상처리법을 사용함으로써 촬영한 감광재료 그 자체를 한번에 posi를 얻는 방법도 있는데 이와 같은 과정을 direct posi법(direct positive process)·반전 posi법(reversal-positive process)이라고 한다.

이 밖에 촬영 후에 프린트를 하지 않고 즉시 posi를 얻는 방법[10)]으로 인스탄트 사진이나 "폴라컬러: 폴라로이드"가 있다. 이것은 확산전사반전법(DTR(diffusion transfer reversal process) process)이라는 특수 처리법에 의해서 감광층에서 수상층에 화학적으로 상을 전사하는 것이다(상세한 것은 14장, 15장).

이들 posi 영상을 얻는 사진 과정을 그림 1-3에 도식화하여 표시한다.

이상은 흑백사진에 대한 설명이었지만 컬러사진의 경우도 감광, 잠상형성 까지는 흑백사진과 본질적으로 동일하다.

다만 컬러사진에서는 현상처리에 의해서 최종적으로 형성된 영상은 색소상(色素像)인데 posi상을 얻는 방법으로는 역시 N·P법, 반전 posi법, 확산전사반전 posi법 등이 있다(컬러사진에 대한 상세한 것은 제14장).

또 사진과정의 최종결정으로 얻어지는 반사프린트(인화)는 필름 등의 투명한 지지체가 있는 감광재료로 만들어진 투명 posi(확대영사용 슬라이드 등)나 투명 nega(X선사진이나 스팩트럼 사진 등)이 있다. 후자는 그대로 육안으로 관찰·관상할 수 있으나 전자는 프로젝터(projector)로 영사하는 샤우카스텐(독: Schaukasten, 영: viewing cabinets) 등의 관찰기에 걸고 보지 않으면 안되지만, 화질·정보량에 관해서는 일반적으로 후자보다 우수한 것을 얻는 경우가 많다.

---

10) 촬영한 감광재료 그 물질을 현상처리 할 뿐이며, 직접 posi 영상을 얻는데는 다음 두가지가 있다.
① 통상의 현상처리
② 반전현상처리(reversal processing)
반적으로 direct posi(또는 직접양화)라는 말은 좁은 의미로 ①만을 지칭하는 일이 많다. ①을 위해서 특수제조법으로 만든 감광재료는 direct posifilm 또는 auto posifilm으로 불리며, ②와 같은 특수한 현상처리를 위해 제조된 감광재료는 반전(反轉)posifilm 또는 반전필름, reversal film 등으로 호칭한다.

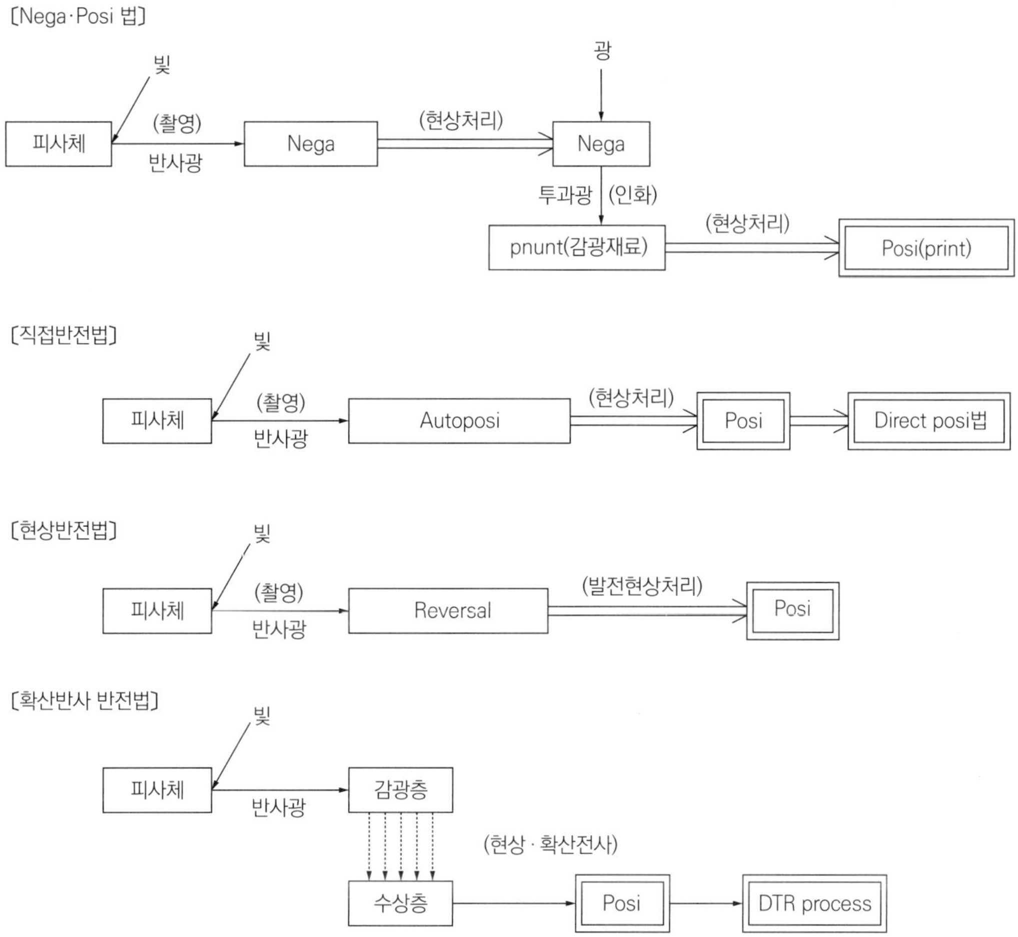

그림 1-3. Posi 영상을 만드는 사진의 Process

Ⅳ. 사진감광재료의 개요

1. 특징

넓은 의미에서 감광재료는 은염(silver halide) 감광재료(사진감광재료)와 비은염감광재료로 대별된다(표 1-1).

이들 전체 감광재료 중에서 은염감광재료가 중심적인 존재로 된 것은 다음과 같은 우수한 특징이 있기 때문이다.

① 감광도가 높다[11].
② 감응하는 방사 에너지의 범위가 넓다(광·X선·γ선·전자선 등).
③ 화질·정보용량이 우수하다[12].
④ 보존기한이 길다(shelf life[13], 기억수명, 영상수명).
⑤ 종류가 풍부하고 응용범위가 넓다.

표 1-1. 은염·비은염 감광재료

구분	종류	(주)감광물질	이용형태	처리	용도
은염 감광 재료	통상형사진 감광재료 확산전사사진 감광재료 열현상사진 감광재료	할로겐화은 상 동 상 동	광환원 상동 상동	습 습(*) 건	[표 1-2 참조] Polaroid (Instant 사진) 3M dry silver (전자 beam 기록 등)
비은염 감광 재료	철염 감광재료	주석산 제 2 철염	광환원	습	청사진감광지 (설계도복사)
	치아조 감광재료	치아조화합물	광분해	습·건	치아조감광지 (office copy 用) PS 판(옵셋 인쇄) (마이크로 사진)
	감광성 수지	계피산수지 quinone 수지 치아조수지 등과	광중합· 가교광분해	습	수지 판 IC 제작용 Photoresist 등 제록스
	전자사진재료	비정질 Se, ZnO 등	광전도	습·건	electro FAX (officecopy zeroradiography)

(*) Monosheet 형 instant 사진 film 경우, 외견은 건식이나 처리반응자체는 습식이다.

---

11) 감광도란 말은 여기서는 '적은 빛을 어떻게 기록할 수 있는가'라는 개념적인 의미로 사용하였다. 사진감광재료는 광에너지의 축적이 가능하므로 시간이 소요되면 인간의 눈으로 도저히 검지되지 않는 약한 빛도 기록이 가능하다.
Jacobson R.E(1983) 등에 의하면 현재의 사진감광재료가 기록에 요하는 최소의 광에너지는 10^{-10}J/㎠까지 달해서 전자사진이나 감광성 수지보다도 10^3~10^6 정도의 고감도이다.

이 밖에 기억료로서, 전원이 필요없고, 경량소형이며, 언제, 어디에서도 즉시 사용이 가능한 이점이 있다. 한편, 일반적으로 (a) 비교적 가격이 높다. (b) 습식처리가 필요하다. (c) 즉시성이 아니다. (d) 빛·방사선 외에 압력·마찰·여러가지 화학물질에도 민감하여 delicate한 것이 약점이다.

2. 구조

사진감광재료는 각각의 용도·종류에 따라 여러 가지의 형태·구조·조성의 것이 있는데, 감광재료를 유제가 도포된 내용에 따라 구분하면 양면유제 필름과 단면유제 필름으로 구분된다. 양면유제 필름으로는 증감지형, 무증감지형이 있고 단면유제 필름은 증감지형, 간접X선촬영용, CRT용 필름, 복제용필름, 감산처리 필름, 레이저 영상처리 필름 등이 있다. 그림 1-4(a)와 같은 일반적인 단면구조가 있는 roll·sheet 또는 판상의 것이 있다.

각각의 주요한 조성(성분)과 역할은 다음과 같다.

1) 보호층(PC ; Protective coating)

젤라틴(gelatin)을 주성분으로 하는 얇은 층이며 취급하는 중에 마찰 등의 영향이 직접 유제층에 미치는 것을 가능한한 방지하며 현상처리중에 일어나는 기계적 손상으로부터 유제를 보호하게 된다. 이는 매우 주요한 역할이다.

2) 유제층(emulsion layer)

젤라틴을 결합제(binder)로 하여 그 가운데 물에 잘 용해되지 않는 할로겐화은(AgBr, AgCl, AgI 등)의 아주 작은 결정입자(유제입자: emulsion grain)가 균일하게 분산되어 있

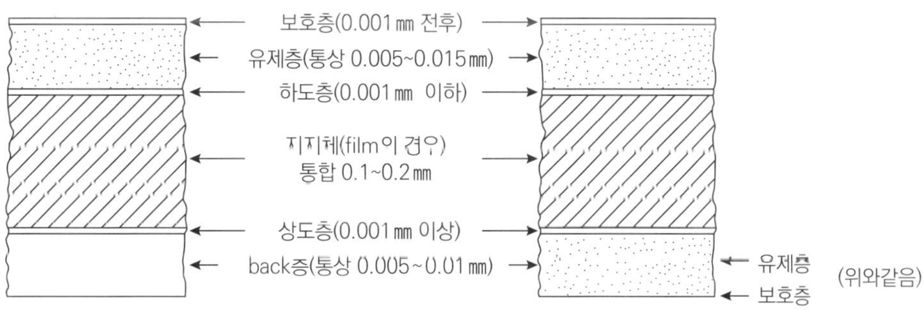

그림 1-4a. 기본적인 사진감광재료의 구성(단면)　그림1-4b. X-ray film(직접촬영용)의 구조(단면)

---

12) 사진감광재료의 정보기록 밀도는 10^6~10^9bit/㎠이라고 한다.
또 사진감광재료는 화면 size를 크게 잡을 수 있으므로 1화면 당의 정보용량에서는 다른 광기록 방식보다 단연 유리하다.

13) shelf life란 재고유효기간(expire date)을 말하며 제조후로부터 사용하기까지 실용에 제공할 수 있는 품질을 유지하는 기간을 말한다(시판감광재에는 일반적으로 제조년월일을 표시하지 않고, 품질을 보증하는 최종시기를 사용기한 또는 유효기간으로서 표시하고 있다).

는 것, 다시 말해서 유제(emulsion)[14]의 층이며, 감광·영상형성이 이 층에서 행해진다.

유제입자의 크기나 양, 조성, 젤라틴 비율은 감광재료의 종류에 따라 다르며, 또 기술의 진보로 변화되어 왔는데 특수한 것을 제외하고 전반적인 개념으로서는 일반적으로 다음과 같은 것이 있다.

크기 : 대부분은 1/1,000~1/10,000 mm(1μ~0.1μ)

수 : 1㎤ 당 10^9~10^{11}개

양 : 1㎡ 당 수 g 정도(적은 것은 1 g 이하)

조성 : 대부분은 요도취화은(silver iodobromide; AgBr과 수%의 AgI과의 혼합결정물) 염취화은(silver chlorobromide: AgBr과 수%의 AgCl과의 혼합결정) 또는 염화은

젤라틴과의 비 : 용적 ; 젤라틴의 1/2~1/5 정도
중량 ; 젤라틴의 1/2~2~3배 정도

감광재료의 유제층은 단일구조에 관계없이 때때로 2개 이상의 다른 것의 중층으로 되어 있다. 또 뚜렷한 특징은 직접촬영용 X선 필름은 일반적으로 지지체 양면에 유제층이 있는 특별한 구조로 되어 있다(그림 1-4(b)).

3) 하도층(subbing layer, substratum, 하면도포층)

젤라틴이 주성분인 대단히 얇은 층으로, 유제층 및 back 층이 지지체에서 벗겨지지 않도록 단단히 접착시켜 놓는 것이 주요한 역할이다.

4) 지지체(base)

얇은 층모양의 유제, 즉 유제막(최종적으로 영상 막)을 단단히 부착·지지하여 평면성을 유지시켜, 감광재료로서의 물리적인 강도와 취급성을 가지게 하는 것이다.

재질은 감광재료의 종류에 따라 다르며, 플라스틱·종이·유리의 3종류 중에서 하나를 주성분으로 한다. 이 중에 플라스틱을 지지체로 하는 것이 사진필름(photography film)으로 종이를 지지체로 한 것을 인화지(photographic paper), 유리를 지지체로 한 것을 건판(dry plate)라고 한다.

플라스틱 지지체는 acetate cellulose(아세틸 셀루로스)나 polyester 등을 통상 0.1~0.2 mm의 얇은 투명 필름 모양으로 한 것이며, 필름베이스(film base)라고 한다.

종이 지지체(paper base)는 현재 일반적으로 품질이 좋은 종이 양면에 얇은 폴리에티렌 등의 방수층을 부착시킨 0.2~0.3 mm 정도의 두께의 것(레틴코트지, RC paper, WP paper)이 많이 사용되고 있다.

---

14) 유제(emulsion)이란 예를 들면 우유와 같이 액체 중에 입자가 분산되어 우유 모양으로 된 것을 말한다. 사진 유제는 젤라틴의 수용액(액체)중에 할로겐화은의 결정입자(고체)가 현탁한 것이므로, 엄밀하게 말하면 현탁물(suspension)이지만 관습으로 유제(emulsion)이라는 말이 사용되고 있다.
또 감광재료의 유제층이 되어 있는 유제막은 고체인 젤라틴 중에 고체의 할로겐화은 결정이 분산된 것인데 이것도 동일하게 유제라고 부른다.

또 지지체의 유리는 평면도가 대단히 양호한 무색투명하고 질이 균일한, 통상 1.5mm 정도 두께의 판유리가 쓰인다.

5) back 층(backing layer: 이면도포층)

베이스 편면에 도포된 유제층과 balance되어, 필름이 세게 말리는 것을 억제하기 위한 비감광성 층이며, 동시에 halation[15)]을 억제하는 것도 겸하고 있다. 이를 위해서 이 층은 할레이션 방지층(antihalation backing, antihalation coating)이라고도 한다. 주성분은 도료로 착색한 젤라틴의 것이 많다.

더구나 일반촬영용 35mm 필름이나 영화용필름 등의 roll type 필름은 보통 back 층이 없고 base를 착색함으로써 halation을 방지하고 있다.

3. 할로겐화은과 젤라틴

기본적인 유제막의 주성분은 할로겐화은과 젤라틴이며, 이들에 대한 자세한 것은 제 3장 제4장에서 설명하지만 개념적으로는 각각 다음과 같은 것이 있다.

1) 할로겐화은

사진유제에 쓰이는 할로겐화은은 Ag와 할로겐(Cl, Br, I 중의 어느 한가지, 또는 그 중의 2가지 이상)과의 화합물이며, 무색~황색이지만 미세한 결정체로 젤라틴 중에 분산한 것(유제)은 보통 백색~담황색으로 보인다. 보통 물이나 알콜과 같은 유기용제에는 쉽게 녹지 않지만 티오황산 나트륨(sodium thiosulfate)이나 티오황산 암모늄(ammonium thiosulfate) 수용액에는 쉽게 용해된다.

감광성이 크고 약간의 빛이나 X선 등의 방사선 작용으로 결정 일부에 잠상핵(latent image speck)이라는 은원자의 micro한 cluster을 만들고, 더욱이 많은 노출을 받으면 할로겐을 유리시켜 전체가 흑색의 금속은입자로 변한다.

또 환원제작용으로도 검은 은입자로 변하는데, 특히 잠상핵이 만들어져 있는 할로겐화은 결정입자는 빨리 환원된다.

2) 젤라틴(Gelatine)

수용성 단백질이지만 냉수에 잘 녹지 않으며, 알콜 등의 일반 유기용제에도 용해되지 않는다. 온수에는 녹아서 점성의 sol이 되는데 젤라틴 농도 2~3% 이상에서는 실내온도에서 탄력이 있는 젤리모양의 gel이 된다.

건조한 젤라틴의 얇은 막은 거의 무색투명이며 비교적 강하고 부드럽지만 물에 담그면 흡수·팽창되어 상처를 입기 쉽다.

---

15) 할레이션(halation)이란, 유제층을 투과한 빛이 지지체와의 경계면이나 지지층 뒷면에서 반사되어 유제를 감광시키는 현상으로, 사진영상을 불선예(unsharpness)로 하는 요인이 된다.

Ⅴ. 현상처리의 의의

현상처리(processing)[16)]는 은염사진법의 특징을 눈에 띄게 하는 process이다. 앞에서 말한 (Ⅲ)바와 같이 노광(촬영)에 의해서 사진감광재료에 잡힌 상을 눈에 보이는 안정된 영상으로 하는 process가 현상처리이며, 기본적으로 다음 단계로 성립된다.

현상 — 정착 — 수세 — 건조

현상(development, developing)은 노광에 의해서 감광재료의 유제막에 생긴 잠상을 현상액(developer, developing solution)으로 처리해서 눈에 보이는 상(가시상)으로 하는 단계이며, 유제의 할로겐화은에 생긴 대단히 micro한 변화의 증폭이라는 의미가 있다.

노광을 받은 유제막의 할로겐화은립자는 그 중에서 아주 작은 부분(적어도 전체의 10^7~$1/10^8$)이 은으로 바뀌어 잠상으로 되어 있으나, 이것을 현상액(적절한 환원제의 수용액)에 담그면 빨리 대부분이 환원되어 검은 은립자(현상은립자: developed silver grain)로 변하여 가시상이 된다. 이 때문에 10^7~10^8배의 증폭이 된다. 이 큰 증폭이 은염사진법의 큰 특징의 하나이다.

한편, 노광되지 않은 유제립자는 적절한 현상에서는 그다지 환원되지 않고 대부분이 할로겐화은 그대로 남아 있는데, 그대로 밝은 곳에 나오게 되면 모두 은립자로 변해서 전체면이 검게 되어 버린다.

그래서 환원이 안된 할로겐화은을 녹여내는 단계가 정착(fixing)이며, 정착을 위한 처리액을 정착액(fixer, fixing solution)이라 한다. 정착액은 은(Ag)을 거의 녹이지 못하며, 할로겐화은을 가용화하는 약제의 수용액이다.

정착이 끝난 감광재료는 밝은 곳으로 나오게 되는데, 그대로는 아직 유제막 중에 정착액이나 가용화한 은염이 들어있어 보존 중에 영상을 오염시키므로 맑은 물로 충분히 수세(washing)한 후 건조(drying)시켜 영상을 완성시킨다.

정착·수세·건조는 영상을 고정시키는 의의도 있을 뿐만 아니라 이들 단계가 적정하게 행해져 완성된 영상은 수명이 대단히 오래 간다는 것이 은염사진법의 큰 특징도 된다. 그림 1-5는 이상의 처리단계의 개념도이다.

현상처리의 구체적 단계에는 이 밖에도 여러 가지 단계와 이들을 조합한 것이 있다[17)]. 또 동일 단계라도 각 처리액의 조성이나 처리조건(온도, 시간)에 따라 완성되는 사진영상은 여러 가지로 변할 수 있다.

---

16) "현상처리"라는 말은 좁은 의미에서 현상(development)만을 처리한다고 해석되는데, 넓은 의미에는 현상, 정착, 수세 등 일련의 화학적인 처리를 지칭하는 경우가 많다.
본서에서는 원칙적으로 후자를 사용하기로 한다. 또 현상처리는 사진처리(photographic processing)이라고도 호칭된다.

17) 예를들면 컬러사진에서는 발색현상에 의해서 현상은과 함께 색소를 생성시킨 후 표백·정착처리에 의해서 현상은을 용해제거(미현상 유제입자와 함께)해서 색소상만을 남게 하는 것이 일반적이다.

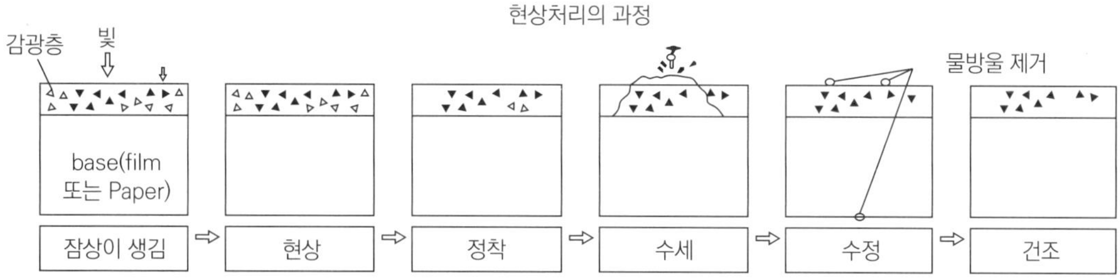

그림 1-5 현상처리공정 film·인화지의 감광층에서의 변화

이들은 감광재료의 풍부한 종류와 상관되어 은염사진법의 다양성이라는 큰 특징에 관계되어 있다. 그러나 한편으로는 이와 같은 수성처리액에 의한 습식처리는 매우 복잡하고 시간도 많이 소요된다는 그것이 은염사진법의 약점이라 하겠다.

Ⅵ. 사진특성의 개념

Ⅲ에서 설명한 바와 같이 보통 흑백사진의 경우, 빛이나 X선 등의 방사선으로 노광·현상된 감광재료는 노광을 많이 받은 부분일수록 현상입자가 많이 생기므로, 그 만큼 점점 검게 된다(이 검게 되는 정도를 사진농도, 약해서 농도; density라 한다).

빛(혹은 일반적으로 방사선) 기록 시스템으로서의 감광재료의 사진특성이란 이와 같은 입력(노광)에 대한 response(이 경우는 흑화(blackening)모양)를 나타내는 것이다. 그래서 문제가 되는 항목은 감광재료의 종류와 용도에 따라 다르지만·기본적으로 일반촬영한 흑백사진이나 X선 사진에 대해 주요한 것을 들면 다음과 같다(여기서는 개념적인 것만 기술하고 자세한 정의는 후술한다).

1) 감도(sensitivity)

일반적인 개념으로는 빛이나 X선에 대해서 얼마나 민감하게 감응하는가 하는 것이지만, 사진감광재료 특성으로서는 통상 목적하는 사진을 얻는 데 필요한 노광량(exposure)이 많고 적은 것을 나타내는 것이다.

즉 감도가 높다는 것은 적은 노광으로 목적하는 사진을 얻는다는 것이며, 감도가 낮다는 것은 노광을 많이 주지 않으면 목적하는 사진을 얻지 못한다는 것이다.

2) 계조(gradation), 대조도(contrast)

피사체 각 부분의 명암 또는 X선 투과도의 대소의 변화가 사진영상으로서 농도가 어떻게 변화하는 가를 나타내는 특성이다.

사진영상이 밝은 부분에서 어두운 부분에 걸쳐서 흑화도의 변화가 큰 것, 즉 전반적으로 명암의 대조도가 큰 것을 경조(high contrast) 또는 딱딱한 사진이라 하며 흑화도의 변화가 완만하고 명암 대조도가 작은 것을 연조(low contrast) 또는 부드러운 사진이라고 한다.

동일한 피사체를 동일한 조건에서 촬영·현상처리해서 딱딱한 사진으로 되는 필름을 경조 필름 또는 contrast가 악화된 필름이라고 한다.

3) 관용도(latitude)

피사체의 명암 또는 X선투과도의 대소의 변화를 사진영상의 농담의 변화로서 충실하게 나타낼 수 있는 범위가 어느 정도 넓은가를 나타내는 척도이다.

좋은 사진을 얻으려면 최적량의 노광을 감광재료에 주어야 되는데, 일반적으로 노광에 과부족이 다소 있어도 실용상 지장이 없는 사진을 얻을 수 있다. 이 과부족이 허용되는 노광조건의 폭을 노광의 라티튜드(노광관용도, exposure latitude)라고 한다.

4) 감색성(color sensitive)

감광재료가 어떤 색광에 어느 정도 노광할 수 있는가의 비율을 파장영역별로 분류해서 나타낸 것을 감색성이라고 한다.

가시광 중에서, 할로겐화은이 원래 높은 감광성을 가지고 있는 청색광 파장영역에만 감광성이 있는 것을 레귤러(regular)라고 한다. 이에 대해서 청색광 외에 녹색광이 있는 것을 올소크로마틱(orthochromatic), 약해서 올소(ortho)라 한다. 또 청색광, 녹색광 뿐만 아니라, 적색광의 파장영역가지 높은 감광성이 있는 것을 팬크로마틱(panchromatic), 약해서 팬크로(panchro)라고 한다.

감광재료의 단색광에 대한 감도를 파장 함수로 나타낸 것을 분광감도(spectral sensitivity)라고 한다.

Ⅶ. 사진의 용도·방사선 사진

사진감광재료는 소재(원료나 첨가물)나 제조법을 바꿈으로써 형태 등이 크게 다른 것을 만들 수 있으며 다양성이 대단히 많다.

그 때문에 사진의 용도는 사회의 모든 분야에 미치고 있으며 각각 분야에 적합한 각종 감광재료·사진기술이 개발·응용되고 있다.

이들 각 분야에 대한 사진 용도를 표 1-2에 나타낸다.

이 표에서 일반촬영분야의 예를 든 것은 이외의 각 분야에 포함되지 않은 일반사진의 예이다. 일반 카메라점에서 시판되고 있는 일반촬영용 칼러 또는 흑백필름에 의한 촬영기술은 여기에 열거한 예 이외에도 모든 분야에서 응용되고 있다.

의료분야에서도 환자사진·수술사진·표본사진 등에 일반사진촬영 기술이 널리 응용되고 있다.

여기서는 이들에 대한 것은 생략하고, 의료분야의 방사선사진과 이 밖의 특수사진 기술을 표 1-3에 나타낸다.

방사선사진이란, 일반적으로 X선이나 γ선 등 고에너지 방사선(전리방사선)을 정보 carrier로 이용한 사진(기술 및 거기서 얻어진 사진영상)을 말한다. 표 1-3의 (1)~(9)까지는 주요 방사선사진이다.

의료용 방사선사진 중에 가장 널리 쓰이고 있는 대표적인 것은 형광증감지를 사용하는 직접촬영 X선 사진이다(그림 1-2 참조). 이 경우 필름 감광에 기여하고 있는 것은 X선을 흡수한 증감지의 형광체가 발하는 형광(가시광 내지 자외광)이 대부분이며 형광으로 변환하지 않은 X선 자체가 직접 필름 감광에 기여하는 비율은 대단히 적다.

형광증감지를 사용하지 않는 직접촬영 X선 사진(일반적으로 nonscreen 촬영사진이라 한다)은 치과용과 공업용이 일반적이지만 치과 이외의 의료분야에서는 일부 유방촬영(mammography)이나 사지촬영(upperextremity and lowerextremity of radiography) 등 특수용도에 한정되어 있다.

표 1-3을 보면 의료분야에 대한 방사선사진은 대부분이 X선이나 γ선 등 고에너지 방사선의 흡수차에 의한 피사체상을, 최종적으로는 빛을 강약으로 바꾸어 감광재료에 기록하는 방법을 취하고 있는 것에 주목하여야 한다.

표 1-2. 사진의 용도

분 야	예
일 반 촬 영	아마추어 사진 예술사진 영업사진 상업사진 보도사진 영화(상업 TV), 증명사진
인 쇄 공 예	사진제판(인쇄 · 나염 등), 사진식자
정보관리 · 전 송	office Copy, Micro 사진 com(computer 출력기록)
산업(광 · 공 · 농업)	사진측량, 탐사, 도면복제, 괘서(marking off), 공업용 방사선 (X선, 감마선)사진 (IC. Chart-ms가 제조 등)
의 료	의료용방사선사진, 안저사진, 내시경사진, 기타 의료특수사진
과학연구 학술조사 (이학 · 의학 · 공학 · 농학 · 고고학 · 법의학용)	분광사진, X선, 전자선회절(광학 · 전자), 현미경사진, 적외선사진, 자외선사진, 방사선사진 (X선 · 감마선 · 입자선), Autoradiography, 입자 비적사진 천체사진, 고속도사진, Holography

표 1-3. 주된 의료진단용 사진

종 류	정보 carrier	carrier 변조법	1 차 Sensor	최종입력	(사진) 영상기록재료
(1) 직접촬영 X선사진 (형광증감지있음)	X선	투과흡수	형광증감지	(증감지) 형광	X선 film (직접용, Screen type)
(2) 직접촬영 X선사진 (형광증감지없음)	X선	투과흡수	사진 film	X선	X선 film (직접용, nonscreen)
(3) 간접촬영 X선사진 (Mirror camera· Lens Camera)	X선	투과흡수	형광판	(형광판) 형광	X선 film (간접용, 고감도type)
(4) 간접촬영 X선사진 (I·I Camera)	X선	투과흡수	I·I 관	(I·I출력면) 형광	X선 film (간접용, 미립자type)
(5) DF Digital Flurography	X선	투과흡수	I·I 관	(CRT) 형광 또는 laser 광	Imaging film
(6) X선 CT사진	X선	투과흡수	Scintillator 반도체검출기	(CRT) 형광 또는 laser 광	Imaging film
(7) CR Camputed radiography	X선	투과흡수	IP Imaging plate	laser 광	Imaging film
(8) RI imaging Scintigraphy·PCT	γ선	방사선 (RI)분포	Scintillator	(CRT) 형광 또는 laser 광	Imaging film
(9) Autoradiography	β선·γ선	방사선 (RI)분포	사진 film 사진유제	β선·γ선	X선 film 원자핵건판 등
(10) MR-CT 촬영 (MRI)	전자파	핵자기 공명	수신 Coil	(CRT) 형광 또는 laser 광	Imaging film
(11) 초음파진단사진 (US)	초음파	반사	압전소자	(CRT) 형광, 발열소자의 열	Imaging film, Instant film 감열 film(Paper)
(12) Thermography	적외선	복사	적외방사온 도계, 액정	(CRT) 형광 액정의 변색	Imaging film 또는 Color film
(13) 내시경사진	(가시)광	반사	사진 film CCD	반사광, (CRT) 형광	Color film
(14) 안저사진	(가시)광	반사	사진 film	반사광	Color film Instant film

제 2 장 사진광학과 방사선영상

Optical photography & Radiographic Image

Ⅰ. 전자파 · 방사선

빛·X선·γ선 및 방송·전파 등은 모두 전자기적인 작용을 가진 에너지의 파동으로, 일괄해서 전자파(electromagnetic wave)라 한다.

전자파는 대부분 진공 중에서 빛과 같은 속도(광속도; C = 2,997929 × 10^8 m/s)로 전파되며 각 파장에 따라 일반적으로 그림 2-1과 같이 분류된다.[1)]

전자파는 각 파장으로 정해지는 일정한 에너지를 가진 micro 입자(에너지 양자; energy quantum)의 무리가 유동하면서 행동한다. 이 하나하나의 micro 입자를 광자(또는 광양자; photon)라 하며 각 광자 한 개가 갖는 에너지인 광자에너지 E는 식 2·1로 나타낼 수 있다.

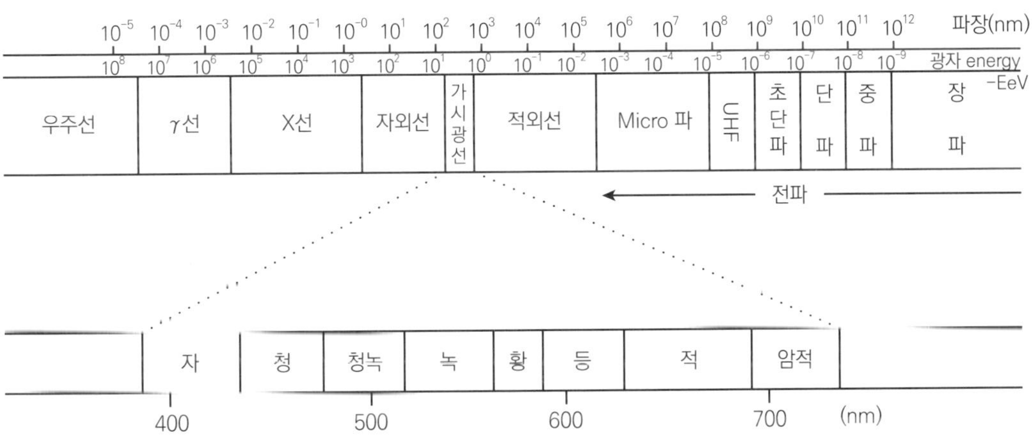

그림 2-1. 전자파의 파장·광자 energy와 명칭

광자 energy-E는 그 파장의 전자파의 광자 1개에 대한 값을 나타낸다.
그림은(우주선, γ선, X선) 각 파장의 경계를 구별하고 있으나 실세는 중복되어 있다.

---

1) X선·γ선·우주선은 현단계에서는 파장에 의한 구분이 없고 발생의 기원에 의해서 분류되고 있다. 원자핵 기원의 전자파를 γ선, 핵외현상을 기원으로 하는 것은 X선, 지구외의 우주공간에 존재하는 고에너지 방사선을 우주선으로 하고 있다.
(우주선의 주성분은 양자를 시작으로 하는 각종 입자선으로, 전자파성분은 0.01% 이하라고 한다.)

$E = h\nu$ 또는 $E = hc/\lambda$ ······ (2·1)

ν ; 전자파 진동수　　　λ ; 전자파 파장

c ; 광속도　　　h ; Plank의 정수

전자파 중에서 파장이 짧은 자외선(far ultraviolet ray)[2] 자외선의 구분은 각양 각색이므로 정확하지 않지만 약 200 nm 이하를 원자외선(far ultraviolet ray)이라 한다. 이 중에서 약 100 nm 이하의 초단파(광에너지가 거의 10 eV 이상)의 원자외선을 전리성 방사선이라고 간주된다.

X선과 γ선 등의 고에너지 전자파 외에 α선, β선, 전자선, 양자선 및 중성자선과 같은 micro 물질입자의 방사선, 즉 입자선(또는 입자방사선, corpuscular radiation)도 물질원자를 전리시키는 작용이 있으므로 전리방사선이라 한다.[3]

전자 및 양자·중성자 등 입자선으로 되는 물질입자는 광자와는 달리 하나하나가 고유한 질량[4]을 가지며(광자는 질량 0), 또는 진공 중에서도 광속도 이하의 임의 속도를 가질 수 있다.

각각의 입자선의 입자 한 개가 갖는 에너지는 식(2·2)으로 얻는다.

$E = m\nu^2/2$ ······ (2·2)

m ; 입자의 질량　　　ν ; 입자의 속도

이상을 정리하면 표 2-1과 같다.

표 2-1. 여러가지 전자파·입자선

분류	종류	
전자파	전파(초단파·단파·중파·장파…)	
	적외선(근 적외선·원 적외선)	
	가시광선	
	근자외선	
	원자외선	전리방사선
	X선	전리방사선
	γ선	전리방사선
입자선	중성자선	전리방사선
	전자선·β선	전리방사선
	양자선	전리방사선
	α선	전리방사선
	기타 하전입자선	전리방사선

2) 자외선의 구분은 각양 각색이므로 정확하지 않지만 약 200nm 이하를 원자외선(far ultraviolet ray)이라 한다. 이 중에서 약 100nm 이하의 초단파(광에너지가 거의 10eV 이상)의 원자외선을 전리성 방사선이라고 간주된다. 및 X선·γ선과 같이 특히 단파장(고에너지)의 것은 물질(예 ; 공기의 원자(또는 분자)를 전리(ion화)시키는 작용이 있으므로 전리방사선 또는 전리성 방사선(ionizing radiation)이라 한다.

3) 입자선은 전자선·β선·양자선·α선 등의 하전입자(Charge particle)에 의한 직접전리입자선과, 중성자선과 같은 무전하입자에 의한 간접전리입자선으로 분류된다(X선이나 γ선과 같은 전리성 전자파도 광자라는 무하전입자에 의한 간접전리입자선이라고 생각된다).

4) SQRT[I - (V/C)]

Ⅱ. 광원과 빛의 특성

빛은 전자파의 일종이며, 일반적으로 가시광선(약 380~780 nm)외에 자외선·적외선도 이에 포함된다.

빛은 원자·분자의 에너지 준위(energy level)간의 천이에 따라 방사(발광)·흡수되는 것인데 발광은 다음 두 가지에 의해서 일어난다.[5)]

1) 온도방사(temperature radiation)

물체를 구성하는 물질의 원자와 분자가 열적으로 여기(excitation)된 결과에서 생긴 것으로, 그 방사에너지의 총량과 분광분포는 그 물질과 온도에 따라서 정해진다.

2) luminescence

물질이 빛과 방사선, 이밖의 물리적 자극이나 화학적 자극을 받아서 생기는 발광으로, 특정한 파장이나 파장영역에서 그 온도의 온도방사에 가해주어 보다 강한 방사를 일으키게 하는 것이다.

Luminescence에는 자극을 중지한 후의 잔광시간이 비교적 긴(보통 약 10^{-8}조 이상) 인광(phosphorescence)과 짧은 형광(fluorescense)이 있는데 방사선 사진에서 중요한 것은 형광이다[6)].

의료용 방사선 사진의 주요한 감광대상이 되는 형광증감지와 CRT발광은 물론, 형광등이나 스트로보(storobo)의 발광도 형광이며 그 특성은 물질(형광체)의 종류에 따라 크게 다르며 복잡하다.

한편 백열전구(텅스텐 램프)의 전등광은 고온의 tungsten filament가 온도방사에 의거한 것으로, 그 분광방사에너지는 (가시광범위에서) 흑체[7)]의 온도방사에 의한 빛과 근사하다.

태양광도 대체적으로 광구(photosphere)의 흑체반사에 기인한 것이라고 생각되는데 실제는 복잡한 조성과 온도 경사가 있는 각 층에서 방사·흡수가 행해지기 때문에 그 분광방사에너지는 흑체방사와는 많은 거리가 있다.

---

5) 온도방사·루미네센스 이외의 발광현상에 Cherenkov 방사가 있다. 이것은 굴절률 n의 매질 중에서 하전입자가 운동할 때의 속도 V가 그 매질 중에서의 광속도 c/n보다도 큰 경우(V>c/n)에 일어나는 발광으로, 고에너지 전자선 계측에 응용되고 있다.

6) 현재, 엄밀하게 말하면, 인광과 형광은 잔광시간의 장단이 아니고 발광기구에 의해서 정의되는 일이 많다. 또 루미네센스와 동의어로 형광이라는 말이 쓰이는 일도 많다.

7) 흑체(black body)란 모든 파장의 빛을 완전히 흡수하는 물체를 말한다.
온도방사만의 경우, 흑체는 전체파장영역에 걸쳐서 동일온도에 있는 것 중에서 최대의 방사에너지를 방출한다.

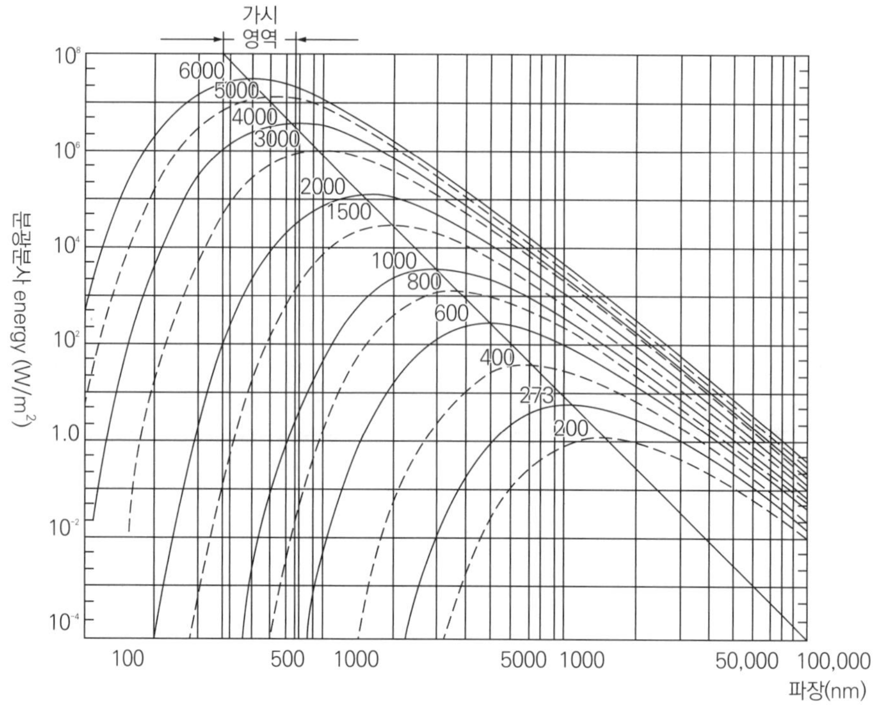

그림 2-2. 각 온도(K)에 따른 흑체의 분광방사 energy

1. 광원의 분광방사 에너지 · 색온도 · 측광단위

흑체의 온도방사 에너지는 엄밀하게 말하면 Planck의 방사식[8)]으로 주어지는데 이것을 여러 가지 온도(절대온도=K)에 대한 분광에너지로 나타낸 것이 그림 2-2이다.

그림에서 보면 방사에너지의 총계(Me)는 Stefan-Boltzman의 식(2·3)에 따라서, 온도 T(절대온도)의 4제곱에 비례해서 증가하는 동시에 방사 에너지가 최대가 되는 파장 λm는 온도 T(절대온도)가 상승함에 따라 단파장측으로 이동된다. 이것을 Wien의 변위측이라 한다(식2·4).

Me = δT^4(W/㎡)(δ; Stefan-Boltzman의 정수) ………… (2·3)

$\lambda m T$= 정수(0.289×10^{-2} m·deg) ………… (2·4)

---

8) M . Plank는 절대온도 T에서 방사평형에 있는 흑체로부터 방사되는 방사 중에서, 파장이 $\lambda+d\lambda$간에 있는 어떤 방사에너지 밀도를 $p\lambda d\lambda$로 한다면 $p\lambda$는

$$p\lambda = \frac{8\pi hc}{\lambda^5} - \frac{1}{\exp(ch/\kappa\lambda T)^{-1}}$$

라는 식으로 주어진다.

κ; 볼츠맨 정수
h; 플랑크 정수
c; 진공 중의 광속도

이 식을 Plank의 방사식이라 한다.

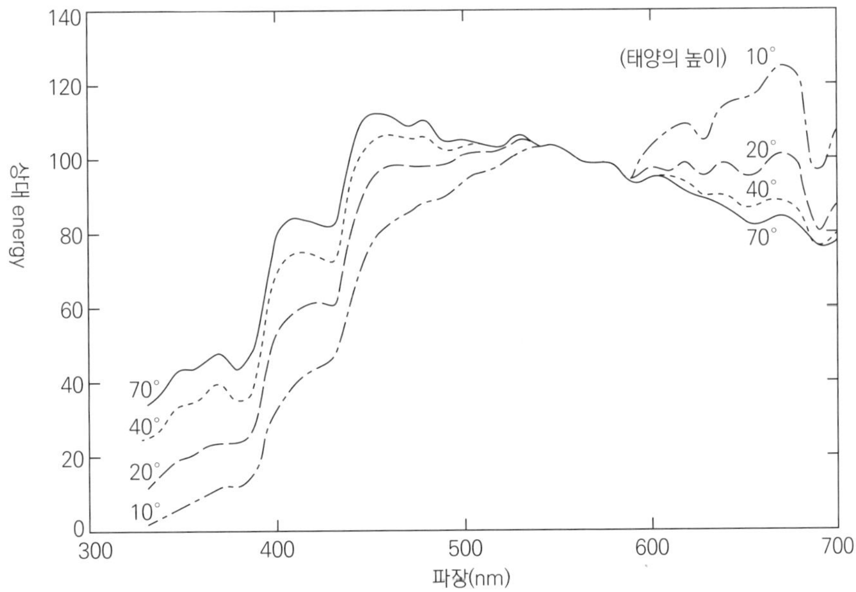

그림 2-3a. 주광(태양광+청공광)의 분광 energy 분포

그래서 백열전구와 같이 온도방사를 하는 광원은 그 온도가 낮을수록 붉은색을 많이 띠고, 온도가 높아질수록 희게 되며 더욱 높아지면 푸른색을 띠게 된다.

이와 같은 광원색은 그것과(가시영역에 있어서) 비슷한 분광에너지 분포의 빛을 방사한 흑체의 온도(절대온도=K)로 나타낼 수가 있으며 이것을 광원의 색온도(color temperature)라 한다.

태양광은 그 자체의 분광에너지분포상 흑체방사와 다른데, 일반촬영의 광원이 되는 주광(태양광+청공광)이나 형광등의 빛의 분광에너지분포는 흑체방사와 크게 다르다(그림 2-3 (a, b)). 이와 같은 광원도 가시영역에서 연속 spectrum을 가진 조명광은 그와 가장 가까운 분광에너지 분포의 빛을 방사하는 흑체의 온도이며, 상관색온도(correlated color temperature) 또는 간략히게 색온도라 한다. 표 2-2는 각종 광원의 색온도이다.

사람의 눈의 시감도(luminosity)[9]는 그림 2-4의 시감도곡선에서 보이는 것과 같이 peak 파장은 보통 550 nm 정도이며, 이것은 5,500 K의 흑체방사 peak와 거의 일치하고 있다.

조명광원의 색온도는 칼라필름에 의한 일반사진촬영과 현미경사진촬영의 경우 중요한 것인데 형광증감지나 CRT 등의 형광은 색온도로 나타낼 수 없다. 따라서 방사선사진에서는 각기의 형광증감지·CRT 등의 형광분광에너지분포(spectrum)가 필름의 감색성과 연관이 있어 중요하다.

9) 가시광선이 주는 밝기의 감각은 파장에 따라 다르다. 그래서 파장을 바꾸어 동일 밝기로 보이는 각각의 빛의 방사에너지의 역수를 시감도(luminosity)라 하며, 그 최대치를 1.0으로 할 때 파장의 상대치를 나타내는 곡선을 시감도곡선이라 한다.

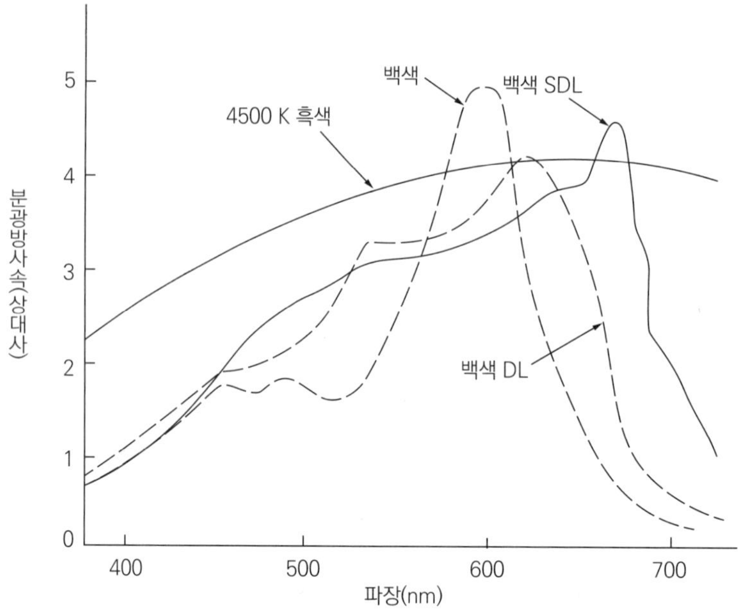

그림 2-3b. 백색광 lamp 분광 energy 분포

표 2-2. 각종 광원의 색온도

자연광과 인공광원	색 온도(K)(Kelvin T)
태양직사광	4,900~5,800
청공광(晴天)	12,000~27,000
청공광(曇天)	6,700~7,000
주광(태양광+청공광)	5,500~6,500
ISO 주광감도측정용 광원	5,500
tungsten 전구(일반조명용)	2,400~2,900
tungsten 전구(사진용)	2,900~3,050
형광등(백색)	4,500
형광등(주광색)	6,500
blue·flash bulb	5,800~6,000
storobo	6,000~6,500

빛은 방사에너지의 일종이므로 단위시간 당 전파되는 빛의 에너지는 방사속(radiant flux)으로 정의되며 그 양은 Watt(W=J/s)로 나타낸다. 그러나 여러 가지 파장성분을 포함한 빛을 사람의 눈에 느끼는 방사로서 취급되는 경우는 감각적인 밝기와 대응이 필요하므로 광원과 피사체의 밝기를 길이·질량·시간 등의 물리량에서 유도할 수 없다.

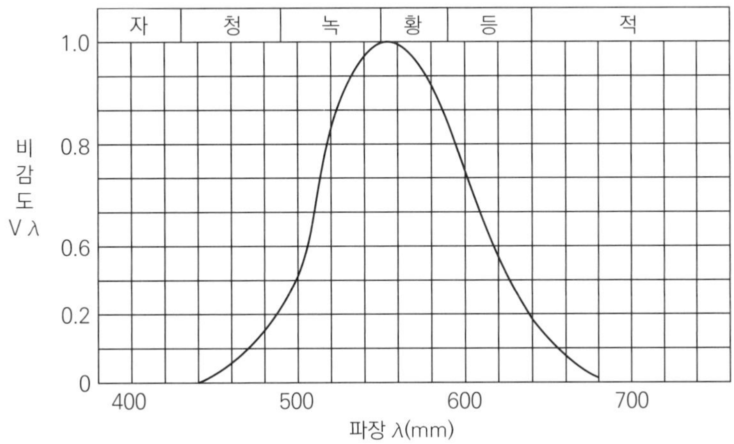

그림 2-4. 표준 감도곡선

표 2-3. 주요측광 단위

양	양기호	단위 명칭·기호		정의식
광 도	I, Iv	Candle	cd	Iv = dΦv/dω　ω는 입방각
광 속	Φ, Φv	Lumen	lm	Φv = ∫k(n)Pndλ K(λ) 시감도, Pn는 방사속
휘 도	L, Lv	Candle	매평방㎡ cd/㎡	Lv = dI / dAcosθ A는 면적, θ는 면의 법선과 관측 방향과의 각
조 도	E, Ev	Lux	1x	Ev = dΦv / dA
노광량	H	lux	1x·s	H = ∫Evdt

그래서 아래와 같은 측정단위가 사용된다.

먼저, 방사선속을 표준 비시감도에 의해서 밝은 감각과 연결시켜 평가한 것을 광속(luminousflux)이라고 정의하고 단위는 lumen(lm)을 사용한다.

광원밝기는 광도(luminous intensity = 단위; Candela〔cd〕 및 휘도(luminance=단위〔cd/㎡〕)로 나타낸다.

광도는 점광원으로 간주되는 광원에서 소정의 방향으로 방사되는 빛의 밝기이며, 휘도는 관측거리에 대해서 유한한 크기를 가진 광원(또는 피사체)을 일정의 방향에서 보았을 때 미소면의 외관상 단위면적당의 빛의 밝기를 나타낸다.

또 어떤 면에 균일하게 입사하는 단위면적당의 광속을 조도(iluminance=단위; lux〔lx〕)라고 하며, 어떤 면이 단위면적 당에 받는 광속 총량을 노광량(exposure=단위; lux ch〔lx·s〕)이라 한다.

2. 빛의 특성·광전효과·광화학 반응

빛은 파동과 입자의 양면성을 갖고 있으며, 파동에 대한 성질의 전형적인 것은 굴절·반사·회절·간섭 현상이며 입자로서의 성질의 전형적인 것은 광전효과·광화학 반응이다.

광전효과(photoelectric effect)에는 일반적으로 다음의 3종류가 있다.

1) 빛 ion화

원자 및 분자에서 자유전자가 방출되어 +ion이 생성되는 현상(전리)이며, 보통의 빛(특히 energy가 큰 원자외선 및 laser 광은 제외)은 공기성분 가운데 N_2 및 O_2와 같은 안정된 기체분자 등을 이온화시키지 못한다.

2) 외부광전효과

고체표면에서 자유전자가 방출되는 현상이며, 광전관 및 광전자 증배관 등에 응용된다.

3) 내부광전효과

고체내부의 자유전자(전도전자)의 수가 증가하는 현상이며, 빛에 의해서 전기전도도가 증가하므로 광전도(photoconduction)라 한다. 할로겐화은 결정의 감광과정은 그 현상과 밀접한 관계가 있다. 광전효과는 광(X선·γ선 포함)이 물질에 작용하여 일으키는 물리적인 현상이기 때문에 빛이 물질에 작용함으로써 일어나는 화학변화의 process를 광화학반응(photochemical reaction)이라 한다.

광화학 반응에는 광분해·광합성·광중합·광환원 등의 여러 가지 type이 있으며, 그 기본적인 법칙은 다음과 같다.

(1) Grotthus-Draper의 법칙

「빛에 의한 변화(광화학 반응)을 일으키는 것은 흡수된 빛에 의한다.」

(Vant Hoff의 주장: 「광화학 변화의 양은 흡수된 빛의 양에 비례한다.」)

(2) Einstein의 광화학 당량 법칙

「빛의 흡수와 빛의 방출은 1광자를 단위로 하며, 1개의 분자 및 원자에 있어서는 이온이 일시에 흡수 또는 방출될 때 광자는 1개로 된다.」

이러한 법칙은 좁은 의미에서의 빛의 개념이며 X선 및 γ선과 같은 보다 높은 energy의 전자파 방사선이 해당된다.

그러나 광자 1개의 energy에는 대소의 차가 있으며, energy가 큰(단파장의) 광자를 흡수한 분자에서는 강한 화학반응을 일으키게 되며(큰 반응을 일으키는 energy가 필요하므로), energy가 적은(장파장) 광자를 흡수한 분자에서는 열 등과의 energy전환을 위한 화학변화가 일어난다.

즉, 1개의 분자가 일시에 흡수되어 얻는 광자의 수는 1개가 되며 이러한 화학변화는 계속하여 정(forward) 또는 역(reverse)의 후속반응을 일으키게 되는데 1광자의 흡수에 의해서 화학변화를 일으키는 분자의 수는 반드시 1개로 국한되지는 않는다.

1광자당 몇 개의 분자가 화학변화를 일으킬 수 있는 효율을 양자효율(Quantum effciency) 또는 양자수량(Quantum yield)이라 하며, 광화학반응의 효율을 나타내는데 쓰인다.

이것을 식으로 나타내면 광화학 반응은,

양자효율η = 실제화학변화를 일으킨 분자수/흡수된 광자수 ≧ 1이다.

광화학반응은 X선 및 γ선에서도 일어나며, 빛은 여러 가지 물질에 흡수되기 쉽고, 흡수된 빛 energy는 열과 광전효과·광화학 반응의 energy로 전환된다. 단파장의 빛(자외선 등)은 특히 여러 가지 물체에 흡수되면 광화학 변화를 일으키기 쉽다. 그러나 자외선을 포함한 보통의 빛에 의한 광화학 반응의 양자효율 η은 특별한 경우를 제외하고 보통 0.1이하가 된다.

Ⅲ. 방사선 발생과 특성

방사선(전리방사선)은 방사성붕괴(radioactive decay) 및 핵반응(nuclear reaction), 소립자의 energy 변환 등과 각각의 mechanism에서 발생되는 고 energy의 전자파 및 입자선으로 구분된다.

방사선은 표 2-1에서 나타내고 있으며 의료분야에서 방사선사진의 대상이 되는 것으로서 X선 γ선·β선이 있다.

1. 방사선의 발생

X선과 γ선은 전자파이며, β선은 입자선이다. X선은 원자핵외의 현상을 기원으로 하는 방사선임에 비해 γ선과 β선은 원자핵을 기원으로 하는 방사선이다.[10)]

X선은 보통 X선관에서 발생되고 γ선 및 β선은 일반적으로 방사선동위체(radioactive isotope = RI)에서 방출되는 것을 이용한다.

X선관은 기본적으로(그림 2-5a) 음극과 양극을 봉입한 glass제의 진공관으로 되어 있다.

음극은 집속전극(집속 Cap)의 凹의 가운데 tungsten filament를 내장시킨 것이며, 양극은 열전도가 양호한 동(copper)으로 되어 있으며 양극의 선단에 tungsten으로 된 target이 부착되어 있다, 이 target(표적)은 원자번호가 크며 융점이 높은 금속으로 제작되어진다.

10) β선의 본질은 전자(양전자를 포함)의 방사선이며 보통 β선이라 하면 원자핵의 β^- 붕괴에 의해서 방사되는 (음)전자 입자선을 가르키는 경우가 많다.
이에 대한 예로서 열전자를 진공중의 전장에 의해 가속시키기 때문에 전자빔이라 하며 원자핵에 기원하지 않으므로 전자입자선은 보통 전자선이라 부른다.

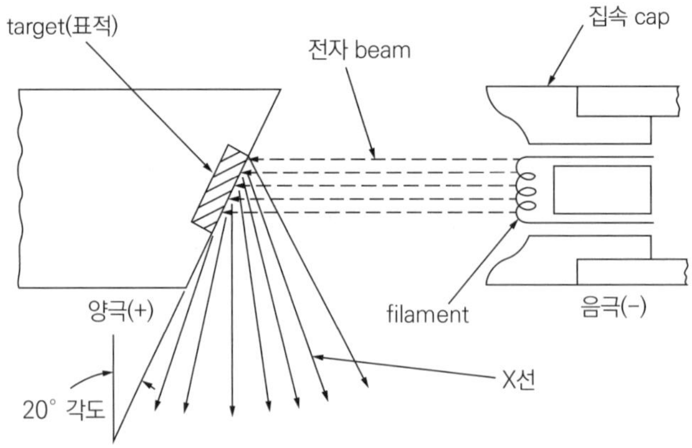

그림 2-5a. X선관에서의 X선의 발생

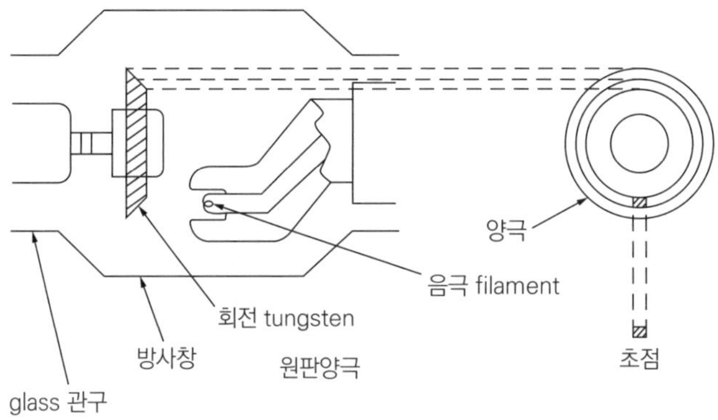

그림 2-5b. 회전양극 X선관

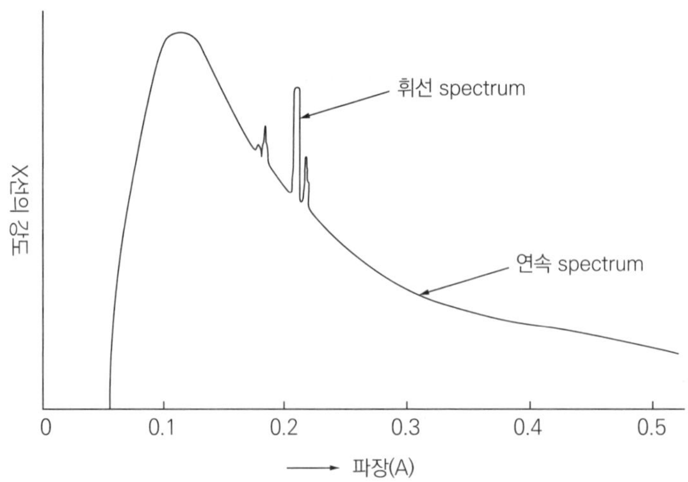

그림 2-6. X선관에서 나오는 spectrum(Tungsten target, 250kV)

이 음극의 filament를 전류로서 가열시키고, 정(+)의 고전위를 양극에 가하면 filament에서 발생된 열전자는 가속되어 고속의 전자빔이 target에 충돌한다. 또한 target에 충돌한 전자의 운동에너지의 대부분은 열에너지로 바뀌어 소비되며, 0.5~1% 정도가 X선으로 변환되어 target에서 방사된다(이때의 발열에 의한 target 소모에 대한 대책으로 현재 사용되고 있는 X선관은 그림 2-5b와 같은 회전양극형의 것이 많다).

X선관에서 발생하는 X선의 spectrum(분광에너지분포)은 일반적으로 그림 2-6에 보인 것과 같이 연속 spectrum과 휘선(bright line) spectrum으로 되었으며, 그 발생 mechanism은 다음과 같다.

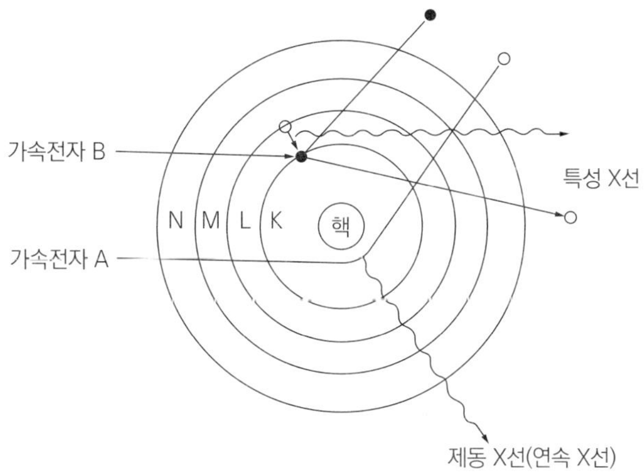

그림 2-7. X선 발생의 mechanism

그림 2-7의 좌측에서 target의 금속원자의 원자핵 가까이까지 돌입한 가속전자 A는 원자핵의 강한 쿨롱 전장(electric field)의 영향을 받아 제동·감속된다.

여기에서 가속전자 A의 최초 운동에너지를 E_A, 제동된 후의 A의 운동에너지를 E'_A로 하면, 2차 $E_A - E'_A = \triangle E_A$가 전자파(광자)에너지로 되어 방사되는 것이 제동 X선(bremsstrahlung X-ray 또는 저지 X선이라고도 한다)이다.

$\triangle E_A$의 값은(E_A가 일정하여도) 개개의 가속전자가 어떻게 전장(electric field)의 영향을 받는가에 따라 다르며, 연속된 여러 가지 값이 된다. 그리고 전술한(2·1식)에 의해서 방사되는 전자파 파장 λ은 광자에너지 E에 반비례되므로, 제동 X선은 연속 spectrum으로서 방사되는데 이를 연속 X선(continuous X-ray)라고도 한다.

단, 연속 X선의 단파장 측(고에너지 측)의 광자에너지의 최대치인 최단파장 λ_0는 target에 충돌하는 가속전자군 중의 최대에너지를 가진 운동에너지 E_{A0}가 모두 광자에너지로 변환된 경우가 되므로 식(2·1)에 의해서

$$\lambda_0 = hc/ E_{A0} \quad \cdots\cdots (2 \cdot 5)$$

로 나타낸다.

또 E_{A0}를 얻기 위해서 음극-양극간에 가해지는 가속전압(X선관전압)을 V로 하면

$$E_{A0} = eV \qquad (2 \cdot 6)$$

e ; 전기소량(elementary charge)

따라서 식(2·5)(2·6)에서

$$\lambda_0 = hc/eV \qquad (2 \cdot 7)$$

로 된다.

다시 말해서 연속 X선의 최단파장 λ_0는 X선관전압에 반비례한다는 관계가 있으며, 이것을 Duane-Hunt의 법칙이라 한다.

식(2·7)은 λ_0를 Å, V를 kV 단위로 나타내면, $\lambda_0 = 12.4/V$(Å)가 된다.

또 방사되는 연속 X선의 전체 강도 I는 음극에서 양극으로 투사되는 전자 beam의 전체 에너지와 target에서의 X선에 대한 변환효율로 변하여 일반적으로 다음의 식(2·8)으로 나타낸다.

$$I = KiV^2Z \qquad (2 \cdot 8)$$

i ; 관전류　　Z ; target 금속의 원자번호

V ; 관전압　　K ; 비례계수

그러나 실제는 X선관에서 방사되는 연속 X선의 spectrum은 target 자신이나 유리관벽에 의해서 흡수되는 영향 때문에 일반적으로 그림 2-8과 같이 된다.

또 각 전압에서 방사되는 연속 X선의 최강 파장은 보통 각기의 최단파장의 약 1.3~1.5배 정도이다.

다음에 선 spectrum이 되는 X선 발생의 mechanism은 아래와 같이 생각되고 있다.

그림 2-7의 가속전자 B와 같이 큰 에너지를 가진 가속전자는 원자의 내각(예를 들면 K각)의 궤도전자에 충돌하면 이것을 튕겨버릴 수(여기 또는 전리한다) 있다. 이 경우, 그 전자각(K각)을 비우게 되므로 바깥쪽의 전자각(예를 들면 L각)에서 전자가 옮겨와서 전자를 재배치한다.

여기에서, 원자핵을 둘러쌓은 각 전자각(K각, L각, M각…)은 각기 정해진 에너지 준위(energy level)가 있으므로 이와 같은 각(shell)간의 전자의 천이(transition)가 일어나면 각기의 준위간 에너지차만큼의 에너지에 상당하는 파장을 가진 X선이 일련의 휘선 spectrum이 되어 방사하게 된다.

또 K각, L각, M각 등 각 전자각의 에너지 준위는 각 원소마다 다른 값을 가지고 있으므로, 방사도는 X선의 휘선 spectrum의 휘선파장은 target 물질(원소)에 고유한 것이 되므로, 고유X선 또는 특성X선(characteristic X-ray)이라고 불린다. 표 2-4에 예로 든 tungsten과 몰리브덴의 특성 X선을 예시한다.

표 2-4에서 $K\alpha_1$, $K\alpha_2$, $K\beta_1$, (K계열) 선은 K각 전자가 나오게 되어 L→K, M-K의 전자천이가 일어났을 때의 경우이며 $L\alpha_1$, $L\alpha_2$, $L\gamma$(L계열)의 특성선은 M-L, N-L의 전자천이로 의한 것이다.

표 2-4. 특성 X선의 파장

Target 물질		Tungsten	molybudenum
원자번호 Z		74	42
파장 (Å)	$K\alpha_1$	0.2090	0.7092
	$K\alpha_2$	0.2138	0.7135
	$K\beta_1$	0.1844	0.6323
	$L\alpha_1$	1,476	5,406
	$L\beta_1$	1,282	5,177
	$L\beta_2$	1,245	4,923
	$L\gamma_1$	1,099	4,726

표 2-5. 특성 X선의 여기전압

Target 물질		Tungsten	molybdenum
원자번호 Z		74	42
여기전압(kV)	K 계열	69.3	20.0
	L 계열	12.1	2.87

여기에서 각 target 금속에서 발생하는 특성 X선 spectrum 중 대응하는 고유선(예를 들면 $K\alpha_1$선)의 파수(波數) ($=1/\lambda$)와 그 금속의 원자번호 Z간에는 일반적으로 다음 식에서 나타내는 관계가 있다.

$$\sqrt{\chi} = K(Z-s) \qquad (2\cdot9)$$

K, s는 특성X선 종류에 따라 정해지는 정수

이와 같이 특성 X선에 대응하는 특성선파수의 평방근은 target 물질의 원자번호에 정비례하는 관계가 있으며, 이것은 Mosley의 법칙이라 한다.

이 특성 X선들이 발생하려면 일정치 이상의 관전압(한계전압 또는 여기전압이라 한다)을 가해서, target 금속원자의 내각궤도전자를 이탈시키는데 충분한 에너지를 가속전자에 줄 필요가 있는데 그 일례를 표 2-5에 예시한다[11].

2. 방사선의 특성

X선, γ선은 어느 것이나 전자파이므로, 그 모든 특성이 빛과 다른 점은 기본적으로 광자에너지의 차이, 다시 말해서 파장이 다르기 때문이다. 이에 대해서 β선은 하전입자(charged particle)이므로, 엄밀하게 말하면 X선·γ선과 많이 다르다. 다만 전리성 방사선에서는 X

11) X선관에서 방사되는 전체 X선 중에서 특성X선이 차지하는 비율은 보통 80kV에서 약 10%, 100kV에서 약 20%, 150kV에서 약 30% 정도이다.

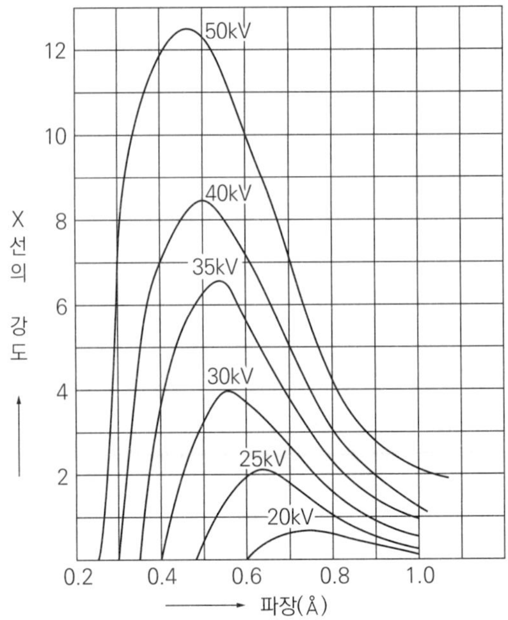

그림 2-8. 연속 X선의 강도분포(Target: tungsten)

선·γ선과 β선은 서로 유사한 점이 많다. 다음에 이들 방사선 물질의 상호작용에 관한 주요 특성을 빛과 비교해서 간단히 설명한다.

1) 전리작용

보통의 빛(단파장의 원자외선은 별도)은 공기성분의 N_2와 O_2와 같은 중성의 분자나 원자를 전리(ion화)하지 못하는데 방사선은 이들을 전리시킬 수 있다.

그러나 β선은 그 비적(track)에 있는 원자에 직접 작용해서 이들을 전리하는(직접전리방사선) 것에 대해서 X선·γ선은 그 경로로, 광전효과에 의해서 2차전자가 생겨, 그것이 그 비적에 있는 물질원자를 전리한다(간접전리방사선)는 차이점이 있다.

2) 물질투과능력

X선·γ선은 여러 가지 물체에 대해서 보통 빛보다 강한 투과력이 있으며, 그 투과력은 파장이 짧을수록 강하다[12]. 의료진단용 X선사진에는 일반적으로 파장 1~0.1 Å 정도의 X선(관전압 약 20~150kV)이 사용되는데, X선관에서 방사되는 X선은 관전압이 높을수록 단파장의 성분이 많아지고(그림 2-8) 이에 따라 투과력이 강하게 된다.

12) 단, 물질은 각각 다른 특정 파장역의 전자파에 강한 고유흡수를 나타내므로, 파장과 투과력의 관계를 물질전반, 전자파 전반으로 확대해서 생각하여야 한다. 예를들면 사람이 근육에 대한 투과력은 가시광보다 X선 쪽이 강하지만, 물에 대한 투과력은 X선(특히 장파장 X선)보다 가시광 쪽이 강하다.

금속제품 검사 등의 공업용 X선사진에는 단파장 단(端)이 0.1 Å 이하의 고압 X선(관전압 100~1,000 kV)이나 ^{60}Co에서 방사되는 γ선(약 0.01 Å)의 강한 투과력이 이용된다.

β선 투과력은 그 에너지와 대상물에 의해서 달라지는데 일반적으로 빛보다 투과력이 작은 것이 많다.

3) 사진감광작용

X선·γ선·β선은 어느 것이나 보통 빛과 똑같이 사진감광 재료를 감광시킬 수 있다. 다만 X선·γ선은 유제입자에 대한 투과력이 강하며(흡수가 약하다), 따라서 보통 빛에 비해서 일반적으로 효율이 낮다.

β선은 사진감광작용이 강하고 특수한 유제(원자핵 유제; nuclear emulsion)를 사용하며, 한개 한개의 β입자 비적까지 기록할 수 있다.

4) 형광작용

X선·γ선·β선 등의 방사선은 tungsten 산 calcium($CaWO_4$)과 같은 무기물이나 안트라센($C_{14}H_{10}$)과 같은 유기화합물(총칭해서 형광체; fluorescent substance라 한다)에 흡수되어, 루미네센스 현상으로 가시광 내지 근자외광(near ultraviolet light)을 발광한다.

형광은 석유와 fluorescein($C_{20}H_{12}O_5$) 등에 빛을 준 경우에도 볼 수 있는데 방사선을 근거로 한 형광이용은 X선상의 가시화 및 사진기록의 효율화 등 이점이 있으며 최근의 방사선 진단의 진보는 형광을 이용해서 이루어졌다고 본다.

5) 생리적 작용

방사선은 생물에 대해서 보통 빛과는 크게 상이한 생리적 변화(건강상 및 유전적)를 일으킨다. 이 작용은 악성종양 등의 치료에도 이용되는데, 동시에 방사선피폭장해가 되므로 방사선 이용에는 세심한 주의가 요구된다.

Ⅳ. X선 사진

의학적 진단을 위한 X선 사진은 X선관에서 X선을 피검체(인체)에 조사하고, 이것을 투과한 X선의 강약의 공간적인 분포(X-ray pattern)를 사진영상(X선상; radiogram)으로 만드는 것이므로[13] 피사체의 각 부분은 투과하는 X선의 흡수·산란에 의한 감약(attenuation)의 차가 기록의 주요 대상이다(그림 2-9).

13) 의용방사선용어의 사전에 의하면 "방사선 패턴; 피사체를 투과함으로써 강도분포가 변화한 전리방사선 beam에 들어있는 정보, 예; X선 패턴", "X선상; 방사선학에서의 X선 패턴을 기록한 것"이라고 되어 있다. 그러나 넓은 의미로는 이 규격이 말하는 "X선 패턴"을 X선상이라 하며 "X선상"을 X선화상이라고도 한다.

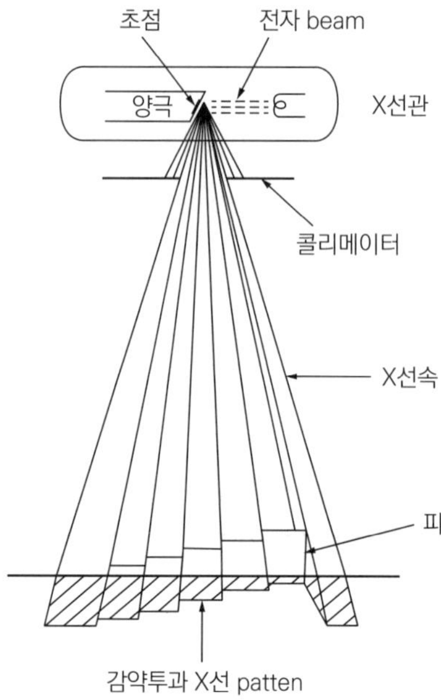

그림 2-9. 피검체의 투과 X선 pattern

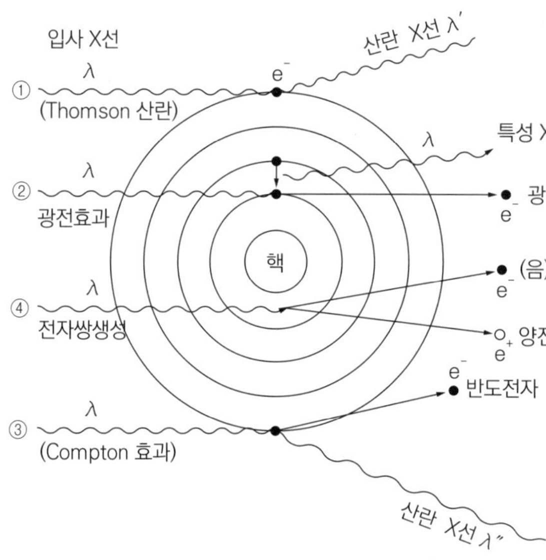

그림 2-10. X선과 물질과의 상호작용

1. X선의 감약·흡수·산란

X선관에서 방사되고 있는 X선(이것을 1차 X선; primary X-ray라 한다)이 물체에 입사할 때의 강도(단위면적당)는 (선원이 점으로 간주되는 경우) 선원(source)에서의 거리의 제

곱에 반비례되어 약해진다[14](이것을 거리의 역제곱법칙이라 한다).

그리고 피검체의 거의 똑같은 강도의 선속(flux)으로 입사한 X선은 다음 설명하는 물질원자(또는 자유원자)와의 상호작용에 의해서 흡수 또는 산란되어 감약한다.

1) 톰슨산란(Thomson scattering)

그림 2-10 ①과 같이 입사한 광자가 자유전자 또는 외각전자에 의해서 방향만을 바꾸는(산란하는) 현상으로, 이 현상의 전후에서는 파장이 바뀌지 않는다. 광자 에너지가 낮은 보통 빛이나 장파장 X선에서 일어나기 쉬우며 입사 X선의 파장이 짧아지면 ③의 Compton효과로 이행한다(Thomson 산란은 탄성산란; elastic scattering, 간섭성산란; coherent scattering 라고도 한다).

2) 광전효과(광전흡수)(photoelectric effect)

앞의 Ⅱ-2에서도 광전효과에 대해서 간단히 설명하였지만, X선은 보통 빛보다 에너지가 크기 때문에 그림 2-10 ②와 같이 원자핵과의 결합이 강한 내각전자가 자유전자(광전자; photoelectron)로 되어 튀어나올 수 있다.

이때 입사한 X선광자는 그 전체 에너지가 상실되어 소멸하는(광전흡수; photoclcctric absorption)데 공석이 된 내각전자궤도에는 그 바깥쪽의 궤도전자가 천이하므로, 그 전후의 에너지 준위 간 차의 에너지를 가진 특성 X선이 2차 X선(secondary X-ray)으로서 방사된다[15].

광전효과는 광자에너지가 비교적 낮은(100 kV 이하) X선에서 현저하게 나타난다. 또한 물질의 밀도와 원자번호가 커질수록 광전효과는 커진다.

3) Compton effect

Compton 효과는 입자로서의 X선의 성질을 가장 잘 나타낸 현상이다. 지금 그림 2-10 ③과 같이, 입사 X선광자가 자유전자 또는 원자핵과의 결합이 약한 외각전자에 충돌하면, 그 전자에 에너지의 일부를 공급하여(흡수) 반도전자(recoil electron)로 하여금 궤도 밖으로 이탈시키고 자신은 그만큼 에너지가 작은(파장이 긴) X선이 되어 방향을 바꾸는 현상(산란)을 말한다. 이 현상을 컴프턴산란(compton scattering), 또는 비간섭성 산란(incoherent scattering)이라고도 한다

Compton 효과는 광자에너지와 물질의 밀도에 지배되는 현상(밀도가 클수록 강하다)으로, 비교적 고에너지(50 keV 정도 이상)의 X선영역에서는, 특히 원자번호가 높은 물질(중금속이나 옥소 등)을 제외하고 광전효과가 보다 강하게 나타나는 경우가 많다.

---

14) X선(특히 장파장 X선)은 공기에 의한 흡수가 가시광선보다 크고, 선원 크기도 영향을 미치므로, 거리의 역제곱법칙은 X선의 경우 비교적 좁은 실용범위에 대해서만 성립된다.

15) 이 2차 특성 X선은 형광X선(fluorescent X-ray)이라고도 하며, 물질 중의 중금속 분석 등에서 응용된다.

4) 전자 대 생성(electron pair creation)

특히 큰 에너지를 가진 광자가 원자핵에 충분히 접근하게 되면 원자핵이 강한 전장(electric filed)의 영향을 받아 소멸(흡수)하여, 전자〔구별하면 음전자(negatron)〕와 양전자(positron)의 대를 생성하는 현상이다. 광자에너지는 1.02 MeV 이상에서 일어나기 때문에, 현재의 의료진단용 X선사진에서는 일반적으로 개의치 않아도 된다(γ선의 경우는 중요하다). 이상과 같은 여러 가지 상호작용을 종합해서 X선의 물질로 인해서 생기는 감약을 정량적으로 보면 다음과 같다.

지금 그림 2-11에서 에너지가 일정한 X선광자의 강도(매초 1 cm^2당 통과하는 에너지) I_0가 어떤 물질의 미소면에 좁고 평행인 선속에서 수직으로 입사한 경우를 생각하면, 이들 광자군은 물질 속을 통과하는 도중에, 앞의 ① ② ③ 중의 어느 것에 의해서, 차례로 소멸(흡수)되어 선속에서 이탈하는 것이 증가한다. 그래서 이 물질의 두께 x의 곳에서 평행한 선속으로 남아있는 X선 광자의 강도를 I로 하면 I와 I_0의 관계는 다음 식으로 나타낼 수 있다.

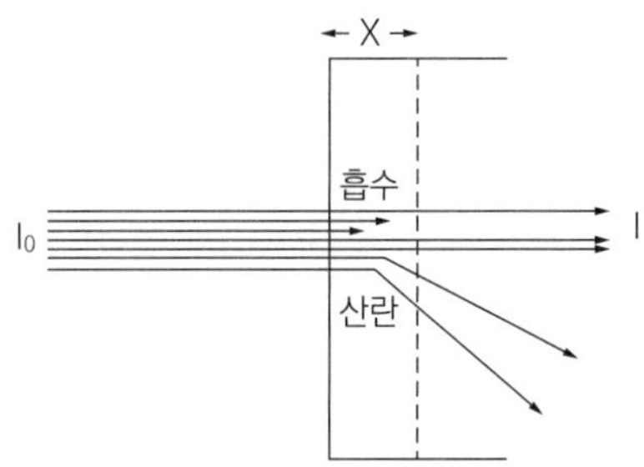

그림 2-11. X선의 물질 내 통과표

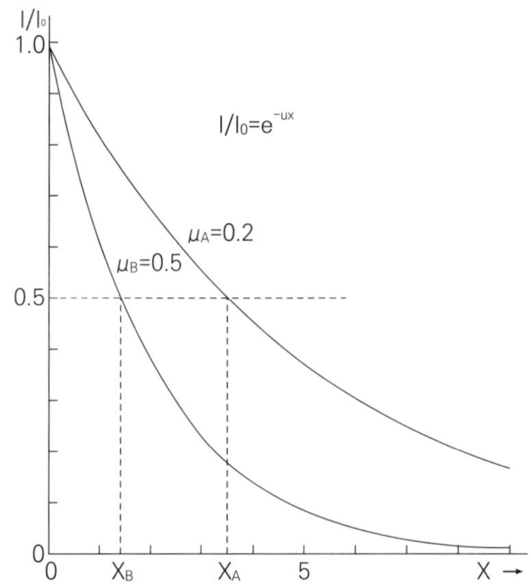

그림 2-12. X선의 선감약(지수함수의 법칙에 의해서 계산값을 구함)

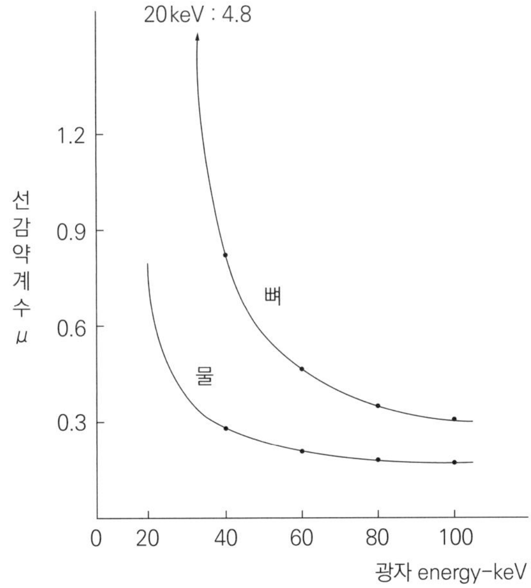

그림 2-13. 물과 뼈의 선감약계수

$$I = I_0 e^{-\mu x} \quad \cdots\cdots (2\cdot10)$$

μ; 광자에너지 및 물질에 의해서 정해지는 계수(단위; m^{-1})

식(2·10)의 관계를 지수함수의 법칙(exponential law)이라 하며 μ를 선감약계수(linear attenuation coefficient)[16]라 한다.

식 2·10을 다시 고쳐 쓰면

$$I/I_0 = e^{-\mu x} \quad \cdots\cdots (2\cdot11)$$

이 되고, μ의 값이 클수록 같은 두께 x의 곳에서의 X선 투과율 I/I_0는 커지는 것을 알 수 있다(그림 2-12).

이 그림에서 μ의 값이 μ_A, μ_B가 되는 물질을 각각 A, B로 해서, A 및 B의 투과율 I/I_0 가 0.5 즉 1/2이 될 때의 두께 x_A, x_B를 각각 A 및 B의 반가층(half value layer, 약해서 H.V.L)이라 한다.

---

16) 이 관계는 보통의 빛 경우도 Lambert의 법칙과 똑같이 성립되는데, 빛의 경우는 μ를 흡수계수라 한다. 그러나 X선의 경우, 실제는 투과해 오는 X선은 1차 X선외에 2차 X선이나 산란선이 가세되므로, 일반적으로 이 식에서 나타나는 값보다 다소 많아진다.

17) 화합물이나 혼합물의 경우, 다음 식에서 보이는 실효원자번호(effective atomic number)로 나타내는 것이 옳지만 본 서에서는 대부분의 경우 한데 묶어서 원자번호로 하였다.

실효원자번호 $Z_{eff} = \sqrt[P]{\alpha_1 Z_1^P + \alpha_2 Z_2^P + \cdots P} = 2.94$

단, α_1, α_2…는 그 물질을 구성하는 원소(원자번호 Z_1, Z_2…) 중의 전자 수의 비율.

표 2-6. 여러종류의 물질·조직의 원자번호와 밀도

물질·조성	(실효)원자번호Z	밀도(g/cm^2)
공 기	(7.64)	0.01293
물	(7.42)	1.00
근 육	(7.42)	1.00
지 방	(5.92)	0.91
뼈	(13.8)	1.85
Al	13	2.69
P	15	1.83
Ca	20	1.55
I	53	4.94
Ba	56	3.74
Pb	82	11.34

μ의 값은 X선상의 광자에너지와 물질의 종류(원자번호)[17] 및 밀도에 따라 변하는데 대표적인 것으로 뼈와 물과의 μ의 광자에너지에 의한 변화를 그림 2-13에 나타낸다. 그림에서 보면, 뼈와 물은 다같이 광자에너지가 커질수록 μ의 값이 작아졌으며, 거기에 따라서 X선 투과율을 커진다. 또 같은 무께 같은 광자에너지의 X선투과율은 뼈<물이 되는 것을 알 수 있다(뼈와 물의 밀도·원자번호는 표 2-6과 같이 뼈>물).

또한 이 그림에서 광자에너지가 커질수록 뼈와 물과의 차가 작아지는 것을 볼 수 있는데, 이것은 고에너지로 될수록 같은 두께의 뼈와 물의 X선 투과율의 차이가 작아진다는 것을 나타내고 있다.

이상이 광자에너지, 다시말해서 파장이 단일한 X선(단색 X선; monchromatic X-ray)감약의 개요인데, 실제로 X선관에서 방사되는 X선은 여러 가지 파장성분이 들어있는 연속 X선(백색 X선; polychromatic X-ray라고도 한다)이므로, 그 감약의 모양은 더 복잡해진다.

그림 2-14에 예시된 바와 같이 100keV의 단색 X선 감약은 편대수 graph에서 직선이 되어 지수함수의 법칙에 따르고 있는데, 100kV의 연속 X선에서는(파장이 길수록 더한층) 급격히 감약되는 각종 장파장 성분이 들어 있으므로 물의 두께 x가 작은 곳에서는 직선이 되지 않는다.

그러나 물의 두께 x가 커짐에 따라 점차적으로 직선에 가까워진다. 그림을 보면 x가 15cm 정도 부터는 비슷하게 지수함수의 법칙이 적용될 수 있게 되었다.

이상에서 설명한 X선감약의 기본적인 사항을 간단하게 정리하면 다음과 같다.

① X선의 강도는 공기 중에서는〈실용범위 내에서〉 선원(source)에서의 거리의 2자승에 반비례되어 약해진다.

② X선 투과율은 물질의 두께가 두터울수록〈지수함수적으로〉 작아진다.

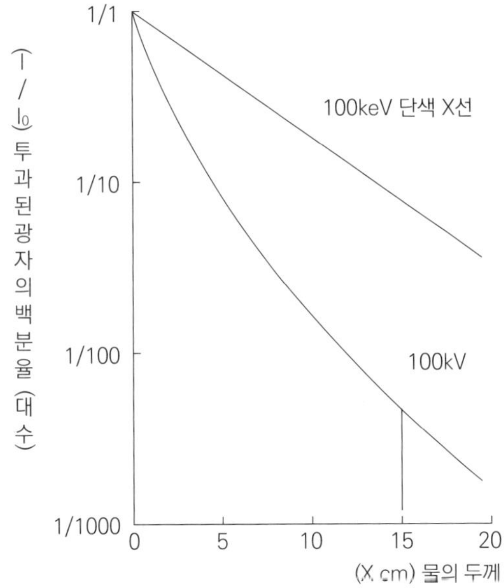

그림 2-14 물에서의 단색X선 및 연속X선의 감약

③ X선 투과율은 X선의 파장이 짧을수록(광자에너지가 크다) 커진다.
④ X선 투과율은 물질의 밀도가 클수록, 또 원자번호가 클수록 작아진다.
⑤ 같은 두께의 여러 가지 물질 간의 X선 투과율의 차는 X선의 파장이 짧을수록 작아진다.

2. 피사체 contrast·조영제

인체는 여러 가지 물질로 된 조직 간의 결합으로 형성된 것이므로, 인체에 조사된 X선의 실제감약은 균등한 질의 물체보다도 많이 복잡하다.

그러나 여기서는 인체의 어떤 부분이 그림 2-15와 같이 인접한 A, B가 서로 별개의 균등한 질을 가진 물체로 결합된 간단한 것이라고 생각해 보면 A 및 B에 균일한 (단색)X선을 조사하였을 때, A, B를 투과해 오는 X선의 강도비 I_B/I_A가 1.0보다 더 커야하며, 인체의 X선 진단의 경우, 목적하는 장기와 조직과 주위의 조직간에 충분한 감약계수 μ의 차나 두께의 차가 없으면 이들을 식별하기가 곤란하다.

그러나 뼈나 치아와 같은 것을 제외한 인체내부의 장기나 조직은 이것을 구성하는 물질의 (실효)원자번호와 밀도에 그다지 큰 차가 없는 것이 많으므로 그대로는 충분한 피사체 대조도를 얻을 수 없는 경우가 많다.

이와 같은 경우, 목적하는 장기와 조직에 주입시켜 주변 조직과의 선 contrast를 강조하는 데 쓰이는 것을 조영제(contrast medium)라 하며, 대별해서 주변조직보다 X선감약률이 큰 양성조영제(positive contrast medium)와 작은 음성조영제(negative contrast medium)가 있다.

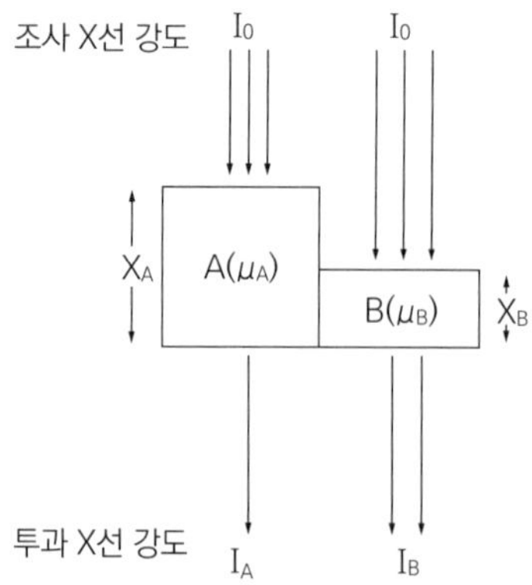

그림 2-15. 두께와 물질이 다른 경우의 감약모형

조영제는

① 주변조직에 비해서 X선감약률의 차가 충분히 있을 것

② 독성이 없고 가능한 한 무자극·무미·무취일 것

③ 적당한 유동성이 있고, 목적하는 조직에 대한 친화성이 좋아야 할 것

④ 검사 후에 배설이나 제거가 잘 될 것

등 여러 가지 어려운 요건에 알맞은 것이어야 되므로, 실용이 가능한 것은 비교적 좁은 범위로 한정되어 있다.

1) 양성조영제

원자번호가 큰 물질이 효력이 있으며 현재 많이 쓰이고 있는 것은 바륨제와 요오드화합물이다.

(1) 바륨제

유산바륨($BaSO_4$)의 분말을 CMC(sodium carboxy methyl cellulose)와 같은 침전방지제의 용액에 현탁(suspension)시킨 것이 위나 장 등의 소화관 조영에 쓰이고 있다.

시판되고 있는 조영제는 물을 첨가시켜 임의의 현탁액으로 한 분말제와 그대로 사용되는 현탁액(sol)이 있으며, 용도에 따라서 분말 입경(grain size)이나 첨가물 등 여러 가지가 연구 중에 있다.

(2) 요오드제

소화관 이외의 장기나 혈관 등에는 분자 중에 iodine(I)이 함유된 유기 화합물의 수용액 또는 유성액의 형태로 사용된다.

현재 쓰이고 있는 요오드제의 대부분은 그림 2-16과 같이 1분자 중에 요오드(I)원자 3개가 함유된, (a)와 같은 (-)ion성의 것과 (b)와 같은 비 ion성의 것이 있다. 비 ion성의 것은 (-)ion성의 것에 비하면 부작용이 적은 것 같지만 어느 것이나 요오드 과민증에 대해서 주의해야 한다.

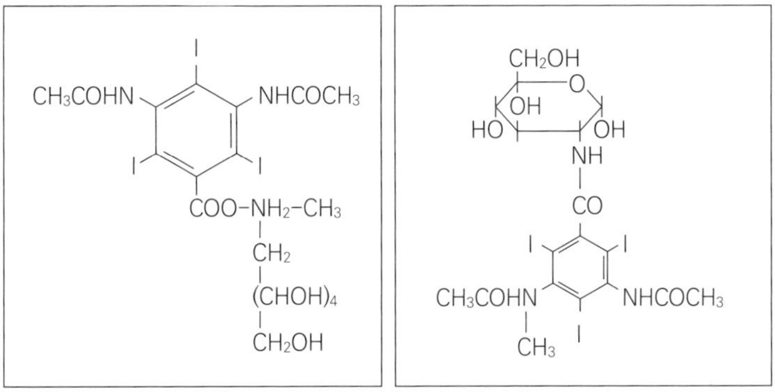

(a) meglumine diatrizoate 이온성 (b) metrizamide 비이온성
상품명 : Angiografin 상품명 : Amipaque

그림 2-16. 요오드 조영제의 예

2) 음성조영제

원자번호와 비중이 작고 독성이 없는 것으로서 공기나 산소, 탄산가스 등이 쓰인다. 음성조영제와 양성조영제를 병용하는 방법, 예를 들면 바륨제와 발포제(주석산 또는 쿠엔산과 중조)에서 발생하는 탄산가스를 병용하는 방법 등을 2중 조영제라 하며, 소화관 X선 진단에 많이 사용되고 있다.

조영제는 X선사진의 화질을 좌우하는 큰 요인이지만, 인체에 주는 영향에는 만전의 배려가 필요하며, 조영촬영은 의사, 방사선사와의 긴밀한 연계하에서 행해져야 한다.

3. X선 투과상(X선 pattern)에 영향을 주는 인자

그림 2-17a에 예시한 바와 같이 음극에서의 전자beam이 충돌하는 target의 표면부분을 실초점(actual focal spot)이라 한다.

X선관은 그림 2-17b와 같이 방사구 이외는 금속으로 제작된 X선관 용기에 수납되어 있으므로, 실초점에서 발생한 X선 가운데, 음극-양극축에 대해서 거의 직각방향의 X선속 만이 외부로 방사된다.[18]

여기서 그림 2-17b와 같이 실초점 중심에서 음극-양극축에 대해서(정확하게) 수직방향으로 방사되는 X선을 중심X선이라 하며, 중심X선 방향에 대한 실초점의 수직투영을 실효초점(effective focal spot)이라고 한다.

일반적으로 진단용으로 쓰이고 있는 X선관의 실효초점은 보통 0.1 mm 각(angle)에서 1, 2 mm 각(angle)의 작은 것이지만 그 크기는 X선 영상의 선예도와 밀접한 관계가 있다.

18) 실초점에서 방사구 이외의 방향으로 방사된 X선에 의거한 산란선이 실초점 이외의 여러 곳에서 방사구 방향으로 방사되는데, 이들이 대부분은 조리개 등으로 차폐된다.

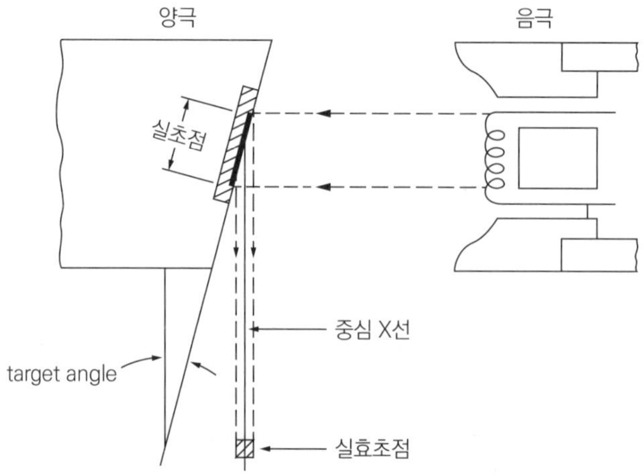

그림 2-17a. 실초점과 실효초점

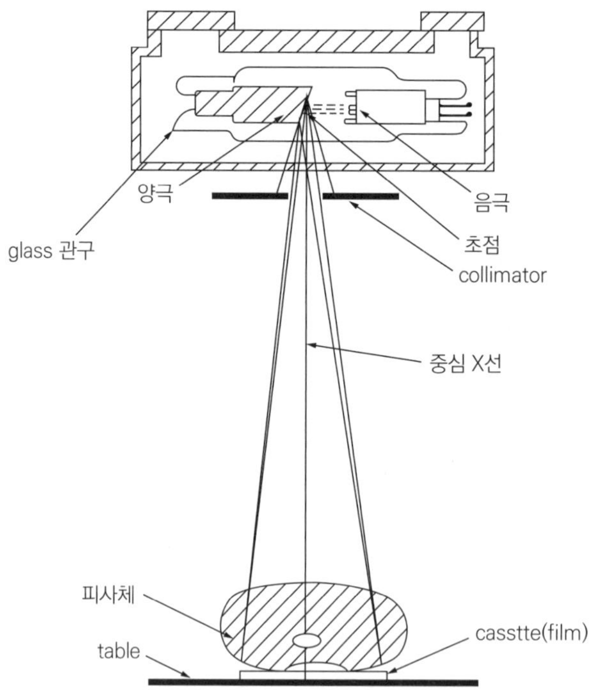

그림 2-17b. X선관과 X선의 방사선속

다음에 X선사진의 촬영기술상의 기본적인 여러 인자가 X선투과상(X-ray pattern)의 contrast나 선예도에 미치는 영향 가운데 주요한 것을 열거한다.

1) 관전류

관전류를 증대시키면 이와 비례해서 발생하는 X선량도 많아지므로 투과 X선량도 증대되는데, 이 경우의 투과 X선량은 투과 부위마다 같은 비율로 변화한다. 따라서 X선 pattern의 contrast에는 영향이 없다.

2) 관전압

관전압을 올리면 X선 전체의 강도도 증대하는데 파장 분포가 단파측에 shift해서 물질로 인한 감약률이 작아진다. 따라서 피사체 각 부위를 투과하는 X선량의 변화는 축소되기 때문에, X선 pattern의 contrast는 작아진다[19](그림 2-18).

또 산란선(후술)이 빈번하게 발생되므로 contrast나 선예도가 떨어지는 경향이 있다.

3) 거리

실용범위에서는 피사체로 입사되는 X선강도는 실초점에서의 거리의 자승에 반비례한다. 따라서 피사체의 같은 부위를 투과한 X선의 강도도 대체적으로 실초점과 피사체와의 거리의 자승에 반비례한다고 간주해도 된다.

또 실초점과 피사체와의 거리는 X선 pattern의 contrast에는 영향을 주지 않지만 선예도에 대해 관계된다.

4) heel effect

X선관의 실초점에서 방사되는 X선의 강도는 각도에 따라 다소 다르다. 음극-양극축과 직각방향에 대해서는, 보통 중심X선이 가장 강하고, 양쪽으로 감에 따라 약간씩 약해진다.

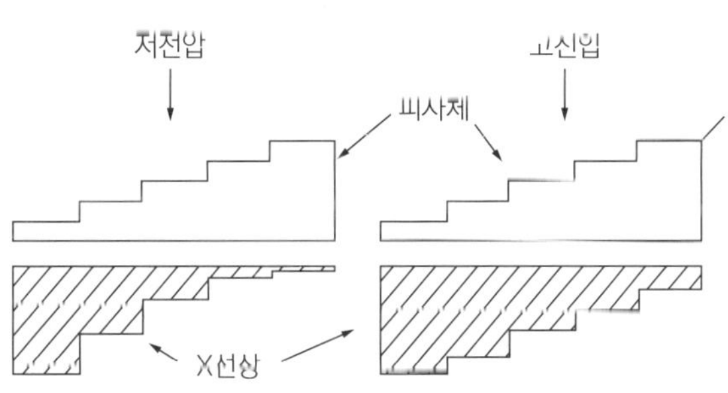

그림 2-18. 전압과 투과력

19) 고전압에서 발생하는 X선은 물질을 투과하는 힘이 강하므로 관용적으로 "경질의 X선"이라 한다. "경질의 X선"에 의한 X선 패턴은 contrast가 작기 때문에 이 밖의 조건(필름 종류)이 같으면 얻어지는 X선사진은 contrast가 작은 "부드러운 사진"이 된다.

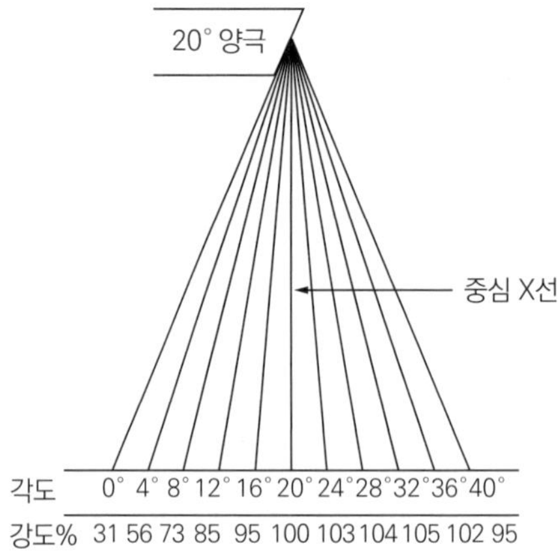

그림 2-19. Heel effect

그렇지만, 음극-양극축과 평행방향에서는 그림 2-19와 같이 중심X선에서 음극측까지의 강도변화가 비교적 작은 것에 대해서 양극측에서는 중심X선으로부터 이탈되기 시작하면서 급격하게 약해진다.

이 현상을 heel effect라 하며, 이 경향은 target각이 작을수록 심하다.

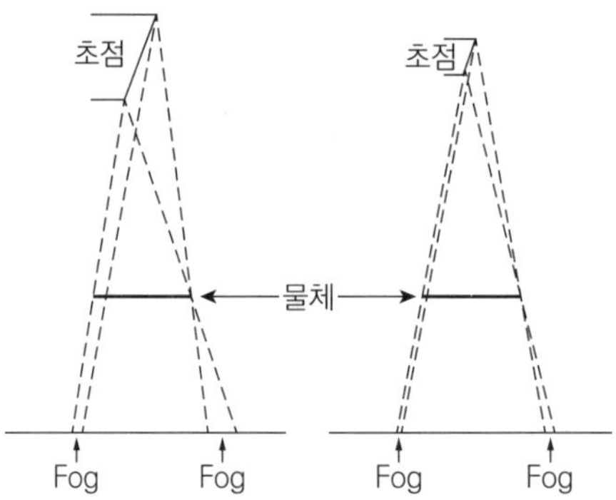

초점크기와 X선상의 선예도

그림 2-20

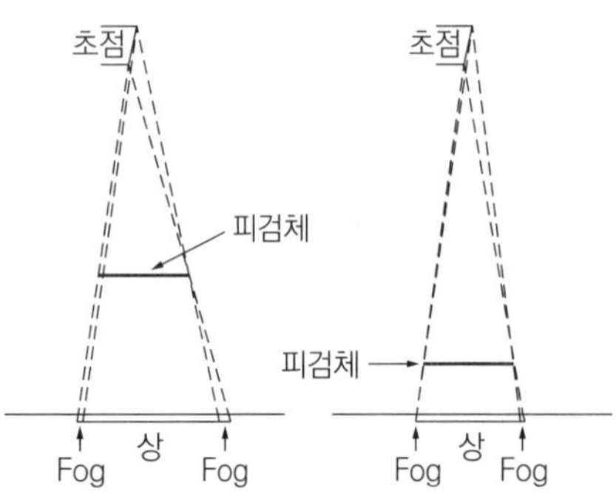

상면·피사체간의 거리와 선예도와의 관계

그림 2-21

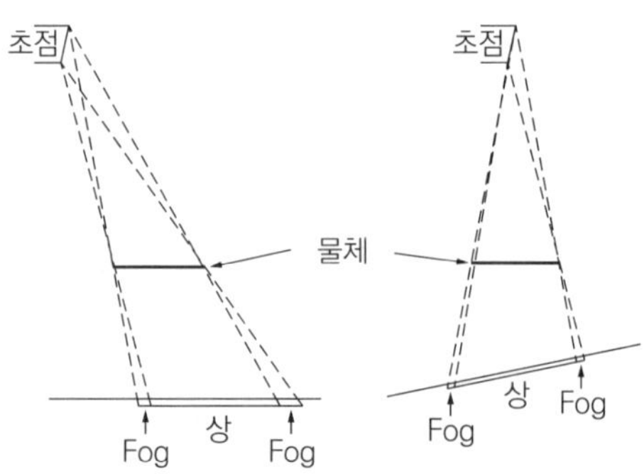

상면·피사체간의 거리와 선예도와의 관계

그림 2-22

5) 기하학적 조건

X선관의 초점은 점선원(point source)이 아니므로 초점과 피검체와 수상면과의 위치관계는 그림 2-20, 21, 22와 같이 선예도에 관계한다.

(1) 초점의 크기

초점의 면적이 적을수록 X선 발생량은 적고 선예도는 향상된다(그림 2-20).

(2) 초점·피사체·상면간의 거리

초점과 상면간의 거리가 같은 경우는 피사체가 상면에 가까울수록 선예도가 향상되고 피검체와 상면간의 거리가 같을 경우는 초점에서 멀어질수록 선예도는 향상된다(그림 2-21).

(3) 피사체에 중심X선속에 닿지 않는 경우와 상면이 경사된 경우

피사체가 중심 X선속에서 비켜져 있는 경우와 측면이 경사되어 있는 경우는 상의 fog가 크게 되어 선예도는 저하된다(그림 2-22).

이상을 요약하면 X선상의 선예도를 높이는 기하학적 조건은 다음과 같다.

① 가능한 한 소초점관구를 사용한다.
② 초점과 상면과의 거리를 가급적 크게 한다.
③ 상면은 피검체에 가까이 한다.
④ 피사체의 중심부를 중심 X선 축상에 오게 한다.

6) 기하학적 인자의 계산

기하학적 조건(geometric condition)은 ① Magnification ② Distortion ③ Focal spot blur에 의해 좌우된다. 확대도(Magnification factor)는 Focal spot에서 Fim distance에 의한 것으로 대부분 방사선 촬영에서는 100cm(SID)로 하고 있다. 이때 MF는 근사적으로 1.1배 정도이다.

SID 180cm인 경우는 1.05배 정도가 된다.

Magnification Factor

$$MF = \frac{\text{Image size}}{\text{Object size}}$$

| 예제 1 | 피검체 Heart의 측정에서 12.5cm(object size), 촬영된 chest image의 측정에서 14.7cm로 측정되었다면 확대도(MF)는?

→ 해설 : $MF = \frac{14.7\,cm}{12.5\,cm} = 1.176\ MF$

방사선 영상상의 확대도(MF)는 촬영시에 X선관초점-film간 거리 SID(Source Image Distance)와 X선관초점-피사체간 거리 SOD(Source Object Distance)에 의해 결정된다.

$$MF = \frac{\text{Image size}}{\text{Object size}} = \frac{SID}{SOD}$$

$$\text{Object size} = (\text{Image size})\ \frac{SID}{SOD}$$

| 예제 2 | Gallbladder stone 검사에서 촬영된 image size는 1.2 cm였다. SID가 100 cm, SOD는 92 cm로 평가되었다면 object size는?

→ 해설 : $\text{Object size} = 1.2 \times \frac{92}{100}$

$= 1.1\,\text{cm}$(gallbladder stone의 크기)

| 예제 3 | Lumbar spine lateral image 촬영에서 SID 100 cm, SOD 75 cm, Vertebral body의 최대, 최소 직경은 6.4 cm와 4.2 cm 였다. object size는?

→ 해설 : $MF = \frac{100}{75} = 1.33$

따라서 object size는 $\frac{6.4}{1.33} \times \frac{4.2}{1.33} = 4.81\,\text{cm} \times 3.16\,\text{cm}$

Image blur(상의 흐림)의 현상

Focal spot의 blur(초점의 흐림에 의한 artifact)발생은 SOD(실효 초점크기)와 OID(초점흐림)의 비로서 결정된다.

$$\frac{SOD}{OID} = \frac{\text{Effective focal spot}}{\text{Focal spot blur}}$$

| 예제 4 | 피사체의 흉부 P-A view에서 흉부 공동(cavity)크기가 8 cm였다. 촬영대(table top)에서 film 간격이 5 cm 정도라면 focal spot blur size는?

→ 해설 : $\text{Focal spot blur} = (1.6\,\text{mm}) \times \frac{8+5}{180-(8+5)}$

$= (1.6\,\text{mm}) \times \frac{13}{167} = (1.6\,\text{mm})\ (0.0780)$

$= 0.125\,\text{mm}$ (focal spot blur size)

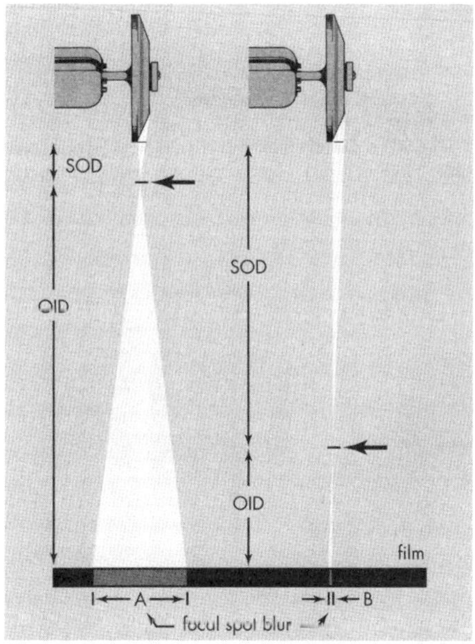

그림 2-23. 초점의 흐림현상과 OID관계

7) 산란선

피검체에 입사한 1차 X선 양자(quantum)는 인체의 내부조직에 의해서 그 일부는 흡수(광전흡수·Compton 흡수) 또는 산란(Thomson 산란·Compton 산란)되어 나머지가 그대로 직진 통과한다.

Thomson 산란이나 Compton 산란으로 방향을 바꾼 X선 및 광전흡수나 Compton 흡수의 결과로 발생한 특성 X선이나 2차 X선을 통틀어서 산란선 또는 산란X선(scattered X-ray)이라 하며, 관전압이 높을수록 그 비율은 커진다.

이들 산란선은 그것이 일어나는 장소나 방사 방향도 각기 달라서 그 일부는 1차 X선의 선속에 끼어 들어서 X선 pattern의 contrast나 선예도를 저하시킨다.

그래서 이와 같은 산란선의 영향을 제거하기 위한 격자모양의 것을 grid라 하며, 그 구조와 사용법을 그림 2-24, 25에 예시한다.

grid는 연박(lead foil)의 배열방법이나 구조와 사용법의 차이로, 집속 grid·평행 grid(Lysholm blende) bucky blende 등 여러 종류가 있는데, 같은 종류의 것도 연박의 두께와 높이와 space 두께의 소합으로, 특성이 다르며, 촬영조건과 촬영목적에 따라 사용법이 다르다.

grid 특성을 표시하는 데는 grid비: 격자비(grid ratio)와 grid 밀도(grid density)가 있으며 다음 식으로 나타낸다.

grid ratio R = h/D

h : 연박높이 D : space 두께

grid density n = 연박의 개수 /cm

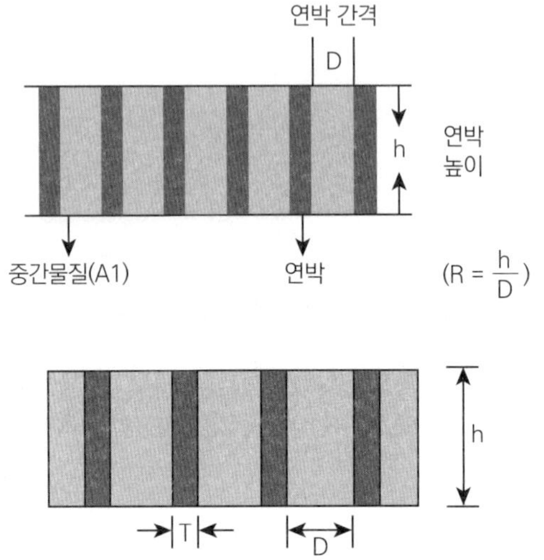

그림 2-24. Grid의 구조와 Grid ratio

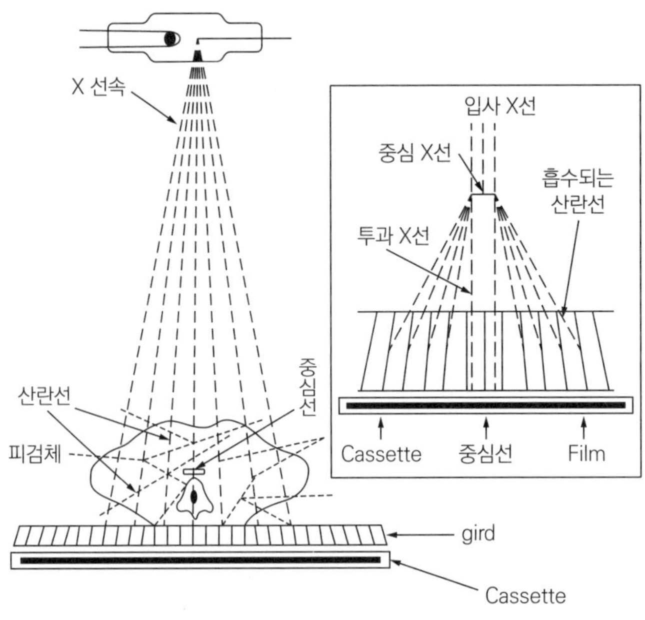

그림 2-25. Grid의 원리와 사용법

4. X선사진의 방식(직접촬영 · 간접촬영)

의료진단을 위한 X선사진 촬영방식은 대상부위의 차이나 목적에 따라 각종 기술과 방법이 사용되는데 이들을 사진감광재료에 대해 기록하는 관점에서 구별하면 다음과 같다.

- 직접촬영
  - 증감지 불(不)사용(nonscreen 촬영)
  - 증감지 사용(screen 촬영)
- 간접촬영
  - 형광판 간접촬영
  - I.I. 간접촬영
- 기타 X선촬영
  - DF(digital fluorography)
  - CR(computed radiography)
  - DR(digital radiography)
  - CT(computed tomography)
  - 기타(Bone densitometry)

이들에 대해서는 1장에서 간단히 설명하였는데 여기서는 대표적인 것으로 직접촬영과 간접촬영에 대해서 더 상세하게 설명한다.

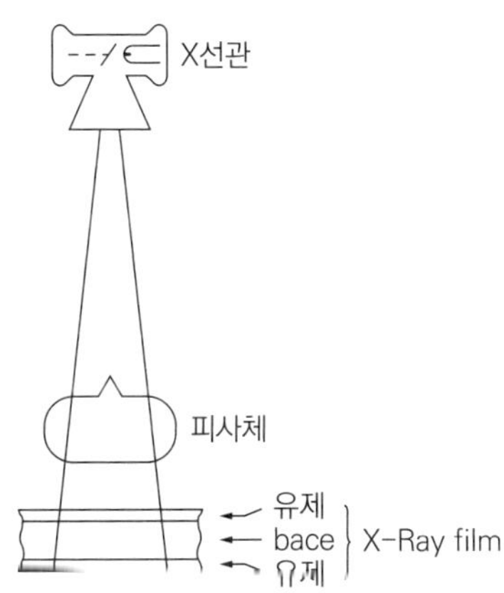

그림 2-26. Nonscreen 촬영

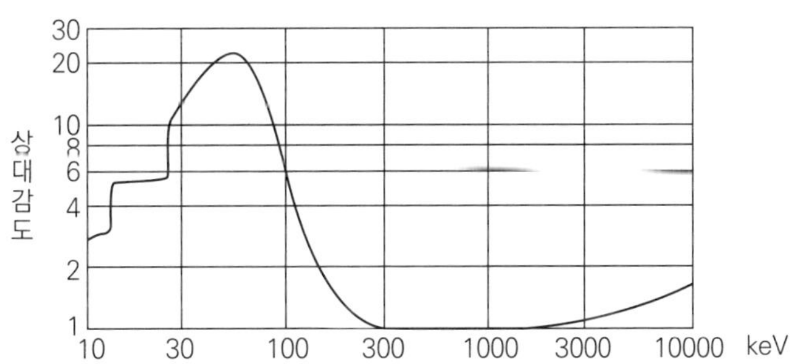

그림 2-27. 사진유제의 X선감도와 energy 의존성

1) 직접촬영(증감지 불사용: nonscreen 촬영) direct radiography without screen

이 방식은 그림 2-26과 같이 피검체를 투과한 X선 또는 γ선 그 자체만으로 필름을 감광시키는 방법이며 일반적으로 nonscreen 촬영이라 한다.

X선은 보통 빛에 비해서 물질을 투과하는 힘이 강하고 사진유제의 할로겐화은에 흡수되는 비율은 대단히 작다. 감광효율을 높이려면, 먼저 필름에 닿은 X선을 가능한 한 많이 흡수하는 것이 필요하며, 할로겐화은이 특히 많은 유제층을 base양면에 가진 필름을 사용하는 것이 일반적이다.

이 경우, 필름의 감광성은 X선 양자(quantum)에너지에 따라 다르며 그림 2-27에 예시한 바와 같이 거의 50 keV 부근에서 가장 감도가 높고 그보다도 고에너지가 되면 급속하게 감도가 떨어진다.

nonscreen 촬영은 형광증감지에 의해서 선예도는 떨어지지 않는 이점이 있지만, 필름의 감광효율이 낮고 단위면적 당의 X선량을 증가시켜야 하므로, 치과나 4지촬영, mammography(유방촬영) 등, 특정분야를 제외하고 일반 의료진단에는 거의 사용되지 않는다.

2) 직접촬영(증감지 사용; screen 촬영) direct radiography with screen

이 방식은 그림 2-28과 같이 피검체를 투과한 X선을 증감지[20)]에서 형광으로 변환하여 그것에 밀착된 필름에 감광시키는 방법으로, screen촬영이라고도 부르는데, 의료분야에서는 nonscreen촬영이 드물기 때문에 단순히 직접촬영이라 하면 이 방법을 지칭하는 것이 보통이다.

증감지의 형광체층은 원자번호와 비중이 큰 형광체를 다량 함유[21)]하므로, X선을 잘 흡수하며, 의료진단에 사용되는 범위에서의 X선에너지 흡수율은 사진유제 단독으로 보통 1~2%인데 반해서, 증감지의 형광체층에서는 10~70%로 대단히 크다.

증감지에 흡수된 X선에너지는 그 대부분이 형광으로 변환되는 것은 아니지만, X선 그 자체보다 빛의 쪽이 사진유제를 감광시키는 효율이 높은 경우도 있으므로, 증감지를 사용함으로써 진단에 필요한 X선의 조사량을 nonscreen 촬영의 수 10분의 1로 절감할 수 있다.

X선 흡수를 증대하기 위해서는 증감지의 형광체량을 증가시키는(형광체층을 두껍게 한다) 것이 가장 빠른 방법이지만, 형광체층이 지나치게 두꺼워도 그 속 깊은 곳에서 발광한 형광은 형광층 내에서 흡수되어 필름까지 도달하지 않기 때문에 감광효율이 증가하지 않는다.

그래서, 일반적으로 그림 2-28과 같이 적당한 형광체층이 있는 2장의 증감지에서, 양면에

20) 방사선사진용 증감지에는 납과 같은 금속박을 사용한 금속증감지와 형광체를 사용한 형광증감제가 있는데 의료용 X선사진에서 일반적으로 사용되는 것은 형광증감지이다. 따라서, 본 서에서 단순히 증감지라 하면 형광증감지를 말한다.

21) 증감지 형광체의 양은 종류에 따라 다른데, 약 수백 g/m^2의 자리이며, 면적당의 중량에 비하면 필름의 할로겐화은 함유량보다 대체로 2자리가 많다.

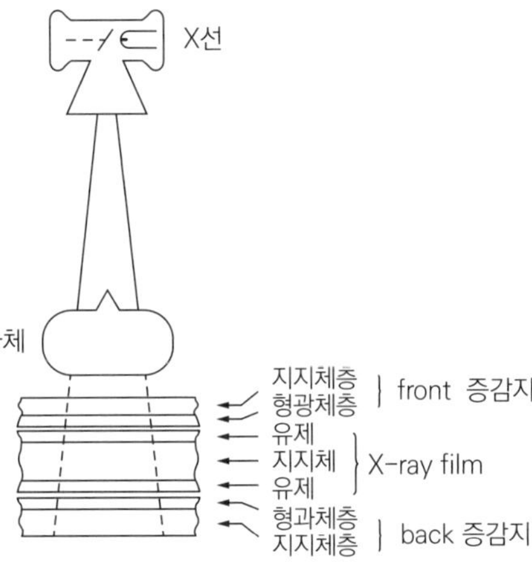

그림 2-28. Screen 촬영

유제층이 있는 필름을 샌드위치와 같이 끼우게 함으로써, 감광효율을 높이는 것이 일반적이다.[22] 그러나 이 경우, 일반적으로 front증감지와 back증감지와는 형광체에 사용되는 물질은 동일하지만, 형광체층의 두께(단위면적당의 형광체의 양)는 다른 경우(front < back)가 있다.

3) 간접촬영(indirect radiography)

피검체를 투과한 X선을 수상면에서 받아 film에 기록하는 방식인 X선 직접촬영방식에 대하여 수상면에 부착된 형광판 또는 형광면의 발광(형광)상을 lens, 凹면경 등의 광학계를 이용하여 film에 투영·기록하는 방식을 X선 간접촬영이라 하여 현재는 다음의 2종류의 촬영법이 응용되고 있다.

(1) 형광판 간접촬영법(fluorography)

이 방법은 평면 또는 만곡된 형광판의 형광상을 lens, 凹면경 등에 결상, film에 투영·기록하는 촬영법으로서 초기에는 보통의 35mm camera인 lens camera가 사용되었다. 그러나 현재는 명도 선예도가 유리한 mirror camera가 주류를 이루고 있으며, 그의 예를 그림 2-29에 나타내고 있다.

(2) I.I. 간접촬영법(fluorography by X-ray image intensifier)

이 방법은 그림 2-30과 같이 X선 I.I.(X-ray image intensifier)를 조합시킨 일종의 광전관을 사용하는 방법이다. I.I.관의 1차 형광면(입력형광면)에서의 형광강도에 따라 광전면에서 방출되는 광전자는, 가속·흡수되어 2차형광면(출력형광면)에 충돌하므로 발광되는데 2차

22) 유방촬영(mammography)과 같은 연부조직의 고선예도 X선사진에는 front증감지를 사용하지 않으므로, back증감지에 단면유제 필름의 유제면을 밀착시켜서 촬영시켜서 촬영하는 방법이 최근에 많이 이용되고 있다.

형광면에서는 1차형광면에서 보다 밝은 형광상을 얻는다. 이 형광상을 mirror camera에 결상함으로서 sharp한 사진을 얻게 되며, TV monitor로서 관찰·cinefluorography 등의 동태기록을 용이하게 할 수 있으나 반면에 영상의 입상성은 악화되는 경향이 있다.

간접촬영은 일반적으로 화질·정보량에서는 직접촬영에 비해 저하되나 간편·단시간에 많은 대상의 검진·경제적인 이유에서 연속촬영이 용이하며 폐결핵집단검진, 위집단검진 등에 많이 이용되고 있다.

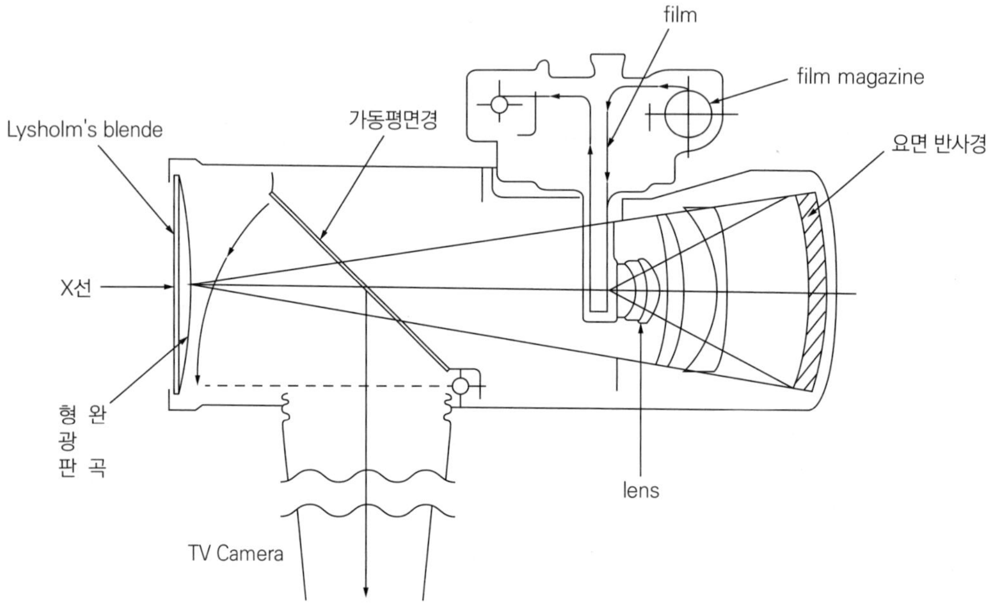

그림 2-29. Mirror camera

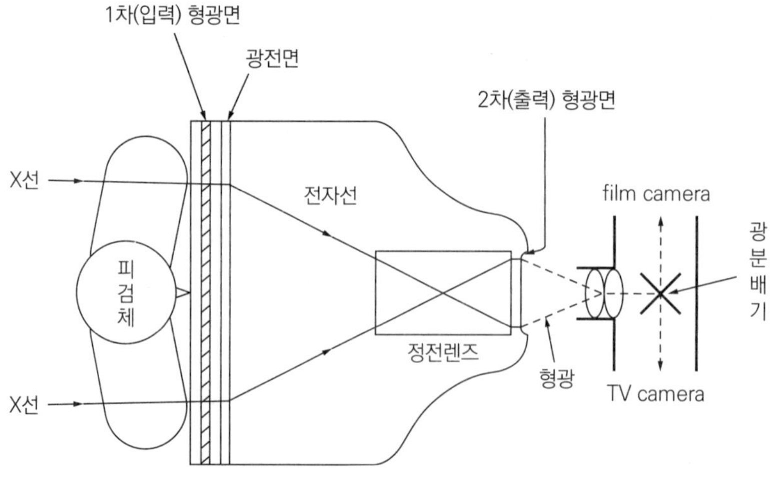

그림 2-30. Image Intensifier Camera(I.I. camera)

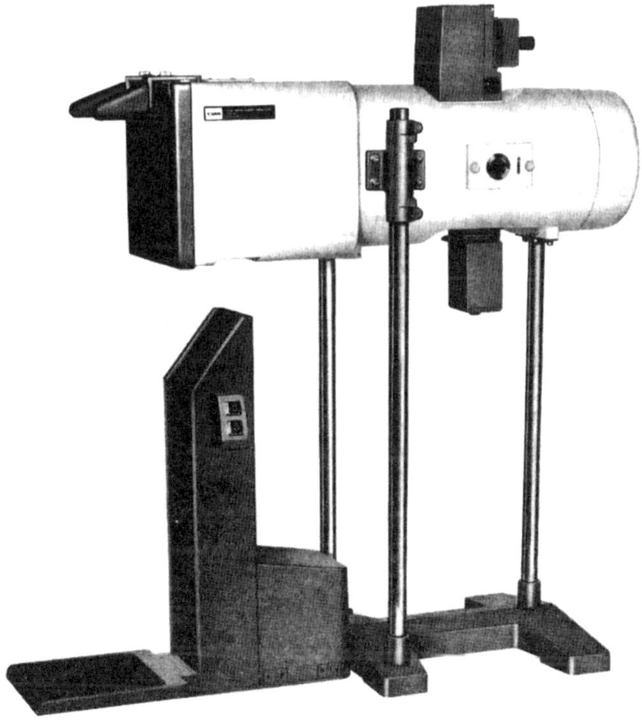

사진 2-1. Mirror camera
Examinee elevator(auto, manual) and pedestal are optional

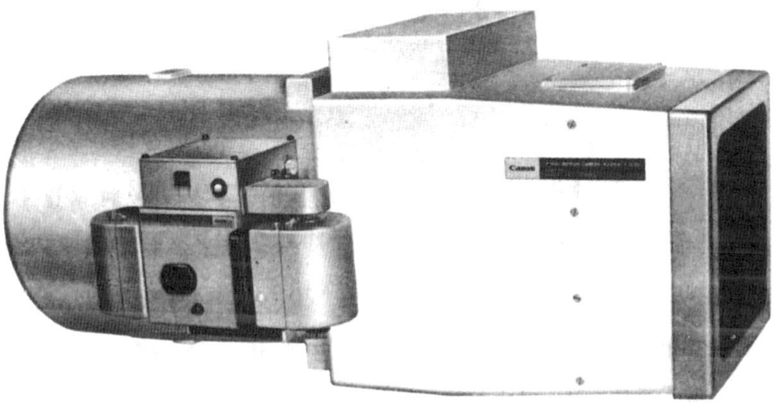

사진 2-2. Image Intensifier camera(I.I. camera)

제 3 장 사진특성

Radiographic film characteristics

Ⅰ. 사진농도(photograpic density)

사진농도에는 광학농도와 화학농도가 있는데, 전자는 사진영상이 빛(광속)을 투과 또는 반사하는 정도를 나타내는 값이며, 일반적으로 널리 쓰이고 있다. 후자는 단위면적당의 환원은량(reduction Ag quantity)을 가지고 나타낸 값인데, 화학농도를 사용하는 것은 이론적인 취급을 특별한 경우에 한정되어 있어 보통 사용하지 않는다. 여기서는 광학농도(optical density)에 대해서만 기술한다. 또한 사진농도를 단순히 농도라고 부른다.

사진농도는 광선속의 기하학적 조건에 따라, 투과농도와 반사농도로 대별된다. 어떤 물체(필름이나 인화지)에 입사하는 빛의 강도를 I_0, 투과 또는 반사하는 빛의 강도를 I_t로 하면, 농도 D는 다음과 같이 대수식으로 정의한다.

$$D = \log \frac{I_0}{I_t}$$

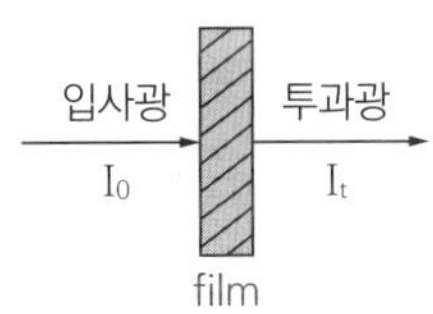

D : 농도
I_0 : Film에 입사하는 빛의 양
I_t : Film을 투과하는 빛의 양

1) 투과농도(transmission density)

농도계의 aperture부에 시료(sample)를 놓고 측정한 사진농도로 투과농도 D_T는 투과율 계수 T의 역수의 대수로 나타낸다.

$$D_T = \log \frac{1}{T} = \log \frac{I_0}{I_t}$$

즉 $\frac{I_0}{I_t}$는 투과율(T)의 역수이며, 불투과율을 나타낸다. 예를 들면, 어느 흑화 필름 시료에 그의 광량이 입사하고, 그 1/10이 투과하면, 그 농도는 다음과 같다.

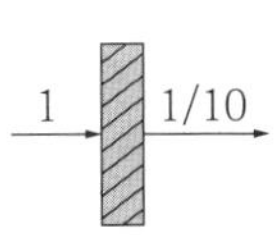

$$\mathrm{Log}_{10} \frac{1}{1/10} = \mathrm{Log}10 = 1(\text{농도})$$

1/100·1/1000·1/2의 광량이 투과하면

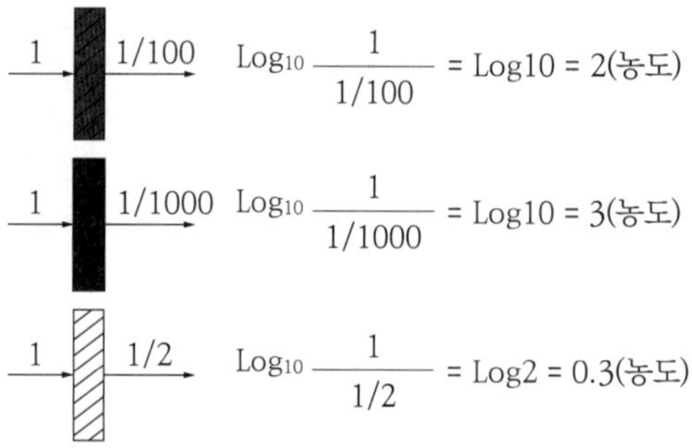

이와 같이 농도는 흑화시료의 불투과도를 대수로서 표시한다. 그러나 농도를 측정하여 농도를 구할 때는 이와 같은 계산은 실제로 사용하지 않고, 정확하게 조정된 농도계(densitometer)를 이용해서 측정, 간단히 구할 수 있다. 사진 농도는 측정 방법에 따라서 2종류로 나뉜다.

표 3-1. 사진 필름 농도와 투과도(율)의 관계

투과율($I_t/I_0 \times 100$)	불투과도(I_0/I_t)	농도(log I_0/I_t)
100	1	0
50	1/2	0.3
32	8/25	0.5
25	1/4	0.6
12.5	1/8	0.9
10	1/10	1
5	1/20	1.3
3.2	4/125	1.5
2.5	1/30	1.6
1.25	1/80	1.9
1	1/100	2
0.5	1/200	2.3
0.32	2/625	2.5
0.125	1/800	2.9
0.1	1/1000	3
0.05	1/2000	3.3
0.032	1/3215	3.5
0.01	1/10,000	4

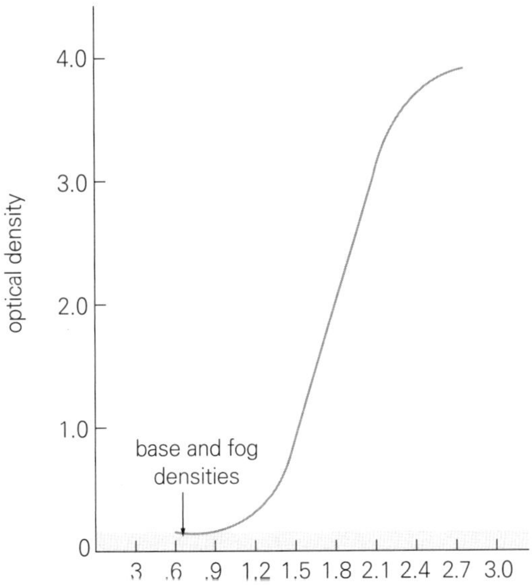

그림 3-1. 사진특성 곡선

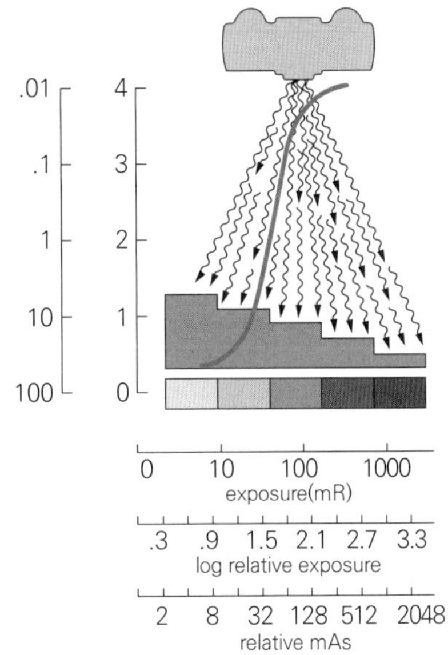

그림 3-2. 사진농도 곡선에서 종축의 농도/투과율, 횡축의 노광량, 비노광량상대 mAS의 관계

사진영상의 농도는 흑화 은입자에 의해 형성되므로 입사한 빛은 그 은입자에 따라서 확산된다. 그러므로 빛은 확산광으로서 투과된다. 그 투과광의 수광방식에 따라 다음과 같이 확산광 농도와 평행광 농도로 분류한다. 동일시료에서의 평행광 농도와 확산광 농도는 수광량에 차이가 있으므로 평행광 농도는 확산광 농도보다 높은 값이 된다.

| 예제 1 | 장골(Long bone) 촬영시에 입사된 광자수가 1800, 투과된 광자수가 450, 연부조직(Soft tissue) 촬영시에 입사된 광자수가 1800, 투과된 광자수가 18이었을 때, 농도(Density)는?

→ 해설 : Long bone exposure : $D = Log_{10} \times \frac{1800}{450} = 0.6$(Density)

Soft tissue exposure : $D = Log_{10} \frac{1800}{18} = 2.0$(Density)

(1) 확산광농도(diffuse density)

투사광속과 수광광속 중의 어느 한 쪽이 확산광인 경우의 농도이며 일반적으로 많이 쓰이고 있다. 최근에는 광전식 농도계가 보급되고 있다. 그림 3-3, 사진 3-1, 그림 3-5에 확산광농도 및 확산광농도계의 예를 보여준다.

(2) 평행광 농도(specular density)

시료(sample)에 평행광이 수직으로 입사했을 때, 수직방향 성분의 투과광에 의해서 구해지는 농도이며, microphotometer로 측정한다. 그림 3-4, 그림 3-6, 사진 3-2에 microphotometer를 예시한다. 평행광농도는 입사광속의 각도와 수광각도의 약간의 변화로 측정 농도치가 크게 달라지므로 안정된 측정이 곤란하다. 그러므로 통상 농도계는 확산광농도를 측정하도록 되어 있다.

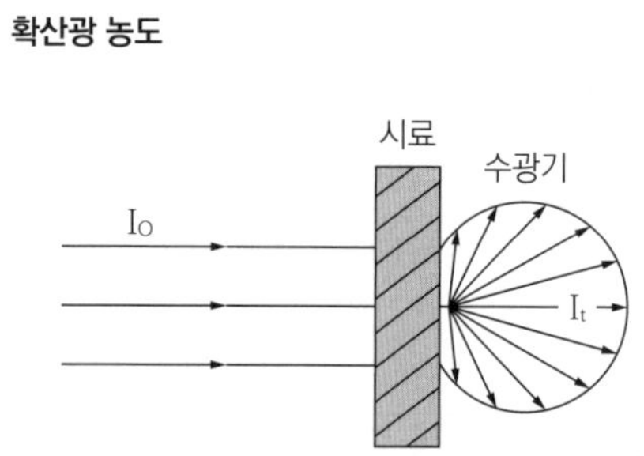

그림 3-3. 확산광농도의 측정법

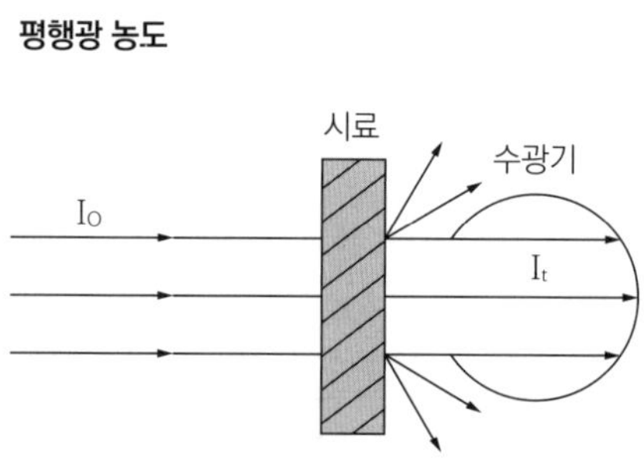

그림 3-4. 평행광농도의 측정법

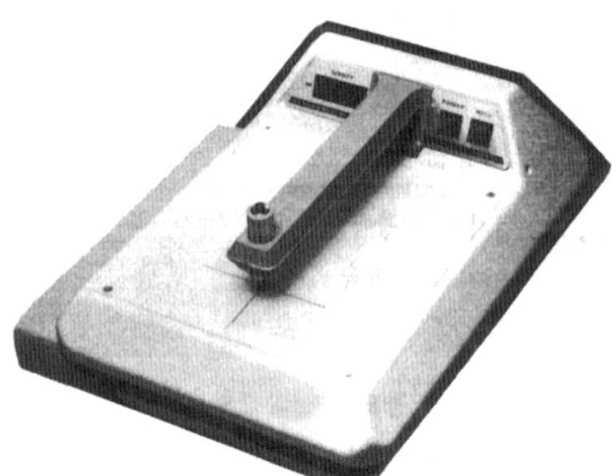

사진 3-1. 확산광농도계

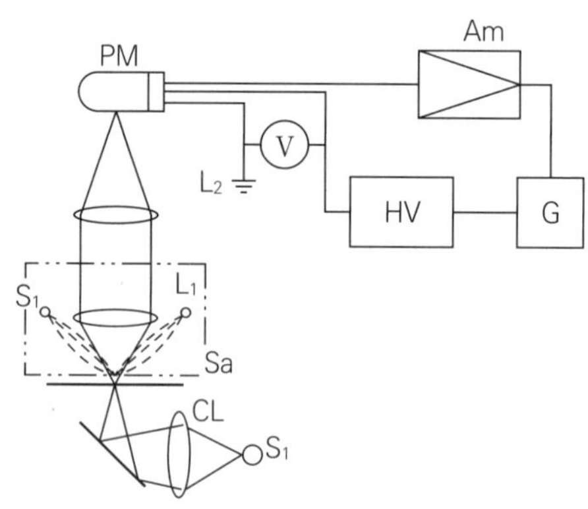

S1 : 광원, C1 : Condenser lens
Sa : Sample, PM : 광전자 증배관
Am : 증폭기, G : 보정회로 HV : 고전압 전원

그림 3-5. 확산광농도계 block

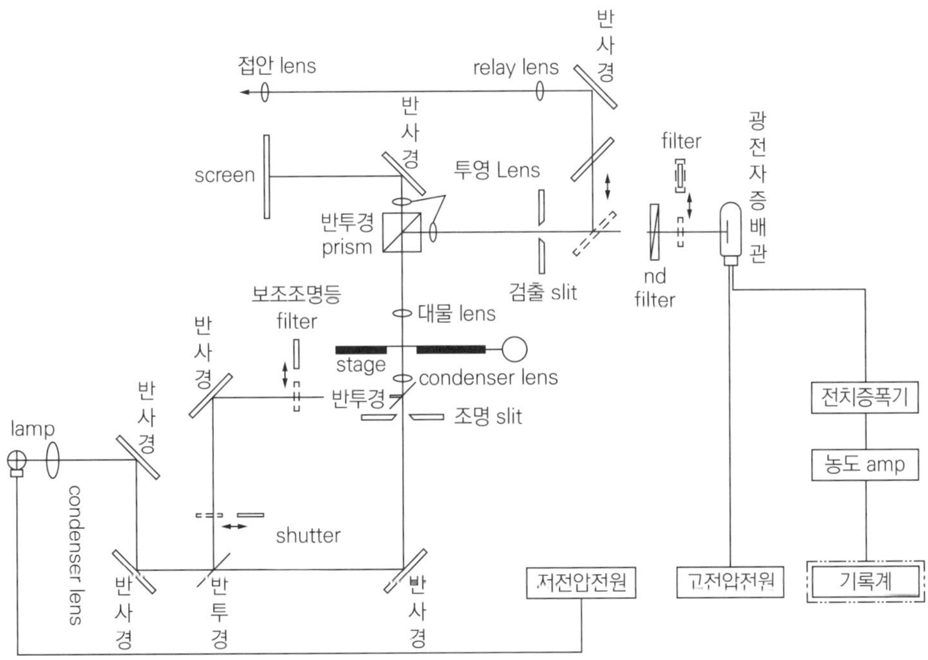

그림 3-6. Microphotometer(MPM-2형) block

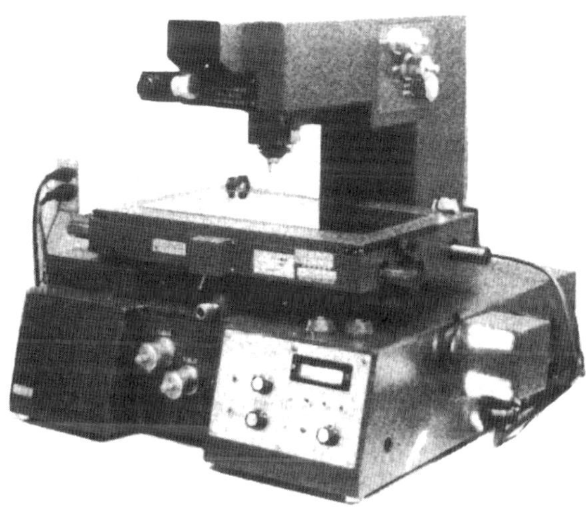

사진 3-2. Microphotometer(MPM-2형)

2) 반사농도(reflection density)

농도계의 aperture부에 시료를 놓고 측정한 사진농도로 반사농도 D_R은 반사율 계수 R의 역수로 대수로 나타낸다.

$$D_R = \log\frac{1}{R} = \log\frac{F_A}{F}$$

R ; 반사율계수　　F ; 시료에서 반사되어 수광기에 들어오는 광속

F_A ; 농도계의 aperture부에 있어서 완전확산부에서 반사되어 수광기에 들어오는 광속

3) callier 계수(callier factor)

평행광농도는 확산광농도보다 높은 값을 나타낸다. 평행광농도 D_P와 확산광농도 D_d와의 비 D_p/D_d를 callier계수(기호; Q)라 한다. 현상은의 입상이 조밀하지 않을수록 callier계수치는 커진다.

사진영상의 callier계수는 통상 1.0~1.6의 값을 나타내며, 은영상의 입상을 나타내는 간단한 방법으로 사용된다.

4) 전체농도(gross density)와 정량농도(net density)

사진농도는 film base의 착색농도와 흑화은을 합친 값으로 측정된다. 이것을 gross density라 한다. 이에 대해서 흑화은 만의 농도를 net density라 한다. 전체 농도를 D_B, film base의 착색농도를 D_E로 하면

$D = D_B + D_E$ 로 나타낸다.

사진농도는 일반적으로 전체농도를 나타낸다.

Ⅱ. 노광량(exposure)

감광재료에서의 노광량은 감광면상에 조사되는 빛 또는 X선의 양이며, 조도의 시간적분치이다. 노광량 H는 다음식으로 나타낸다.

$$H = \int_{t_1}^{t_2} E(t)\,dt$$

t_1 ; 노광 개시시간,　t_2 ; 노광 종료시간

E(t) ; 감광재료의 감광면 상의 조도

노광중의 조도가 일정하면, 노광량 H는 감광재료면에 닿는 빛 또는 X선의 량 = 방사에너지의 강도(Intensity) E와 노광시간(time of exposure) t와의 곱으로 나타낸다.

$$H = E \cdot t$$

1. 상반법칙(reciprocity law)과 상반법칙불궤(相反法則不軌: reciprocity law failure)

이 법칙은 Bunsen-Roscoe의 법칙이라고도 하며, 광화학반응에 공통적인 법칙으로서 제안되었다. 앞의 노광량이 이것을 나타내며 강도 E와 시간 t가 각각 변화하여도 H가 일정하면 광화학반응량은 변하지 않는다는 것이다.

사진도 노광에 의한 잠상(latent image)의 생성과정이 광화학반응이며, 잠상에 상당한 영상농도를 형성하는 과정이 화학반응이므로, 사진노광에 있어서 상반법칙이 성립되면 사진농도는 노광량의 함수로 취급될 수 있다. 사진농도를 D, 빛 또는 X선 강도를 E, 시간을 t로 하면 그 관계는

$$D = f(E \cdot t)$$

로 나타낼 수 있다. 우리들이 사진촬영에서의 조리개와 shutter, X선촬영에서의 관전류와 timer를 조합시켜서 기대하는 사진을 얻을 수 있는 것은 이 관계 때문이다. 그러나 사진감광재료에서는 모든 영역에서 이 관계가 성립된다고 말할 수 없다.

일반적으로 쓰이고 있는 사용범위에서는 거의 영향을 받지 않지만, 극단적인 저(low)조도 영역이나 고(high)조도 영역에서는 상반법칙에 따르지 않는 현상이 있으며, 이 경우 어떤 농도를 얻는데 필요한 노광량이 실제는 노광량 부족이 되어 버린다. 이것을 상반법칙의 불궤의 현상이라 한다. 따라서 상반법칙 불궤의 영역에서 일정한 농도를 얻는데는 상반법칙영역 이상의 노광량이 필요하다. 상세한 것은 제4장에서 설명한다.

표 3-2. 상반법칙불궤의 근사치

Exposure Time	Relative Speed(%)
1millisecond	95
10millisecond	100
100millisecond	100
1second	90
10second	60

2. 노광량(exposure)의 변화

일정한 비율로 노광량을 변화시키는 방법에는 빛의 강도를 일정하게 하여 노광시간을 변화시키는 time scale법과 시간을 일정하게 하여 빛의 강도를 바꾸는 강도변화법(intensity scale법)이 있다.

단, time scale법의 경우, 노광시간의 범위에 따라서 감광재료 고유의 상반법칙불궤의 영향을 받게 되고, 또 실제 촬영조건에 부합되지 않는 경우가 있으므로, 일반적으로 강도변화법이 사용되고 있다. 현재 사용도가 많은 sensitometry의 노광에서 강도가 다른 여러가지 빛을 감광재료에 주는 감광계가 사용되고 있다. 감광계에는 사진감광용 텅스텐 전구와 주광, 인공광의 에너지 분표를 얻는 DG filter 및 일정한 광학농도 간격으로 조도를 바꾸는 광학 wedge나, 진자식(pendulum) shutter를 갖추고 있다.

3. Camera의 노광

Camera 촬영시의 노광에 대해서 생각해 보면, 렌즈를 통해서 필름에 조사하는 빛의 강도는 이 때의 렌즈의 유효노광면적에 비례한다.

즉, 렌즈의 밝기는 다음 식의 F number로 나타낸다.

$$F = \frac{\text{초점거리(cm)}}{\text{유효구경(cm)}} = \frac{f}{D}$$

f ; 초점거리 D ; 유효구경

렌즈를 통해서 필름을 노광하는 빛의 강도 E는 렌즈의 유효면적 a(cm^2)에 비례하므로

$E = k \cdot a$ k ; 일정한 피사체, 렌즈에 대한 정수

가 된다. 또 앞의 식에서

$$D = \frac{f}{F} \qquad a = \pi \cdot \left(\frac{D}{2}\right)^2$$

이다. 이상을 정리하면

$$E = k \cdot \pi \cdot \left(\frac{D}{2}\right)^2 = k \cdot \pi \left(\frac{1}{2} \cdot \frac{f}{F}\right)^2 = \frac{1}{4} \cdot k\pi f^2 \cdot \frac{1}{F^2}$$

이 된다. 따라서 F number는 $\sqrt{2}$ 배에서 E는 1/2로 된다.

Camera는 조리개와 shutter speed를 곱해서 노광량을 결정하게 되어 있고, 조리개와 shutter speed는 1단에서 1/2씩 변화하도록 설정하고 있다.

일반적인 계열은 다음과 같다.

F number(조리개)	1	1.4	2	2.8	4	5.6	8	11	16	22
shutter speed	1	1/2	1/4	1/8	1/15	1/30	1/60	1/125	1/250	1/500

최근에는 카메라의 자동화가 이루어져서 film speed 자동검출, AE(자동노광), AF(자동초점) 외에 필름의 자동 coil과 recoil, flash내장, zoom lens기구 등이 장비되어 일반촬영에서의 수동(manual) 조작은 거의 필요없게 되었다.

Ⅲ. 사진특성치

감광재료의 사진특성치에는 감도(speed), 계조(gradation), 관용도(latitude), fog, 최고농도(D_{max}), 감색성(spectral sensitivity)과 화질특성인 선예도(sharpness)와 입상성(graininess)이 있다. 화질특성 및 감색성 이외의 특성은 노광량과 농도와의 관계를 나타내는 특성곡선으로 알 수 있다.

1. 특성곡선(characteristic curve)

1874년 Adney가 투과도(transmittance)와 노광량(exposure)의 관계를 그렸으며, 1890년 Hurter와 Driffield가 종축의 투과도를 농도(density)로, 횡축의 노광량을 상용대수값(log exposure)으로 변환시켜 나타내는 것을 발표하였다. 이 곡선은 Hurter와 Driffield의 머리글자를 인용하여 H&D곡선이라고도 한다. 현재 특성곡선은 횡축에 상대노광량의 대수(log relative exposure)를 종축에는 농도를 나타낸다.

감광재료가 노광량의 변화에 따라 농도가 어떻게 변하는지를 나타내는 곡선으로, 종축에 농도 D, 횡축에 노광량의 대수 log E를 취한 것이다. 일반 흑백이나 칼라의 nega film, X-ray film, 인화지는 우측으로 올라가는 곡선이 되고, 흑백, 칼라의 reversal film이나 X-ray Dup 필름은 우측으로 내려가는 곡선이 된다. 특성곡선을 작도할 때 주의할 사항은 종축 D와 횡축 log E의 눈끔 간격을 똑같이 잡아야 한다.

그림 3-7, 3-8은 특성곡선을 구별한 것이다.

특성곡선을 작도하여 특성을 구하는 것을 sensitometry라 한다.

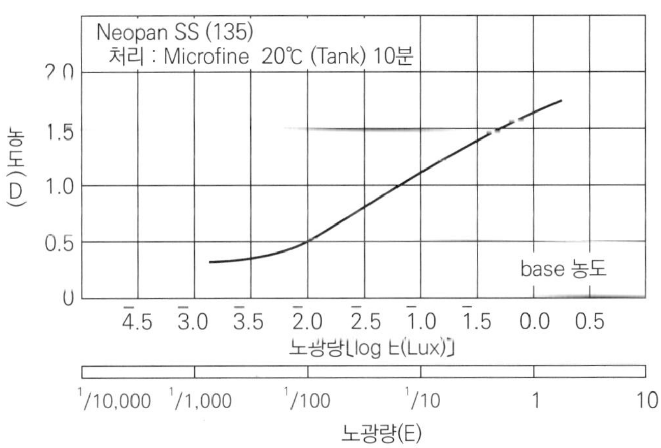

그림 3-7. 일반 film의 특성곡선

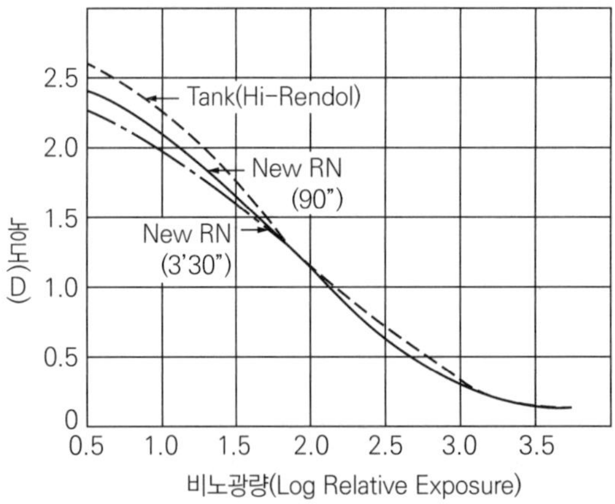

그림 3-8 반전 film의 특성곡선

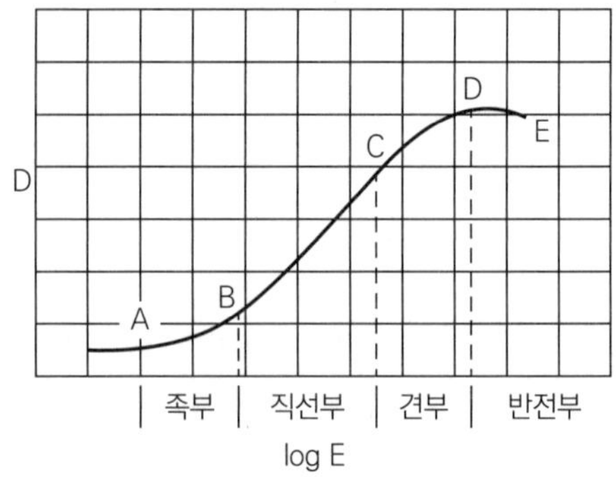

그림 3-9 특성곡선의 구분과 명칭

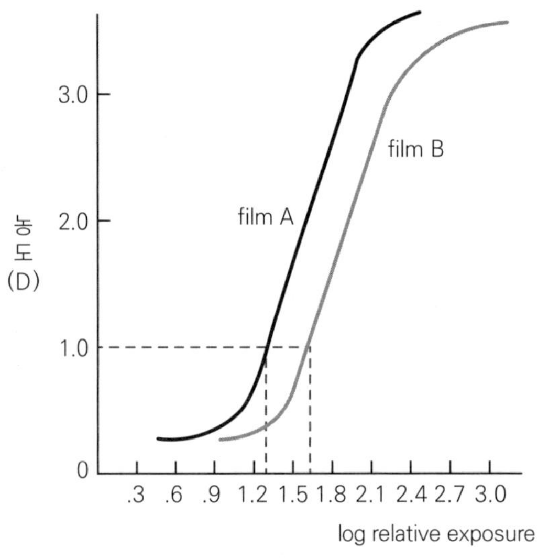

그림 3-10 Film-A와 B의 Speed 비교

일반필름이나 간접필름은 광 sensitometry로 행하고 노광량은 CMS단위(lux·초)로 나타낸다. Sensitometry에 대한 각론은 제11장에서 다룬다. 특성곡선의 각부 명칭과 구분을 그림 3-9에 나타낸다.

일반적으로 구하는 특성치는 Fog(최소농도), 감도(Speed), 대조도(Contrast; r, AG), 최고농도(D_{max})이다(그림3-10).

1) 족부(toe part)

A~B 부분을 족부라 한다. 이 부분은 노광량이 적은 부분으로 흑화은량이 적고 농도가 낮다.

2) 직선부(straight line part)

B~C부를 말한다. 이 부분에서는 농도 D가 노광량의 대수치 log E에 비례해서 증가되며 사진영상을 형성하는 주요부분이다.

3) 견부(shoulder part)

C~D부를 말한다. 이 부분에서는 과도한 노광량으로 농도는 최고로 되지만, 노광량 증가에 대한 농도의 증가는 감소한다. D 부분을 최고농도(D_{max})라 한다.

4) 반전부(solarization part)

D~E부를 말하며 반전역에 해당된다. 이 부분에서는 노광이 증가함에 따라 노광도 최대에서 반대로 내려가며 또한 노광량을 증가시키면 사진영상은 posi로 된다. 통상의 감광재료는 solarization이 일어나기 어렵게 설계되어 있다.

2. 감도(sensitivity)

사진필름에 노광을 주어 영상을 만들 때, 원하는 농도를 적은 노광에너지로 얻게 될수록 그 필름감도는 높다고 한다. 이것은 감도는 노광량의 역수의 함수로 나타내는 것이 된다.

일반촬영용 필름에서는 족부의 감도(toe speed)를 중시하기 때문에 fog+1.0을 주는 노광량의 역수에서 산출한다. 일반용 필름의 sensitometry법은 ISO, ANSI, JIS에서 규격화되고 있다. 중간농도가 많이 쓰이는 X선 필름의 경우 유효농도(U.D.) 1.0+fog을 주어 비노광량의 역수를 취해서 비교하여 비감도로서 나타낸다.

특성 곡선상에서 감도가 높으면 그 곡선은 좌측으로 위치하고 감도가 낮으면 노광량이 증가하는 우측으로 위치하게 된다. 그림 3-10의 필름 A와 B에서는 B가 감도가 낮다는 것을 알 수 있다. 이 두 곡선의 간격이 2개의 필름 감도차를 나타낸다. 일반적으로 color film에서는 어느 일정의 농도를 얻기 위해 필요한 노광량의 측정법이 표준화되어 있으므로 ISO 100 등과 같이 절대감도로 표시하고 있다. 그러나 X선 film에서는 실제 사용에서 증감지나 X선 에너지 등이 관계하므로 절대적인 감도표시가 어려워 상대감도로서 나타내고 있다. 상대감도는 어느 특정의 필름, 또는 film/screen의 조합된 감도를 기준으로서 그 기준에 대해 감도를 표시한다.

예로서 감도를 100으로 한 경우 그 film에 대해서 노광량 1/2로 같은 농도를 얻는 film은 노광량과 감도는 반비례하므로 상대감도 200이 된다. 또한 노광량 2배로 동일 농도를 얻을 수 있다고 하면 상대감도는 50이 된다. 여기서 기준으로 하는 film은 목적에 따라서 임의로 설정할 수 있다.

1) 감도 측정의 농도점

감도 어떤 농도를 얻기위해 필요한 노광량으로 결정되므로 측정하는 농도점은 감광재료의 종류에 따라서 차이가 있다. 예로서 특성곡선의 기울기(contrast)가 크게 다른 2개의 특성곡선을 비교할 경우, 측정하는 농도점에 따라서 감도관계가 변화된다. 그러므로 목적이나 실용농도영역을 고려해서 측정농도점을 결정해야 한다. 일반적으로 직접 X선 필름의 감도를 측정하는 농도로서는 다음의 농도점이 적당하다.

감도측정의 농도점 $D = 1.0 + D_{min}$

이 농도점은 X선 사진에서 진단정보를 독영하는 농도영역의 거의 중간적인 농도이기 때문이다.

| 예제 2 | 어떤 Screen/Film Speed를 구하고자 한다. 농도 1.0을 생성하기 위한 필요노출량이 20 mR이었다면, 이때의 Speed는?

→ 해설 : $\text{Speed} = \dfrac{1}{\text{Number of roentgens to Produce an Optical density of 1.0}}$

의 공식을 적용해야 하므로,

$$\text{Speed} = \frac{1}{20\,\text{mR}} = \frac{1}{0.02\,\text{R}} = 50\,\text{R}$$

| 예제 3 | Screen/Film의 Speed가 400일 때, density 1.0을 얻기 위한 노출선량은?

→ 해설 : $\text{Speed} = \dfrac{1}{\text{Exposure}}$ 공식을 적용하면 $= \dfrac{1}{400} = 0.0025\text{R}$

$= 2.5\,\text{mR} = 400\,\text{speed}$

| 예제 4 | 그림 3-10의 특성곡선에서 A와 B film상의 농도 1.0을 얻기 위한 각각의 Speed는?

→ 해설 : A, B film의 특성곡선에서 농도 1.0을 발생시킨다면 횡축의 Log relative exposure값은 각각 1.3, 1.6이므로

Speed A = 1/1.3 = 0.78

Speed B = 1/1.6 = 0.63

2) 비감도(상대감도) 측정법

Screen/film system의 감도는 비감도로서 표시하고 있으나 일반적인 기준 system은 감도 100을 기준 표시값으로 하고 있다. 비감도는 특성곡선과 특성곡선의 간격(LogE Scale

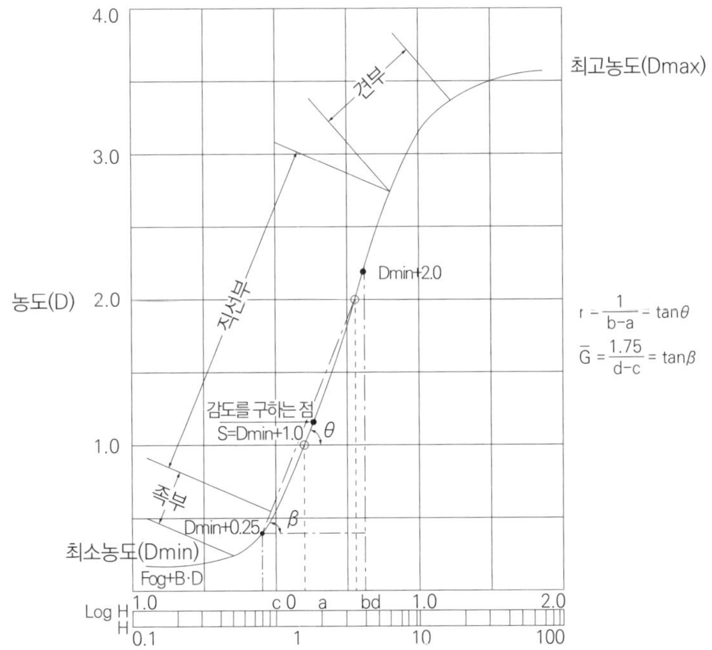

그림 3-11. 특성곡선상에서의 특성치를 구하는 방법

의 폭)을 읽어서 구할 수 있다.

LogE Scale에서는 일정한 비로서 주어진 노광량은 항상 등간격으로 나타낸다. 즉 2배의 노광량의 비(또는 1/2의 노광량의 비)는 LogE Scale(대수눈금)에서 언제나 0.3의 간격을 가지고, 이때 노광의 절대량이나 단위에 영향은 주지 않는다.

물론, 이 비감도를 구하는 농도점은 $D = 1.0 + D_{min}$의 점을 이용한다. 그림 3-12에서 5종류의 film 비감도를 실제로 측정한 예를 나타낸다.

① Film a를 기준으로 a의 감도는 100으로 한다.

② 각 film의 측정하는 농도점은 $1.0 + D_{min}$

- film a,c,e의 $D_{min} = 0.20$이므로 농도는 1.20의 점에서 비교한다.
- film b,d의 $D_{min} = 0.25$이므로 농도는 1.25의 점에서 비교한다.

③ Film c,e의 감도는? (a의 감도는 100)

- a의 농도 1.20에 대응하는 횡축의 LogE 값은 0.7
- c의 농도 1.20에 대응하는 횡축의 LogE 값은 0.4
- a와 c의 LogE의 차이는 0.7 - 0.4 = 0.3이므로 0.3(대수)의 진수는 2.0이다.

여기서 a와 c의 사이는 2배(1/2)의 노광량비가 된다. 또한 c는 a보다 좌측에 위치하므로 c는 a보다 감도 높고, a의 1/2의 노광량으로 농도측정의 농도점 D = 1.20을 얻을 수 있다.

그리고 감도와 노광량은 반비례이므로 a의 감도를 100으로 할 때 c의 감도 200이 된다.

반대로 film e는 a보다 감도가 낮고, 농도 1.20을 얻으려면 a의 2배의 노광량이 필요하므로, e의 비감도는 a의 1/2로서 50이 된다.

이때 LogE 값에서 진수를 구하면 다음과 같이 계산한다.

$Log_{10}E = 0.3$

$E = 10^{0.3} = 2.0$

④ Film b,d의 감도는?

- b의 농도 1.25에 대한 LogE는 0.55
- a와 b의 LogE의 간격은 0.7 - 0.55 = 0.15
- 0.15의 진수는 1.4이며 b의 비감도는 140이다.
  LogE = 0.15, $E=10^{0.15} = 1.4$
- d의 농도 1.25의 간격은 0.7 - 0.1 = 0.6
- 0.60의 진수는 1.4이며 b의 비감도는 140이다.
  LogE = 0.15, $E = 10^{0.6} = 4.0$

이와 같이 LogE scale의 간격에 의해서 비감도를 구하는 것은 촬영조건 등을 적정하게 맞출수가 있다. 예로서 그림 3-12의 특성곡선 a의 film에서 흉부사진을 촬영할 때 폐야의 농도가 0.6으로서 농도 부족의 조건이었다. 이 농도를 1.7로 올리기 위해서 촬영조건은 특성곡선을 이용하면 간단히 구할 수 있다.

- 농도 0.6에 대응하는 LogE는 0.4
- 농도 1.7에 대응하는 LogE는 0.9
- LogE의 차이는 0.9 - 0.4 = 0.5
- 0.5의 진수는 3.16
  LogE = 0.5, $H = 10^{0.5} = 3.16$

따라서 최초의 노광량을 3.16배로 하면 폐야의 농도를 1.7로 올릴 수가 있다.

3. 대조도(Contrast)

Contrast는 노광량의 변화에 대해 명암의 차이, 농도의 차이를 말한다. X선사진에서는 2개 부분의 근소한 X선 흡수의 차이를 농도의 차이로 나타냄으로써 영상이 형성된다. X선사진의 Contrast에는 2개의 Contrast 요인이 있다. 첫째는 피사체의 다른 부분을 투과한 X선 강도의 비를 나타내는 피사체 대조도(Subject Contrast)이다. 이 피사체 Contrast는 X선질이나 피사체의 조성, 산란선 등에 의해서 영향을 받는다. 예로서 Al의 step wedge 등을 관전압을 바꾸어 촬영하면 그림 3-13과 같이 저관전압은 각 step의 농도차가 크게 된다.

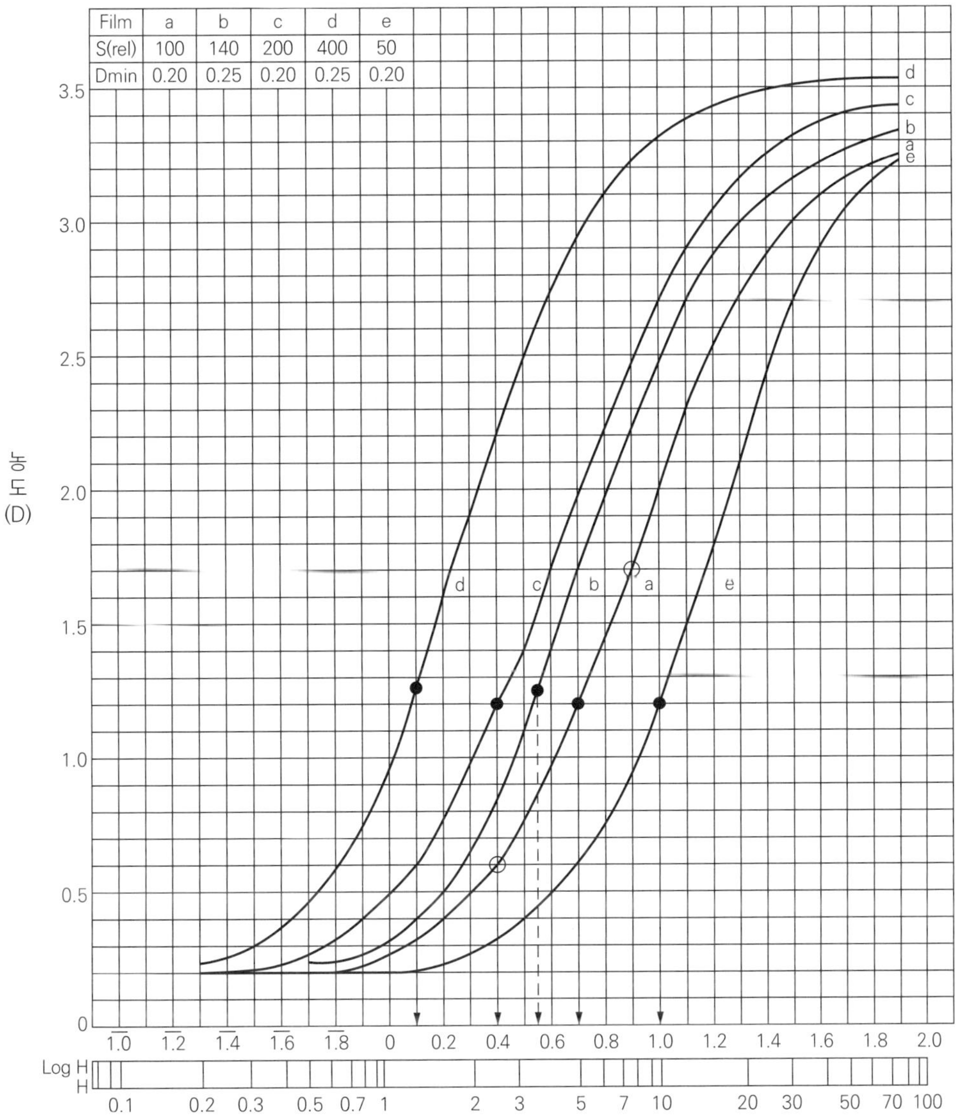

그림 3-12. 특성곡선과 비감도

둘째는 Film Contrast이다. Film Contrast는 특성 곡선의 기울기로서 나타내며 film의 종류나 처리온도 등에 영향을 받는다. 즉 특성곡선의 횡축은 노광량의 대수 scale이며 2점간의 노광량의 비가 같으면 항상 횡축의 간격은 일정하게 된다. 그러므로 2점간의 노광량에 대한 농도차가 오면 그림 3-14와 같이 특성곡선의 기울기도 크게 되므로 특성곡선은 기울기에 따라서 표시하고 있다.

이 측정법은 감광재료의 용도에 따라서 규격화되어 있으나 X선 film의 Contrast 표시법으로서는 일반적으로 평균계조(G) 또는 γ에 의한 표시법을 사용한다.

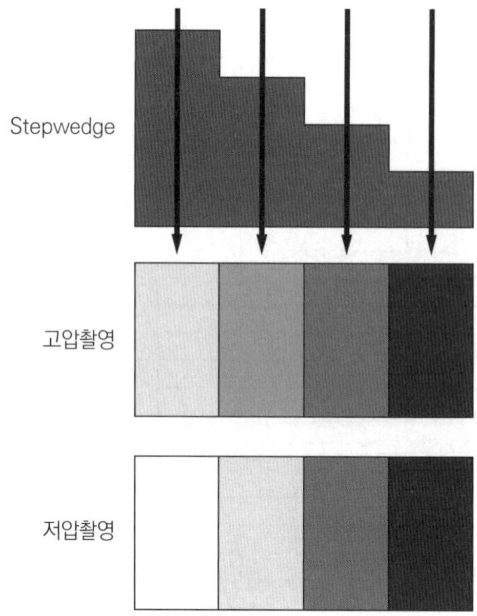

그림 3-13. 관전압과 Contrast

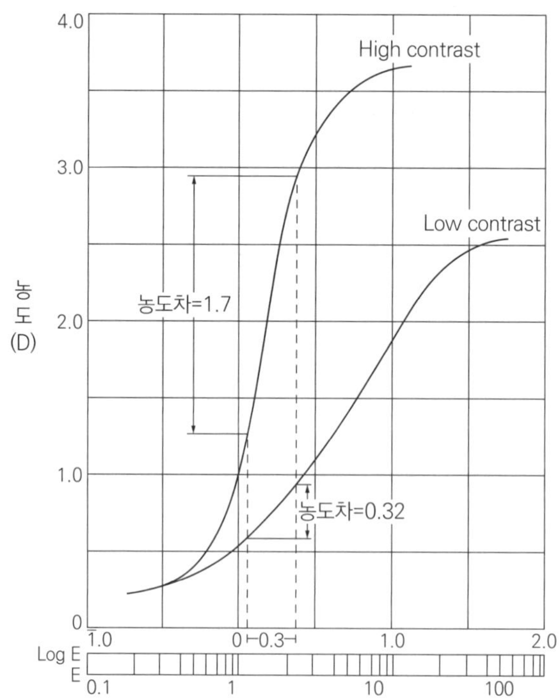

그림 3-14. Film contrast

| 예제 5 | 필름 특성곡선상의 직선부 Density가 0.4과 2.20, 상대노광량은(Log relative expisure) 0.90에서 1.70일 때 평균계조(average gradient)는 얼마인가?

→ 해설 : $AG = \dfrac{D_2-D_1}{LogE_2-LogE_1} = \dfrac{2.20-0.40}{1.70-0.90} = \dfrac{1.8}{0.8} = 2.25$

| 예제 6 | Film 특성곡선상의 base density 0.06, fog density 0.14일 때 film contrast는?

→ 해설 : 특성곡선상의 농도평가는 base fog density의 개념으로서 contrast를 알 수 있는 유효농도의 범위이므로 최저유효농도 0.25에서 최고 유효농도 2.0이다.

0.06 + 0.14 + 0.25 = 0.45

0.06 + 0.14 + 2.0 = 2.20

1) X선필름의 평균 계조도 $\overline{G}$

X선영상의 실용농도역에 해당하는 범위를 D_1에서 D_2로 잡아, 그 특성곡선상의 점을 A, B로 하면 평균계조도는 A, B 2점간의 기울기로 나타낸다. 즉

D_1 ; fog+0.25

D_2 ; fog+2.0

을 주어 노광량의 대수를 log E_1, log E_2로 하면 평균계조도는

$$\overline{G} = \frac{D_2-D_1}{\log E_2-\log E_1} = \frac{1.75}{\log E_2-\log E_1}$$

$$\overline{G} = \frac{1.75 \quad \cdots\cdots (D_2-D_1)}{\text{비노광량의 차} \quad \cdots\cdots (D_2\text{와 } D_1\text{에 대한 횡축 scale간격})}$$

2) 감마(gamma, γ)

감마는 득성곡신의 직선부의 기울기를 나타낼 때 일반적으로 이용된나. 직집 X신 film의 감마치의 측정은 간편법으로서 2섬의 나른 농도가 이어지는 직선에서 구한다 그 농도점으로는 대부분의 film이 직선성을 가지는 농도 1.0과 2.0을 잇는 직선에서 측정한다. 그림 3-11과 같이 농노 1.0과 2.0에 대한 노광량의 차이와 농도 차이 1.0(2.0-1.0)의 비로 표시한다. 또한 경사의 각도에 따른 $\tan\theta$에 의해 계산한다

$$\gamma = \frac{1.0 \quad \cdots\cdots (2.0-1.0)}{\text{비노광량의 차} \quad \cdots\cdots (\text{농도 1.0과 2.0에 대한 횡축 scale간격})}$$

이와 같이 Contrast의 표시법으로서 감마(γ)와 평균 gradient($\overline{G}$)가 이용되고 있으나 최근의 X선 film에서는 G에 의해 표시되는 것이 일반적이다.

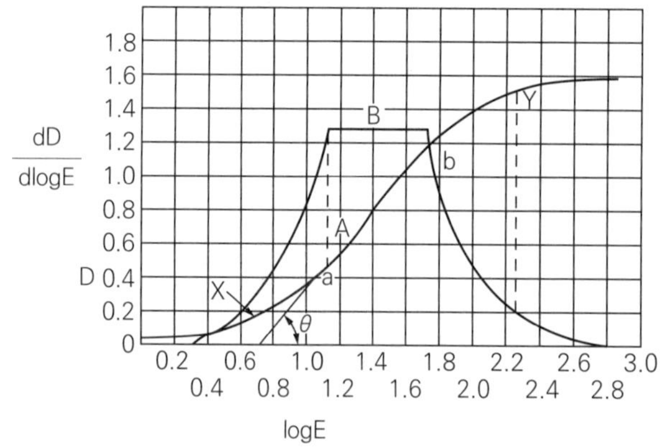

그림 3-15. 계조도 곡선

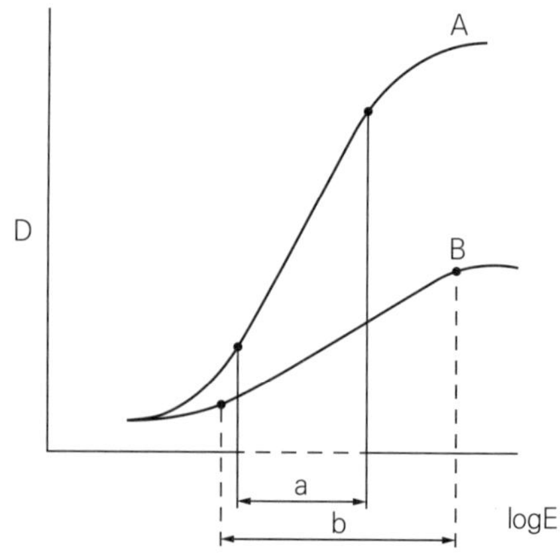

그림 3-16. Film의 관용도

3) 계조도 곡선(gradient curve)

특성곡선을 미분해서 각 점에 대한 계조도를 종축으로, 노광량의 대수를 횡축으로 취한 것이 "gradient curve"이다. 이 curve는 특성곡선의 족부, 직선부, 견부의 만곡이나 직선의 정도와 그 부분의 길이 등을 표시하고 있다(그림 3-15 참조).

4. 관용도(latitude)

필름이 피사체 명암의 scale을 사진영상의 흑화도로서 정확하게 나타낼 수 있는 노광역(광량비의 범위)을 말한다. nega 감광재료에서 특성곡선의 다리에서 어깨부분의 횡축범위가 피사체의 재현성이며, 이것을 전체노광역 또는 전역 latitude라 한다. 특히 특성곡선의 직선부 구간이 가장 충실하게 재현되므로 이 노광역을 관용도라 한다.

Gamma가 큰 것은 관용도가 좁고, gamma가 작을수록 관용도는 넓어진다. 그림 3-16에서 B 필름은 관용도 b가 넓으므로, 적정노광에 다소의 오차가 있어도 농도역에 대한 영향은 비교적 적지만 A 필름에서는 영향이 크므로 노광조건도 적정하게 하여야 한다.

5. fog

사진감광재료의 노광이 안된 부분이 현상에 의해 흐릿하게 흑화되는 현상, 또는 그 흑화농도를 말한다. 이것은 필름유제의 제조시 또는 그 후에 화학적, 물리적 원인으로 발생한 것이며, 넓은 의미로는 빛에 의해서 흑화되는 것도 포함된다. 일반적으로 필름의 fog는 base 농도를 포함한 gross 농도로 나타내는 것이 보통이며, 특성곡선에서 말하면 저노광영역에서 횡축으로 평행한 부분에 해당된다.

fog농도는 현상된 미노광부의 사진농도(fog)에서 base농도를 공제한 값을 가리키지만 fog와 같은 의미로 사용되는 일이 많다. X선필름의 경우 품종에 따라 다소 다르지만 fog 농도는 0.03~0.04 정도, base 농도는 0.11~0.13 정도이다.

6. 최고농도(maximum density, D_{max})

노광량의 증가에 따라 농도가 증가하는데 그 한계치가 D_{max}이다. 사진감광재료의 D_{max}는 film의 종류, 처리조건 등에 따라서 다른 값을 나타낸다.

7. 감색성(color sensitivity)

각종 색에 대한 감광성 및 그 비율의 특성으로 분광사진에서 볼 수 있다. 감광파장역에 의해서 regular, ortho, panchro(orthopan, superpan) 적외선으로 분류된다. 분광증감색소를 첨가하기 전의 할로겐화은 유제의 고유감광역은 자외(ultra violet)에서 청색광 부근에 한정되어 있으므로 유제에 미량의 분광감색소를 첨가함으로써 감광파장역을 넓힐 수 있다. 시아닌색소는 가장 중요한 색소로, 증감해야 할 파장역에 따라 색소를 선택함으로써 희망하는 감색성을 만들 수 있다. 그림 3-17에 분광감도 spectrum을 표 3-3에 김색성과 용도를 나타낸다.

감색성에 의한 필름의 분류에 대해서 설명한다.

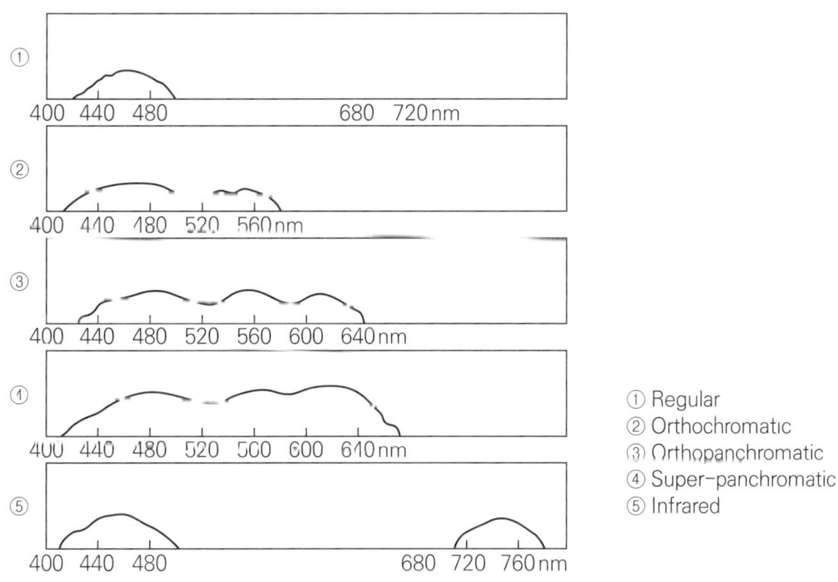

그림 3-17. 각종 Film의 분광감도 spectrum

표 3-3. 감색성과 감광재료의 용도

명칭	감색성	파장(nm)	감광재료의 용도
Regular	청	~500	Posi용, 복사, X-ray 직접용
Ortho	청~황	~560	인물용, X-ray 직접용 간접용
Panchro	청~적	~680	일반용
Infrared	청, 적외	~500, ~1000	항공사진용

1) regular(비정색성)

청색광 이하의 단파장광에 감광성이 있는 필름으로, 복사용 프로세스필름이나 흑백 nega print용 posifilm 및 X선 필름직접촬영용이 있다.

2) ortho chromatic(정색성)

분광증감색소의 적용에 의해서 녹색에서 황색까지 감광역을 넓힌 필름으로, panchro film이 나올 때까지 일반용에 많이 사용되었다. ortho에는 간접용과 직접용 X선필름 등이 있다.

3) panchromatic(전정색성)

청색에서 적색에 이르는 가시광 전파장역에 감광성이 있는 필름으로, panchro film에는 orthopan(정전정색성)과 super pan(초전정색성)이 있으며, 전자는 주광에 대해서 육안의 분광감도특성에 가까운 감색성이 있으며, 황록부분(약 500~600nm)에 높은 감도가 있는 panchro film으로, 일반촬영용은 거의 이 필름이다. 후자는 등적색파장역(600~680nm)에 특히 감도가 높고, tungsten 전구광(장파장광)에 의한 촬영 등에 유리하다.

4) infrared(적외선)

청색광과 적외광에 감광성이 있는 필름으로, 적외필름이 있다. 촬영시에는 적외 filter(진한적색)를 사용해서 적외광 이외의 단파장을 차단한다. 적외의 분광증감색소는 분해하기 쉽고, 적외필름의 유효기간이 짧기 때문에 일반 시판용은 거의 볼 수 없다. 항공사진이나 감식, 과학사진 등에 많이 쓰인다.

8. 입상성(graininess)

1) 심리적 입상성(graininess)

영상에서 볼 수 있는 조밀한 입상구조에 관해서 시각적인 느낌으로 감지되는 것으로 일반적으로 심리적인 입상성이라 한다. 1대 비교법이나 입상구조가 보이기 시작되는 확대배율, 또는 일정배율의 것에 대해서 입상이 보이기 시작되는 관찰거리를 구하는 방법 등이 있다.

이와 같이 입상성(graininess)이 시각적 감각(주관적)인데 대해서 물리적으로 추정된 수치로 나타낸 것을 입상도(granularity) 또는 물리적 입상성이라 한다.

2) 입상도(granularity), 물리적 입상성

영상에서 볼 수 있는 조밀한 입상구조에 관해서 microphotometer(micro 농도계)로 측정해서 그 미세한 농도 dispersion을 통계적 방법으로 구한 것이다. 표시방법에는 RMS 입상도, Selwyn 입상도, 자기상관계수, Wiener spectrum, Q 계수 등이 있다. 이 중에서 시각적 입상성과 상관이 있는 RMS 입상도가 많이 사용된다.

RMS 입상도의 측정법에 대해서는 제12장 화질평가의 항에서 설명한다.

9. 선예도(sharpness)

영상의 미세부분에서의 기록성, 영상·윤곽부의 sharp함을 나타내는 척도를 말한다. 렌즈나 감광재료의 성능을 나타내는데 해상력이 이용되고 있지만, 해상력이 높아도 영상의 선예도가 좋지 않은 것도 있어, 최근에는 대부분 선예도 평가가 쓰이고 있다. 선예도 측정에는 MTF, acutance가 쓰인다.

MTF 측정법에 대해서는 제12장 화질평가 항에서 설명한다.

제 4 장 감광과 현상
Formation of Latent Image

Ⅰ. 할로겐화은 결정

사진용유제는 감광성이 있는 할로겐화은 결정이 젤라틴 중에 분산된 상태로 되어 있다. 이것은 젤라틴 수용액 중에서 아래와 같은 반응으로 할로겐화은의 미소결정을 만들고 그 후 숙성시켜서 서서히 크게 한다.

$$AgNO_3 + KBr \rightarrow AgBr + KNO_3$$
$$AgNO_3 + KI \rightarrow AgI + KNO_3$$
$$AgNO_3 + NaCl \rightarrow AgCl + KNO_3$$

1) 할로겐화은의 성질

할로겐화은의 분자량·비중·융점 및 감광파장단(감광하는 색광의 장파장측 한계)은 표 4-1과 같다.

2) 할로겐화은의 구조

X선에서 조정된 할로겐화은의 결정은 그림 4-1과 같이 은 ion과 할로겐 ion이 서로 어긋나게 배열된 소위 식염형, 입방격자이며, 순취화은입자는 Ag^+와 Br^-와의 거리가 가까운 것으로 2,884Å이다.

표 4-1. Halogen화은의 여러 성질

Halogen 화은	분자량	색 및 결정형 (결정계)	비중	융점 (℃)	용해도 (20℃)	용해도적 (20℃)	감광장 파장단
AgF	126.8	황, 식염형(입방) 무, 식염형(입방)	5.85	435	63g/100g용액	-	
AgCl	143.3	담황, 식염형(입방)	5.56	455	1.55×10^{-3}g/L	1.14×10^{-10}	390nm
AgBr	187.7	황, Wurtzit형(육방)	6.47	434	0.97×10^{-4}g/L	2.70×10^{-13}	460nm
AgI	234.8	Zinc blende형 (입방)	5.67	552	3.4×10^{-5}g/L	3.89×10^{-17}	480nm

* Mees, James : Theory. Phot. Proc. 3rd Ed. (1966)

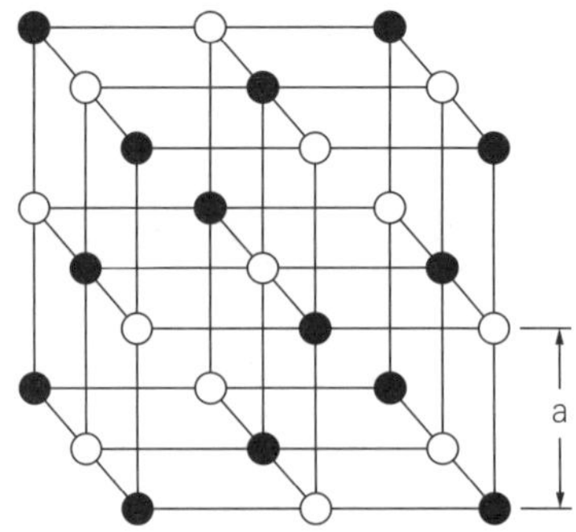

그림 4-1. Halogen 화은 결정격자

표 4-2. 취화은 옥화은, 취화은과 염화은의 비율 및 격자간격

AgBr AgI AgCl	60 40	80 20	100 0 0	90 10	80 20	70 30
a(Å)	2.840	2.862	2.884	2.903	2.921	2.939

A = Angstrom = 10^{-1}nm

여기에 옥화은(AgI)을 조금씩 첨가해 가면 Ag^{+}와 Br^{-}의 거리가 점차 멀어져가고 염화은을 첨가하면 반대로 가까워온다(그림 4-1, 표 4-2).

또, 이와 같은 격자간격의 변화는 격자왜곡이 동반하여 일어난다.

3) 할로겐화은의 결정 형태

앞에서 말한 식염형, 입방격자에서 생기는 가장 단순한 결정형은 Miller지수(100)면이 있는 입방체와 (111)면을 외표면에 갖는 정8면체이다. 그러나 사진용 유제에서는 이와 같은 단순한 결정형이 생기는 일은 적고, (100) 또는 (111)면, 더우기 그 양쪽면을 가진 쌍결정(twin)이라고 하는 다면체인 경우가 많다(그림 4-2).

쌍결정이란 그림 4-3과 같이 사선부의 (111)면을 대칭면(쌍결정면)으로 하여, 그 양측의 은 ion과 할로겐 ion이 모든 대칭되는 위치에 있는 것과 같은 쌍자의 결정을 말한다. 실제로 사용되는 감광유제의 할로겐화은은 6각형, 3각형에 가까운 판상 또는 입방형과 같이 여러 가지 형태이며, 그 크기는 1변이 0.1μm 이하의 작은 것에서부터 수 μm의 큰 것까지 있으며, 고감도유제가 될수록 크며 X선필름(직접용)유제의 입자는 특히 크다.

또 감도를 높이기 위해서 유제를 조정하는 과정에서 물리숙성(physical ripening, 입자 size의 증대로 인한 증감)을 행하는데, 이것에는 중성법과 암모니아법이 있으며, 전자에 의한 입자는 일반적으로 평평하고 후자는 입체적이다(그림4-4).

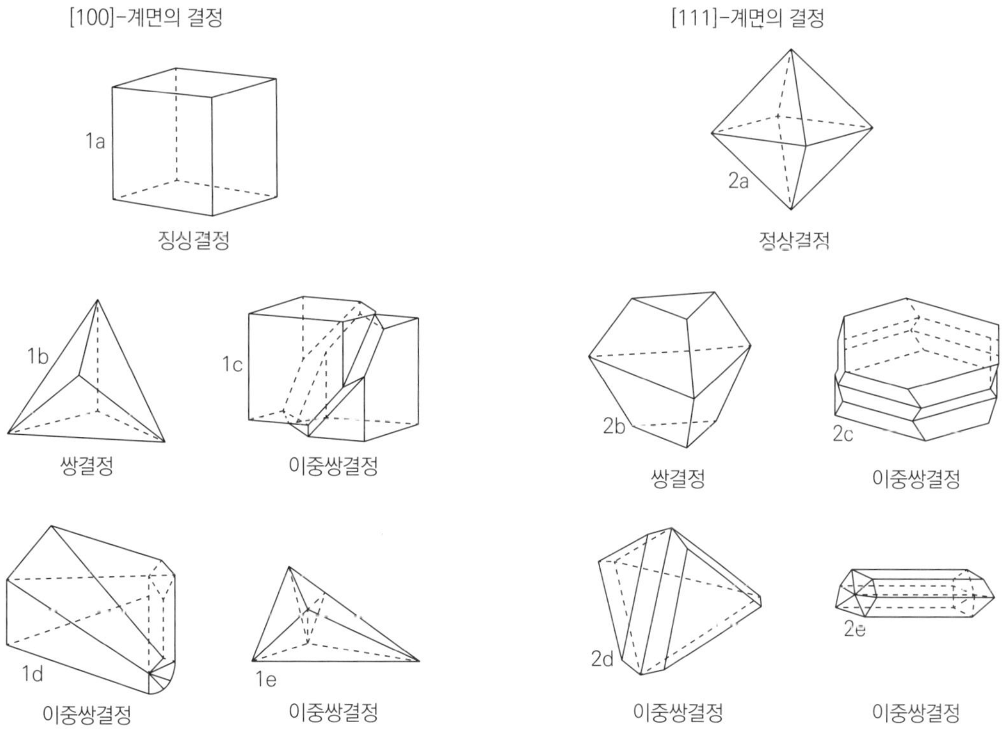

그림 4-2. Halogen화은 결정(식염형)의 정상결정과 쌍결정

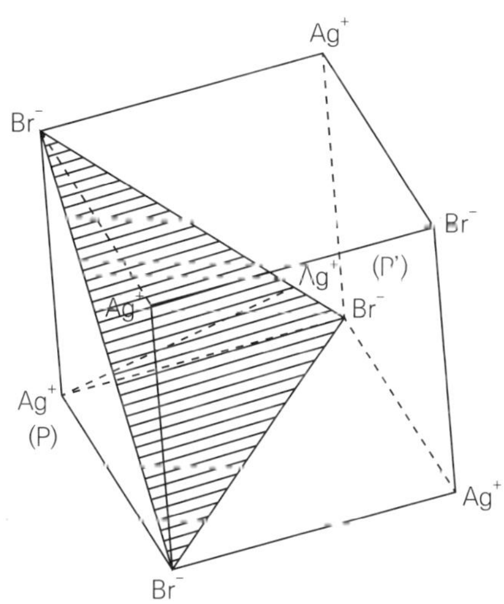

그림 4-3. AgBr의 쌍결정면

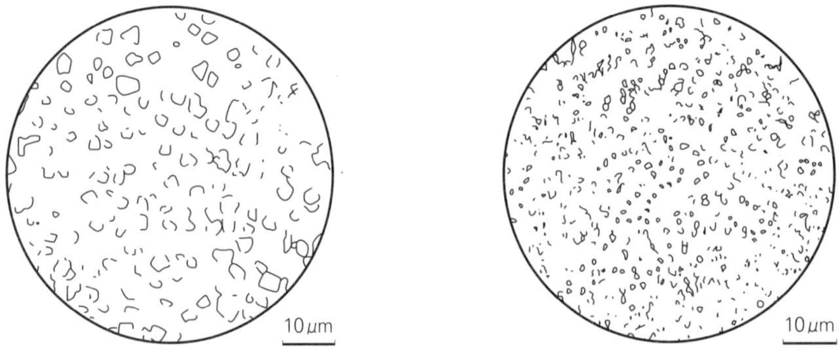

a. 순취화은 중성법 2,000배

b. 취화은(옥화은을 포함) ammonia法 2,000배 × 2/3

그림 4-4. 취화은 결정

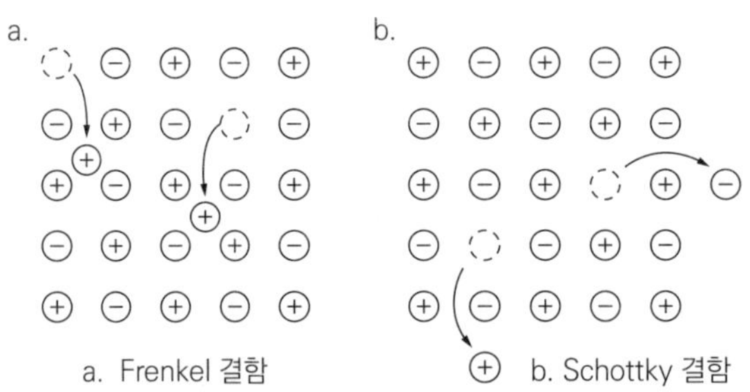

a. Frenkel 결함 b. Schottky 결함

그림 4-5. 격자 결함

또 이 결정은 통상 Ag^+와 할로겐 ion이 완전히 겹쳐져서 되어 있는 것이 아니며 다음과 같은 여러 가지 결함을 가지고 있다.

① Ag^+ 또는 할로겐 ion이 격자점에서 떨어져 있는 것으로 Frenkel결함(격자점에서 격자간으로 이동)과 Schottky결함(격자점에서 결정표면으로 이동)이 있다(그림 4-5).

② 이종원자(heteroatom)의 혼입, 즉 Ag^+가 Cd^{2+}나 Pb^{2+}, Br^-가 I^-이나 S^{2-}에서 치환되어 격자왜곡과 전하의 불안정 개소가 생긴다.

③ 연속된 격자점으로 생기는 선의 결함이 있으며, edge dislocation과 screw dislocation이 있다(그림 4-6).

④ 앞의 항에서 설명한 쌍결정은 면 결함의 일종이며 쌍결정면 부근에 작은 왜곡이 생긴다. 이 결정결함은 격자왜곡을 동반하여, 격자간격의 변화를 가져온다. 또 이와같은 결함이 있는 것은 감도 상승을 가져와서, 사진성능에 크게 영향을 미친다.

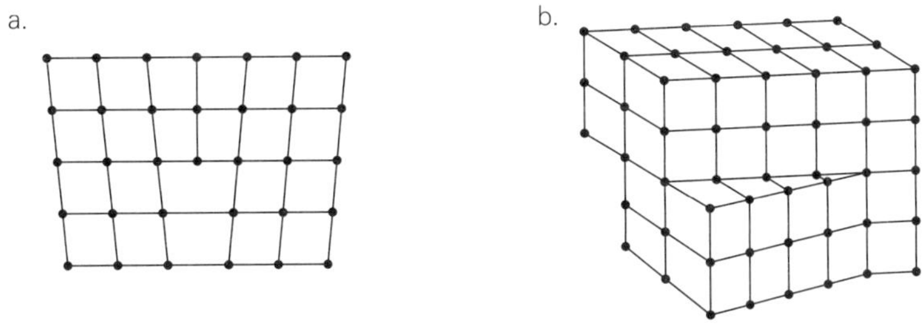

a. edge distocation b. screw dislocation

그림 4-6. Dislocation

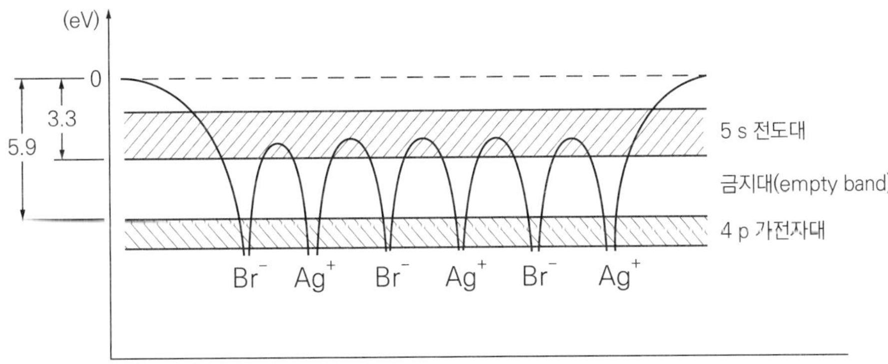

그림 4-7. AgBr의 결정궤도와 energy 준위

4) 할로겐화은 결정의 전자에너지 준위와 광흡수·광전도

할로겐화은의 격자구조는 앞의 항에서 말하였지만 이들 격자점 ion은 서로 접근하고 있으며, 전자의 궤도가 서로 겹쳐져서 결정 전체에 확산된 결정궤도가 된다. 이 전자에너지준위는 폭이 있으며 에너지 대(energy band)라 한다.

예를 들면 Br 의 외각전자의 배치는 ($4s^2 4p^6$)이며, Br^-의 4p 궤도의 중첩으로 된 에너지대(band)는 전자가 가득 들어있어, 충반대(filled band) 또는 가전자대(valence band)라 한다. 한편, Ag^+는($4s^2$, $4p^6 4d^{10}$)에서 외각전자가 구성되어 최외각의 5s궤도의 중첩으로 되는 에너지대는 전자가 존재하지 않으며 공대(empty band) 또는 전도대(conduction band)라 한다.

또한 가전자대와 전도대 간에는 전자의 에너지준위가 존재하지 않는 금지대(forbidden band)라는 영역이 있다(그림 4-7).

그림 4-7의 Zero 전위를 기준으로 할 때, 가전자대의 최고준위는 -5.9 eV, 전도대의 최저준위는 -3.3 eV이며 그 사이에는 2.6 eV의 금지대의 gap이 있다.

2.6 eV는 빛의 파장으로 475 nm이고, 이것은 AgBr 고유의 광흡수의 장파장단에 해당한다.

그래서 이것으로부터 단파장의 빛을 흡수하면 가전자대에 있는 전자는 전도대로 올라가 가전자대에는 전자가 빠져나가 정공(正孔; positive hole)이 남는다. 전자도 정공도 결정 안을 자유롭게 돌아다닐 수 있으며, 전압을 가하게 되면 전자는 ⊕극에, 정공은 ⊖극으로 이동하여 전류가 흐른다. 이것이 광전도(photoconduction)이다.

Ⅱ. Gurney-Mott의 잠상이론

감광재료의 유제층에 빛이 닿으면 그 중에 함유되어 있는 할로겐화은이 광화학변화를 일으켜 잠상이 형성되는데, 이 때 개개의 할로겐화은이 어떤 상태로 되어 있는가를 해명한 사람이 Gurney Mott이며, 1939년에 발표한 잠상(latent image)이론이다. 현재도 신뢰성이 있는 이론으로 인정되고 있으며, 후에 J.W. Mitchel이 여기에 새로운 이론을 추가하였다.

1. 감광기구

1) 감광핵(sensitivity speck)

유제 중의 할로겐화은의 결정은 전면이 똑같지 않고, 광화학변화의 중심이 되는 특별한 개소가 있다고 생각된다. 이것을 감광핵(sensitivity speck) 또는 감광중심(sensitivity center)이라 한다.

사진유제는 그 제조과정에서 화학숙성(chemical ripening, 입자 size 증대에 의존하지 않는 할로겐화은 결정자신의 증감)을 행하는데, 이 때 열에너지에 의한 젤라틴이나 유제첨가제(화학증감제)에 들어있는 환원성 화합물이 은 ion의 일부와 반응해서 은원자를 생성한다.

또 젤라틴이나 유제첨가제에 유황을 함유한 화합물이 들어있는 경우는 황화은이 생긴다고 생각되며, 이런 과정에서 생긴 Ag 또는 Ag_2S 등의 미세한 특별개소가 감광핵이라 생각되고 있다.

2) 할로겐화은의 광화학반응·잠상형성

할로겐화은에 빛을 조사하면 앞의 항에서 말한 바와 같이 빛의 에너지를 할로겐화물 ion의 가전자(valence electron)가 흡수하고, 가전자대에서 전도대로 여기(excitation)되어 자유전자(광전자)와 정공(hole)을 생기게 한다(그림 4-8).

전자와 정공은 결정내를 자유로 이동하여 그 중의 일부가 재결합하지만, 나머지는 각각 다른 특정개소(trap)에 포획되어 재결합을 모면한다(그림 4-8). 전자 trap은 그림 4-9에 보이듯이 결정의 kink 위(位)에 있는 Ag^+ 등에 의하여 생긴다. 정공 trap도 kink 위에 생긴다고 생각된다.

전자 trap도 kink 위에 생긴다고 생각된다. 전자 trap에 잡힌 전자는 결정격자 사이에 있는 이동성 Ag^+를 끌어들여 Ag를 생기게 한다.

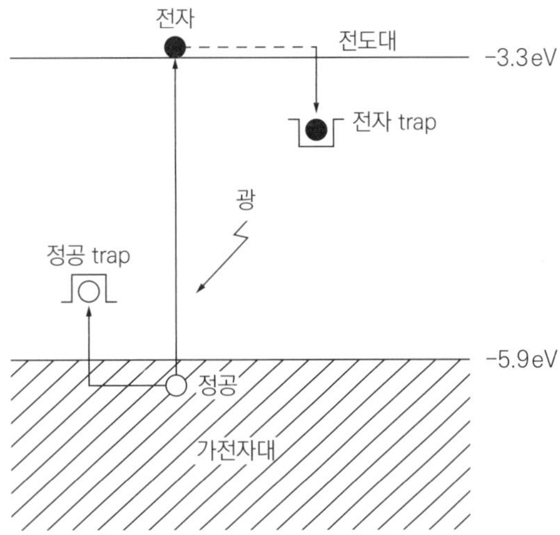

그림 4-8. AgBr에서 일어나는 전자와 정공의 trap 과정

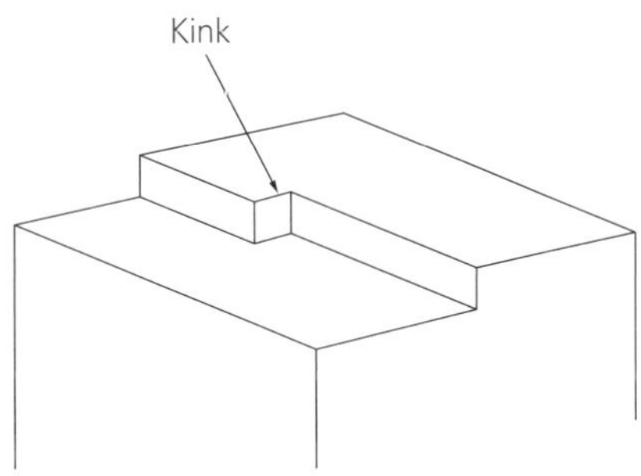

그림 4-9. Kink 위

Br^- + 빛 → Br(정공) + ⊖전자 .... (1)

⊖전자 + Ag^+ → Ag .... (2)

이 과정의 반복으로 감광핵에 은원자가 집적되며, 은의 미세한 핵이 감광핵을 중심으로 형성되기 때문에 잠상핵(latent image speck)이 된다.

(Ag^+ + Br^-) + 광량자 → Ag + Br .... (3)

이 은핵 Ag가 어떤 크기(4원자 정도) 이상으로 성장하면 현상에 의해서 할로겐화은 결정 전체를 금속은으로 환원하는 반응의 개시점이 된다. 이것을 현상핵(development speck 또는 현상중심)이라 한다.

이상의 과정을 개념적으로 나타내면 그림 4-10과 같이 된다.

단, 잠상핵의 모두가 현상핵이 되는 것은 아니다. 가령 그것이 4원자 이상의 Ag 집단이라 하여도, 그것이 할로겐화은 결정내부의 깊은 위치에 있는 것은 현상작용을 받기 어렵다. 이

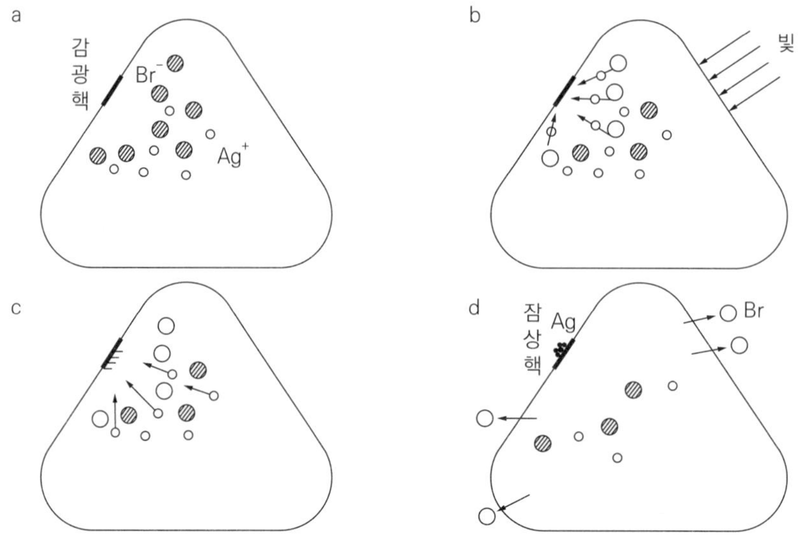

그림 4-10. 감광에 의한 잠상형성의 모형도 (G-M 설에 의함)

와 같은 잠상핵을 내부잠상(핵)(internal latent image)이라 하며, 이에 대해서 결정표면부근에 존재하여, 보통 현상에 대해 현상핵이 되는 것을 표면잠상(핵)(surface latent image)이라 한다.

3) 잠상퇴행(regression)현상

광화학반응으로 중성원자가 된 Ag와 Br은 불안정된 상태에서, 유리에너지가 작아서 안정된 Ag^+와 Br^- ion으로 되돌아가는 경향이 강하다.

$$(Ag + Br) \rightarrow (Ag^+ + Br^-) \qquad \cdots\cdots (4)$$

이 역반응이 일어나면 모처럼 이룩한 잠상이 소실되어 버린다. 또 잠상핵을 만들고 있는 은원자는 Br과 재결합이 없어도 시간이 지나면 주위의 Ag^+와의 전자교환에 의해서도 이동·확산되어, 점차 잠상핵이 소실된다. 이와 같은 현상을 잠상퇴행(regression of the latent image)이라 하며 고온·고습에서 더욱 심하다.

잠상퇴행의 속도는 유제의 종류와 노광조건에 따라 변하며, 일반적으로 큰 입자, 고감도 유제에 비해서 미립자·저감도 유제가 될수록 잠상퇴행이 일어나기 쉽고, X선이나 γ선에 의한 잠상은 빛의 노광에 의한 잠상보다 퇴행하기 쉬운 경향이 있다.

2. Mitchell의 잠상설

Gurney-Mott의 이론에서는 감광핵은 ⊖전자의 trap이라고 생각한 것에 대해 J. W. Mitchell은 정공(positive hole)을 trap하는 것이라고 생각하였다. (2의 (1))식에 있어서 우변의 ⊖전자를 포획하여도 퇴행현상을 억제하는 효과는 동일하다.

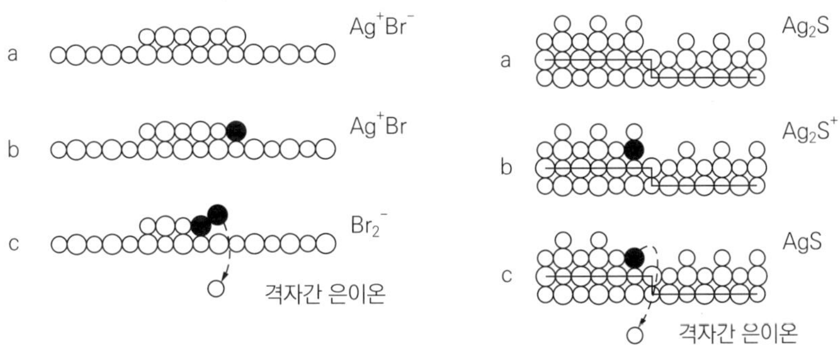

(I) 표면취소이온에 의한 정공포획 (II) 황화은에 의한 정공포획

그림 4-11. 정공 trap(Mitchell)

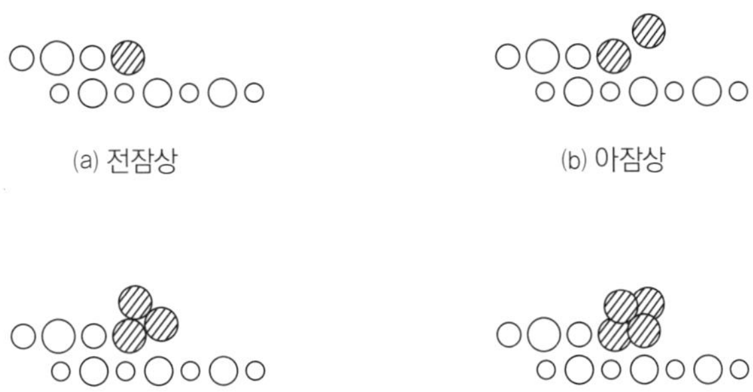

(a) 전잠상 (b) 아잠상 (c) 중성잠상 (d) 안정잠상

그림 4-12. 잠상의 형성(Mitchell)

결정표면, 특이개소(감광핵)에 정공 Br(p)가 오면 Br과 정공 Br(p)가 전자교환하여 Br의 정전인력(靜電引力)이 약해지므로, 그 부근의 Ag^+가 격자간에 확산되어 Br_2의 형태로 된다(그림 4-11(Ⅰ)).

이 과정은 유황이 증감된 할로겐화은 결정에서 (그림 4-11(Ⅱ))과 같이 된다.

이와 같은 과정으로 격자간에 확산된 Ag^+는 전자 trap에 잡혀 환원되어, 은원자 1개로 된 전잠상(prelatent image)이 되고, 계속해서 2개의 은원자로 된 아잠상(sublatent image)과 3개의 은원자로 된 중성잠상, 3개의 은원자와 1개의 Ag^+로 된 안정된 잠상(latent image)이 된다는 것이 Mitchell잠상설의 개요이다(그림 4-12).

3. 상반법칙불궤(reciprocity law failure)

광화학반응의 효율이 일정할 때, 생성하는 은량(銀量)은 노광량(흡수된 광량자 수)에 의해서 변하므로, 조사광의 강도를 I, 조사시간을 t로 하면 현상 후의 흑화농도 D는 다음식과 같이 I×t의 함수가 된다.

$$D = f(I \times t)$$

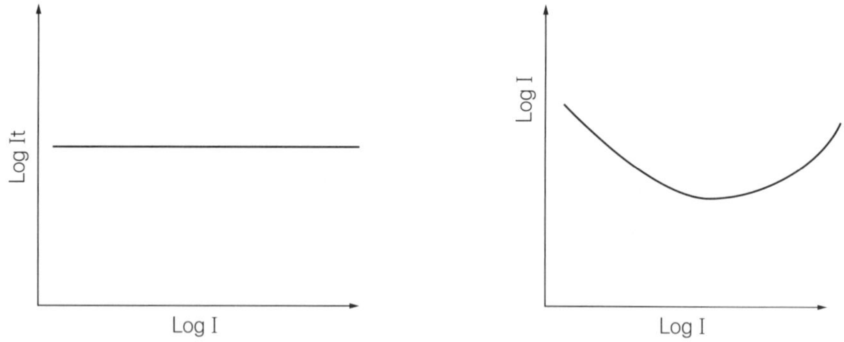

그림 4-13. 상반법칙과 상반법칙 불궤

이것을 Bunsen-Roscoe의 법칙 또는 상반법칙(reciprocity law)이라 한다.

여기서 It가 일정하도록 I를 변화시켜, 같은 농도점을 plot하면 그림 4-13의 (a)와 같이 된다. 그러나 실제사진에서는 대부분의 경우 (a)와 같이 되지 않고 (b)와 같이 아래 쪽에 凸의 곡선을 이룬다. 이것을 상반법칙불궤(reciprocity law failure)라 한다.

빛의 강도가 강한 부분의 불궤를 고조도불궤, 약한 부분을 저조도불궤라 한다(상반법칙불궤, 특히 저조도불궤는 schwarzschild 효과라고도 한다).

저조도불궤는 저조도 노광으로 생기는 불안정한 전잠상(pre-latent image)이 열적으로 전자와 은 ion으로 해리되거나, 정공과 결합해서 원래대로 복귀하는 것으로 되어 있다.

고조도불궤는 고조도 노광에 의해서 잠상이 분산되어 유효한 현상핵이 되지 않는 것, 또는 다량의 빛을 받아 유효하게 현상핵을 형성하는데는 한계가 있어, 광전자의 대부분이 흑화농도에 기여하지 못하기 때문이다.

상반법칙불궤의 특성은 유제의 종류(할로겐조성이나 화학숙성)와 노광시의 온도, 노광 종류 또는 현상조건에 의해서 변한다.

빛(가시광)에서는 보통 상반법칙불궤가 일어나는데, 100 nm 이하의 원자외선이나 X선, γ선, 전자선에서 상반법칙이 성립된다(형광증감지를 병행하는 일반 X선직접촬영에서 상반법칙불궤가 일어난다).

Ⅲ. 증감·분광증감·감감(減感)

1. 화학증감(chemical sensitizing)

젤라틴 중에 할로겐화은을 도포하기 전에 화학증감제를 첨가시킴으로써 할로겐화은의 고유감도를 높이는 방법을 화학증감(chemical sensitizing)이라 한다. 대표적인 것에 유황증감, 금(Au)증감, 환원증감이 있다.

1) 화학증감(황화증감, 환원증감, 금증감)

① 은염 결정의 크기가 증대
② 결정의 내부에서 불완전 개소를 증대
③ 감광핵의 증대
- 황화증감: 할로겐화은은 유제에 미량의 유황 또는 그 화합물을 가하여 유제의 감도를 크게 증가.
- 환원증감: 유제 중에 초산나트륨 등의 환원제를 가하여 감광핵을 증가.
- 금증감: 고감도 유제의 제조에는 금증감을 이용한다. 암모늄 또는 알칼리성의 제1시안화금을 유제에 첨가함으로써 감도는 배수증가한다.

2. 분광증감(spectral sensitivity)

할로겐화은은 고유감광파장역인 자외선광이나 청색광 외에는 감광이 안되는데 이것에 어떤 종류의 색소(증감색소)를 첨가함으로써 고유역 이외의 녹색광, 적색광, 적외선광으로 감광역을 넓힐 수 있다. 이것을 분광증감(spectral sensitivity)이라 한다.

3. 방사선에 의한 감광

X선과 γ선은 감광재료 속을 거의 통과해 버리지만 약간은 흡수되어, 직접 감광작용을 나타낸다. 이 흡수는 다음 3개의 과정으로 이루어진다.

1) 광전효과(photoelectric effect)

할로겐화은 중의 원자의 속박전자를 원자 밖으로 날려 보내서 광전자를 생기게 하는 과정

2) Compton 효과

조사 X선이 결합에너지가 낮은 전자(자유전자 포함)에 에너지를 공급해서 반도전자(recoil electron)와 산란 X선을 발생시키는 과정

3) 진자-양진자 대(band)의 빌생

1.02 MeV 이상의 X선에서 원사핵과의 쿨롱의 상호삭용으로 선자 - 양선자 대가 발생하는 과정이다.

이 3개의 과정에서 발생한 2차전자는 고에너지이므로, 할로겐화은 중을 통과할 때 많은 전도전자를 발생시켜, 이들이 trap됨으로써 빛과 똑같은 잠상핵을 생기게 한다.

그러나 X선은 보통 1% 정도, 많아도 수% 정도밖에 흡수되지 않으므로 잠상핵 형성 효율은 낮다. 이 까닭에 X선촬영에서는 일반적으로 증감지와 조합시켜서 X선을 빛으로 변환시키고 있다.

Ⅳ. 현상기구

1. 현상의 기본반응

잠상은 직접 육안으로 식별이 안되는데 현상액에 적시므로서 처음으로 흑색의 은화상이 된다.

현상에서 생기고 있는 반응은 기본적으로 Ag^+ ion과 현상주약의 산화환원반응이다. 반응식을 가장 간단히 쓰면

$$Ag^+ + e^- \rightarrow Ag$$

이며, 현상주약의 전자주입으로 Ag^+ion은 은원자 Ag가 된다.

현상은 화학현상(chemical development)과 물리현상(physical development)의 2가지로 크게 나누어진다.

양자의 차이점은 화학현상에서는 현상액 중의 현상주약이 할로겐화은 입자의 현상핵에 흡착해서, 결정내의 Ag^+를 환원시켜 금속 Ag로 되어 점차 흑화시켜간다. Ag^+ 공급은 할로겐화은은 결정 자체이지만, 물리현상에서는 할로겐화은 입자의 외부에서 Ag^+를 공급하고, 현상액으로 환원하여 잠상위에 금속은을 석출(析出)시켜서 흑화되는 점이다.

보통현상은 화학현상인데, 현상액에 아황산염이나 티오시안 산염들의 할로겐화은 용해제가 들어있는 경우, 액중에 용해된 할로겐화은의 Ag^+도 현상주약으로 환원되어 잠상 위에 금속은으로 되어서 석출시켜 흑화된다. 이 과정은 기구적으로는 물리현상이므로 용해물리현상(solution physical development)이라 부르는데, 일반적인 현상조건에서는 순(純)화학현상이 아니고 다소라도 용해물리현상이 관여하는 것이 보통이다.

여기에 의하지 않는(결정내부의 Ag^+에 한한다) 화학현상을 특히 직접현상(direct development)이라 한다. 더구나 물리현상에는 할로겐화은 젤라틴유제를 도포한 감광재료를 화학현상한 후에 부족한 흑화도를 보충하여, 영상을 선명하게 하는 정착 후 물리현상(postfixation physical development)과 정착 전 물리현상(prefixation physical development)가 있다.

이상을 정리하면 다음과 같다.

(a) 직접현상
(b) 용해물리현상] 보통현상 = 화학현상

(c) 정착전 물리현상
(d) 정착후 물리현상] 물리현상

2. 현상에 의한 할로겐화은 입자의 변화

현상되고 있는 할로겐화은 입자에서 금속은이 석출되는 상태는 보통 생각하면 현상핵 주위에 한결같이 은이 침착(deposition)해서 성장하는 것 같이 생각되지만, 실제로 화학현상

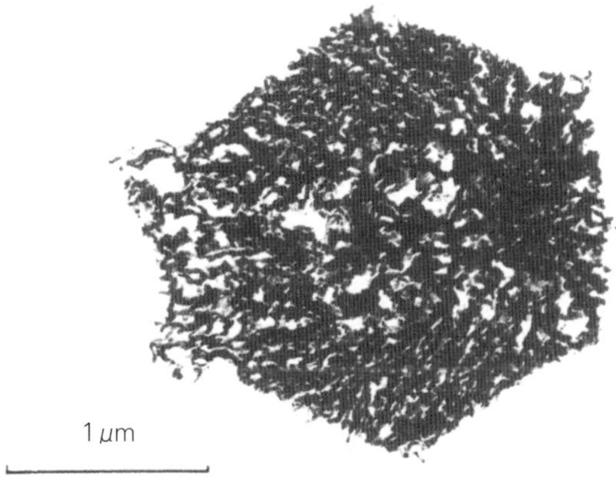

그림 4-14. 평판입자의 현상은 형태(ΣLIC)

인 경우 반응의 진행은 국부적(핵과 할로겐화은의 경계면)이며 전자현미경으로 보면 석출된 은입자는 단단한 덩어리가 아니고 솜의 섬유와 유사한 filament 구조이다.

이 filament 모양의 은이 성장함에 따라, 모체의 취화은은 금속은(Ag)으로 바뀌어가고, 취소(Br)는 현상액 중으로 확산되어 현상은립자는 점점 커진다. 현상주약의 종류와 알카리도(度)의 강약으로 금속은의 성장 속도와 모양도 달라진다.

비교적 약한 현상액에서는 솜모양의 형태는 장시간 현상하여도 거의 원래의 취화은 외형의 범위내에 그치고 있지만, 강력한 현상액에서는 외형 범위에서 튀어나오는 모양으로 된다. 이것은 은의 입자가 엉성하게 되기 때문이다(그림 4-15).

물리현상에서 현상은은 일반적으로 덩어리모양의 금속은립자가 되어 filament 모양의 은의 성장은 볼 수 없다.

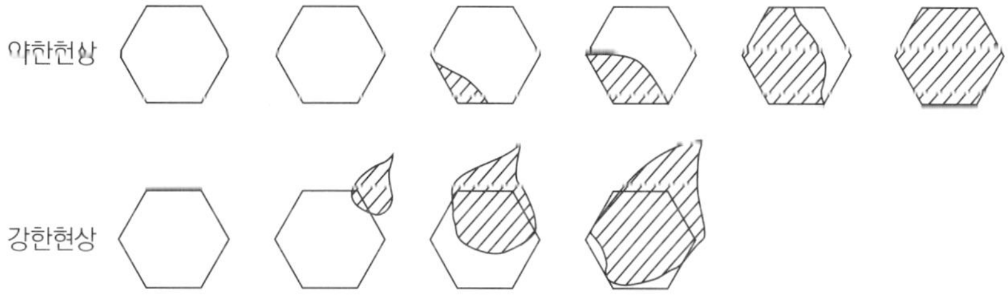

그림 4-15. 입자내 흑화진행의 상태

Ⅴ. 사진에 관한 여러가지 효과

사진감광재료를 2중 노광과 같은 특수한 노광을 한 후에 현상을 하면, 노광량(log H)이 많은데도 불구하고 농도(D)가 저하되는 현상을 볼 수 있다. 이것을 반전현상이라 하며 표 4-3에 보인 바와 같은 반전현상은 오래전부터 알려져 있다.

이밖에도 사진에 관한 여러가지 특수한 현상이 있으며, 이들의 주요한 것을 일괄해서 별표에 올린다(자료 참조).

표 4-3. 각종 사진 현상

효과	제노광	제2노광
Solarization 효과	통상적 노광	제1노광을 다시 한 번 행한다.
Hershel 효과	약한 노광	적광 또는 적외광노출
Clyden 효과	섬광 노광	통상적 노광
Villard 효과	X선 노광	통상적 노광

1. 상반칙(Bunsen-Roscoe 법칙)

입사광의 강도 I, 노광시간 t라 할 때 노광량 E는 $E=I \cdot t$의 관계에서 노광량 E는 광의 세기와 노광사진의 곱에 비례한다.

2. 상반칙 불궤(Reciprocity failure, Schwarz schild)의 법칙

빛의 강약에 의해 상반법칙을 성립시키려면 노광량 E를 증가하지 않으면 동일 농도를 얻을 수 없다. 이런 현상을 상반법칙 불궤라 한다.

$E = It^P$로 표시한다.

P는 노광시간의 장단과 빛의 강약에 따라 변한다(0.3~3.0의 사이에서 변한다).

3. 간헐효과

감광재료에 노광을 주었을 경우, 일정시간 노광을 주었을 때 흑화도와 수회 분할하여 반복 노광을 주었을 때 흑화도는 작아진다. 100회 정도 한계-간헐효과가 나타나지 않는다.

4. Herschel

약한 산광에서 노광시킨 유제에 적색 또는 적외선을 조사하면 영상에 반전현상이 생기는 현상을 Herschel effect라 한다. 7,400Å

5. Albert

collodion 유제에 마그네슘 섬광을 조사하고 진한 질산에 담궈 건조시킨 후 확산광에 조사키면 영상이 반전된다는 현상이다.

6. Villard 효과

감광재료를 X선으로 감광시킨 후 빛으로 제2노광을 시키면 반전현상이 나타나는 현상으로 solarization이 잘 일어나는 유제에서는 더욱 이 현상이 잘 나타난다.

7. Sabattier 효과

collodion 습판에 대해 발견한 효과로써 최초의 노광에 의한 현상 중에 산광에 의한 노광을 하면 반전상이 나타나는 현상, 최초 노광은 빛이나 X선 어느 쪽도 무방하다.

8. Clayden 효과

촬영된 감광재료를 산광에 의해 재노광을 시키면 반전현상이 일어난다.

9. Solarization

감광재료에 다량의 노광을 주게 되면 흑화도는 감소되어 반전현상을 일으키는 현상이다.

10. Becquerel 효과

Daguerreo type의 잠상이 황색 또는 적색광에 조사시키고 현상하면 농도가 증가하는 현상이다.

11. 압력효과

촬영 전의 감광재료에 압력을 가하고 노광 후 현상하면 압력을 받은 부분에 감감(減感)되는 현상, 노광 후에 압력을 준 경우는 그 부분의 흑화도는 증강된다.

12. 잠상퇴행

감광재료를 노출 후 장시간 방치시켰을 때 잠상이 소실되는 현상이다.

13. 위 사진효과(Pseudophotographic effect)

사진 유제에 광을 조사시키지 않아도 다른 물질, 약품 등에 의해서 잠상을 일으키게 되는 현상이다.

제 5 장 감광재료의 제조

Manufacturing process of film materials

Ⅰ. 사진유제(photographic emulsion)

사진유제는 gelatin 용액 중에 미세한 할로겐화은 입자를 분산시킨 것으로, 소위 suspension된 것인데, 사진에서는 관습상 이것을 유제(emulsion)라 한다. 유제는 감광재료의 종류에 따라 할로겐화은의 조성, 함유량, 결정형태와 분포 등이 각각 다르다. 할로겐화은은 백색 또는 황색의 결정이며 염화은과 취화은(AgBr)은 식염형, 요오드화은(AgI)은 zincblende(섬아연광, ZnS)형 또는 Wurtzit형이며, 어느 것이나 물에 잘 용해된다. 불화은(AgF)은 감광성은 있지만 수용성이기 때문에 감광재료로 쓰이지 않는다(표 4-1 참조).

유제중의 할로겐화은의 조성은 감광성과 관계가 있으며, 통상 취화은에 5~6 mol% 이하의 요오드화은을 첨가한 요오드 취화은은 가장 감도가 높고, 일반용 고감도 필름과 X선필름에 널리 쓰이고 있다. 다음에 빛의 감도가 높은 것은 취화은으로 공업용 X선필름 등에 쓰인다. 염취화은은 확대용 인화지 외에 micro용, 인쇄용 복제용 print, 제판용 필름에 사용되고 있으며, 밀착인화용 gaslight지의 유제에는 95% 이상의 염화은을 함유하고 있다. 표 5-1에 할로겐화은의 종류와 용도를 표 5-2에 필름의 종류와 할로겐화은의 조성을 나타낸다.

표 5-1. 할로겐화은의 종류와 용도

AgX	감도비	지지체	용 도
요드 취화은 AgBr·I pq	100	film Cellulose유기산 ester(TAC) Polethylene(PET)	camera 촬영재료 X-ray 감광재료 연조감광재료(gravia soft)
취화은 AgBr	70	film	공업용 X-ray
염취하은 AgBr·Cl X Y	1	film	micro용, 인쇄용 복제용 print
		RC지	밀착겸용 인화지
연화은 AgCl	0.1	RC지	밀착용 인화지

p+q=1, X+Y=1 감도비는 가시광에만 한함

표 5-2. 취화은 옥화은, 취화은과 염화은의 비율 및 격자간격

감광재료	할로겐화은 조성(몰 %)		
	AgCl	AgBr	AgI
고감도 film	–	95~96	5~4
제판용 film	70~88	30~12	–
X선 film	–	95~100	5~0
Bromide 인화지	10~60	90~40	–
Chlorobromide 인화지	20~70	80~30	–
Gaslight 인화지	92~100	5~0	–

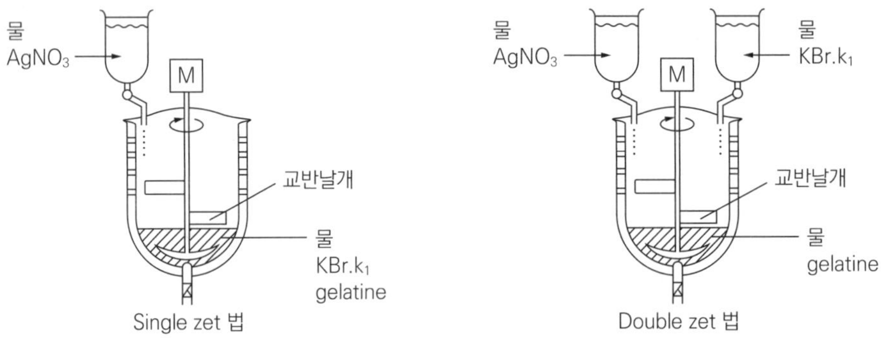

그림 5-1. 사진유제혼합법

1. 사진유제의 조제

1) 혼합(mixing)

사진유제의 기본원료는 질산은, 할로겐염, gelatin의 3가지가 있으며, gelatin 용액에 할로겐화 알카리 용액과 질산은 용액을 혼합하여 할로겐화은의 gelatin 분산용액을 만든다. 유제제조를 혼합방식에서 분류하면, single jet방식과 double jet방식이 있다. 전자는 보통 gelatin과 할로겐염을 용해한 액에 질산은 용액을 적하(dripping)시켜서 만드는 방법이며, 일반적으로 할로겐화은 입자가 성장하기 쉽고 할로겐화은 입자의 분포가 넓어진다. 후자는 gelatin 용액 중에 할로겐염 용액과 질산은 용액을 동시에 적하시켜 만드는 방법으로, 할로겐화은 입자의 크기가 적절한 상태의 유제가 만들어진다.

그림 5-1은 사진유제의 혼합방식이다.

이밖에 용액농도, 적하속도, 중성법, 암모니아법, 숙성조건 등에 따라 다양한 유제가 만들어진다.

혼합에 의한 gelatin액 중에서의 질산은과 할로겐염의 반응은 다음 식과 같다.

① 할로겐염과 취화칼륨의 경우

$AgNO_3$ + KBr → AgBr + KNO_3
질산은 취화칼륨 취화은 질산칼륨

② 할로겐염과 요오드화칼륨의 경우

$AgNO_3$ + KI → AgI + KNO_3
질산은 요오드화칼륨 요오드화은 질산칼륨

③ 할로겐염과 염화나트륨의 경우

$AgNO_3$ + NaCl → AgCl + $NaNO_3$
질산은 염화나트륨 염화은 질산나트륨

실제는 표 5-2에서 보는 바와 같이 고감도필름이나 X선필름에서는 할로겐염으로서 취화칼륨 외에 미량의 요오드화칼륨이 쓰이기 때문에 이 때는 다음 식과 같이 혼성된 결정의 요오드취화은이 된다.

$AgNO_3$ + KBr + KI → AgBr·I + KNO_3
질산은 취화칼륨 요오드화칼륨 요오드취화은 질산칼륨

주성분 외의 질산칼륨이나 과잉 할로겐 염, 암모니아 등은 탈염과정 중에 제거된다.

2. 제1숙성·전숙(ripening, digestion)

혼합이 막 끝난 할로겐화은 유제는 결정도 작고 감도가 낮기 때문에 50~60℃ 가까이에서 1시간 정도 교반(agitation)하면서 결정의 성장을 지켜보고 적당한 크기로 한 다음 감도를 높인다. 이 공정을 제1숙성, 전숙 또는 물리숙성이라 한다. 숙성에는 할로겐화 알카리나 암모니아를 미소결정의 용해제로 쓰기 위해 유제 안에 집어넣는다. 할로겐화 알카리를 질산은 양에 비해서 광이하게 사용하는 방법을 중성법이라 하며 그 유제를 중성유제라 한다. 또 암모니아를 사용하는 방법을 암모니아법이라 하며 그 유제를 암모니아 유제라 한다. 후자 쪽이 숙성온도가 낮고 단시간에 숙성효과를 얻을 수 있다.

3. 탈염(washing)·전해질(electrolyte)의 제거

유제제조의 반응에 있어서 다음 식과 같이 할로겐화은 결정의 생성과 동시에 수용성염이 부산물로 나온다.

$AgNO_3$ + MX = AgX + MNO_3
(가용성 염)

여기서 M은 알카리 금속, X는 할로겐을 나타낸다. 숙성 후 유제중에는 부산물인 가용성 질산염 외에 반응이 안된 과잉 할로겐염이나 암모니아가 함유되어 있는데 이것은 제1숙성 후에는 불필요하고 또한 유해하므로 유제에서 제거하지 않으면 안된다.

즉, 유제 중에 질산염이 남아있으면, 감광막의 물리성을 나쁘게 하고 할로겐염의 감도를 저하시키며, 암모니아는 fog를 증대시킨다. 이들 물질을 유제에서 제거하는 것을 탈염이라 한다. 탈염방법은 2가지가 있는데, 하나는 수세법이라 하여 제1숙성 후의 유제를 냉각해서 응고시킨 후, noodle 또는 주사위 모양으로 작게 잘라서 흐르는 깨끗한 물에서 수세하는 방법으로, 수세는 유제의 전도도(conductivity)를 측정해서 끝낸다. 이 방법은 gelatin의 젤리화성질을 이용한 것이며 noodel 수세(noodle washing)라 한다. 또 다른 하나의 방법은 침전법[1](precipitation 또는 coagulation)이라 하며, 유제의 pH를 gelatin의 등전점(isoelectric point) pH 4.8 이하로 내린 후, gelatin을 응결하는 약품을 첨가해서 할로겐화은 입자를 gelatin으로 싸서 응결침전(floculation)시킨다. 상등액(supernatant)을 버리고 2~3회 수세하여 염류를 제거한다. 최근에는 대부분 침전법을 쓰고 있다.

4. 제2숙성·후숙(after ripening)

제1숙성 후의 유제는 감도·계조가 아직 낮으므로, 탈염한 유제에 필요량의 물이나 gelatin을 첨가해서 용해한 후 pH와 pAg[2]를 조절하여 각종 화학증감제와 억제제(inhibitor)를 첨가시켜 50~60℃ 가까이에서 30~90분 정도 재차 숙성한다. 이것을 제2숙성, 후숙 또는 화학숙성[3]이라 한다. 이 단계에서는 가용성 염류가 제거되므로, 결정이 성장되지 않고 화학증감제에 의해서 할로겐화은 결정입자에 감광핵이 형성되어 유제의 감도가 증대되고 계조도가 높아진다.

과거에는 증감제와 억제제 작용이 일부를 gelatin중의 천연성분에서 의존하였는데 최근에는 합성첨가제로 사진성을 조절할 수 있다. 숙성 후 유제의 안정화를 위해서 방부제를 첨가해서 냉각시켜 일단 냉장고에 저장한다.

5. 사진용 첨가제

제2숙성을 끝낸 유제는 숙성이 끝난 단계와 도포 직전에 안정제, 증감색소, 도포제, 경막제 외에 각종 첨가제를 첨가해서 유제를 완성시킨다(표 5-3 참조).

---

1) 침전제의 종류에 따라
   (1) 황산염법(황산소다 또는 황산암모늄)
   (2) 유기용제법(알콜, 아세톤)
   (3) 수용성 polymer(Sulfonate, 또는 Carboxyl 기(group)를 가진 합성polymer)
   (4) gelatin 유도체법(benzene sulphanil chloride 또는 이들을 부가한 유도체 gelatin 등
2) 계(system) 중의 은 ion 활량 표시법의 하나, 은 ion 활량을 Ag^+로 하면 pAg=-logCAg로 나타낸다.
3) (1) 유황증감제 (티오황산염과 핵산 또는 합성억제제 병용)
   (2) 금(金)증감제(3가 금염과 KSCN 병용)
   (3) 환원증감제($SnCl_2$, hydragine류, thiourea를 첨가)

표 5-3 주요 사진용 첨가제

첨가제의 작용구분	첨가제의 종류	화합물의 종류
사진 특성 향상	증감제 - 유황증감제, - 환원증감제, - 금증감제, 기타 현상촉진제, 현상억제제 얼룩방지제, 안정제 물리열성촉진제, 억제제 잠상퇴행 방지제 Covering power - 상승제 색소제	티오유산염, 티오요소유도체로서 염화제1석, 아밀류로서 염화금, 테트라크로로금산으로서 논이온 계면활성제, 4급염으로서 항질소, SH함유 헤테로 고리화합물 등과 헤테로 고리 화합물 및 유기유황화합물 헤테로고리 화합물 등과 고분자 화합물, 헤테로고리 화합물
광학적 성질 향상	Irradiation 방지염료 자외선흡수제, K광증백제	
물리성향성	경막제, gelatin 가소제 대전방지제, matte제, Currling 방지제, 밀착양화제	
유제물성향상	증점제, 도포조제 방어제	

분광증감색소(spectral sensitizer)

할로겐화은의 고유감도는 자외에서 자색, 청색부의 단파장역에 한정되고 있으므로 이 이외의 spectrum 영역의 빛은 감도가 없다. 이 영역에 감도를 가지게 하는 것을 분광증감이라 하며, 분광증감을 주는 특수한 색소를 분광증감색소라 한다. 할로겐화은 유제의 경우, 주로 시아닌색소와 메르시아닌 색소가 쓰인다. 분광증감을 하지 않는 유제를 regular 유제라고 하는데, 증감된 유제는 그 감색성에 의해서 ortho유제, panchro유제와 적외유제로 나누어진다.

Ⅱ. 젤라틴(gelatin)

gelatin은 동물의 결합조직의 주단백(main protein)인 collagen을 석회액이나 산(acid)으로 처리하여 온수추출로 가수분해한 후에 온수에 용해될 수 있도록 변성시킨 친수성(hydrophilic) 단백질이다. 구조는 10수종의 아미노산으로 된 polypeptide 결합이며 분자량은 10~30만 정도의 고분자물질이다.

구조식은 다음과 같다.

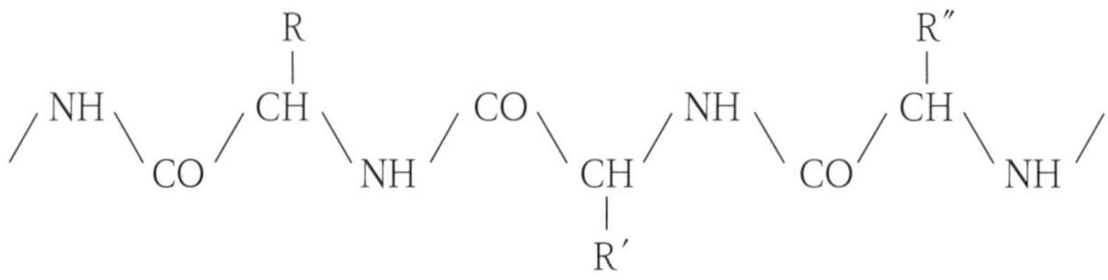

여기서 R, R', R''는 아미노산의 잔기(residue)이며, 주요 아미노산에는 글리신, 프로린, 알라닌, 히드록시프로린, 구루타민산, 아르기닌, 아스파라긴산, 세린 등 18종이 있다.

사진용 gelatin의 원료에는 우골이 주체이며, 일부의 우피 외에 고래, 돈피, 양피 등도 쓰인다.

1) 사진용 gelatin의 제조

우골은 알카리나 유기용제에서 탈지한 것을 3/8인치 정도로 가늘고 얇게 분쇄한 후, 5~6%의 염산용액에서 처리하여 뼛속의 인산칼슘을 제거하고 ossein이라는 불용성 collagen으로 만든다. 우피는 탈모 후의 두피나 각피(cuticle) 등의 컷트부분과 피혁용 표피를 채취한 내피부분이 원료가 된다.

이들 ossein과 피(皮, skin) collagen을 포화석회수에 1~3개월 정도 담근 후에 비(非) collagen단백과 다당류(polysaccharide) 등을 용출시킴과 동시에, 불용성 collagen을 가수분해하여 가용성 collagen으로 변화시킨다. 그 후 수세와 중화 과정을 거친 다음 50~60℃의 온탕에 넣고 1시간 정도 보온한 후 액을 빼내면 최초의 추출액이 채취된다(이것을 1액이라 한다). 그 후 60~80℃ 정도 사이에서 차례로 온도를 올려서 똑같은 과정의 추출을 4액 정도까지 반복한다. 사진용 gelatin으로는 물리성이 우수한 1액에서 2액까지가 쓰인다. 마지막에는 삶아서 아교용으로 사용한다.

추출된 gelatin 용액은 펄프 등으로 여과시켜 기름이나 현탁물질을 제거하여 투명도를 올린 후, 감압농축(50℃ 이하)하여, 20~30%의 농도를 한 후에 급속냉각시켜 gel화 시킨다. 곧 이어서 가늘고 얇게 잘라 건조기에 넣고 저온에서 점차 고온 통풍으로 건조시킨다. 현재는 건조도 연속자동건조방식을 채택하고 있다.

2) 사진용 gelatin의 변천

감광재료를 제조하는데 gelatin은 없어서는 안될 중요한 원료의 하나이다. gelatin이 갖는 다양한 특성은 오늘의 화학기술의 발달을 가져왔지만 합성고분자로 대치할 수 없는 이유이다.

사진용 gelatin에 요구되는 역할은 역사적으로도 크게 변천되어 왔다. 최초에는 gelatin이 함유하는 불순물에 의한 여러 가지 형의 gelatin 예를 들면 증감형, 억제형, 불활성형 등의 특성이나 그 조합으로 사진특성을 실현하여 왔으나 그 후 미량분석기술과 합성기술의 진

표 5-4. 추출액과 물질의 성질

특성 \ gelatin		골 - I 액	골 - II 액	골 - III 액
점 도	[m.p.]	47	56	33
젤리강도	[g]	252	188	118
융 점	[℃]	31.4	31.5	26.5
응고점	[℃]	26.7	26.8	21.9

보에 따라 이들 성분을 첨가물에 의해서 일정한 함유량으로 control하는 기술이 확립되어 1960년대 중반에 불순물이 없는 고물성(高物性, high properties)의 불활성 gelatin이사진용 gelatin의 주체가 되었다. 최근에는 사진처리의 기계화와 신속화의 진전에 따라 gelatin 고유의 약점을 화학적으로 처리하여 질을 개선시킨 소위 modified gelatin의 응용도 진행하고 있다.

3) 사진용 gelatin의 물리특성

사진용 gelatin의 물리성은 사진유제의 제조 및 필름의 현상처리에 있어서 중요한 역활을 담당하고 있다. 특히 근년에 사진성이 불활성이므로 고물성의 gelatin을 요구하고 있다. 사진 및 gelatin 관계업계에서의 공동시험법도 확립되고 있다[4]. gelatin의 추출액과 주요물성을 표 5-4에 예시한다. 점도는 II액이 높지만 젤리강도는 I 액이 높은 것이 보통이다.

4) 사진용 gelatin의 역할과 성질

사진용 gelatin은 유제제조, 도포건조, 유제막의 형성, 현상처리 등의 각 공정에 대해서, 보호 colloid성, sol-gel 가역성, 피막 형성능, 정공 수용능, 팽윤, 수축성의 제특성이 효과있게 이용되고 있다. 다음에 주요 역할과 성질을 열거한다.

① 할로겐화은 입자의 분산작용

친수성(親水性)의 보호 colloid로서, 유제제조과정에서 할로겐화은 입자를 현탁상태로 분산시킴과 동시에, 숙성시에는 적당하게 결정입자의 성장을 control하는 작용을 한다.

---

4) PAGI(사진용 젤라틴 시험법 심의회)법

① 융점 ; 유리관 내에 조제한 10%의 gelatin gel을 수용액 중에서 일정한 속도로 가온했을 때 gel이 용해되는 온도를 말한다.

② 응고점 ; 35℃의 10% gel 용액을 15℃의 수용액 중에서 냉각했을 때, 검액(檢液)이 gel하 되는 온도를 측정한다.

③ 점도 ; 6⅔% gelatin 용액의 40%에서의 점도를 피페트형 점도계를 사용해서 측정한다.

④ 젤리강도 ; 10%로 냉각하여 조제한 6⅔% gelatin gel의 표면을 규정 프란자로 4mm 밀어올리는데 요한 하중(load)을 측정한다.

이외에 gelatin 물리성시험법의 항목으로 등전점, 기포도, 경막도, 투과율 등이 있다. 또한 PAGI법에서는 물리특성 외에 gelatin 사진적 경향을 알 수 있는 화학적 특성으로서 수분, pH, 물리억제도, iodine 반응치 Calcium 함량, SO_2 함량 등을 열거하고 있다.

② 화학반응성(첨가제와의 반응)

양성전해고분자[5]로서 pH의 조건하에서 경막제, 증점제(thickener), 침전제 등과 반응하기 쉽고 각기 첨가제의 목적을 달성할 수 있도록 작용한다.

③ 유제막 생성과 밀착 및 보호작용

유제로서, 지지체에 도포되면, 견고한 유제막을 만들고 하도층(下塗層)의 gelatin을 개재시켜서 지지체에 잘 밀착시킴과 동시에 보호층 gelatin은 감광재료에 상처나 마찰 fog가 생기는 것을 방지하는 작용을 한다.

④ 잠상안정화작용

노광으로 잠상이 생성되는 과정에서 할로겐 수용체가 되어 잠상안정화의 작용을 한다.

⑤ sol-gel 가역성

수용액을 적당한 온도로 따뜻하게 하면 액상의 sol이 되고, 차게하면 굳어져서 gel이 된다. 이 상태의 가역성은 다른 천연물과 합성물에서 볼 수 없는 특성이며, 유제를 균일하게 도포건조시키는데 대단히 유리한 특징이다.

⑥ 현상처리 적성

알카리성 수용액이며, 막이 팽윤되어 약산성(slightly acid) 수용액에서는 반대로 막을 단단하게 함과 동시에 은착염(銀錯鹽)이나 티오황산염을 수세로 확산용출시키는 등, 현상처리공정에 대단히 유리한 특징이 있다.

Ⅲ. 지지체(base)

감광재료의 지지체에는 nega 재료와 투명 posi 재료에 쓰이는 filmbase와 인화지에 쓰이는 표면가공지가 대부분이다. 과거에는 건판으로서 유리판이 사용되었지만 현재는 원자핵 건판 등 일부에 한정되어 있다.

1. film base

Film base는 무색, 투명, 균일하며, 상처나 왜곡이 없으며 또한 사진유제에 대해 불활성인 것이 기본적 조건이다. 더욱이 물리적 강도가 높고 치수의 정확성과 난연성(flame resistance) 및 유제 밀착성 등 많은 특성이 요구된다.

Film base의 변천을 보면 1889년 Kodak사가 최초로 사용한 것이 초산섬유소의 NC base이며, 그 후 수십년간 계속되었으나 가연성(combustibility)이 안전상 치명적 결점으로 되어, 1955년 이후에는 전혀 사용하지 않았다. 그 후, NC base에 대치되는 것으로 난연

5) 산성과 염기성의 2개의 성질을 가진 고분자. gelatin은 1분자 중에 산성기로서 -COOH, 염기성기(基, radical)으로서 -NH기 쌍방 가지고 산성용액에서 염기(base)로서, 알카리성 용액에서 산으로 작용한다.

성인 3초산 섬유소의 TAC base가 실용화되어 현재에 이르고 있다. 약간 늦어서 합성수지인 polyethylene telephthalate의 PET base가 개발되어 인쇄용 감광재와 X선필름 등에 사용되어 오늘날 이르고 있다. film base와 그 용도에 대해서 표 5-5에 나타낸다.

1) 3초산 섬유소(cellulose triacetate; TAC)

3초산 섬유소는 cellulose의 OH기(d·글루코스유니트 당 3개)를 초산 ester화 한 것이다. 원료 cellulose에는 용도에 따라 cottonlinter(고중합도용)과 순 pulp(저중합도용)으로 나누어진다.

산화는 통상 초산, 무수초산, 유산(촉매)의 혼합용액에 원료를 현탁시켜 glucose분자 중에서 3개의 OH기를 치환하여 가수 숙성시켜 치환도를 2.5~2.8로 조정한 후, 물을 넣고 TAC를 침전시켜서 수세로 정제 후 건조시킨다.

표 5-5. 각종 사진 현상

base 품종	두께(㎛)	적용감광재료
3초산 Cellulose	90~105	투영용 120 roll film
	117~135	X선간접 촬영용 roll film
	127	영화용, 일반촬영용 roll film
	138~140	영화용 posi, micro 사진용
	210~240	촬영용 sheet film
		X선간접촬영 sheet film
Polyethylen telephtalate	38	특수박수 film
	63	박수 micro 사진용
		항공용 film
	75	인쇄용 박수 sheet film
		8mm 영화용 film
	100	인쇄용 sheet film
	175	인쇄용 sheet film
		X선용(의·공업용) film
		촬영용 shoot film

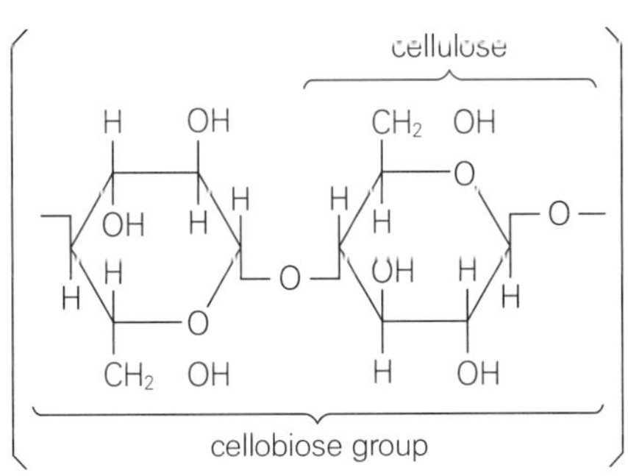

그림 5-2 cellulose 구조식 (n)

표 5-6. Dope 조성의 예

3초산 섬유소	100[1)]	3초산 섬유소	100[2)]
결합 산량(61.4)		결합 산량(61.1)	
메틸렌클로라이드	680	메틸렌크로라이드	478
메타놀	80	메타놀	11
프로 렌클로라이드	40	부타놀	54
트리페닐 포스페이트(가소제)	10	트리페닐 포스페이트(가소제)	15

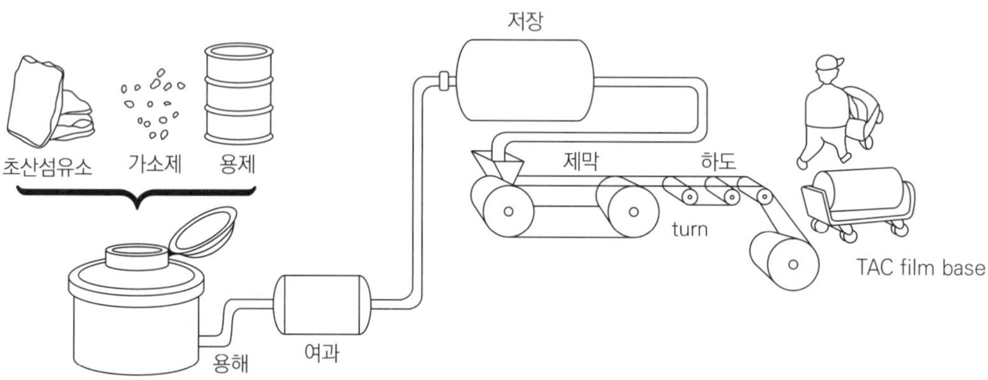

그림 5-3. TAC base의 제조공정

유연제막법

TAC는 유기용제에 잘 용해되므로, 용액 유연법으로 유연(流涎)한다. 먼저 TAC flux(용제)를 5~25%의 가소제(可塑劑)와 함께 용제에 용해하여 끈적한 액체(dope)로 하여, 여과 거품을 없앤 후에 slit에서 금속드럼 또는 endless 금속 band위로 흘린다. drum 또는 band가 1회전하기 전에 진행방향에서 불어오는 온풍으로 용제가 휘발되어, 반정도 건조한 상태의 base로서 떼어낸다. 또한 건조실을 통해 잔류용제를 휘발시킨 다음, gelatin이나 초산섬유를 유기용제/물혼합계에 분산한 하도액(下塗液)을 도포한 후 건조시켜 감아낸다. 하도된 base는 막면에 고착된 gelatin의 친화성(親和性)으로 유제와의 밀착성을 좋게 한다. 더욱이 건조시 휘발한 용제가스는 응축법(condensation method) 또는 흡착법(adsorption method)에 의해서 회수되어 다시 이용된다.

표 5-6에 dope 조성 예를 그림 5-3에 TAC base의 제조공정을 예시한다.

2) polyethylene terephthalate; PET

PET는 telephthalate acid와 ethyleneglycol이 반복 단위로 축중합(縮重合)한 것으로, 결정성이 높고 일반 유기용제에 거의 용해되지 않는다. 합성법에는 DMT법과 직접 중합법이 있는데 film base용에는 DMT법(ester교환법)이 쓰인다. 구조식은 다음과 같다.

$$HOCH_2CH_2O \left[OC-C_6H_4-COOCH_2CH_2O \right]_n H$$

PET(n≒100)

용융제막법

PET제막에는 용융법이 사용되고 있다. 용융법에서는 원료의 polymer 펠릿(pellet)을 가열 용해하여 압출기에서 T dyes로 제막한 다음, 가열하여 종횡 2방향으로 감아낸다. 이 방법을 2축연신이라 한다.

film base는 투명성을 유지한 대로 굴속성, 강도 및 소수성(hydrophobic)이 높기 때문에 Copolymer(공중합체) 등의 접착성 물질을 도포하거나, 화학약품, 열선, 자외선, 방사선, 전기적 방전처리 등으로 표면 질을 개선하는 방법도 있다(그림 5-4 참조).

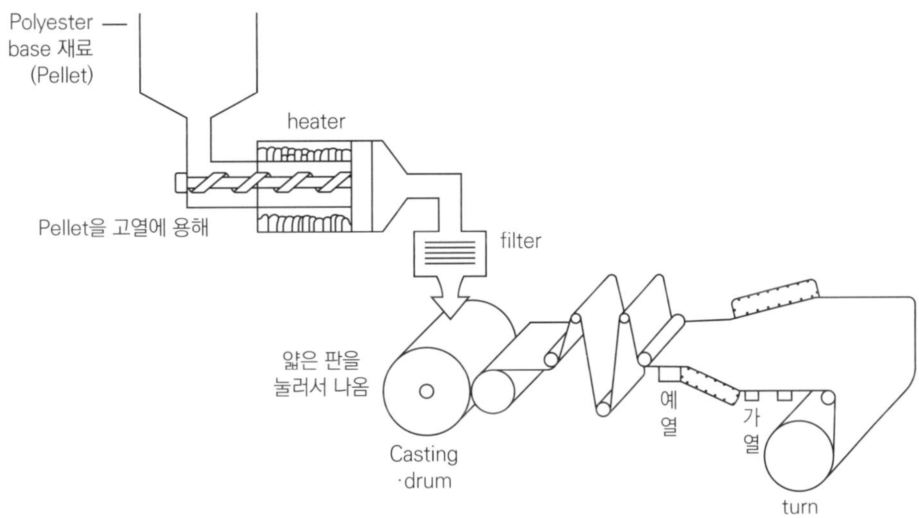

그림 5-4. PET base의 제조공정

2. 각종 film base의 특성

각종 film base의 물리적 특성을 표 5-7에 나타낸다.

표 5-7. Film base의 성질(섬유소계 base는 가소제를 함유)

	소산 섬유소	초산락산 섬유소	초산프로피 토산섬유소	이초산 섬유소	삼초산 섬유소	Polye-tylene	Polyet-hylene	Polyca-rbonate
비중	1.52	1.22~1.24	1.25~1.27	1.29	1.28	1.06	1.39	1.20
굴절율[nd25]	1.50	1.48	1.48	1.49	1.48	1.59	1.64	1.58
	3×10^{10}	2.7×10^{10}	2.3×10^{10}	2.5×10^{10}	2.9×10^{10}	2.8×10^{10}	$4.1\sim4.7\times10^{10}$	2.0×1010
굴곡탄성율[dyn/㎠]	-	4.0×10^{10}	3.5×10^{10}	3.2×10^{10}	$3.9\times5.1\times10^{10}$	4×10^{10}	$5.8\sim6.1\times10^{10}$	$2.9\sim3.3\times10^{10}$
항장력[dyn/㎠]	1.1×10^{9}	0.78×10^{9}	0.78×10^{9}	0.88×10^{9}	$0.99\sim1.28\times10^{9}$	0.77×10^{9}	1.8×10^{9}	$0.79\sim0.88\times10^{9}$
파단신[%]	30~40	20~60	40	25~25	25~45	3	110	100~120
흡수율(21℃,44시간 수중건조량기준)	4	3.4	-	7.0	5.5	0.04~0.06	0.5	0.3~0.5
굴곡강도(MIT9, 0.1mm)[회]	-	30	30	35	45	90	>10000	500
glass전이점[℃]	-	30~60	-	40	40	20	100	75
		130	130	130	120	90	90	145
열변형온도(ASTM, D1637~59T)[℃]	-	130	-	150	150	93	163	150
흡습팽창계수[%/%RH]	0.008	0.010	-	0.008	0.005	<0.002	0.002	0.002
열팽창계수[%/℃]	0.0027	0.006	-	0.006	0.005	0.0068	0.002	0.005
체적저항력[Ω-cm]	-	10^{15}	10^{15}	10^{16}	10^{16}	10^{18}	10^{18}	10^{15}
유전율(60HZ)	-	3.5	-	3.5	4.0	2.5	3.2	3.1
유전체역율(60HZ)	-	0.01	-	0.01~0.06	0.013	0.0001~0.0003	0.0020~0.0025	0.0022
연소속도	빠름	느림	느림	느림	자기소화성	느림	느림	느림
제막법	유연	유연	유연	유연	유연	압출 후 이방향연신	압출 후 이방향연신	유연 또는 압출
가 격	고가	고가	고가	저렴	표준	저렴	고가	고가

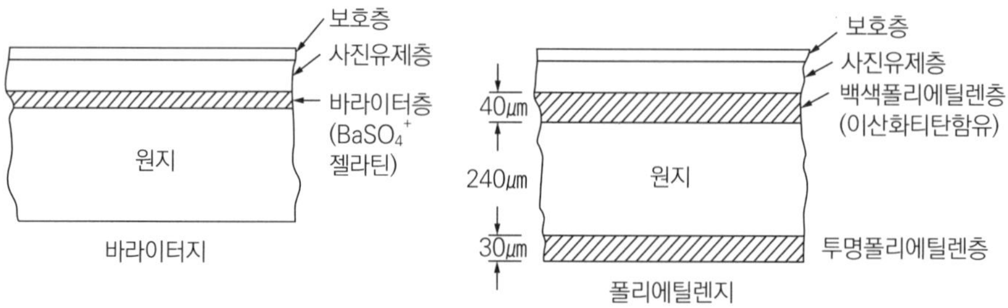

그림 5-5. 바라이터 ZGXM지와 폴리에틸렌코트지

3. 인화지 지지체(paper base)

종래 인화지용 지지체는 baryta coat지(황산 barium을 먹인 인화지의 원지)를 사용하였는데, 1968년에 Kodak사에서 polyethylene coat지가 상품등록명의 RC paper(resin-coated paper)로 등장하게 되어 color 인화지와 흑백인화지가 대부분 polyethylene coat지로 교체되었다. 그림 5-5는 baryta coat지와 polyethylene coat지의 구조도이다.

1) baryta paper

원지는 사진용으로 특별히 제조된 종이이며, 순도가 높고 함유불순물이 극히 적은 목재펄프를 원료로 하고 있다. baryta지는 그 원지 위에 baryta층(barium sulfate + gelatin)을 도포한 것이다. baryta층은 원지의 불순물이 사진유제에 주는 영향을 방지하고, 종이의 반사율을 높여, 더욱 희게 하였으며, 면을 평활하게 하여, 사진유제를 도포하는 데 더욱 용이하게 하는 특징이 있다.

2) polyethylene coat지(紙)

RC paper(EK사), WP paper(Fuji사), PC paper(Konica사) 등의 상표등록으로 알려졌으며, 미리 첨가제를 가한 폴리에틸렌 펠릿을 밀어내서 lamination법으로 두꺼운 종이의 표면과 이면에 도포한 것이다.

유제측의 polyethylene층에는 백색안료인 titan white(TiO_2)가 첨가된다. polyethylene coat지는 종래의 baryta지의 숙명적인 결함이었던 내수성과 변색성이 크게 개량되어 원지에 처리액이 흡수되지 못하기 때문에 수세와 건조시간의 대폭 단축으로 고온신속처리가 가능하게 되어 컬러사진의 즉시 완성과 대량 처리에 크게 기여하였다.

Color 인화지에서 시작된 코트지화(coat紙化)는 흑백인화지에도 확산되어, 최근에는 대부분의 인화지가 polyethylene coat지로 대치되고 있다. 또 경제성 뿐만 아니라 품질면에서도 내수성과 보존성 향상은 물론 ferrotype(인화시의 윤택용; 철판사진법)없이 광택면을 얻을 수 있는 등의 이점도 대치추진의 큰 이유이다.

4. 유리판(glass plate)

유리판을 사용하는 사진건판(dry plate)은 사진의 초기에서 2차대전 경까지 사용되었는데, 무겁고 파손되기 쉽고 부피가 커서 불편하기 때문에 대부분이 cut film과 film pack으로 대치되어 정밀도를 요하는 원자핵 건판 분광사진용, 천문용과 과학실험용 등의 용도에 소량 쓰이고 있을 뿐이다.

Ⅳ. Film 제조

1. 유제도포(emulsion coating)

제2숙성을 끝내고 저장된 유제는 장치 단위의 batch를 수 batch blend로 하여 질이 균일한 큰 lot로 편성한다. 그리고 도포예정에 따라 차례로 끌어내어 가온 용해한 다음, 감색성을 조정하기 위한 분광증감제(spectral sensitizer)와 fog를 억제하기 위한 안정제, 도포성향상을 위한 계면활성제, 대전(electrification)방지를 위한 antistatic제 컬러 감광재료에서는 Coupler 등 각종 첨가제가 가해져서 초벌 칠해진 film base(인화지는 RC지)상에 반점이 없도록 두께를 맞추어 유제를 도포한다.

필름이 흑백에서 컬러로 발전함에 따라, 도포층도 정밀 다층화되기 때문에 장치에도 새 기술이 개발되어 다층 동시도포와 고속화가 진전되고 있다. 도포장치의 변천은 dip식에서 Air Knife식으로 발전하였으며, 더욱이 extrusion식에서 multi-slide식으로 발전하였다. 그림 5-6~9에 이들의 약도를 예시한다.

2. 건조(dring)

base에 도포한 유제층에 냉풍을 불어넣어 gel화시킨 후, 건조 zone에 반송되면서 gel의 융점 이하가 되는 저온풍으로, 건조진행에 따라 천천히 온도를 높인 낮은 온도의 공기로 건조시킨다. 이때 건조풍의 온도, 풍속과 제진(dust removal)을 엄격히 관리한다. 건조장치도

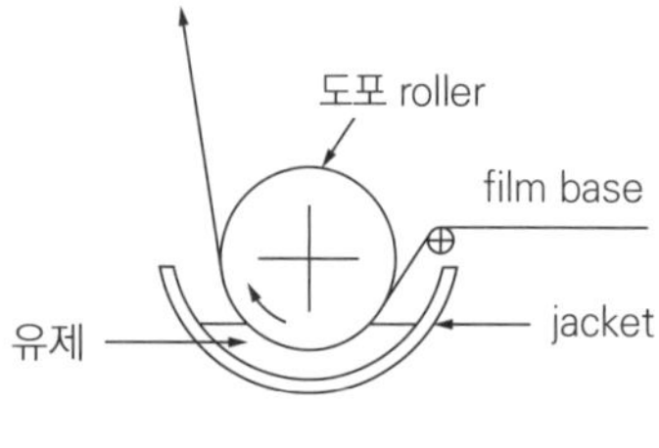

그림 5-6. dip 형

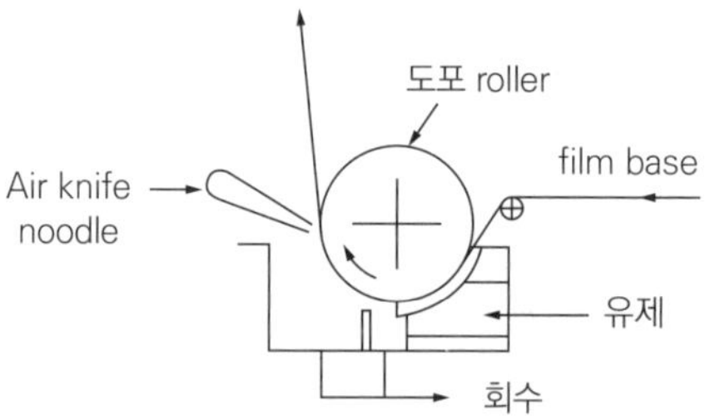

그림 5-7. air knife 형

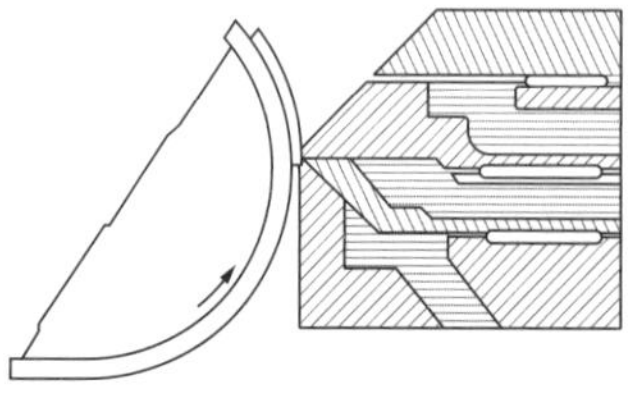
그림 5-8. extrusion silde hopper

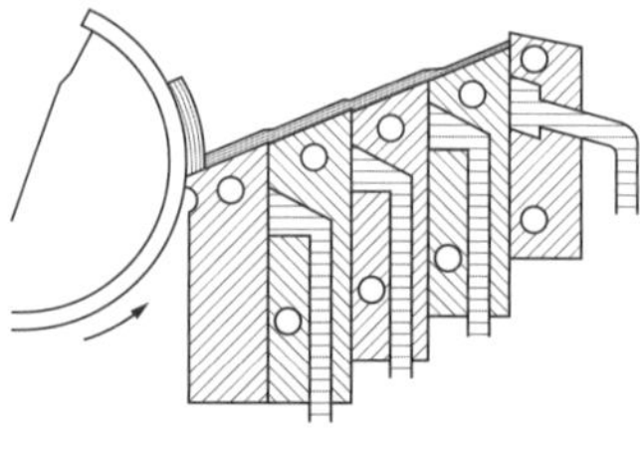
그림 5-9. multi-slide hopper

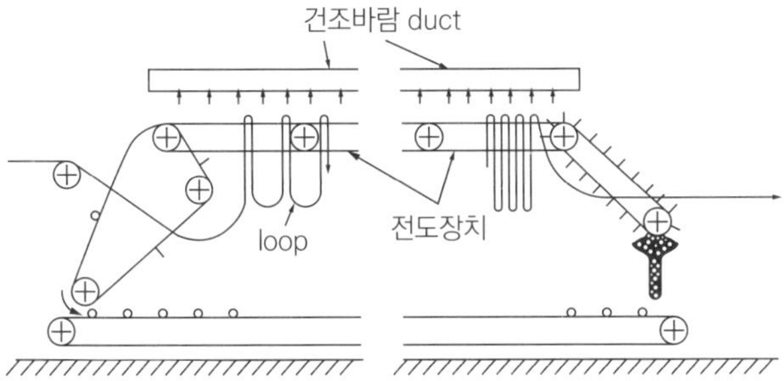

그림 5-10. festoon형

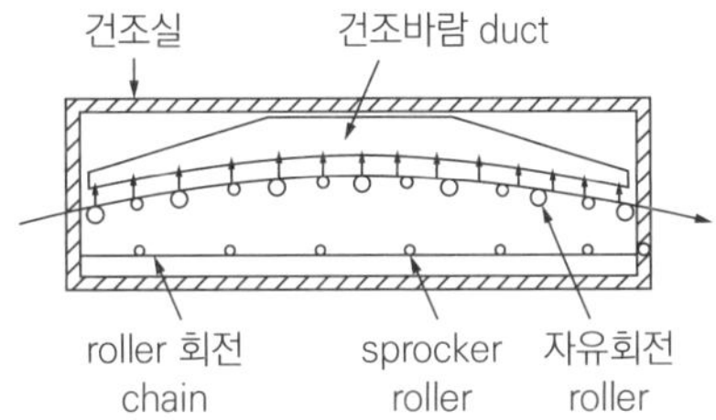

그림 5-11. arch형

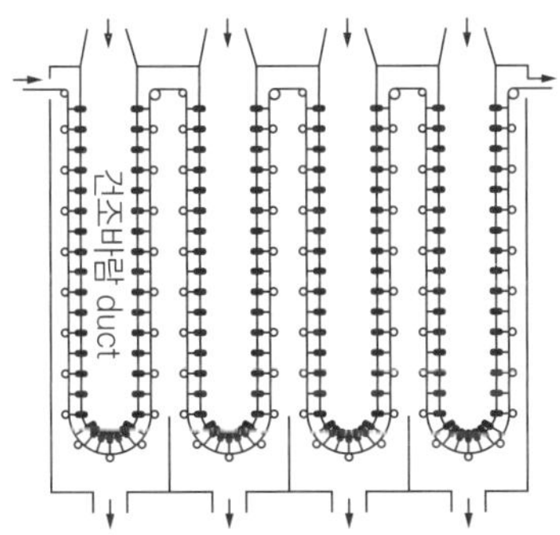

그림 5-12. air loop형

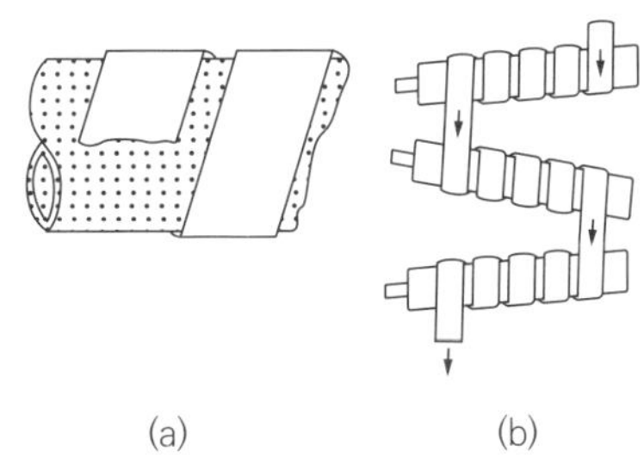

그림 5-13. Turn Type형

많이 발전하여 초기의 festoon형에서 arch형으로 바뀌었으며, 더욱이 도포의 고속화에 따라 air loop형으로 발전하였고, 무접촉 고속반송방식의 coil형이 개발되어 정전기의 발생과 상처가 생기지 않는 고속건조 방식으로 발전하고 있다(그림 5-10~13 참조).

3 검사·가공·포장

1) 검사

건조가 끝난 필름은 넓은 폭 그대로 감겨져서 일단 서상된 후 검사표준에 의거해시 사진특성과 물리특성을 검사하여 합격품을 가공공정으로 보낸다.

제소과성에서 생긴 근(筋), 빈집(斑點), 상치 등은 도포와 가공단계에서 검출·기록하여 선멸과 세서에 활용한다. 또한 가공된 필름은 제치 선별하여 출하검사를 거친 후에 품질을 부장한 다음 출하한다.

2) 가공

(1) 재단(slitting & cutting)

검사에 합격한 필름은 bulk라 하며 가공공장에서 먼저 폭재단기(slitter)로 규정 폭으로 좁게 재단하고, 이어서 규정 길이로 절단하여 규정치수의 장척 필름과 sheet film이 된다.

(2) 천공(perforating)

장척필름의 대부분은(영화용·35mm 카메라용 등) 천공기로 양쪽 귀 또는 한쪽 귀에 규정 size에 규정된 구멍이 뚫린다.

(3) corner cutting

직접용 X선필름은 네귀를 반월형(R=8mm 정도)으로 절단하여 round corner로 한다. 이것은 사용 중에 필름의 각(角)이 증감지나 다른 필름 유제면을 상하게 하는 것을 방지하고, 자동현상기에서의 roller반송을 원활하게 하기 위한 것이다.

3) 포장(packing)

각종 용도에 따라 포장재료와 포장양식이 다르다. 전체 차광, 방습재료를 사용해서 기밀 내장을 한 후에 화장 box로 외장한다.

V. 감광재료의 치수

1. X선 필름의 치수규정

직접촬영용 X선필름에서는 치과용 필름만이 base 두께가 규정되어 있는데 이외에는 규정이 없다. 치수, 형상에 대해서 의료용, 공업용, 치과용 별로 각각 규정되어 있다.

① 직접촬영용 X선필름(의료용)
공칭치수, 재단치수, 허용차는 원칙적으로 표 5-8과 같은데 표 5-9도 인정되고 있다. 직접촬영용 rollfilm의 치수는 표 5-10과 같다.

② 간접촬영용 X선필름(의료용)
간접촬영용 X선필름의 치수는 표 5-11과 같다.

③ 치과용 X선필름
지지체의 두께는 0.23mm를 초과하면 안 된다. 치수번호, 재단치수와 허용차는 표 5-12와 같이 한다.

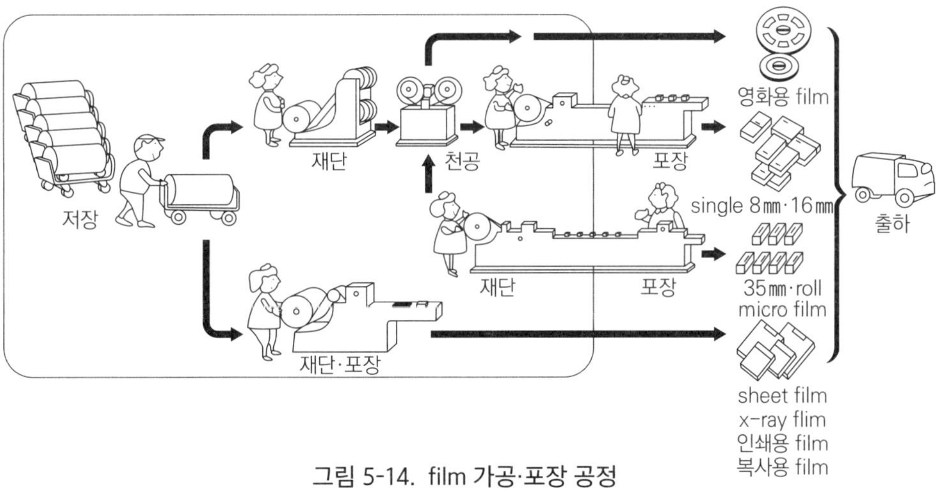

그림 5-14. film 가공·포장 공정

표 5-8. 표준필름 치수

English Units	Metric Units
-	18×43 cm
8×10inch	20×25 cm
-	24×30 cm
10×12inch	-
-	28×35 cm
14×14inch	35×35 cm
14×17inch	35×43 cm

표 5-9

호 칭	재단치수 및 허용차		일반호칭
	폭	길 이	
JX(4¾×6½)	119.0±1.0	164.0±1.0	
JX(6½×8½)	164.0±1.0	214.0±1.0	8절
JX(8×10)	201.0±1.0	252.0±1.0	6절
JX(10×12)	252.0±1.0	303.0±1.0	4설
JX(11×14)	279.0±1.0	354.0±1.0	큰4절

표 5 10. 직접촬영용 roll film 치수

호칭(mm)×(m)	치수(mm)×(m)
직접촬영용 roll 303×4.5	$303\pm^{0}_{1} \times 5.5\pm^{0.2}_{0}$
직접촬영용 roll 354×4.5	$354\pm^{0}_{1} \times 5.5\pm^{0.2}_{0}$
직접촬영용 roll 354×20.0	$354\pm^{0}_{1} \times 20.0\pm^{0.2}_{0}$
직접촬영용 roll 303×25.0	$303\pm^{0}_{1} \times 26.0\pm^{0.2}_{0}$

표 5-11. X선 간접촬영용 film size

호칭(mm)×(m)	치수(mm)
간접촬영용 roll 100×23	$99\pm^{0}_{0.2}\times 26\pm^{0.6}_{2}$
간접촬영용 roll 70×30.5	$69.9\pm^{0}_{0.2}\times 30.5\pm^{0}_{2}$
간접촬영용 roll 70×3.2	$69.9\pm^{0}_{0.2}\times 3.2\pm0.05$
간접촬영용 roll 70×4	$69.9\pm^{0}_{0.2}\times 4.0\pm^{0.5}_{2}$
간접촬영용 roll 70×70	69.9±68.8±1.0
간접촬영용 roll 100×100	99.8±99.8±0.2

표 5-12. dental film size

치수번호	재단치수 및 허용차		Corner 반경
	폭	길이	
0	22.0±0.5	35.0±0.5	6.0±2.0
1	24.0±0.5	40.0±0.5	6.0±2.0
3	27.0±0.5	54.0±0.5	6.0±2.0
2	31.0±0.5	41.0±0.5	6.0±2.0
5	40.0±0.5	50.0±0.5	8.0±2.0
4	57.0±0.5	76.0±0.5	8.0±2.0

제 6 장 필름의 특성과 취급
Type of Film, Handling and Storage of films

Ⅰ. 필름의 치수·형태

어떠한 감광재료도 그 단일체로 사용되는 것이 아니고 camera와 같은 기기를 결합시켜 사용된다. 모든 기자재에 적절하게 사용하기 위해서는 film 치수와 형태가 세계적으로 공통성이 있어야 하며, film의 재단(가공)은 높은 정밀도를 유지하여야 한다.

Size의 공통화를 위해서 국제규격이 있으며, 더욱이 세계각국에서는 그 국제규격을 받는 형식으로 경우에 따라서는 그 나라의 독자적인 특수 size를 포함시킨 국내규격을 설정하고 있다. 다음에 X선 사진용 감광재료 및 그 주변기재의 size에 관한 규격을 소개한다.

1. 국제규격과 국내규격

규격은 대별해서 세계적으로 공통화를 지향하는 국제규격과 각 국가의 독자적인 내용을 포함시킨 국내규격(국별규격)으로 분류한다. 본래 국제규격이 존재하면 각 국별의 국내규격은 불필요하다고 생각되지만, 각 국가에서 정해놓지 않으면 안될 항목이 있기도 하고 또 일반적으로 규격은 크기별, 기능별로 개발이 선행되고 있으므로 시장에 보급하는 단계에서 통일화의 필요성이 인식되어 규격화가 이루어진 것이다.

그러나 최근에는 모든 상품에 국제성을 가지게 한다는 것이 필수적인 상황으로 되어가기 때문에 상품개발의 초기단계에서 이미 필수항목의 국제규격화를 서두르는 추세이다.

의료용 X선기자재의 사진에 관한 국제규격은 다음의 2가지가 있다.

① ISO(International Organization standardization: 국제표준화기구)

② IEC(International Electrotechnical Commission: 국제전기표준회의)

ISO는 전기관계를 제외한 모든 부분의 국제표준화를 추진하며 전기분야에 대해서는 IEC가 담당하고 있다. 따라서 사진감광재료에 관한 표준화는 ISO, 방사선 관계기기와 기자재에 관해서는 IEC에 의해서 각각 규격에 정해져 있다.

한편, 주요 각국에는 각각 국내규격이 설정되어 있다.

그 명칭을 열거하면

① 미국……ANSI(American National Standard Institute)

② 영국……BS(British Standards)

③ 독일……DIN(Deutshes Institut fur Normung)
④ 일본……JIS(Japanese Industrial Standard)
⑤ 한국……KS(Korean Standards)

2. X선감광재료와 그 주변기자재의 size에 관한 규격(표 6-1)

Dental film을 포함한 사용빈도가 많은 film의 재단치수는 표 5-8, 5-12에서와 같다. 이 표 중에서 표 5-9는 "inch size series"계열로 미국, 한국, 일본 등에서 사용되며, "centi size series"계열은 유럽지역에서 사용되고 있다.

Inch size series에는 대각과 반절 size가 들어있지 않지만, centi size series의 35×35 cm, 35×43 cm와 실치수가 같으므로 규격상 centi size series에 포함된다.

또 각 상품에 기재되어 있는 size는 이 표의 공칭치수이며, 실치수는 그보다 약간 작게 되어 있는 점을 주의하여야 한다.

표 5-12는 같은 규격으로 기재되어 있는 dental film의 size이다.

표 6-1. X선 감광재료 및 주변기재의 size에 관한 규격

	국제규격		일본규격	미국규격	기타
	ISO	IEC	JIS	ANSI	
직접촬영용 X선 film	ISO-4090		JIS K 7521	ANSI-PH-1-1.17	
증감지		IEC 658	JIS Z 4912	ANSI-PH-1.50	
Cassette		IEC 406	JIS Z 4905	ANSI-PH-1.49	
간접 촬영용	ISO 732		JIS K 7512	ANSI-PH-1.21	
간접 촬영용 sheet, roll film					*JESRA P 12.13
Cine film	ISO 491		JIS K 7552		

*JESRA(방사선기기 공업회규격)

Ⅱ. 감광재료의 조성과 구조

1. 감광재료의 조성·구조와 특성

감광재료의 구성을 단적으로 말하면 감광유제와 그것을 지지하는 지지체로 구성되어 있지만, 그 층의 구조는 감광재료의 상용목적, 용도, 기대하는 성능 등에 따라서 달라진다.

그림 6-1에 대표적인 흑백감광재료의 층 구조를 나타낸다.

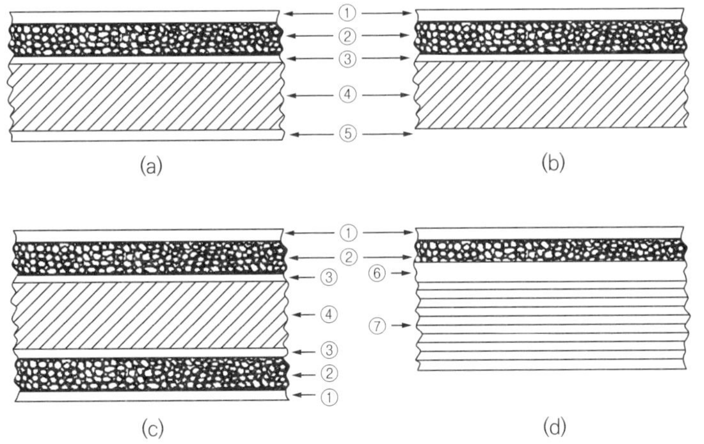

그림 6-1 각종감광재료의 단면모식도

① 보호 ② 유제층 ③ 하도층 ④ film base ⑤ 이도층 ⑥ 바라이더층 ⑦ 인화지 용지
(a) 일반용 film (이도층) (b) 일반용 film (이도층 없음) (c) X-ray film (직촬용) (d) 인화지

1) 보호(막)층(PC, protective coating layer)

감광유제는 여러가지 물질에 대해서 민감한 영향을 받기 때문에 이것을 보호하기 위해서 유제 위에 gelatin을 주체로 한 층을 도포하고 있다. 그 목적에서 볼 때, 층의 두께를 두껍게 하는 것이 타당한 것 같지만 두껍게 하면 해상력이 저하되고, 현상진행이 지연되는 등의 문제가 파생되므로 그 두께는 1μ 정도로 하고 있다.

2) 유제층(En, emulsion layer)

감광물질인 할로겐화은의 미세결정을 gelatin층 안에 극히 균등하게 분산현탁상태로 한 것으로, 영상이 이 층에 기록된다. 유제 그 자체의 제조기술(용해)과 함께 그 층을 만드는 방법(도포기술)이 사진의 성능을 좌우하는 중요인자가 되기 때문에 그 방법과 순서는 각 감광재료 메이커에 있어서 최대의 knowhow가 되고 있다.

할로겐화은 입자의 크기는 일반적으로 고감도 유제정도로 크고, 직접용 X선필름은 각종 감광재료 중, 그 평균입자 size는 비교적 크다. 다시 말하면 빛(가시광)에 대한 감도는 대단히 높아진다(표 6-2 참조).

서로 다른 종류의 type의 복수 감광유제를 지지체 위에 이중으로 도포하는 일이 있는데 이것을 중층(重層)도포라 한다. Color film이 그 대표적인 예인데, 흑백필름에서도 중층도포를 많이 하고 있다. 주로 일반촬영용 필름에서 latitude를 넓게 하기 위한 목적으로 사용한다.

표 6-2 할로겐화은 결정입자의 크기(평균)

X-ray film	(직접촬영용)	$2.30\mu^2$	감도 ㉠
고감도	nega film	$0.93\mu^2$	
중감도	nega film	$0.50\mu^2$	
미립자	nega film	$0.49\mu^2$	↓
posi-film		$0.31\mu^2$	㉡

통상, 하층(지지체에 가까운 쪽)에는 상층보다 감도가 낮은 유제를 도포하고 있다. 상층유제는 적은 노광량(즉, 피사체상의 낮은 휘도부분)으로 감광하나, 다량의 노광량(피사체상의 높은 휘도부분)에서 비로서 하층 유제층이 감광한다. 이 결과 특성곡선의 직선부는 대단히 길어진다.

감광유제 중의 gelatin은 균일하게 분산된 할로겐화은 입자를 지지해 주는 목적 이외에도 ① 할로겐화은에 대한 증감 또는 억제작용, ② 현상처리 시, 현상액을 가급적 신속하게 층안의 할로겐화은입자에 접촉시키는 작용 등의 역할을 한다. 특히 ①의 증감 또는 억제작용은 직접 사진형성에 영향을 주는 인자이며, 많은 품종과 복잡한 화학구조가 있는 gelatin의 선택은 사진유제 설계와 제조에 있어서 중요한 인자이다.

3) 하도층(UC, under coating layer)

유제층과 지지체와의 밀착을 견고하게 하기 위한 매체이며, 일반적으로 소량의 film base용제를 첨가한 gelatin의 얇은 층을 말한다.

4) 지지체(film base)

투명한 3초산섬유소(tri-acetate cellulose: TAC) 또는 polyester계 합성수지(polyethylene telephthate: PET)를 일정한 두께의 대상막(帶狀膜)으로 한 것으로, 유제층의 지지체이다. 이 base의 두께 및 표면의 평면도는 그 위에 도포하는 감광유제 두께에 직접 영향을 주게 되므로, 그 균일성은 특히 중요하다.

5) 이도층(back coating layer)

직접용 X선필름을 제외하고 모든 유제층은 base의 편면에만 도포되어 있기 때문에 그 상태로는 필름이 유제면에 강하게 말리거나 통속으로 감겨버린다. 그래서 유제층의 장력(張力) balance를 유지하도록 유제도포면 반대측에 gelatin을 얇게 도포한다.

또한, 이 층을 색소로 착색해서 halation을 방지하는 작용도 겸하고 있다. 따라서 이도층을 halation 방지층이라고도 한다. 착색하는 색소는 감광유제에 영향이 없으며 현상액중의 아황산염으로 탈색하여 마무리 후에 전혀 색소가 남아있지 않는 것이 선택된다.

6) baryta층

인화지 지지체(厚紙)에 유제가 스며들지 않도록 또는 사진인화(print)의 반사효율을 높이기 위한 층으로 황산 바륨(barium sulfite)이 도포되어 있다.

7) 인화지 지지체

현상처리에 견딜 수 있는 질이 좋은 종이로, 두께와 색상종류가 많다. 최근에는 양질의 종이 양면을 백색안료가 함유된 polyethylene으로 laminate한 것이 개발되어 baryta층이 불필요함과 동시에 인화지의 수세시간도 대폭 단축되었다.

2. Irradiation과 Halation

피사체의 hilight부 또는 피사체 중에 빛의 휘도가 특별히 강하게 되면 그 빛은 할로겐화은 층에 전부 흡수되지 않고 대단히 많은 양의 할로겐화은 표면에서 여러 각도로 빛이 퍼지게 되므로 인접한 할로겐화은을 감광시킨다. 이 현상을 Irradiation이라 한다.

또한 여러 각도로 반사된 빛의 일부가 유제층과 base 내를 비스듬히 통과하여 그 경계면에서 반사해 재차 유제층의 할로겐화은을 감광시킨다. 즉 강하게 비친상의 주위의 무리(halo)가 생긴다. 이 현상을 halation이라 하며, 피사체를 강한 광량으로 두꺼운 base의 감광재료로 촬영한 경우에 생기기 쉽다(그림 6-2 참조).

halation을 방지하는 방법에는

① 이도층을 착색하여 base안에 들어오는 빛을 흡수한다.

② 유제층과 base 사이에 착색층을 만든다. 이것을 AHU층이라 한다(micro film 등).

③ halation을 생기게 하는 빛은 base안을 두 번 통과하므로 base 자체를 청회색으로 착색해서 빛을 흡수한다(35mm nega film) 등이 있다.

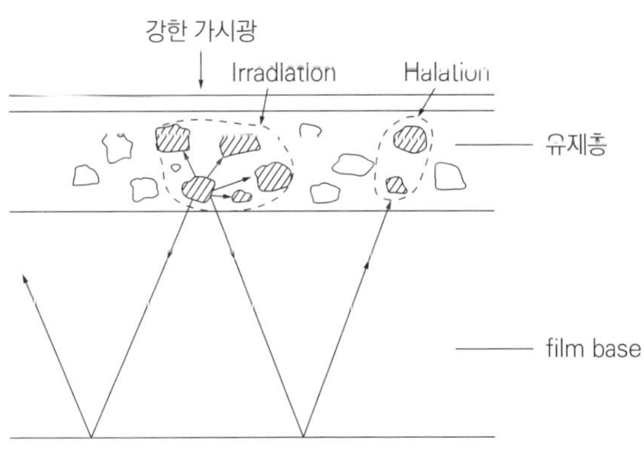

그림 6-2 Irradiation과 Halation의 모식도

3. Crossover

Silver halide crystal은 불균일한 크기와 직경을 가지고 있으며 신유제물질도 tabular grain(얇은판 상의 입자)의 형태이다(그림 6-3). 필름이 노광되어 사진상의 선예도가 나쁘게 되는 현상은 Crossover, Irradiation, Halation의 3요소가 있다.

Screen Film의 선예도는 필름의 구조가 같을 때는 Screen의 선예도에 따라 결정되지만 최근에 신유제 물질의 개발과 함께 anticrossover film이나 편면유제필름(Single emulsion film)으로 감도 향상과 선예도를 향상시키고 있다.

Crossover 현상은 양면유제필름(Double emulsion film)에 screen(증감지)에서 형광의 조사에 의해 전면 증감지(Front screen)쪽의 유제층에 감광되어 반대측의 유제쪽에도 감광된다. 이 형광이 확산됨에 따라 흐림(blur)의 현상이 발생하는데 crossover 효과라고 한다.

Silver halide 결정의 크기, 형태가 각각 다르므로 crossover 효과도 이에 따라 다르게 발생된다. 그림 6-4(b)와 같이 crossover는 base(지지체)를 착색함에 따라 감소되고 필름유제 입자는 tabular grain이다. 그림 6-4(a)는 양면유제필름으로서 screen에서 조사된 형광이 반대측의 유제에 조사되어 빛의 확산이 증가된 현상이다. 여기서 anticrossover layer의 3가지 특성은 첫째, Crossover light 대부분이 흡수되고 둘째, 층(layer)을 분리하므로서 빛의 확산이 적고 셋째, 현상처리단계에서도 완전하게 할 수 있다. 즉 Anticrossover film에는 두 가지 방법이 있다.

① cross-over cut층(색소에 의해 crossover 빛의 흡수층)을 만드는 방법
② Emulsion(유제) 전체에 색소를 첨가하는 방법

색소의 농도에 따라 Crossover cut rate가 저하되고 색소는 감광 시에 필요하지만, 현상처리 후에는 불필요하므로 처리 중에 탈색될 수 있다. Crossover가 감소될 때는 Halation 현상도 감소된다. 그림 6-4(b)의 anticross-over film은 CRT 촬영, Mammography, Duplicating film 등에 사용되고 있다. 그러나 간접 촬영용 X선필름은 anticrossover layer가 없다.

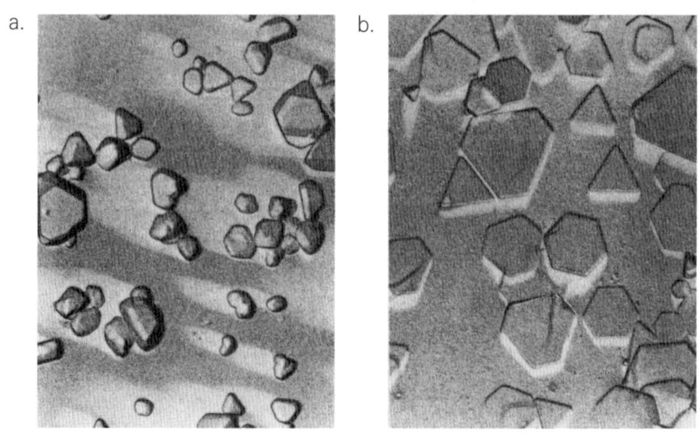

그림 6-3 a. 일반적인 silver-halide 결정의 분산과 크기
b. 신기술에 의한 결정의 입자상과 분산

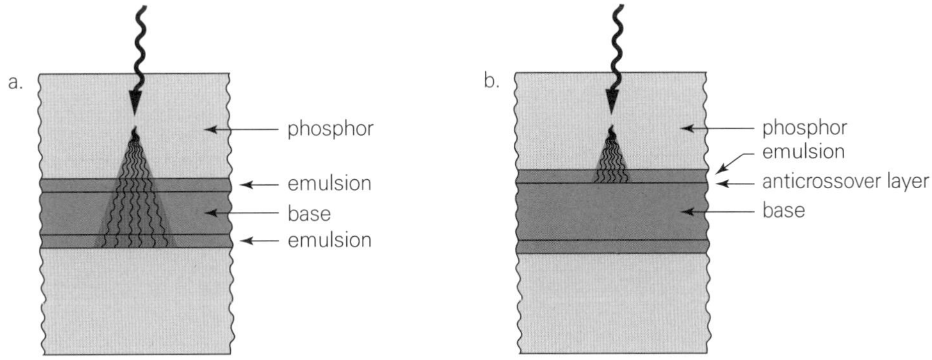

그림 6-4 a. screen의 형광이 film base에 조사되고 반대측 유제에 빛의 확산이 커지는 현상
b. base의 착색에 의한 crossover의 감소

Ⅲ. 일반 촬영용 흑백필름

일반사진촬영은 거의 color 사진이며, 흑백필름을 사용하는 기회가 적어졌지만 사진작가나 보도사진관계에서는 아직 흑백필름을 많이 사용하고 있다.

현재 시판되는 일반촬영용 필름의 감도는 ISO 32~400 정도이며, size는 그것을 사용하는 camera 형태에 따라 다음의 3종류로 대별된다.

감색성은 어느 것이나 육안의 분광감도와 비슷한 orthopanchromatic이다.

① 35 mm폭, ② 60 mm폭(브로니), ③ Sheet film

일반적으로 35 mm 필름은 청회색의 착색 base로, halation방지와 차광성(lightproof)이 있으며, 60 mm 필름과 sheet film은 착색 gelatin의 이면층을 도포함으로써 halation 방지와 curling 방지 및 차광효과가 있다.

nega계 필름은 전술한 바와 같이 contrast가 큰 피사체를 촬영하여 그 nega에서 print하여 posi상을 만드는 것이 목적이므로 가능한 한 latitude가 넓어야 하기 때문에 중층도포가 일반적이다.

또 이 종류의 필름은 현상시간을 변경함으로써 필름의 계조 조절이 가능하여 촬영외도에 따른 피사체 contrast 향상을 기하고 현상시간을 적절히 조절할 수 있다. (그림 6-5)은 현상온도를 변경하였을 때의 계조변화를 예시한 것이다.

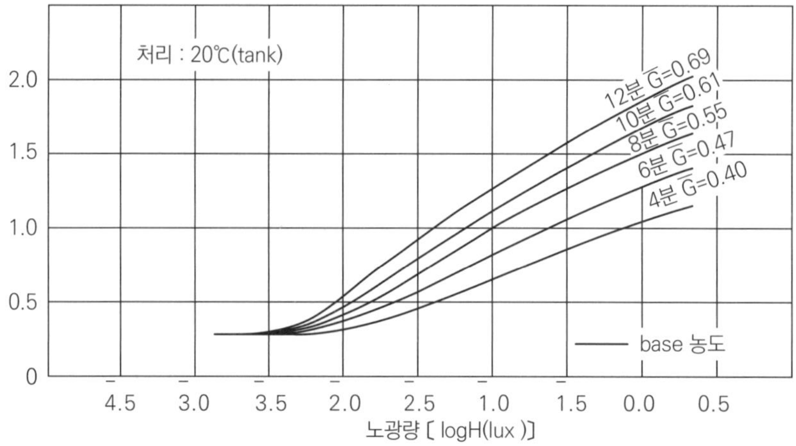

그림 6-5 일반용 film의 현상시간에 의한 계조변화의 예

Ⅳ. 직접촬영용 X선필름

직접촬영용 X선필름에는 피사체(피검체)를 투과한 X선상을 직접 X선필름에 조사해서 영상을 형성시키는 방식과 형광체에 조사함으로써 거기에서 여기(excitation)된 가시광상(像)으로 영상을 형성하는 방식의 두가지로 대별된다. 전자를 nonscreen type이라 하며 주로 공업용 비파괴검사에 사용되는 것에 비해서, 후자는 screen type이라 하며 의료용 X선사진은 대부분 이 방식으로 촬영한다.

직접촬영용 X선필름이 일반촬영용 감광재료와 크게 다른 점은 감광유제가 film base 양면에 도포되어 있는 양면유제인 것이다.

또는 전자는 direct X선인데 반해서, 후자의 필름은 형광증감지가 발광하는 청색 또는 황록색의 가시광에 대해 각각 최적감도를 가진 유제설계로 되어 있다. 다음에 screen type 직접용 X선필름에 대한 구조, 종류, 특징을 기술한다.

X선필름의 경우, 일반 camera와 크게 다른 점은 그 피사체 contrast가 극히 작다는 것으로 일반촬영에서는 광량비(光量比)가 1:10,000(△log에서 4.0) 정도이지만 X선촬영에서는 1:100~1:200(△log에서 2.0~2.4) 정도에 지나지 않는다.

이와 같은 저 contrast 피사체를 육안으로 관찰하기 쉬운 contrast가 분명한 영상으로 하기 위한 연구가 양면유제 필름과 2매의 증감지 조합으로 된 현재의 screen system을 탄생시킨 것이다.

직접 X선필름에는 blue 발광증감지와 조합해서 사용하는 regular type film과 황록색 발광의 희토류증감지와 결합해서 사용하는 ortho type film이 있으며 진단목적과 부위에 대응해서 감도 및 계조가 다른 5~6종류의 필름이 시판되고 있다.

1. 흉부전용필름(예: MGT-SR)
(Mono dispersed Grain Thoracic-Super Rapid)

주로 흉부를 대상으로 설계한 것으로 폐야부(Lung Field)의 콘트라스트와 종격부 등의 저농도부 묘사의 균형을 향상시킨 흉부촬영필름으로써 진단성이 높은 미립자 고선예도 필름이다.

저농도부의 정보량을 높이기 위하여 농도 D=1.0 이하의 저농도역의 감도를 상대적으로 높이고, 중농도역의 콘트라스트는 폐야부의 묘사성을 고려해, 표준 콘트라스트형의 필름에 가까운 특성을 가지고 있다.

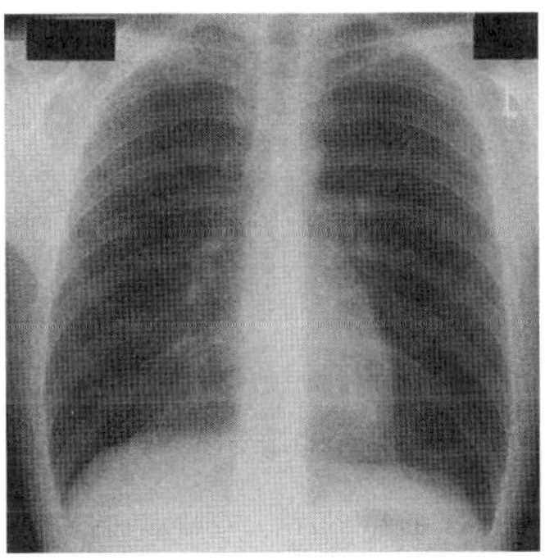

M.T.F.

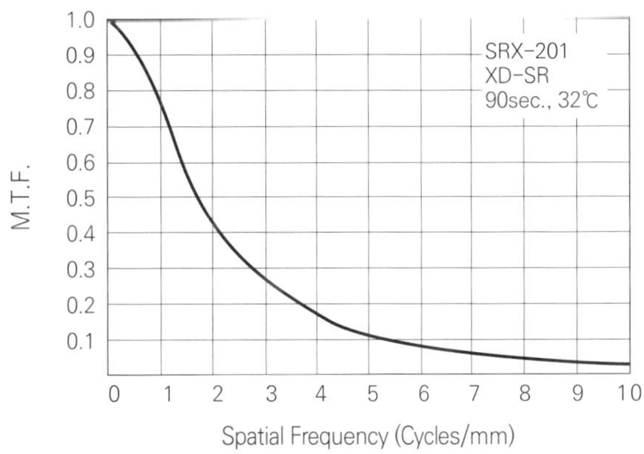

Characteristic curve

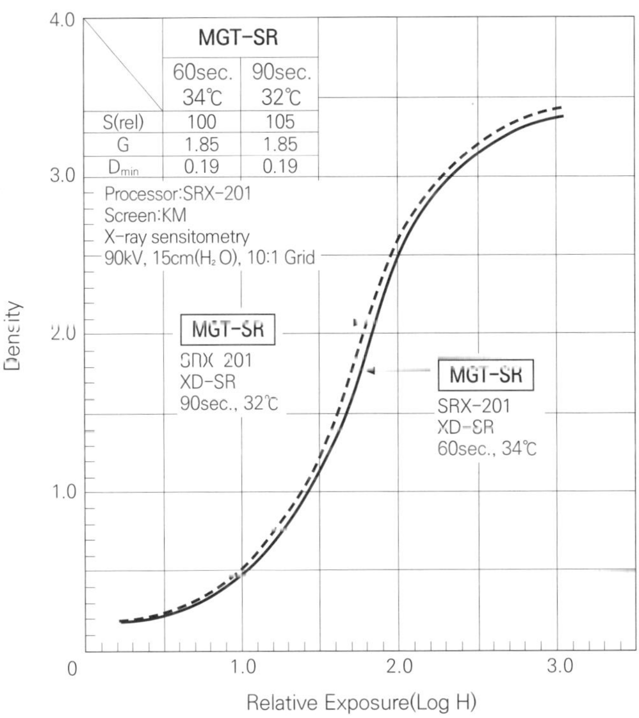

R.M.S.

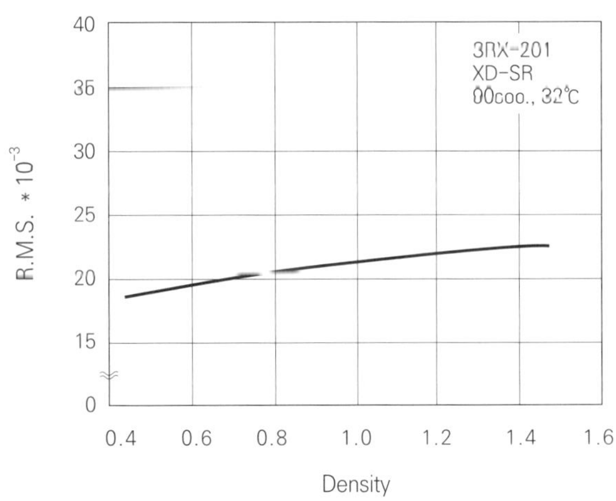

2. 복부전용필름(예: MGL-SR)
(Mono dispersed Grain Low-Super Rapid)

저농도부의 콘트라스트를 저하시키는 일이 없이 고농도부에 충분한 관용도를 갖춘 정보량이 많은 관용도형 미립자 고선예도 필름이다.

섬세한 장기 간의 영상에서 관용도를 구할 수 있는 소화관, 복부단순, 연부조직 등에 매우 적합하다. 특히 소화관에서는 바륨 조영제의 도포상(저농도)에서 이중 조영부(중고농도부)까지 선명한 영상을 나타낼 수 있다.

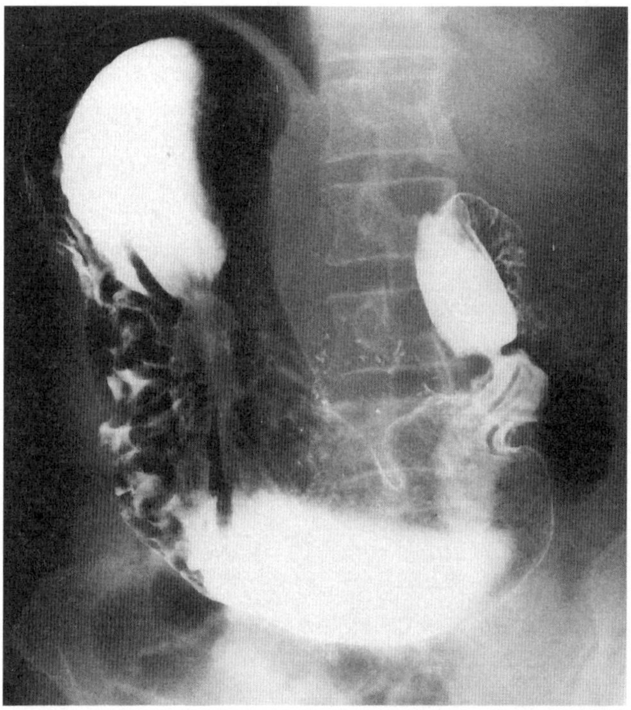

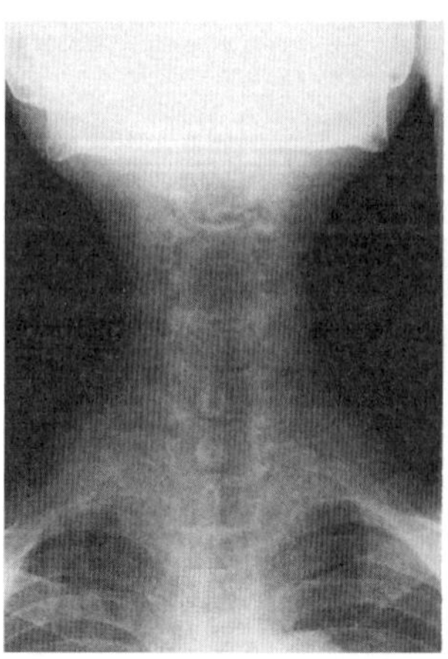

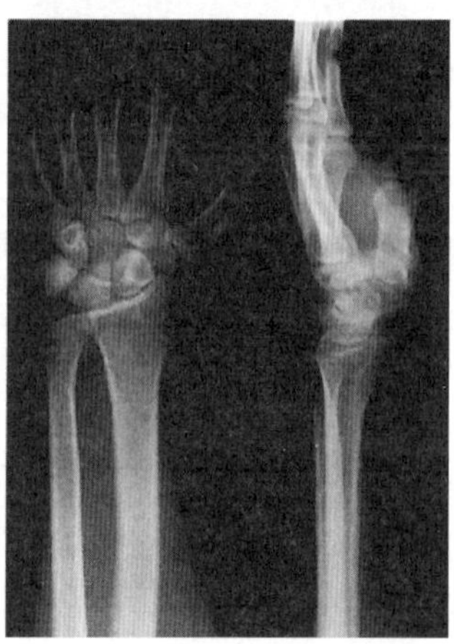

3. 혈관조영, 뼈 전용 필름(예: MGH-SR) (Mono dispersed Grain High contrast-Super Rapid)

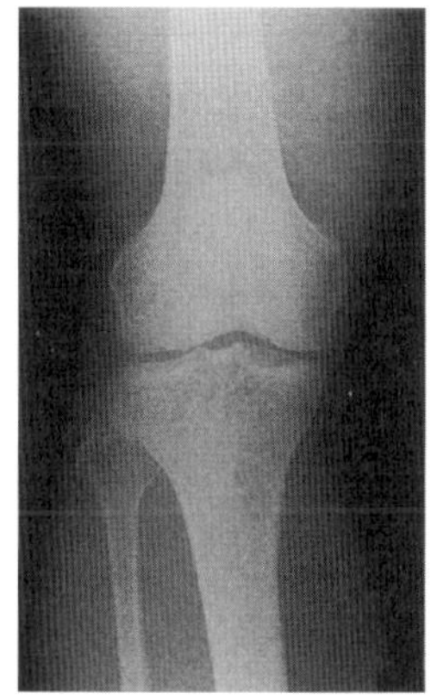

특히 저농도부에 있어서 산란선의 영향을 억제하고, 선예성을 최대로 향상시킨 Hi-Contrast 미립자 고선예도 필름이다.

저농도부에서 고농도부까지 직선성을 유지하고 Hi-Contrast가 요구되는 혈관조영, 소아, 사지골, 체간골, 연부조직 등에 적합한 특성을 가지고 있다.

Characteristic curve

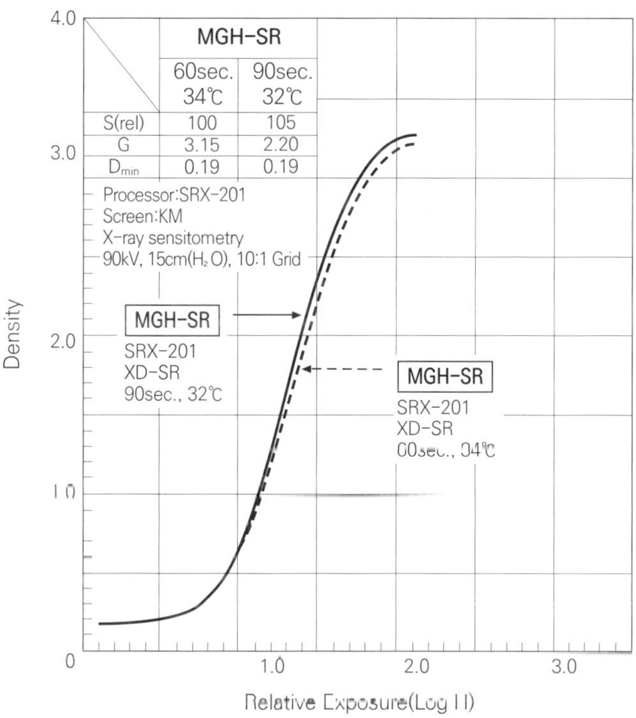

M.T.F.

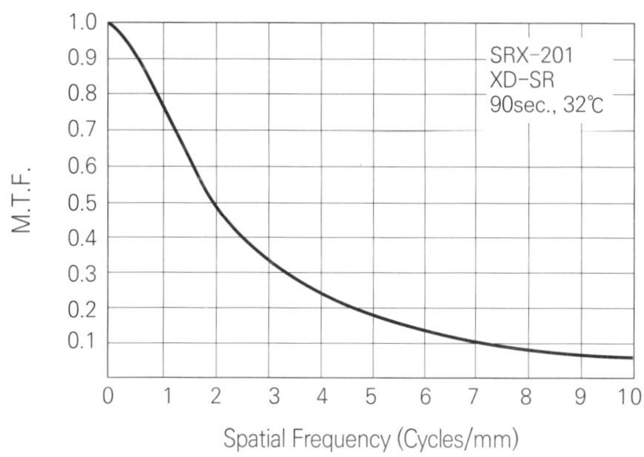

R.M.S.

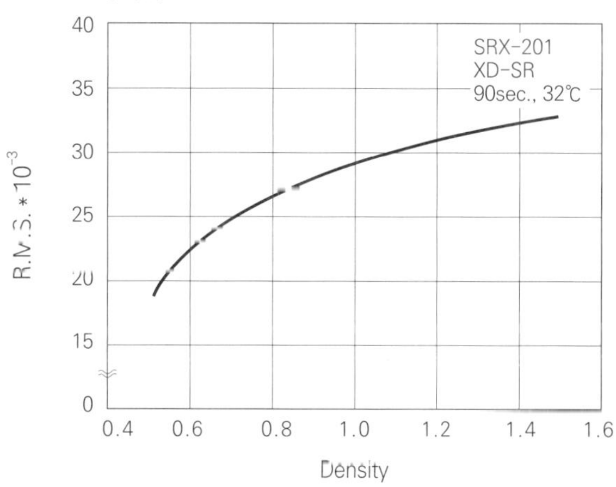

4. 전반적인 모든 부위에 맞는 필름(예: MG-SR) (Mono dispersed Grain-Super Rapid)

콘트라스트와 관용도의 균형을 중시해 설계된 넓은 촬영부위에 적용할 수 있는 범용성이 높은 미립자 고선예도 필름이다.

일반촬영 중에 주로 흉부, 복부단순, 소화관 등을 대상으로한 표준 콘트라스트 필름이며 저농도에서 고농도까지 적정한 관용도와 선예성, 입상성의 균형이 고려된다.

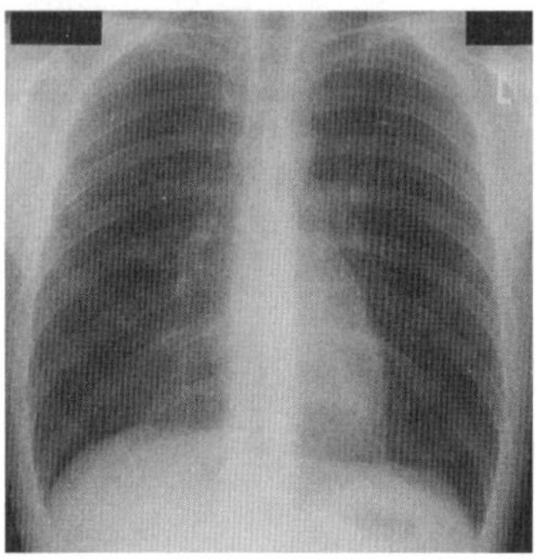

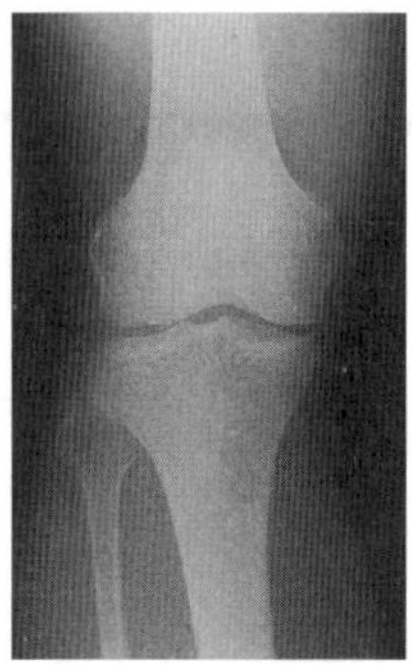

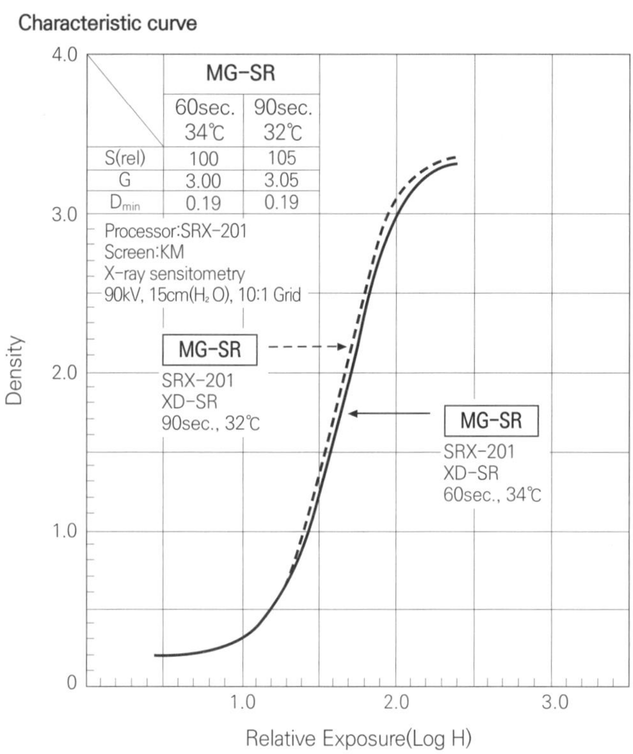

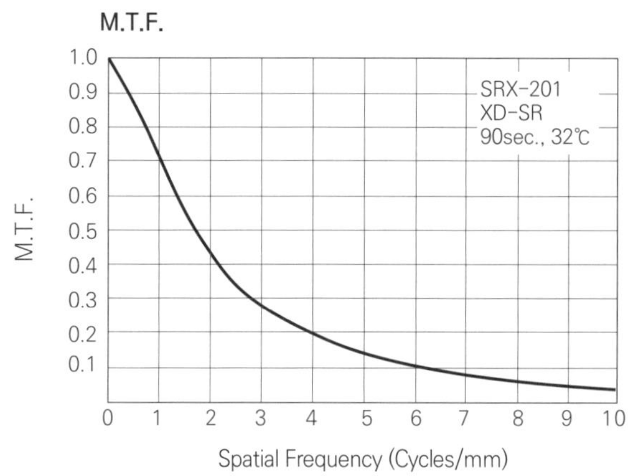

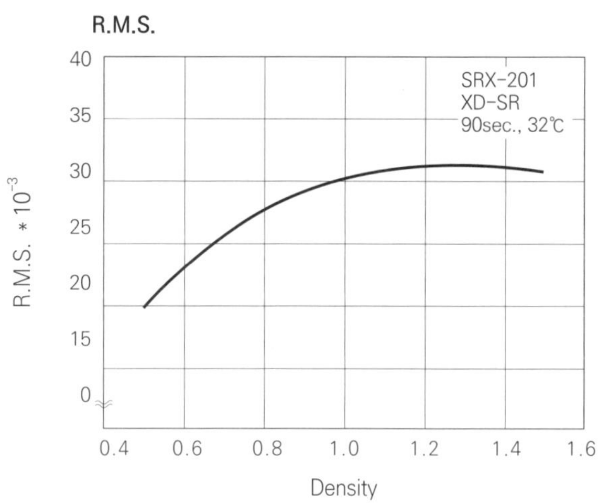

V. 간접촬영용 X선 필름

간접촬영에는 X선에서 여기된 형광판상의 가시광을 직접렌즈 또는 mirror camera로 촬영하는 방식(형광판 간접)과 I.I의 2차 형광면을 촬영하는 방식(I.I, 간접)의 2가지가 있으며 각 방식에 적합한 필름이 시판되고 있다.

간접촬영은 그 성격상 피폭선량 저감에 최대의 배려가 필요하다. 또한 형광판 간접촬영은 형광판의 밝기 그리고 렌즈계로 인한 광량손실 등이 가세되기 때문에 필름에 있어서도 감도 우선의 지향이 강하다. I.I, 간접촬영에 있어서도 감도가 중요인자라는 것은 재론의 여지가 없으나 극단적으로 선량을 감소시키는 것은 양자 noise의 증가를 초래하여 화질을 저하시키므로 주의하여야 한다.

1) mirror 간접용 필름

형광판의 발광 spectrum에 peak를 합친 ortho type의 고감도, contrast 필름이다. size는 60 mm, 70 mm, 100 mm 장척(23.5 m, 30.5 m roll), sheet film(70×70 mm, 100×100 mm) 등이 있고, roll film은 120 μm~130 μm, sheet film은 220 μm~230 μm 두께의 정색염색과 TAC base를 사용하고 있다. 흉부의 mirror 간섭촬영에 많이 사용되며 때로는 천체사진 등의 특수용도에도 이용된다. 자동현상기에서의 현상은 3분 30초 처리를 한다.

2) I.I 간접용 필름

I.I의 2차측 형광면 형광체의 발광 spectrum에 peak를 합친 ortho type 유제이며 필름 감도는 mirror 간접촬영필름의 약 1/2 정도이다. 70 mm, 100 mm의 roll필름(23 m roll, 30.5 m roll)이 주체이며, TAC base와 PET가 있다(어느 것이나 청색염색). 또한 PET base는 두께가 100 μm의 얇은 base이므로 TAC와 같이 유용하며 150 m roll로 되어 있다. I.I 간접용 필름은 자동현상기로 90초 처리가 가능하다.

3) 간접촬영필름(예: HX)

간접촬영 전용 초미립자 고선예도 필름으로서 유제층의 박막 설계에 의해 90초 처리가 가능하다.

Ⅵ. CRT imaging film(일명 video film)

CT, MR, 초음파 등에 접속한 imaging camera(multiformat camera)의 CRT상에 묘출된 진단 영상을 기록하는 필름이며 각 메이커가 3~4품종의 제품을 갖추고 있다. 영상기록이라는 면에서 볼 때 간접필름과 같은 차원에서 볼 수 있지만 화질과 계조에 대해서는 각 modality에 따른 수요 때문에 품종의 선택이 필요하다.

필름 감색성은 어느 것이나 ortho type으로, 직접용 X선필름도 같은 PET 190 μm base를 사용하고 이면에는 halation방지층이 도포되어 있다. 현상은 90초 처리가 가능하다.

또한 직접촬영용 X선필름을 제외하고 모든 sheet film에는 짧은 변쪽의 한 변이나 코너쪽에 notch처리가 되어 있다.

film을 magazine에 장진할 때 짧은 쪽 변을 손가락으로 펴서 그 notch를 우측상의 위치로 하였을 때 유제면이 자기 쪽으로 향하도록 되어 있다.

1) CRT Imaging 필름(예: C)

US, CT, MRI 등의 CRT 영상기록에 적합한 특성이 있으며 고선예도 미립자 편면 유제필름이다. 특성 곡선상에서 보면 저농도부로부터 고농도부까지 Contrast 특성을 나타내고 각종 희토류 증감지의 조합에 의해 Extremity 촬영용 필름으로서도 고화질의 영상을 얻을 수 있다.

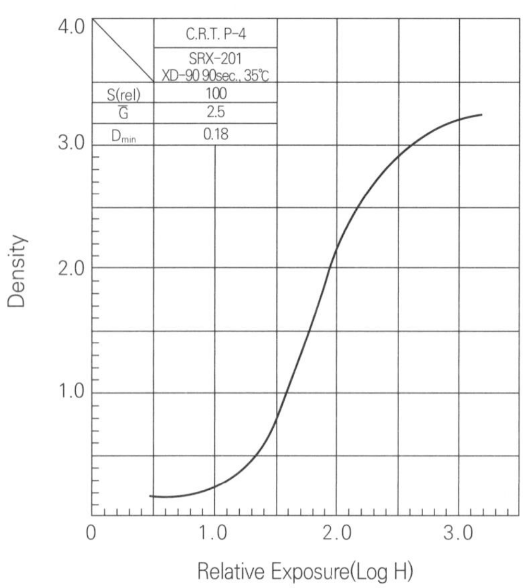

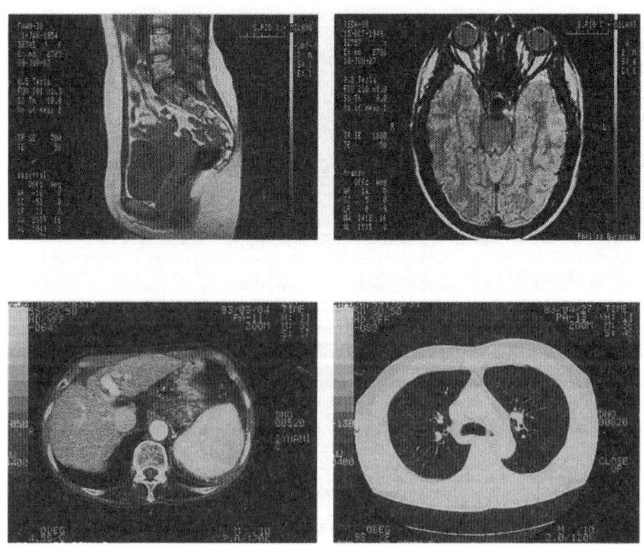

Ⅶ. 기타 의료용 필름

1. X선 cine fluorography film

심혈관을 중심으로 한 혈관혈류를 동태영상을 기록하는 방법으로 X선 cine 촬영이 있다. I.I에 cine camera를 장착하여 25cut/sec 또는 30cut/sec로 촬영하는 것으로 50~60cut/sec의 고속촬영도 때때로 사용된다. 어느 경우도 X선 발생 pulse와의 동기(synchronization)가 확실하게 취해진 장치인 것이 중요하다.

X선 cine 필름도 CRT 필름과 같이 몇개의 품종이 있으며, 촬영목적, 화질과 장치용량 등을 고려해서 선택된다. X선 cine 개발 초기에는 16mm film의 이용도 시도되었으나 현재는 대부분 35mm이다. 일부 예외품도 있으나, 거의 100μm의 polyester base를 사용한 halation 방지층을 만들고 있다. X선 cine는 위와 같이 camera내에서 고속주행되므로 재단치수, slipping성과 찰나상 등도 중요한 point가 된다.

X선 cine 필름은 cine 전용자동현상기와 전용현상액으로 처리되는 것이 보통이며, 현상시간도 어느정도 변하기 때문에 사전에 충분한 시험을 한 후에 처리조건이 정해진다(그림 6-6).

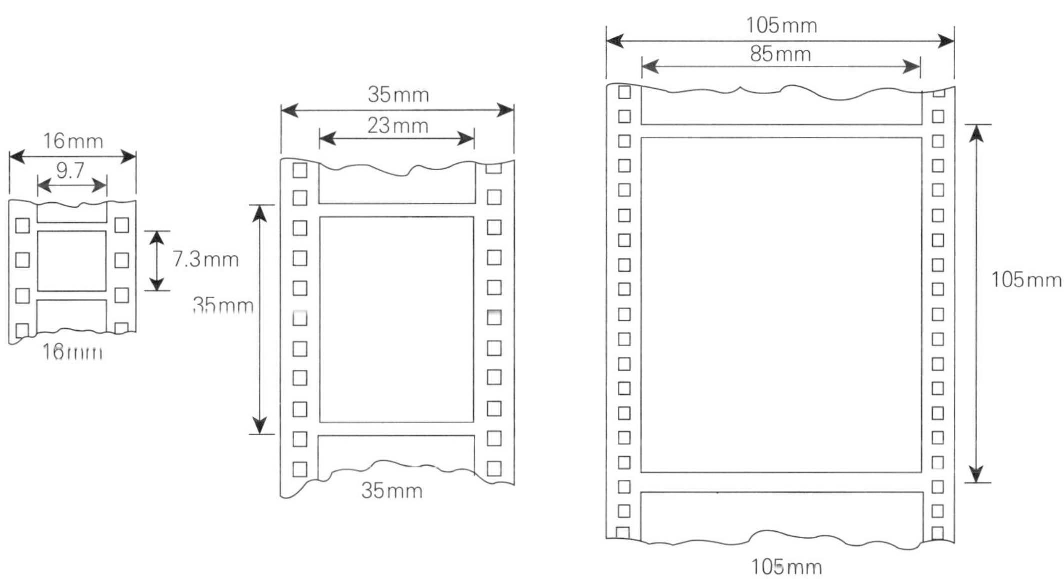

그림 6-6. 16mm~35mm cine film과 105mm spot film

2. dental film

구강촬영용 필름과 panorama용 필름으로 대별한다. 전자는 의료용으로서는 사용빈도가 적은 direct X선으로 촬영하는 것의 하나이며, 필름은 1매(또는 2매)씩 차광성이 있는 포장재료로 포장되어 있다. direct X선에 대한 감도를 높일 필요가 있기 때문에 감광유제는 보다 은의 함량이 높게 되어있으며, 유제 도포면도 두껍다. 따라서 현상처리는 Vat와 tank에 의한 manual processing이나 전용 자동현상기로, 직접용 필름보다 시간을 길게 하여 처리한다. 그러나 dental 필름은 size가 작으므로 암실에서 처리하거나 자동현상기를 설치하는데 경제적 부담이 있어 촬영이 끝난 필름의 포장재료 안에 1회용 현상정착액을 넣어둔 것을 많이 사용한다. 필름은 양면유제로 3×4 cm size이며 소아용 occlusal 등이 있으며 필름품종과 포장형태까지 포함하면 약 30종류가 된다. 구강용 필름이 치아의 1~3개 정도를 대상으로 촬영하는데 대해서 panorama film은 치열 전체를 촬영하는 것으로 촬영된 영상은 입체적 치열을 전개한 상을 나타낸다.

촬영기술상, direct X선 촬영에서는 피폭량이 대단히 많기 때문에 screen film system으로 행해지고 있다. film size는 165×30 cm, 20×30 cm의 두가지가 있다.

3. mammography용 필름

유방 내의 가느다란 유선이나 석회화상을 묘출하는데 필요하므로 종전에는 direct film으로 촬영하였으나 환자에 대한 피폭선량저감이라는 도의상의 문제로 최근에는 편면 screen(single screen), 편면유제 필름(single emulsion film)으로 촬영하고 있다. 피폭저감면에서는 보다 고감도를 얻을 수 있는 양면 system이 바람직하지만 mammograph와 같은 극히 미세상(像) 추출이 필요한 때에는 양면 system의 crossover에 의한 화질저하가 무시될 수 없는 이유이다. 물론 필름과 screen은 고화질 type으로 되어 있다.

1) 초고화질을 추구한 Mammo 촬영용 필름(예: CM-H)

저농도로부터 고농도까지 직선성 특성을 갖은 Mammo 촬영, Extremity 등 섬세한 영상정보를 요구하는 부위에 적합한 고감도 High Contrast의 편면유제필름이다. Mammo 촬영에 최적한 High Contrast Type의 특성이 있으므로 미소한 농도차도 쉽게 식별할 수 있는 필름이다.

Ortho Type의 Mammo Screen에 적합한 분광감도 특성이 있으므로 입상성이 양호하며 현상 처리 의존성이 적어 항상 안정된 영상을 얻을 수 있다.

빛의 반사(Halation), 빛의 확산(Irradiation)을 방지하고 있으므로 선예도가 향상된다. 환경변화에 의한 뒤틀림 증상 및 표면성도 매우 안정되어 있다.

4. badge film

개인피폭선량을 monitor하기 위한 필름으로, 선질측정이 가능하도록 Al, Cu 등을 조합한 filter가 부착된 badge case에 넣고 작업중에 항상 휴대한다. 필름은 광범위한 선량에 대응할 수 있도록 감도가 다른 종류의 필름이 차광성 포장재료로 밀봉포장되어 있다. 선량 대 필름흑화도의 관계를 정확하게 나타내도록 측정해야 하므로 충분히 관리된 설비가 있는 전문업자에 의해서 측정서비스가 시행되고 있다.

5. 반도체용 레이저 필름(Laser film): LP820H

반도체 레이저를 광원으로 하는 Laser Imager용의 편면필름이며, 반도체 Laser 발광파장 780~820 mm에 유효한 감도를 갖는 고선예도 미립자 필름으로서 필름의 Fog 농도가 낮고 활용범위가 넓은 필름이다.

CT, MRI, CR(Computed radiography), video image용으로 이용된다.

6. 헬륨-네온 레이저 필름: LP670

He-Ne 레이저의 발광 파장 633 nm와 반도체 레이저 670 nm에 유효한 감도를 갖고 있는 미립자 고선예도 Laser 광원용 편면유제필름이다. Fog 농도가 낮고 Dynamic Range가 넓은 필름으로서 저농도부로부터 고농도부까지의 직선성이 길고, Laser Imager 영상 정보를 잘 표현, 출력이 가능한 필름이며 필름 표면의 물리적 특성이 우수하다.

새로운 CR 기술에 의해 어떠한 처리 조건에 있어서도 안정된 영상을 얻을 수 있다.

7. 복사용 필름(Speciality film)

편면유제필름(Single emulsion film)으로서 ultraviolet 빛에 감색성이 있다. 45초 처리 복사용 필름으로 X선 사진이나 CT, MRI 등의 의료영상의 복제에 이상적인 특성을 갖춘 UV광원 전용 복사 필름이다.

Ⅷ. X선필름의 보관과 Scanner, Laser Imager 관리

1. X선필름

감광재료는 "살아있는 것"이며 보존 중에도 성능이 천천히 변한다. 그러므로 감광재료의 보존조건과 취급방법에 충분한 주의가 필요하다. 감광재료는 빛 이외에 각종방사선, 약품, 온도, 습기 및 기계적 압력 등의 영향을 받는다.

감광유제막을 강하게 문지르면 마찰 fog가 생긴다. 노광 전에 유제막에 주름을 지게하면 현상 후 그 부분이 희어진다. 기계적 압력도 똑같은 영향을 받는다. 지문이 닿으면 현상 후에 그 흔적이 생기므로 취급 시에는 장갑을 끼는 것이 안전하다. 또 모든 감광재료는 습도가 높을수록 변질이 빨리 되므로 이것을 보존하려면 저온저습인 장소가 적합하다. X선필름은 밀봉방습포장이 되어 있으므로 개봉전에는 습기에 대해 비교적 안전하다.

그러나 일단 개봉된 것은 유제막이 습기를 흡수해서 주위의 공기와 수분을 함유하게 된다. 따라서 다습한 조건은 피해야 한다. 특히 고온다습은 유제가 가장 싫어하기 때문에 fog 증가와 감도저하 등의 성능악화는 물론, 필름과 간지와의 접착이 생기는 일도 있다.

이에 반해서 극도로 건조하면 대전(electrification)되어 static mark(정전기 현상)가 생기는 경우가 있다. X선과 gamma선에 의해서 예측이 안된 fog가 생기므로 X선 방어가 완전해야 한다.

지구상에는 계속 우주선(cosmic rays)이 내리고 있다. 우주선은 투과력이 강하므로 이것을 막는다는 것은 곤란하지만, 필름 보관 중에 우주선으로 받는 영향은 사실상 문제될 만한 것은 없으나 보관상 유의해야 한다. 표 6-3은 X선필름이 우주선에 의해서 fog가 생긴 것을 나타낸 것이다. X선필름의 보존은 건조제를 넣은 밀봉용기에 넣고 냉장고에 보관하면 더욱 좋다. 전기냉장고 안은 저온 저습이므로 보존장소로 가장 안전하다. 특히 개봉한 후에는 더욱 주의가 필요하다.

단, 사용하기 24시간 전에 냉장고에서 꺼내어 건조용기 안에서 실온과 같게 한 후 사용하지 않으면 실내 수증기가 필름에 응축되어 사고의 원인이 된다.

의료용 X선 film의 보관 환경 조건은 보관온도 20℃(60℉) 이하, 습도는 40~60%로 해야 한다. 보관 환경 조건의 부적당은 필름의 대조도(contrast) 저하, 포그(fog)의 증가의 원인이 된다.

표 6-3. X선 film의 우주선에 의한 fog

	6개월	1년	1½
Screen type	0.015	0.03	0.05
non Screen type	0.03	0.05	-
현상 : 20℃	4분		

2. X선 Film Scanner의 취급

CT, MRI 등의 보급과 함께 의료영상의 디지털화가 진행되는 한편으로는 Screen/Film system에서 촬영된 X선 film도 많이 사용하고 있다. 이들 X선 Film은 방대한 보관 space가 필요하다. 이와 같은 문제를 해결할 수 있는 scanner가 Film scanner이다. 100매까지 size가 다른 film이라도 고속으로 읽어내도 고화질이 가능하다.

또한 DICOM 3.0을 표준장비로 하고 있으므로 network system에 적합한 scanner type이다.

이 Film scanner의 특징은

① one touch로서 조작이 간단하다. 본체의 전원을 넣고 Film을 두고 start button을 누르는 간단한 조작이다. 본체에 CPU와 내용량의 하드 디스크를 내장하고 있어서

표 6-4. X선 film과 용도의 정리

Type	용도
직접 촬영용 필름 (Non screen type film)	Card board holder를 이용한 Hand와 Foot, X선 촬영, 또는 paper-wrapped film
형광 증감지 사용 필름 (Screen type film)	Intensifying screen을 사용하는 다목적 촬영용 film
유방 촬영용 필름 (Mammo graphic film)	Single emulsion film(편면유제필름)으로서 입상성이 양호한 필름
비디오 필름 (Video film)	Single emulsion film으로서 CRT image에서 작성
레이져 필름 (Laser film)	Digital 영상신호를 laser beam으로 주사하여 영상장치에 의해 해독, 감광되는 필름
스팟트 필름/영화용 필름 (Spot film, Cine film)	크기가 다른 roll type의 film으로서 view box, 또는 projector에 의해 관찰하는 film

network에 diret로 접촉할 수 있다.

② 고속 scanning으로 대량처리한다. 14″×17″ Film을 2×2.5k의 화소수로 약 6sec scan하며 나아가 크기가 다른 size의 Film을 한번에 100매까지 처리할 수 있는 Auto feeder가 표준장비로 되어 있다. 자동적으로 film size를 검색하고 Film마다 미리 설정된 화소 Pitch로서 읽으므로 작업의 효율성이 높아진다.

③ 새로운 CCD 기술에 따른 고화질의 추구이다. 7500 pixel CCD와 정밀 data처리로서, CCD에서 최대 화소수 4×5k(14″×17″ film), 8bit/12bit gray scale, 농도범위 0~3.5D의 고화질로 된다.

④ 적정한 영상을 만드는 히스토그램 egualization 기능을 갖추고 있다. Realtime으로 1매, 1매의 농도를 자동적으로 보정한다. 촬영조건이 다른 film에서도 농도가 보정되므로 과거의 영상 data를 재현할 수 있다.

⑤ 바코드 리더를 내장하고 있다. 바코드 리더를 사용하므로 film상의 바코드를 자동 해독할 수 있다. 바코드와 환자정보를 링크하도록 구성된 시스템이 있으므로 우수한 data base 기능을 발휘하게 된다.

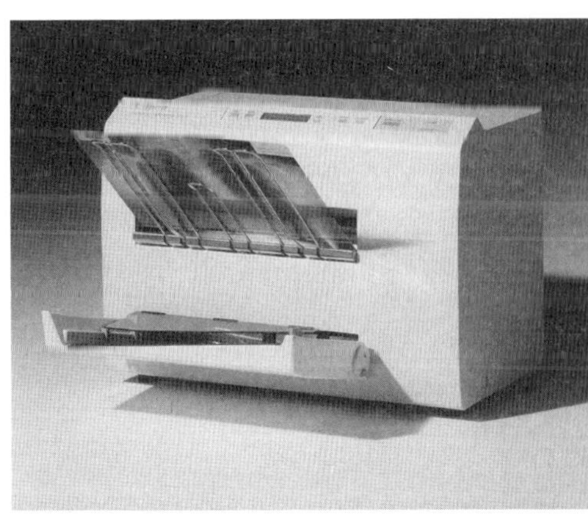

그림 6-7 . Film Scanner

3. Laser Imager

CT와 MRI 등의 새로운 진단장치가 도입됨에 따라 고성능의 장치에 의해 만들어진 진단 영상을 종래는 CRT를 이용한 Multi Format Camera로 Hard Copy했으나, 고화질화가 요구됨에 따라 Laser Imager가 사용되고 있다.

1) CRT Multi Format Camera와 Laser Imager의 비교

- CRT Imaging은 Video Signal만을 사용하고 있다.
- CRT 중심부의 해상력은 Laser Imager와 같은 Level이지만 주변부의 해상력이 떨어진다.
- CRT Multi Format Camera에서는 1 Format의 Copy만 되기 때문에 1매의 Film을 촬영하는데는 시간이 걸린다.
- CRT의 Phosphor입자의 영향으로 사진의 입상성이 나빠진다.
- CRT는 자장의 영향을 받기 쉽다.

2) Laser Imager의 구조

- Li-10A의 Out Line
- Laser Printing system

3) Laser Imager Film의 특성

- 고해상력 Type의 Single Emulsion(편면) Film이다.
- 안정한 처리 특성을 가지고 있어야 한다.
- 90초/45초 자동현상 처리가 가능하다.

4) Laser Imager의 장점

- 고화질의 Hard copy를 얻을 수 있다.
- Original 사진을 연속 printing할 수 있다.
- Multi Format Imaging이 가능하다.
- Multi Modalities로 접속 가능하다.
- Video Signal/Digital signal input이 가능하다.
- Maintenance가 유리하다.

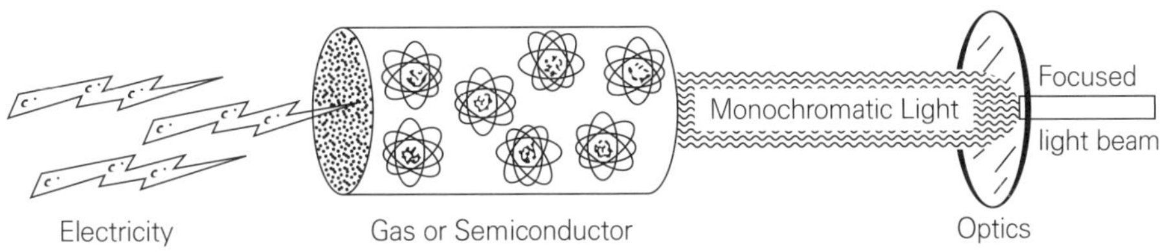

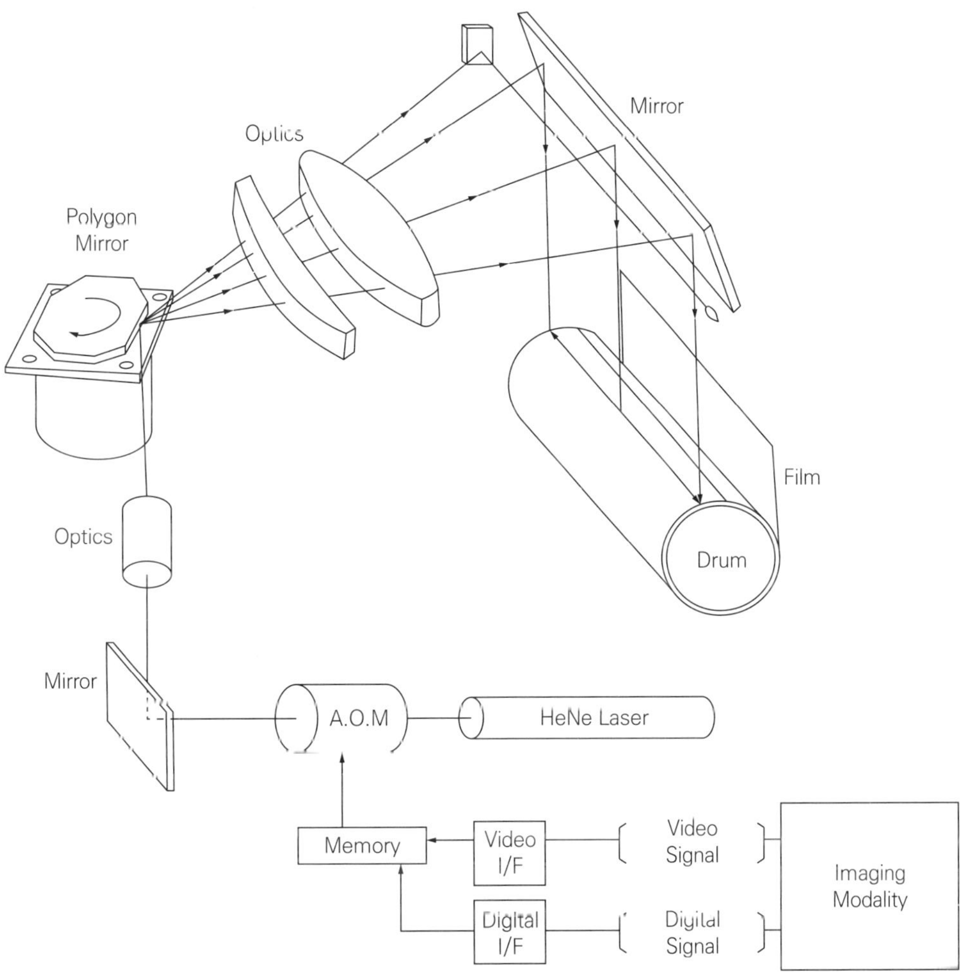

그림 6-8. Laser의 발생기전

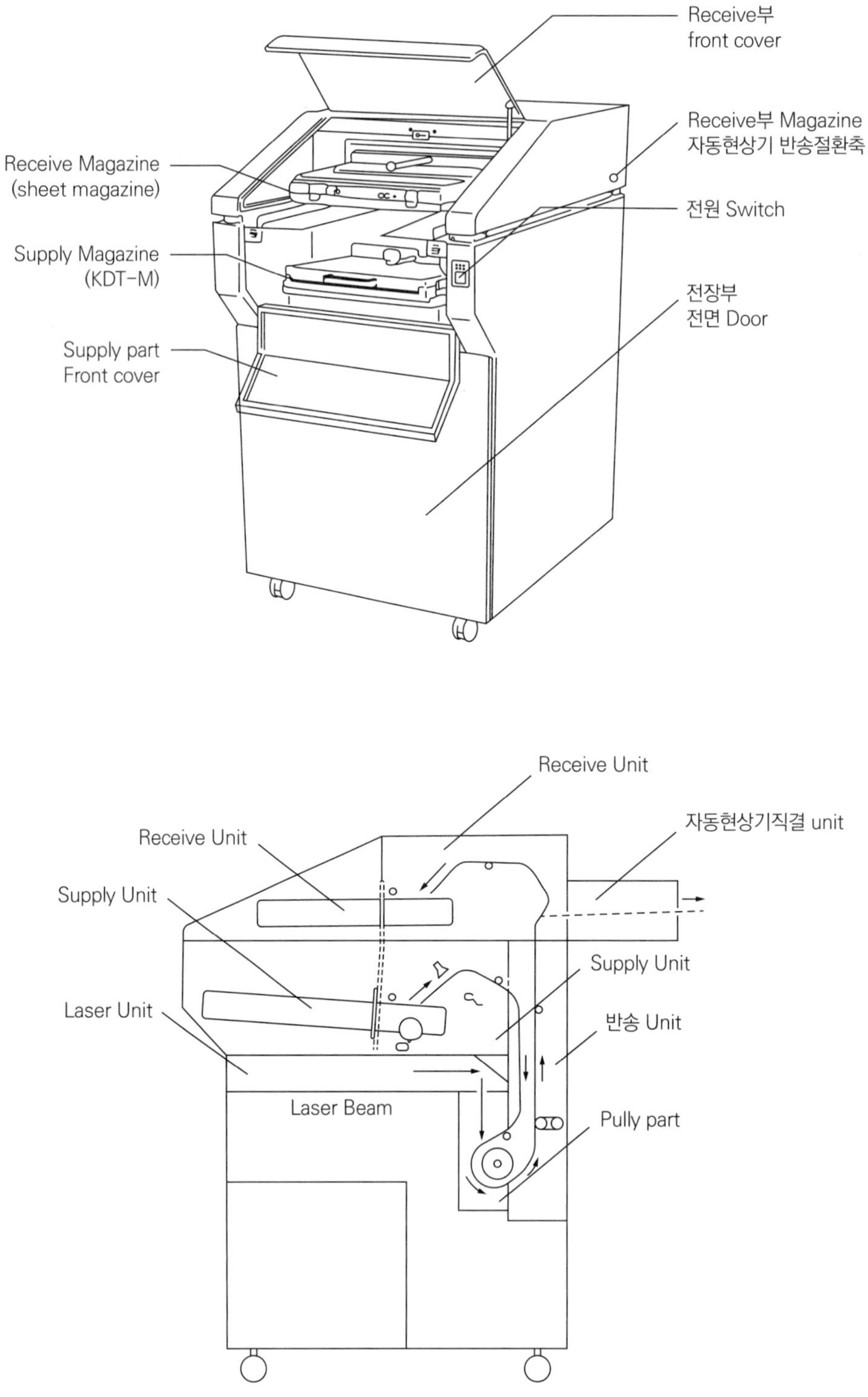

그림 6-9. Laser imager 각부의 명칭

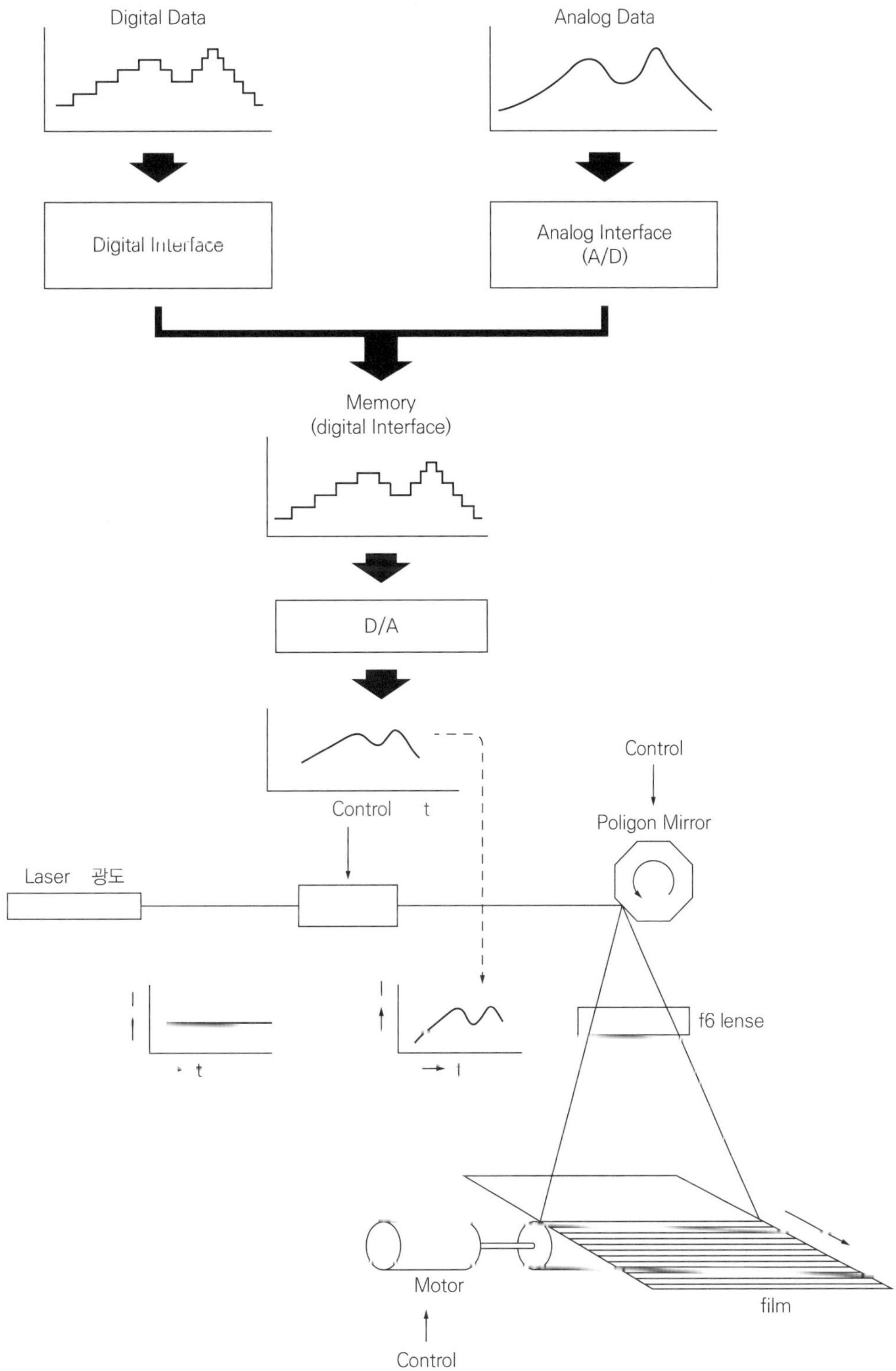

그림 6-10. 영상 형성의 process

제 7 장 증감지와 형광판
Intensifying Screens

X선 필름에 쓰이는 할로겐화은은 X선 감광작용을 가지고 있는데 투과력이 강한 40~140 kV의 의료용 X선 에너지영역에서 그 대부분이 흡수되지 않고 투과해 버리기 때문에 X선의 이용률은 1% 정도라고 한다.

그래서 이 X선 이용률을 높이기 위해 X선 흡수가 큰 형광체를 sheet화 한 것에 X선을 조사시켜 형광체에서 나오는 빛을 사진필름에 밀착기록하는 방법으로 환자의 피폭을 경감시켜 단시간 촬영에 이용하는 것이 증감지(screen)이다.

증감지(intensifying screen)·형광판(fluoresent screen)은 X선 등의 전리방사선을 조사시키면 발광하는 형광체의 미립자를 gelatine 중에 분산시킨 기판(base)[1) 위에 도포한 것으로서, 일반적으로 X선 직접 촬영시 film에 밀착시켜 사용하는 증감지와 간접촬영 및 투시(fluoroscopy)에 이용되는 형광판이 있다.

그림 7-1은 증감지가 없는 경우와 있는 경우 동일 필름의 감광도를 비교해 보여주고 있는 한 예이다. 사진농도 1을 얻기 위해 증감지가 없는 경우에는 440 mAs로서 증감지가 있는 경우의 4 mAs에 비해 무려 110배라는 높은 양의 방사선이 요구된다는 것을 알 수 있다. 한편 증감지를 사용함으로써 증감지의 증감지의 불선예도가 가해져 X선사진의 선예도가 떨어진다.

I. 증감지의 구조와 특성

1. 증감지의 기능

현재 증감지를 쓰지 않고 촬영하는 일은 거의 없으며 필름과의 시스템화도 많이 진행되고 있다. 증감지로서의 중요한 기능은

① 환자의 피폭선량을 대폭 경감시킨다.

② 단시간 촬영이 가능하고 피사체의 움직임으로 인한 불선예도가 감소된다.

③ 소초점의 X선관을 사용하므로 기하학적 불선예도가 감소된다.

---

1) 증감지의 기판(지지체, 대지)은 보통 종이(판지)가 쓰여졌으나 현재는 대부분 polyester 등의 plastic base가 쓰인다. 그러나 증감지로 호칭하는 것은 오랫동안 쓰여온 관습에 의해서이다.

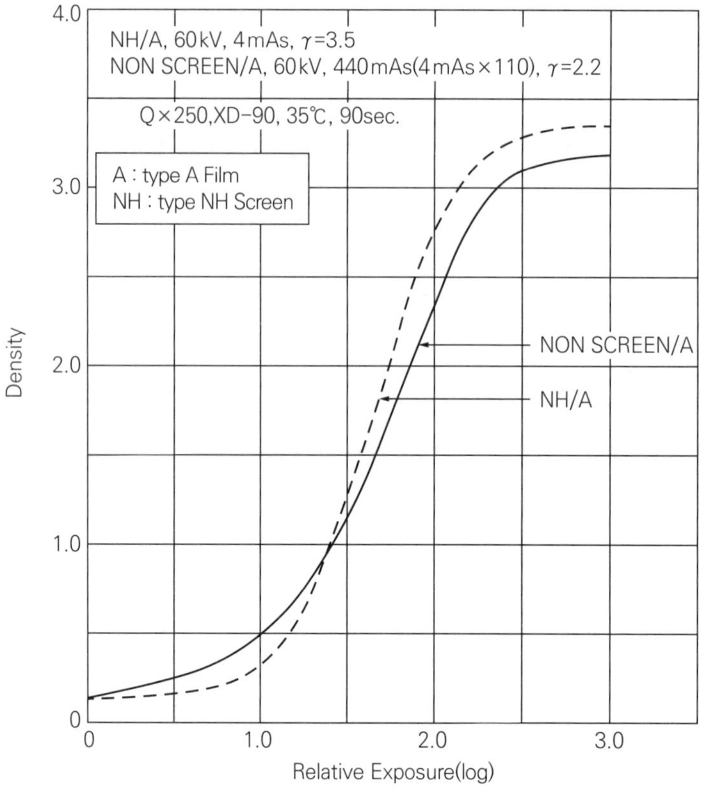

그림 7-1. 증감지를 사용한 경우와 사용하지 않은 경우의 film 특성곡선

④ 소용량의 X선장치를 촬영이 가능하고 X선장치의 수명을 연장시킨다.

⑤ X선사진의 contrast를 증가시킨다.

2. 증감지의 구조

증감지는 일반적으로 regular 또는 ortho 유제의 X선필름에 감도가 높은 자색에 가까운 색에서 녹황색영역에 발광 spectrum을 가진 형광체를 지지층 위에 고르게 칠한 것으로 2매를 1조로 하여 그림 7-2와 같이 X선측에 놓인 증감지를 front 증감지, 반대측을 back 증감지라 한다. 증감지의 구조를 더 상세하게 설명하면(그림 7-3).

① 보호막(Protective coating)

10μm 전후의 투명한 cellulose 화합물 또는 PET가 쓰이며, 단순히 형광체층만을 보호하는 것이 아니고 화학적인 침식에도 견디는 성능이 있다.

② 형광체층(Phosphor layer)

증감지 구조 중에서 전체 성능을 좌우하는 중요한 부분이다. front, back 증감지의 구성에 있어서도 형광체의 종류, 입자의 형상, 크기, 분포와 두께가 적합하게 설계되어 있다. 또 형광체의 입자배열에 따라 그 성능도 다르며 구조상에 있어 균일분산구조, 다

중층 구조와 이중형광체의 2층 구조가 있다. 형광체 결정입자의 크기는 2~10μm 정도이며, 아주 미세한 것은 1μm 전후이다.

③ 하도층/반사층(Subcoating layer/Reflective layer)

형광체층을 지지체에 접착시키는 역할을 하는 층으로, 빛 반사층에 의한 감도 증가와 또한 빛 흡수층으로서도 역할을 하여 선예도를 향상시킨다. $CaWO_4$ 형광 증감지는 형광체층과 지지체 사이에 반사층(reflecting layer)이 있다(그림 7-4). 이 빛 반사층은 약 25μm 두께의 magnesium oxide 또는 titanium dioxide의 빛반사 물질을 사용하고 있다. 이 반사층에 의해 빛광자(light photon)의 수가 증가, 형광 효율이 증대된

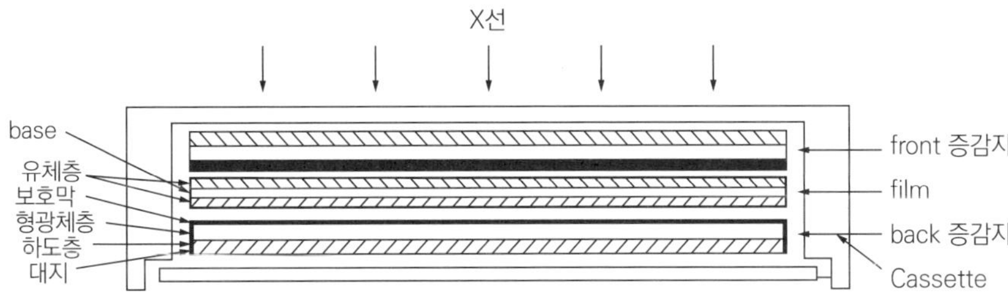

그림 7-2. 증감지의 구조

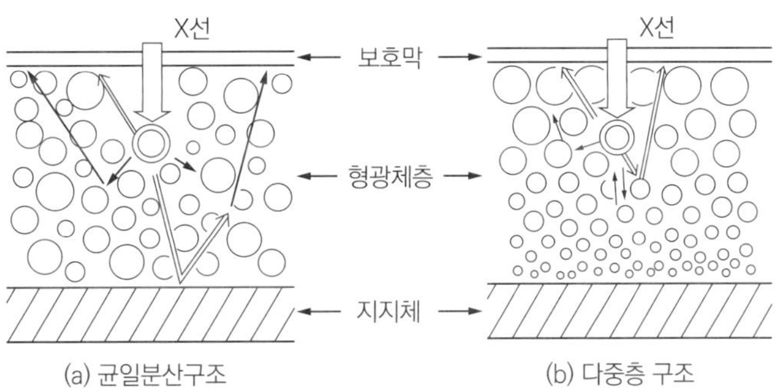

그림 7-3. 증감지 구조의 단면 model

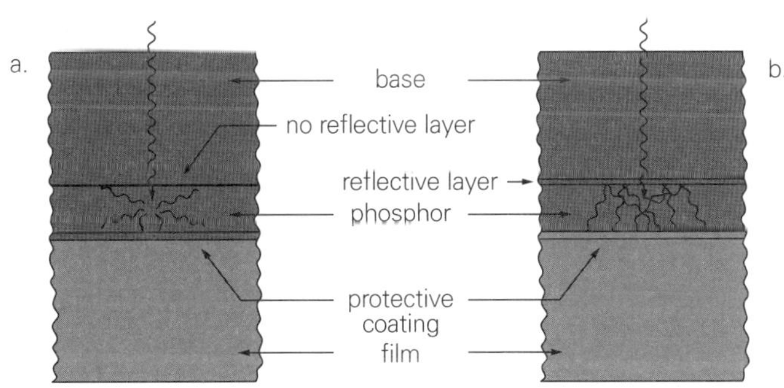

그림 7-4 a. 반사층이 없는 증감지 b. 반사층이 있는 증감지

다. 희토류 형광 증감지(rare earth screen)는 반사층이 필요 없다. 그 이유는 X선 흡수율이 높고, 빛광자 방출(형광 효율)이 증가하여 필름에 도달하는 광자수가 많아지기 때문이다.

④ 지지층(Base)

최근에는 plastic base가 쓰여지고 있다. 형광체층을 보호해 주는 역할과 증감지 성능에 영향을 주는 형광흡수 또는 반사효과를 갖추고 있다.

3. 형광물질과 인광물질

X선 필름을 포함한 모든 필름은 가시광선에 잘 감광된다. X선을 흡수하여 가시광선으로 전환시킬 수 있다면 X선에 의한 필름의 감광도를 증가시킬 수 있기 때문에 X선에 의한 필름의 직접 피폭에 수반되는 문제점도 해결될 수 있을 것이다.

표 7-1. 형광효과

형광효과	자극방법	예
장형광	가시광선, 자외선	PLD
열형광	적외선 가열	Lif, CaF_2, Mn
전기형광	전장(전압)	형광등
방사형광	전리방사선	섬광계수관 (NaI(Tl)) 증감지($CaWO_4$) II.(CsI)
생물형광	생화학에너지	반딧불

표 7-2. 각종 형광물질의 발광 파장과 감색도

Phosphor	Activator	Color
Barium strontium sulphate	Europium	Ultraviolet
Barium sulphate	Lead	Ultraviolet
Yttrium tantalate	Thuliuim	Ultraviolet/blue
Zinc sulfide	Silver	Ultraviolet/blue
Calcium tungstate	Lead	Blue
Lanthanum oxybromide	Thulium	Blue
Yttrium oxysulfide	Terbium	Blue
Gadolinium oxysulfide	Terbium	Green
Lanthanum oxysulfide	Terbium	Green
Zinc cadmium sulphide	Silver	Yellow-green

고온으로 가열된 물질은 어느 것이든지 발광한다는 것은 상식적인 사실이다. 고온으로 가열하지 않을지라도 외부의 자극에 의해 비교적 낮은 온도(때로는 상온)에서 발광할 수 있는 특이한 물질들이 있다. 이와 같이 비교적 낮은 온도에서 외부 자극에 의해서 발광하는 현상을 형광작용이라고 하며, 방출되는 빛을 형광이라고 한다. 흔히 보는 형광 현상을 예로 들면 표 7-1과 같다.

형광은 외부자극 시 발광되는데 걸리는 시간이 1억분의 1초보다 짧은 시간에 대해서만 적용하며, 발광시간이 그보다 더 긴 경우는 인광이라고 한다. 방사선 진단 영역에서 쓰이는 형광물질로는 표 7-2와 같다.

Ⅱ. 형광물질의 특성과 X선용 형광체

형광체(phosphor)로는 무기형광체와 유기형광체가 있으며 현재 방사선 사진에 쓰이는 것은 무기형광체이다.

형광체는 순수물질에서 발광효율이 있는 순수형과 부활제(activator) 등의 미량의 불순물을 함유하는 부활형으로 나누어진다. 순수형의 대표적인 것은 $CaWO_4$로서 이 type의 형광체는 일반적으로 순도가 높을수록 발광효율이 높다. 부활형 형광체는 결정모체와 부활제의 조합으로서 발광효율이 높아지는데 부활제의 함유량은 모체에 대해서 수% 이하로 통상 0.01% 정도이다. 부활형 형광체는 종류·양에 따라 발광효율·발광 spectrum·잔광시간 등의 특성이 달라진다(발광효율향상·발광파장 shift, 잔광시간연장 등).

또한 Y, La, Eu, Gd, Tb 등의 희토류원소(rare earth element)를 이용하는 형광체는 희토류형광체라 총칭한다. 형광체는 형광등용, TV관용, display관용, X선용 등 용도에 따라서 다른 특성이 요구된다. X선용 형광체가 가져야 할 특성은 ① X선에 대해서 흡수·발광효

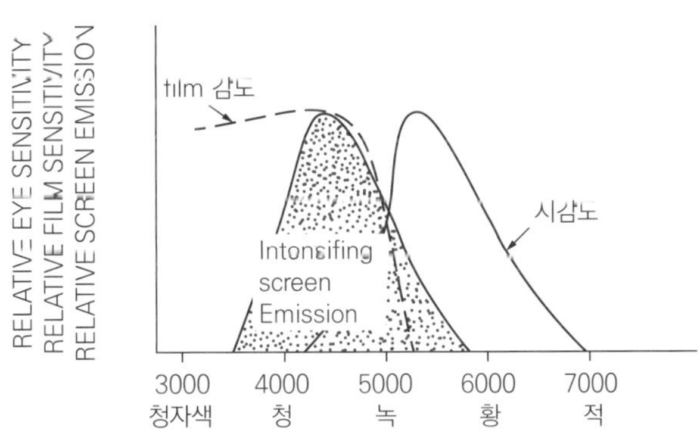

그림 7-5. X선 film과 $CaWO_4$ 형광증감지의 분광감도와 시감도 특성

율이 높아야 한다. ② 발광 spectrum이 film·촬상관·눈 등의 감광체의 분광감도에 적합해야 한다(이는 film 등을 잘 감광시킬 수 있는 색광을 방출해야 함이다). ③ 잔광이 적어야 한다. ④ 열화가 적어야 한다. 가장 널리 쓰이는 형광물질은 $CaWO_4$결정이다. $CaWO_4$는 그림 7-5에서 보는 바와 같이 파장이 3,500Å~5,800Å(또는 350~580nm)인 범위의 청자색 빛을 방출하며 그 중에서도 4,300Å의 빛을 가장 많이 발생시키고 외관상으로는 보라색이다. 눈에는 형광이 밝게 보이지 않을 지라도 파장이 4,800Å 이하인 빛에 잘 감광되는 일반필름(regular film)에 대해서는 이 형광이 잘 감광된다.

1. 형광물질의 형광효율

형광물질이 흡수된 X선 광자에너지 중 빛으로 전환시키는 에너지의 비를 그 형광물질의 형광효율(conversion efficiency)이라고 한다. 예로서 흡수된 X선 광자의 전에너지를 빛으로 전환시킨다면 그 형광물질의 형광효율은 100%일 것이며, 전혀 하나의 빛조차 발광시키지 못한다면 형광효율은 0%이다. 텅스텐산칼슘($CaWO_4$)의 형광효율은 약 5%로 알려져 있다.

30keV X선 광자 하나가 광전반응에 의하여 $CaWO_4$에 흡수되었을 때 몇 개의 빛이 나오는지 계산해 보자. $CaWO_4$에서 가장 많이 방출되는 빛의 파장은 4300Å이므로 이 파장만의 빛이 방출된다고 가정하자. 4300Å의 광자의 에너지는

$$\frac{12.4\ \text{keV.Å}}{4300\ \text{Å}} = 0.0029\,\text{keV}$$

이다. 30keV의 X선에 의해 방출될 수 있는 빛의 최대수는

$$\frac{30\ \text{keV}}{0.0029\ \text{keV}} = 10{,}400$$

즉 약 10,400개이다. $CaWO_4$의 형광효율이 약 5%이므로 실제 발생되는 빛의 수는

$$10{,}400 \times \frac{5}{100} = 520 \qquad \text{즉, 약 520개이다.}$$

2. 빛의 형광층 투과율

형광물질에서 방출된 빛이 형광층을 통과하여 필름에 도달하는 비율을 빛의 형광층 투과율이라고 한다. 형광물질에서 방출된 빛은 모든 방향으로 대체적으로 고르게 방출되기 때문에 필름으로 향하는 빛의 비율은 약 1/2이 될 것이다.

일반적으로 형광물질에서 방출된 빛이 필름에 도달하는 과정에서 형광층이나 보호막에서 일부 흡수된다.

예를 들면 고감도 텅스텐산칼슘 증감지의 빛 투과율은 약 60%이다. 30keV X선의 흡수 시 필름에 도달하는 빛의 수는 대략

$$520 \times \frac{1}{2} \times \frac{60}{100} = 156\text{개이다.}$$

3. 증감계수

동종의 필름이라 할지라도 같은 사진 농도를 얻기 위해서는 증감지의 유무와 종류에 따라 방사선의 조사선량(mAs)이 달라질 것이다.

증감지가 없을 때의 조사선량(mAs)을 증감지가 있을 때의 조사선량(mAs)으로 나눈 값을 증감계수(intensification factor)라고 한다. 즉,

$$\text{증감계수} = \frac{\text{증감지가 없을 때의 조사선량(mAs)}}{\text{증감지가 있을 때의 조사선량(mAs)}}$$

위의 예에서 30 keV X선 광자 하나가 흡수될 때 고감도 텅스텐산칼슘 증감지로부터 156개의 빛이 필름에 도달할 수 있으므로 30 keV에 대해서는 그 증감지의 증감계수가 156이라고 말할 수 있다. 이것은 30 keV X선 하나가 필름에 직접 흡수되었다면 한 개의 잠상만을 만들지만 증감지에 흡수되었다면 156개의 잠상을 만들 수 있다는 것을 의미한다.

| 예제 | 어떤 부위의 X선 검사를 위해 감도 100의 형광 증감지를 사용, 촬영 조건은 75 kVp, 100 mAs로 조사한 결과 환자에게 노출된 X선량은 200 mR이였다면 감도 100의 형광 증감지 사용시의 증감계수(IF: Intersification factor)는 얼마인가?

→ 해설: $IF = \frac{600}{2000} = 30$

즉, 증감지를 사용하지 않았을 경우는 30배의 mAs로 촬영해야 하므로 조사선량이 매우 많게 된다.

4. 증감지의 X선 흡수율

증감계수는 형광물질의 형광효율과 빛의 투과율에 의해서 좌우되지만 X선의 흡수율에도 비례할 것이다. X선의 흡수는 형광물질에 포함되어 있는 원소에 의해 크게 영향을 받는다. X선의 흡수는 광전흡수에 의해 일어나고, 광전흡수는 충돌하는 원자의 K각 전자의 결합에너지에 크게 영향을 받게 되기 때문에 X선의 흡수율은 X선의 스펙트럼 분포에 따라 좌우된다. $CaWO_4$ 증감지를 예로 들어 보자.

필름의 감광재료인 은과 브롬의 k-edge는 각각 25.5 keV, 13.5 keV인 반면에 $CaWO_4$에 포함되어 있는 텅스텐(W)의 k-edge는 69.5 keV이다(그림 7-6). 69.5 keV보다 낮은 관전압에서는 광전흡수는 상대적으로 낮은 keV의 k-edge를 갖는 은과 브롬에 의해서, 바꿔 말하자면 필름에서 주로 일어나고, 69.5 kVp 이상의 관전압에서는 관전압이 증가함에 따라 텅스텐의 광전흡수의 비중이 증대된다. 그림 7-7에서 관전압의 변화에 대한 $CaWO_4$의 증감계수에 변화를 보여준다. 80 kVp 정도까지에서 관전압의 증가에 대한 증감계수의 증가율이 둔화되다가 그 이상의 관전압에서 오히려 증가율이 촉진되고 있음이 나타나 있다.

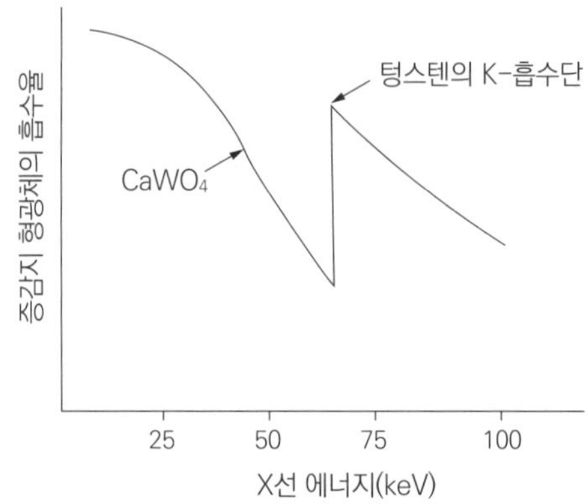

그림 7-6. $CaWO_4$ 증감지의 X선 흡수율

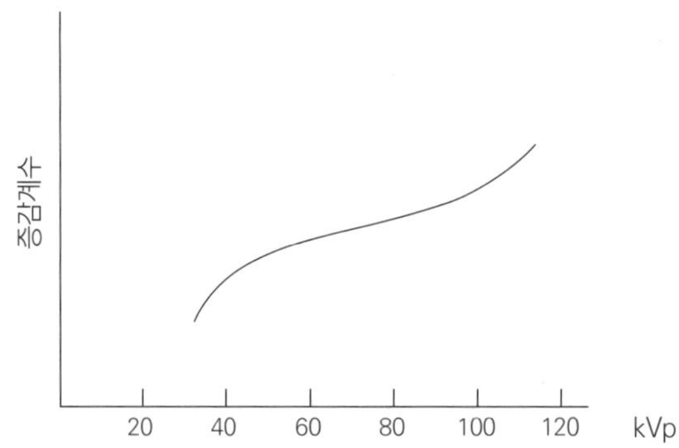

그림 7-7.. kVp 증가에 의한 증감계수의 변화

5. 증감지의 감도(Speed)

증감지의 감도를 절대량으로서 정의하고 측정하기는 용이하지 않다. 보통 일정한 강도의 X선을 조사하고 증감지 표면의 발광강도(방사휘도)의 비(표준을 100으로 함)를 비감도(specific response)로 표시하고 있다.

이 발광강도를 크게 하는 요인은 다음과 같다.

① X선의 흡수·발광의 효율이 높은 형광체를 선택
② 형광체의 입자의 크기를 크게
③ 형광체의 흡수가 적은 binder 사용
④ 형광체층[2]의 두께를 적절히
⑤ 형광체층 아래 백색의 빛[3]반사층을 설계한다.

---

2) 형광체층의 두께는 치수(mm), 단위 면적당 형광체의 도포중량(mg/cm^2)로 표시한다. 증감지 형광체 도포중량은 front·back를 합하여 50~150 mg/cm^2이다.
3) 증감지에 의한 X선 energy의 이용율은 총 1~10% 정도이다.

6. 선예도

X선 사진의 선예도를 결정하는 요인으로서 증감지의 선예도는 대단히 큰 요소가 된다. 증감지의 선예도를 향상시키기 위해서는 다음과 같은 구비조건이 필요하다.

① 형광체층의 두께를 얇게 한다.
② 형광체 입자를 작게 한다.
③ 형광체층의 binder를 착색시킨다.
④ 형광체 하도층 및 지지체의 빛 반사율을 적게 한다.
⑤ 보호막을 얇게 한다.

7. 증감지와 해상력

X선을 완전히 흡수할 수 있을 정도의 납으로 X선 촬영을 하면 사진상 납의 경계는 증감지에서 방출되는 빛에 의해 선명하게 나타나지 않는다(그림 7-8, 9).

따라서 증감지를 사용하는 경우 선명도와 더불어 해상력도 나빠지게 된다. 증감지의 증감계수는 형광층의 두께가 두꺼울수록 커지기 때문에 증감계수가 클수록 빛의 확산도 커지게 되어 해상력이 나빠지게 된다. 예를 들면 X선필름 자체의 해상력은 대체로 100 Lp/mm인데 반해 증감계수가 가장 작은 증감지에 대해서도 해상력은 18 Lp/mm을 약간 웃도는 정도로서 크게 나쁘다.

8. 온도 효과

X선 증감지의 형광물질은 낮은 온도에서 형광효과가 좋다고 알려져 있다. 35℃에서는 21℃에서 보다 약 25% 정도의 mAs를 증가시켜야 할 만큼 형광 효과가 저하된다. 따라서 사용중이 아닌 때에는 증감지를 21℃ 정도의 저온실에 보관하는 것이 좋다.

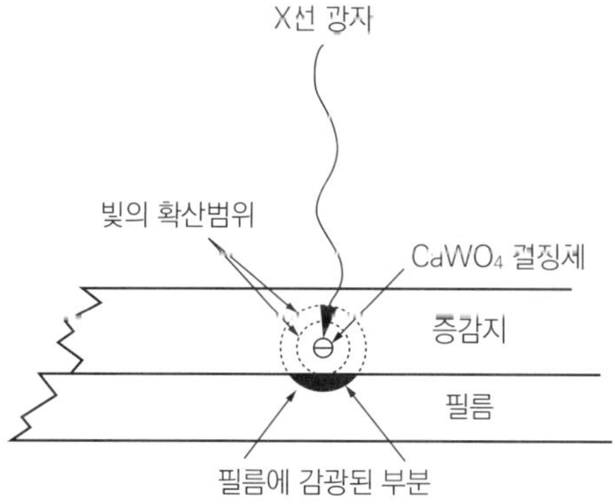

그림 7-8. 증감지 내에서 빛의 확산에 의한 선예도 저하

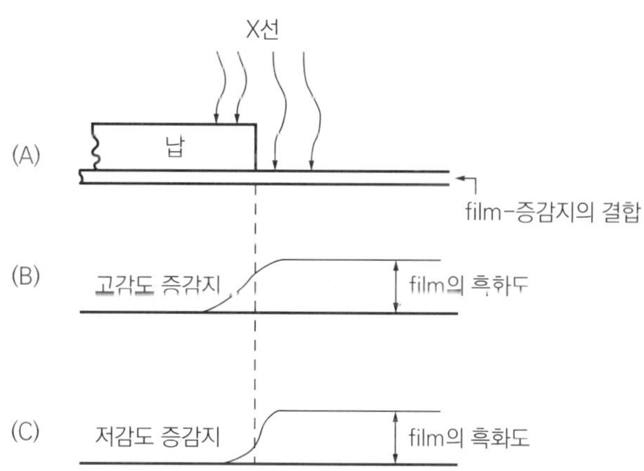

그림 7-9. 증감지 형광층의 빛 확산에 의한 영상의 불선예도

Ⅲ. 신 형광물질

1. 증감계수의 증대

증감계수의 증대를 위해서는 다음의 세 가지 측면에서 개선점을 모색해야 한다.

1) 형광층 두께의 증대

형광층의 두께가 두꺼워지면 형광층에 의한 X선의 흡수율이 증가될 것은 자명하다. $CaWO_4$ 증감지의 감도를 증가시키기 위하여 바로 이 방법을 응용하고 있다. 그러나 형광층의 두께의 증가는 해상력의 저하를 초래하게 된다. 그래서 감도와 해상력의 상반된 요구에 타협점을 찾아야 한다. 그렇지 않으면 두 가지 모두 충족시켜줄 수 있는 증감지를 사용해야 한다.

2) 형광효율의 증대

형광효율은 형광물질의 고유한 값이기 때문에 형광효율이 높은 증감지를 쓰기 위해서는 형광효율이 높은 형광물질로 구성된 증감지를 사용해야 한다. 최근에 희토류 원소나 이트륨으로 구성된 형광물질이 형광효율이 높다고 알려져 있다.

$CaWO_4$	5%
$LaOBr \cdot Tb$	18%
$Gd_2O_2S \cdot Tb$	18%
$Y_2O_2S \cdot Tb$	18%

잠깐 여기서 희토류 원소에 대해 설명하고자 한다. 희토류 원소란 원자번호가 57인 란탄(La)에서부터 71인 류테튬(Lu)까지 15가지의 원소들이다. 희토류란 말은 그 원소들의 존재가 미미해서 붙여진 말은 아니고, 그 원소들을 흙에서 분리해 내기도 어렵고 서로 성질도 비슷하여 한 가지만 독립적으로 추출해 내기가 어려워 붙여진 말이다. 이트륨(Y, 원자번호 39)은 희토류 원소는 아니지만 희토류 원소와 비슷한 성질을 가지고 있다.

3) X선의 흡수율 증대

증감지의 증감계수는 X선의 흡수율에 비례한다. 예를 들면 저감도 $CaWO_4$ 증감지의 X선 흡수율은 약 20%이고, 고감도 $CaWO_4$ 증감지는 약 40%인 반면에 희토류 원소 증감지는 60%로서 $CaWO_4$보다 X선 흡수율이 월등히 높다. 희토류 원소 증감지의 X선 흡수율이 $CaWO_4$ 증감지보다 왜 높은지 설명하고자 한다.

X선이 흡수되는 방법은 원자와 광전효과이다. 광전효과가 일어나기 위해서는 X선의 에너지가 X선을 흡수하게 될 전자의 결합에너지보다 커야 한다. 전자당 광전효과의 효율은 원자번호의 3승에 대체로 반비례한다. 텅스텐(W)의 K-edge가 69.5 keV이기 때문에 X선 에너지가 69.5 keV보다 낮을 때보다 높을 때 더 잘 흡수된다. 그림 7-6에서 보는 바와 같이 X선

의 에너지가 69.5keV보다 높을 때는 텅스텐의 K각 전자가 광전효과에 기여하지만 그보다 에너지가 낮을 때에는 K각 전자는 X선 흡수에 전혀 기여하지 않기 때문이다.

표 7-3에 증감지의 형광물질에 포함되는 주요 원소의 K각 전자의 결합에너지가 제기되어 있다. 그림 7-10은 $CaWO_4$와 Gd_2O_2S(gadolinium oxysulfide)의 흡수계수를 비교하여 보여주고 있다.

표 7-3. 각 형광체의 원자번호와 K 각 결합에너지

원 소	원자번호	K-각 결합에너지(keV)
이트륨(Yttrium, Y)	39	17.05
바륨(Barium, Ba)	56	37.4
란탄(Lanthanum, La)	57	38.9
가돌리늄(Gadolinium, Gd)	64	50.2
텅스텐(Tungsten, W : wolframe)	74	69.5

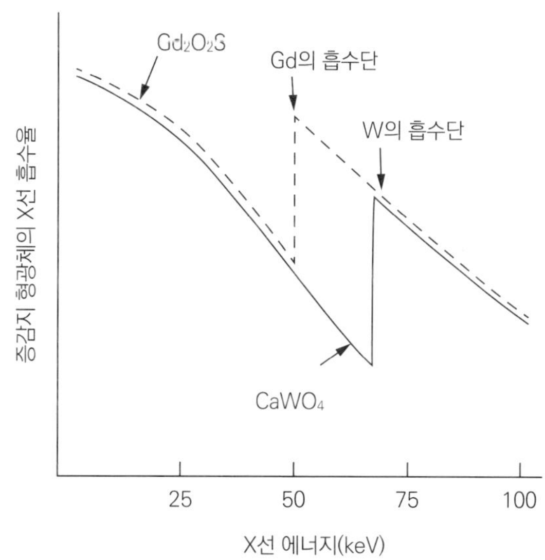

그림 7-10. 텅스텐과 Gd 형광체의 X선 에너지 변화에 따른 X선 흡수곡선

가돌리늄(Gd)의 K-edge인 50.2keV에서부터 텅스텐의 K-edge인 69.5keV까지의 범위에서 가돌리늄의 X선 흡수계수는 텅스텐의 대략 4배이다. 그 밖의 에너지 범위에서는 두 원소의 X선 흡수계수는 거의 같다. 이 같은 사실은 X선의 에너지가 50.2keV에서 69.5keV 사이의 값을 가질 때는 텅스텐보다 가돌리늄의 X선 흡수율이 높다는 것을 의미한다. 그림 7-11은 $CaWO_4$와 Gd_2O_2S외에 LaOBr의 흡수계수도 함께 비교하여 보여주고 있다.

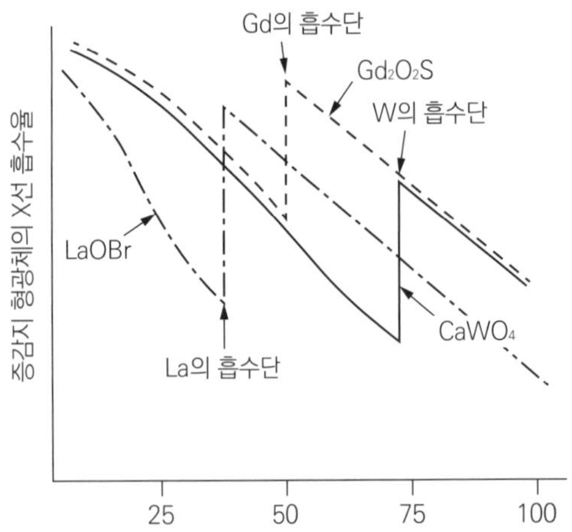

그림 7-11. LaOBr, Gd_2O_2S, $CaWO_4$증감지의 X선 에너지 변화에 따른 X선 흡수율

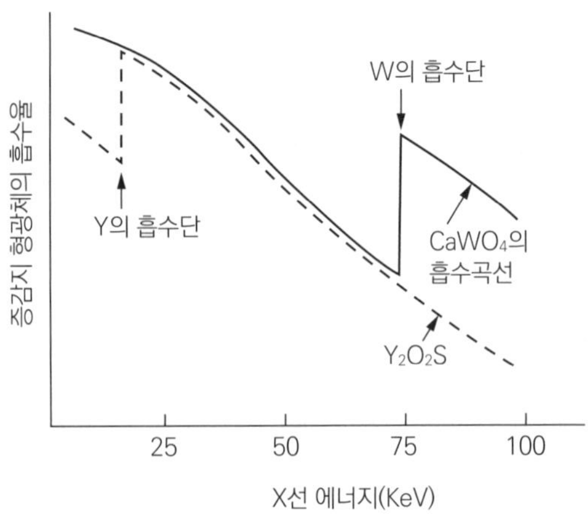

그림 7-12. $CaWO_4$와 Y_2O_2S의 X선 흡수곡선 비교

란탄의 K-edge와 텅스텐의 K-edge 사이에서는 란탄의 X선 흡수율이 높지만 그 범위 밖에서는 텅스텐보다 낮아서 란탄의 X선 흡수율이 텅스텐보다 높다고 단정하기는 어려우나 LaOBr을 Gd_2O_2S와 함께 사용하면 란탄의 K-edge 38.9 keV와 텅스텐의 K-edge 69.5 keV 사이의 광범위한 범위의 X선을 더 효과적으로 흡수할 수 있어서 X선 흡수의 이점을 현저하게 향상시킬 수 있다.

그림 7-12는 Y_2O_2S의 흡수계수를 $CaWO_4$와 비교하여 보여주고 있다. Y_2O_2S의 흡수계수는 이트륨(Y)의 K-edge 17.05 keV와 텅스텐 K-edge 69.5 keV 사이의 범위에서 텅스텐과 거의 같으나, 그 밖의 에너지 범위에서 흡수율이 오히려 텅스텐보다 낮아 일견 이점이 없어 보인다. 그러나 Y_2O_2S의 형광효율이 약 18%로서 $CaWO_4$의 약 5%에 비해 세 배 정도 높다.

2. 형광의 스펙트럼

새로운 형광물질들은 텅스텐산칼슘에 비해 형광효율도 높고 Y_2O_2S만 제외하면 X선의 흡수율도 높다. 그런 형광물질로부터 방출되는 형광의 스펙트럼은 필름이 잘 감광되는 범위에 있어야 한다. 그렇지 않으면 새로운 형광물질의 증감지를 쓰는 이점이 전혀 없으며 때에 따라서는 오히려 $CaWO_4$ 증감지보다 좋지 않을 수도 있다. 따라서 증감지와 필름을 적절하게 배합하여 사용하는 것은 매우 중요한 일이다. Gd_2O_2S 증감지에 일반 필름을 사용한다는 것은 마치 어부가 넙치를 잡기 위해 안강망을 쓰는 꼴이다. 해저에 닿지도 않는 안강망으로 해저에 사는 넙치를 잡는다면 가끔 높이 떠오르는 넙치 정도나 낚을 수 있을 뿐 많이 잡기란 틀린 일일 것이다.

그림 7-13은 텅스텐산칼슘을 비롯하여 바륨으로 구성된 형광물질 몇 가지의 형광 스펙트럼과 일반필름의 감광도를 보여주고 있다. 그 그림에 제시된 형광물질들은 모두 일반필름이 잘 감광되는 범위의 파장의 빛을 방출하므로 $CaWO_4$ 증감지는 물론이고, BaFCl:Eu와 $BaPbSO_4$, Ba-$SrSO_4$:Eu 증감지는 일반필름과 함께 쓰는 것이 바람직하다.

그림 7-14는 Gd_2O_2S, Tb 증감지의 형광스펙트럼과 일반필름 및 정색성필름(orthochromatic film)의 감광도를 비교하여 보여주고 있다. Gd_2O_2S, Tb 증감지에서 방출되는 빛은 일반필름이 감광되지 않는 파장의 빛(5400Å)이 주로 방출된다. 그러므로 정색성필름을 써야 한다.

그림 7-15는 Y_2O_2S:Tb 증감지의 형광스펙트럼과 두 가지 필름의 감광도를 비교해 보여주고 있다. 그 증감지에서 나오는 빛의 스펙트럼 분포로부터 일반필름이 잘 감광되는 5000Å 이상의 빛도 많이 방출된다는 것을 알 수 있다. 정색성필름은 일반필름의 감도가 좋은 범위의 파장을 포함하여 5800Å 정도의 긴 파장의 빛에도 잘 감광된다.

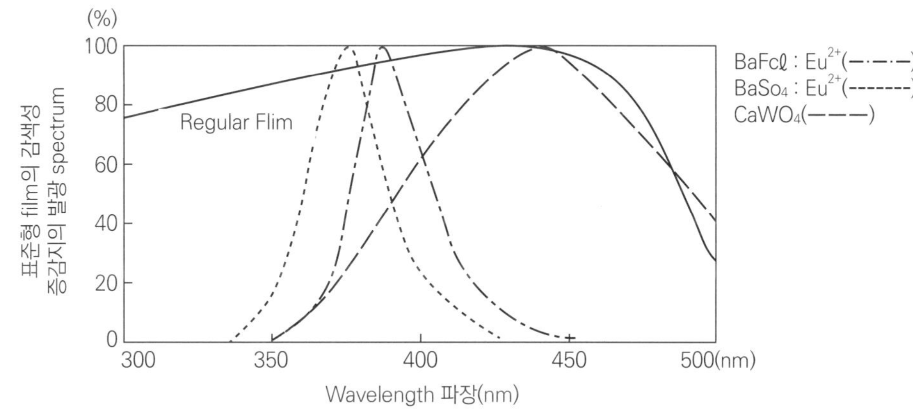

그림 7-13. 각종 형광체의 발광파장과 표준형 필름의 감색성

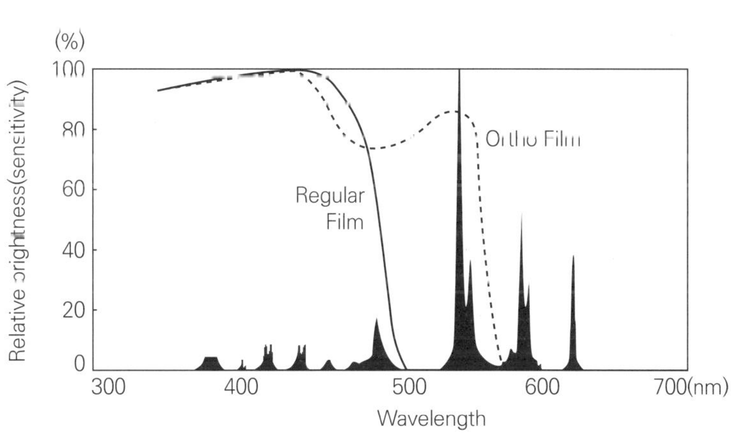

그림 7-14. Gd_2O_2S : Tb 형광물질과 film의 분광감도 분포

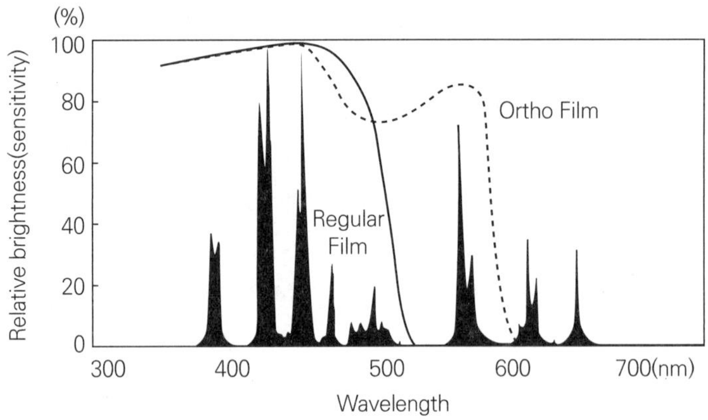

그림 7-15 Y_2O_2S : Tb 형광물질과 film의 분광감도 분포

Ⅳ. 증감지의 성능과 종류

증감지의 성능은 방사선 피폭의 경감이나 단시간촬영에 관여하는 증감에 관한 인자와 선예도, contrast, 입상성과 산란선으로 인한 사진화질에 관한 인자, 잔광, 내구성, 필름기계반송장치와의 필름반송성 등을 들 수 있는데 그 중에서도 특히 감도와 선예도가 중요성을 갖고 있다.

증감지의 성능은 다음과 같다.

① 외관
② 치수
③ 발광의 균일성
④ 성능; 감도(상대감도), 선예도(MTF), contrast, 입상성, 산란선의 제거효과, 잔광
⑤ 내구성
⑥ 사용성

1. 주요 용어

① X선용 형광체
X선을 흡수하여 효율적으로 발광하는 형광체이며 그 발광 spectrum이 필름의 분광감도와 적절하게 합치되어 있는 것
② front 증감지
필름의 X선 관측에 놓인 증감지

③ back 증감지

Front 증감지와 대칭적으로 필름 후면에 둔 증감지

④ 감도

증감지의 증감정도를 나타내는 것으로 동일 필름으로 상대감도를 측정하여 평가한다.

⑤ 증감률: f = fo/t

감도를 나타내는 정의의 하나로 증감지를 사용할 때와 사용하지 않을 때 동일 사진농도를 얻는데 요하는 선량비로 나타낸다. 이 방법도 상대감도측정법으로 쓰인다.

⑥ 상대감도: I/t

각각의 증감지에 대해 동일농도를 얻는데 요하는 선량의 역수비로 나타낸다.

⑦ 선예도

불선예도, fog 정도를 나타내는 것으로 detail, MTF로도 표현된다.

⑧ MTF(변조전달함수)

Response 함수에 있어서 증감지의 선예도 평가법이며, Modulation Transfer Function의 머리글자를 취한 것이다.

⑨ contrast: $K = d_1 - d_2$

형광체의 에너지흡수에 관계되는 것으로 관전압, 피사체 부위, 누께, 소엉세의 사용 유무에 관계되는 선 contrast를 말하며 보통 알미늄계단 등을 촬영하였을 때의 농도차를 나타낸다.

⑩ 입상성

X선 사진의 chapping 상태를 나타내는 것으로 여기서는 주로 증감지구조에 기인하는 mottle을 말한다. 평가법도 심리적 방법, 물리적 방법과 아직 완전히 확립되지 않았지만 물리적평가법으로서의 RMS법, wiener spectrum법이 주로 쓰이고 있다.

⑪ 잔상

X선 자극이 끝난 후에도 발광하고 있는 현상을 말하며 그 발광이 필름에 프린트된 상을 말한다.

⑫ 내구성

X선 형광체 중에서 일부의 할로겐화합물 형광체는 습기를 흡수해서 발광을 약하게 하지만 증감지로서의 내습처리가 되어 있다.

⑬ 표면성

필름반송성에 관한 것으로 증감지 표면의 凹凸 상태를 말한다.

⑭ 증감지 cleaner

증감지 보수에 쓰이는 크리너로 표면에 묻은 오물과 먼지를 없애고 정전기 방지에 의한 대전방지효과를 가져와 필름의 static mark 발생을 방지하고 있다.

2. 증감지의 종류

최근 필름과 증감지의 시스템은 대단히 다양화되고 있으며, 특히 희토류 증감지 시스템의 출현으로 앞으로는 수백종의 결합형태의 증감지가 출현할 것이다. 그러나 진단목적과 촬영면에서의 화질을 고려한 선택방법을 택해야 한다.

증감지의 종류는 다음 3가지로 크게 분류된다.

① 형광체에 의한 증감지종별과 필름종별에 따른 분류
② 증감지 성능에 따른 분류
③ 증감지 사용목적에 따른 분류

1) 형광체에 의한 증감지종별과 필름종별에 따른 분류

X선 필름 중 regular 필름에 적합한 증감지와 ortho 필름에 적합한 증감지로 분류되는데 이것은 증감지에 쓰이는 형광체의 발광 spectrum 분포와 필름의 분광감도와의 조합에 의한 것이다(regular, ortho겸용 증감지도 있으나 여기서는 주요 용도의 것으로 통일하였다).

2) 증감지 성능에 따른 분류

환자의 피폭경감과 인체의 각 부위진단에 필요한 사진화질을 얻기 위해서 촬영 부위의 두께와 X선 장치 용량에 대응한 수많은 증감지가 설계되고 있으며 그 감도는 증감지 명칭에 어떠한 형태로라도 표현되고 있다. 성능에 따른 분류는 regular, ortho 시스템에 관계없이 다음 4종류로 분류되는데 감도레벨은 사용하는 필름감도에 따라 전체적으로 변화한다.

① 선예도를 주로 한 증감지
품명에 detail, fine, low의 표현, 약호 또는 작은 수치를 썼으며 운동이 적은 피사체나 X선 흡수가 작은 얇은 부위를 촬영할 때 또는 대용량 X선 장치를 사용할 때 주로 쓰이는 증감지

② 감도선예도가 중간 정도의 성능을 가진 증감지
품명에 medium, universal, regular, per 등의 표현, 약호 또는 중간정도의 수치를 썼으며 광범위한 사용목적에 적합한 만능형 증감지

③ 감도를 주로 한 증감지
품명에 high, rapid 등의 표현, 약효 또는 비교적 큰 수치를 썼으며 운동이 심한 피사체나 X선 흡수가 큰 부위, 또는 소용량 X선 장치에 사용할 때 주로 쓰이는 증감지

④ 최고감도를 가진 증감지
품명에 supper, fast, special 등의 표현과 약효 또는 가장 큰 수치를 썼으며 고속연속촬영이나 X선의 피폭저감이 주요한 부위 촬영에 쓰이는 초고감도형 증감지

3) 증감지의 사용목적에 따른 분류

최근 X선진단기술이 발전함에 따라 기능적 검사나 자동화로 향한 새로운 촬영방식이 점차 개발되고 있다.

표 7-4. 의료용 증감지의 체계

- 증감지
  - 일반 cassette용
    - 일반 촬영용
      - 고선예도 - 흉부, 두부, 상하지
      - 일반용 - 흉부, 두부, 위장부
      - 고감도 - 위장부, 요추, 비뇨기
      - 고감도 - 요추
    - 특수 촬영용
      - 유방촬영 - 유방, 연부조직(편, 양면)
      - 감도보상 - 요추, 흉추, 하지, 흉부
      - 저전압촬영 - 골부
      - 고전압촬영 - 두부, 흉부
      - 고에너지촬영 - cobalt graphy
    -
      - 동시다층단층촬영 - 흉부, 두부, 복부
      - 단층촬영 - 흉부, 두부, 복부
      - 회전횡단촬영 - 흉부, 두부, 복부
      - 고감도 - 태아, 고관절, 비뇨기
      - 굴곡부위촬영 - 골관절, 안면
  - film 기계반송용
    - Cassetteless 일반 film changer용
      - 고선예도 - 흉부
      - 일반용 - 흉부, 복부
      - 고감도 - 복부
    - 고속연속 촬영용 (혈관촬영)
      - 일반용 - 뇌, 심혈관
      - 고감도 - 뇌, 심 복부혈관

증감지의 종류는 그 개발에 따라 변화되고 있으며, 표 7-4와 같이 크게는 일반카세트용과 필름기계반송용으로 분류된다.

일반촬영용 증감지는 성능에 따른 분류에 속하지만 특수촬영용은 대단히 많은 촬영목적에 알맞은 것이 개발되어 종류도 다양하다. 그 중에서 최근 실용화되어 사용빈도가 많아진 증감지로 편면시스템의 유방촬영용, 흉부전용, 감도보상증감지를 들 수 있다.

표 7-5. 증감지, Film system

system	증감지	film
Regular	$CaWO_4$ 증감지 BaFCl : Eu Y_2O_2S : Tb LaOBr : Tm $YTaO_4$: Tm $YTaO_4$: Nb	RX, A, XRP Cronex 4 etc
Ortho	Gd_2O_2S : Tb La_2O_2S : Tb Y_2O_2S : Tb	RXO-G, HR-A AO, MG, OG, TMG Cronex 8 etc

3. 증감지 관련 data

1) 각 사의 증감지종류와 성능

방사선 피폭의 경감과 관련된 임상진단기술에 대응하기 위해 각종 증감지가 개발되고 있으며 최근에는 ortho 필름에 대응한 신제품을 중심으로 병원의 기능화, 필름기계 반송기기나 촬영부위와 방식에 알맞는 전용특수증감지의 개발이 활발하게 진행되고 있다. 표 7-6은 증감지 메이커별 표준형 증감지의 종류와 성능을 나타낸 것이다.

표 7-6. 증감지의 치수(단위mm)

종 류	치 수		1조의 두께
	단변(短邊)	장변(長邊)	
13×18	128.0 ± 1.0	178.0 ± 1.0	0.60 이상 1.20 이하
18×24	178.0 ± 1.0	238.0 ± 1.0	
24×30	238.0 ± 1.0	298.0 ± 1.0	
30×40	298.0 ± 1.0	398.0 ± 1.0	
35×35	354.0 ± 1.0	354.0 ± 1.0	
35×43	354.0 ± 1.0	430.0 ± 1.0	
JI 4 ¾×6 ½	119.0 ± 1.0	164.0 ± 1.0	0.60 이상 1.20 이하
JI 6 ½×8 ½	164.0 ± 1.0	214.0 ± 1.0	
JI(8×10)	201.0 ± 1.0	252.0 ± 1.0	
JI(10×12)	252.0 ± 1.0	303.0 ± 1.0	
JI(11×14)	279.0 ± 1.0	354.0 ± 1.0	

2) 증감지 관련규격

국제규격에서 IEC에서 Radiographic intensifying screens for medical use-Dimension이란 규정과 JIS(의료용증감지규격) 규격이 있으며 표 7-7에 표시한다.

표 7-7. 각 메이커별 증감지 종류와 성능

	Kyokko		Fuji		Toshiba		Konica	
	품질	감도	품질	감도	품질	감도	품질	감도
Blue 발광	FS MS HS	100 160 250			D-10 D-20 D-30	100 200 320		
	BF-111 BM-111 BH-111 BX-111	100 160 250 320	B-2 B-3	B-200 B-300	E-10 E-15 E-20 E-23 E-27 E-28 E-32 E-34 E-40 E-44	100 150 200 230 270 280 320 340 400 440	NR-100 NR-160 NR-200 NR-250 NR-320	100 160 200 250 320
	RE-Special RE-Super	500 800			Q-65 Q-120	650 1200		
Green 발광			HR-3 HR-4 HR-6 HR-8 HR-12	150 250 370 500 750	L-100 L-160 L-220 L-270 L-330 L-440 L-660	130 210 290 350 430 570 760	KO-125 KO-180 KO-250 KO-380 KO-500 700	125 180 250 380 500 700
기준	감도 FS=100 사용 film : Regular-Nev RX		감도 B2-200 사용 film : Regular-Nev RX Ortho-HR-S		감도 D-10=100 사용 film : Regular-Nev A Ortho-MG		감도 NR-10=100 사용 film : Regular-Nev A Ortho-MG	

Ⅴ. 증감지의 보수관리

증감지는 피사체를 투과한 X선 에너지상을 광 에너지상으로 변환하여 그대로 필름에 밀착, 프린트하는 역할을 하고 있기 때문에 증감지의 보수는 대단히 중요하다.

1. 성능에 관한 보수검사

1) 외관

X선 사진에 유해가 되는 증감지의 왜곡, 상처와 반점에 대해서 육안으로 검사한다. 증감지 표면에 있는 반점, 상처, 먼지는 증감지로부터 필름에 들어오는 빛을 차단하기 때문에 사진에는 흰점과 흰얼룩으로 나타난다. 특히 regular 시스템에 있어 청색보다 장파장의 부착물이 조그만 양이라도 사진에 나타나기 때문에 크리너로 깨끗이 해야 하여 이를 위해서도 정기적 검사가 필요하다.

2) 발광의 균일성

육안으로 외관검사를 하여도 나타나지 않는 오점이나 X선 필름에서 착색과 특정형광체를 사용한 증감지의 열화를 조사하는 방법에는 피사체 없이 촬영하여 X선 사진에 1.5~2.0의 농도 얼룩으로 검출하는 방법이 있다. 이 촬영법은 관전압 60~80 kV를 사용하여 phantom으로 X선 관측에 10 cm의 아크릴이나 물을 놓고 가능한 한 실제 촬영에 가까운 조건으로 하는 것이 바람직하다.

3) 증감지와 X선 필름의 밀착성

증감지의 양부를 좌우하는 것은 카세트이다. 증감지와 필름 밀착 상태를 판단하는 방법은 밀착 시험관 또는 쇠망을 촬영하여 농도 2.0~2.5의 X선 사진으로 검사한다.

4) 감도

증감지의 감도측정은 X선 필름의 특성곡선에서 구하는 사진감도측정법이 일반적으로 사용되며 각각 특성곡선의 동일 농도를 얻는데 요하는 X선량의 역수로 상대감도를 구한다.

방법은 ① 강도 변경법: 촬영거리의 변화로 X선 강도를 바꾸는 방법
② 알미늄 계단법: 2점 노출에서 간단히 특성곡선을 작성하는 방법
③ 시간 변경법: 노출시간을 변경시켜 X선량을 바꾸는 방법 등이 있지만 이 중에서 정밀도가 가장 높은 강도변경법이 많이 쓰이고 있다.

또한 보수에 대한 평가는 표준증감지와 테스트증감지의 동시 X선 촬영에 의한 사진 농도의 비교로 판정할 수 있다.

어느 것이나 촬영은 실제조건에 가까운 것이 좋겠다. 또, 간이측정법이라 하더라도 정밀측정과 같은 배려가 필요하며 카세트로는 X선 흡수가 동일한 형을 사용해야 한다.

5) 선예도

선예도는 감도와 함께 증감지의 중요한 품질 항목이며 측정도 response 함수에 의해서 MTF를 간단히 구할 수 있다.

증감지의 MTF 측정법은 contrast법, fourier변환법, masking법 등이 있는데, 간단한 방법으로는 육안으로 비교할 수 있는 contrast법이 쓰이고 있다.

또한 측정 시 촬영조건은 실제와 가까운 것이 바람직하다. 보수를 위한 평가는 구형파 차트의 밀착촬영사진을 육안으로 관찰하는 것도 좋지만 각각 사진농도를 비교하는 것이 좋다.

6) 입상성

보수를 위하여 입상성을 물리적으로 추정하기는 불가능하다. 적당한 측정법은 피사체없이 촬영하여 증감지의 촬영사진을 비교하는 방법이 효과가 있다. 이때 유의할 점은 비교할 증감지에는 각각 동일 필름을 써서 동시 촬영을 해야 하며 또 자동현상기 보수에도 유의해야 한다.

2. 증감지 사용상의 유의

증감지가 초기 성능을 유지하려면 다음 사항에 유의할 필요가 있다.

① 증감지와 X선 필름의 밀착은 X선 사진의 기본이며 반드시 규격에 합격한 카세트를 선택해야 한다. 특히 대각, 반절과 같이 큰 size는 구입시 밀착시험을 해야 한다. 또 cassetteless film changer에서의 밀착 양부에 대해서도 충분한 보수점검이 필요하다.

② 촬영 이외에는 증감지와 X선 필름은 가능한 한 압착시키는 일이 없어야 한다. 최근의 X선 필름은 간지가 없는 NIF형이 증가되고 있는데 만일 생필름이 장시간 증감지와 압착되고 환경조건이 고온다습하면 X선 필름의 유해물질이 증감지에 옮겨져서 증감되어 착색 또는 감도를 떨어뜨리는 일이 있다.

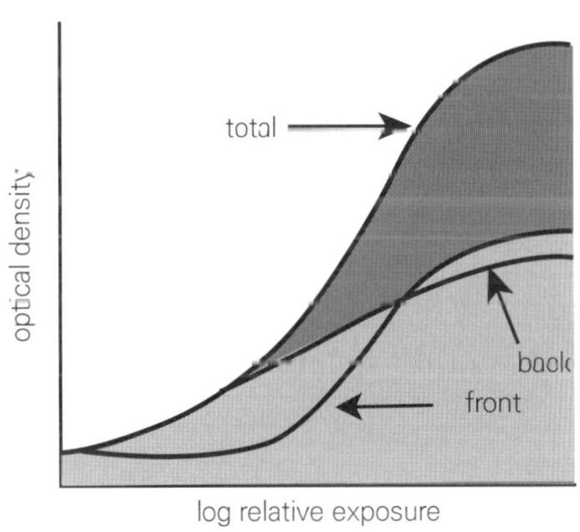

그림 7-16. 전/후면 증감지의 특성 곡선

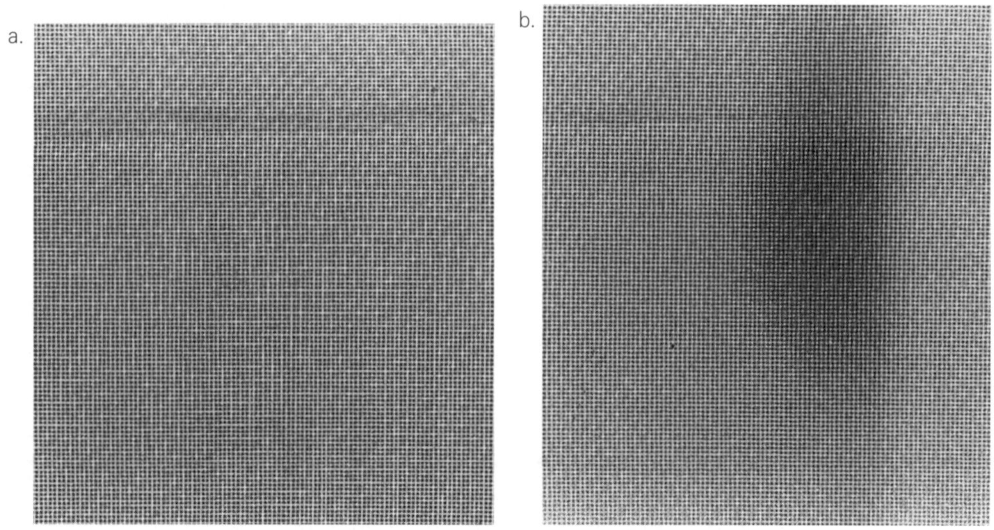

그림 7-17 a. Screen과 film의 밀착상태가 양호한 check image
b. Screen과 film의 밀착상태가 불량한 check image

③ 습기는 증감지 최대의 적이다. 표면에 왜곡과 곰팡이가 생기는 일이 있으므로 때때로 카세트를 열고 건조시키는 것이 좋다.

④ 증감지 표면에 때가 끼거나 먼지로 인한 얼룩은 감도를 떨어뜨려 사진에 얼룩이 생기므로 정기적인 청소가 필요하다.

⑤ 청소에는 각 증감지 메이커 지정의 크리너를 사용한다. 지정 이외의 크리너를 사용하면 때로는 크리너의 성분자체가 변색하거나 크리너로 인해서 증감지를 상하게 하며 필름의 유효물질과 크리너 성분의 복합 작용으로 증감지를 착색시키는 일도 있다. 최근에는 지정크리너를 사용하는 것이 상식화되었다.

⑥ 대전 방지를 위해서도 지정 크리너를 사용해야 한다. 최근의 관련기기는 플라스틱 재료를 많이 쓰고 있으며 겨울철의 저온다습 환경에서는 정전기 발생을 막는 것이 대단히 어렵다. 따라서 증감지의 발생은 정전기를 가능한 한 빨리 방전시켜 주는 것이 필요하다. 이를 위해 겨울철에 한해서 주 일회정도의 cleaner를 이용한 청소가 필요하다.

⑦ 증감지 보수관리를 위해 mount level에 반드시 개시 년월일과 증감지 No를 기입하고 X선 사진에 프린트된 No와 대조해서 관리하는데 참고해야 한다.

⑧ 증감지는 단시간에 50만 매 촬영 정도의 X선 노출을 해도 감도 감소가 전혀 없지만 일상 촬영에는 X선 필름, Cleaner에 관련된 화학적 오염, 각종 오염, X선 필름의 장진, 인출시 발생하는 상처나 먼지의 침입에 관련되는 기계적 소모에 의해서 서서히 열화되므로 (1)의 성능에 관한 정기적인 보수 점검이 필요하다.

3. 증감지 손질방법

① 깨끗한 거즈에 지정 cleaner를 약간 묻힌다.
② Cleaner가 묻은 거즈를 증감지 표면을 가볍게 고루 닦아낸다.
③ 닦아낸 후 마른 깨끗한 거즈로 몇 번씩 문지른다.
④ 카세트를 연채로 잠시 방치하고(cassetteless, changer도 동일방법), 증감지 표면의 건조를 확인한다.

4. 증감지의 보존방법

증감지에 사용되는 형광체나 구성재료는 대단히 안정성이 있으며 일반적인 보수조건을 가지며 초기 성능이 그다지 좋게 나타나지 않는다.

그러나 화학제품이고 구조가 대단히 치밀하기 때문에 고온, 다습은 피해야 한다. 이상적으로 X선 필름과 같은 보존조건에서 취급하는 것이 바람직하다.

Ⅵ. 형광판

형광판은 크게 나누어 투시용 형광판과 간접촬영용 형광판의 2종류가 있다. 투시용형광판은 명도(밝기)가 첫번째 요소이며, 이를 위해서는 발광능률이 커야하고 발광 spectrum이 육안의 시감도(luminosity factor)에 적합해야 한다.

한편 인간의 시감도곡선은 밝기에 따라 변하므로 밝은 곳에서의 시감도 극대(peak) 파장은 560 nm이다. 형광물질의 극대파장이 525 nm로 한 Zn : Cd의 비율을 조정하여(ZnCd) S : Ag형광체를 써서 사용한다.

이에 대하여 간접촬영용 형광판은 발광 spectrum이 ortho film의 고감도에 적합하도록 되어 있으며 선예도가 중요하기 때문에 발광의 극대파장이 540 nm로 조정되어 있으며 미립자의 (ZnCd)S : Ag가 쓰여지고 있다. 한편으로는 감도·선예도가 보다 우수한 Gd_2O_2S : Tb를 쓰는 형광판이 사용되고 있다.

I.I 간접촬영에 사용되는 X선 I.I는 입력형광면(1차형광면)에 CsI : Na의 증착막, 출력형광면(2차형광면)에 미립지의 (Zn, Cd)S : Ag의 얇은 도포막이 이용되고 있다. 또한 CR(Computed radiography)에 사용되는 IP(Imaging plate)는 증감지와 유사한 구조로 된 일종의 X선 형광판으로서 BaFBr : Eu^{2+}u의 휘진성 형광체 입자를 binder 중에 분산시켜 PET기판상에 도포한 것이다

Ⅶ. 희토류 형광체와 Green 발광 증감지

희토류 재료는 1960년대에 촉매원료로서 본격적으로 사용되기 시작했으며 1964년 이후 color TV용 적색형광체 재료로 대량으로 사용되고 있다. 또 1972년 R.A Buchanan이 희토류형광체를 X선 증감지에 응용해서 피폭을 대폭적으로 경감할 수 있다고 발표한 이래 희토류형광체가 주목을 받게 되었다. X선용 희토류형광체는 $CaWO_4$에 비해서 고가이지만 그 높은 발광효율이 증감지의 특성을 비약적으로 높여주고 특히 환자의 X선 피폭저감에 크게 기여하고 있다. 동시에 단시간 촬영, 소초점 X선관의 이용, 희토류증감지 및 orthrochromatic film의 개량으로 사진의 화질이 한층 더 향상되었다.

orthochromatic system은 미국의 3M사에 의해서 최초로 실용화되었으며 미국에서는 이미 촬영의 주류를 이루고 있다. 일본에서는 1977년 Grenex system이 상품화된 이래 현재 초고선예도형에서 초고감도형까지 5품종의 증감지가 개발되어 모든 촬영부위에 응용되고 있다. 80년대 이후 X선 film의 orthochromatic화는 계속적으로 시도되어져 소화관 조영촬영, 심혈관조명촬영, 흉부촬영 등에 응용되어 90초와 45초 자동 현상기 처리에서 image quality의 향상이 보고되고 있다.

본 장에서는 녹색발광 희토류증감지를 중심으로 한 희토류 원소의 자원, 화학적 성질, 희토류 형광체의 발광기구 및 증감지에 대한 응용, 더욱 orthochromatic film과의 조합특성에 대해서 기술한다.

1. 희토류형광체

1) 희토류원소

(1) 희토류의 역사

희토류 원소(rare earths)는 희(rare)에 토(earth)가 존재하는 원소군을 뜻하는 것으로 1794년 핀랜드의 J.Gadlin이 스웨덴에서 광석을 분석중 yitria를 발견하여 그때까지 알려졌던 알미나와 석회와 같은 토류(earth elements)보다도 한층 희소하다는 것에서 희토류라고 명명되었다.

희토류에 속하는 원소는 처음 단일 원소로 생각했던 것이 과학기술이 발달함에 따라 점차 분리되어 현재는 17원소로 구성되었다는 것을 알 수 있다(표 7-8).

또, 지각 중의 존재비(크라크수)를 살펴보면 가장 적은 thulium(Tm), lutetium(Lu)에서도 금, 은 등의 귀금속보다도 다량으로 존재하고 있다는 것이 밝혀졌다. 그러나 희토류 원소는 각 원소를 발견하는데 약 100년을 소요한 경위를 보면 알 수 있듯이 화학적 성질이 유사하고 원소분리에 고도의 첨단기술이 필요하기 때문에 현재도 희토류 원소의 가격은 대단히 고가이다.

표 7-8 원소의 주기율표

																	희성 가스
								H									
I A	II A											III A	IV A	V A	VI A	VII A	He
Li	Be											B	C	N	O	F	Ne
Na	Mg	III B	IV B	V B	VI B	VII B	VIII			I B	II B	Al	Si	P	S	Cl	Ar
K	Ca	21 Sc	Ti	V	Cr	Mn	Fe	Co	Ni	Cu	Zn	Ga	Ge	As	Se	Br	Kr
Rb	Sr	39 Y	Zr	Nb	Mo	Tc	Ru	Rh	Pd	Ag	Cd	In	Sn	Sb	Te	I	Xe
Cs	Ba	57 La *	Hf	Ta	W	Re	Ir	Os	Pt	Au	Hg	Tl	Pb	Bi	Po	At	Rn
Fr	Ra																

희토류 원소

57	58	59	60	61	62	63	64	65	66	67	68	69	70	71
La	Ce	Pr	Nd	Pm	Sm	Eu	Gd	Tb	Dy	Ho	Er	Tm	Yb	Lu

증감지에 사용되는 희토류형광체의 주요원소인 gadolinium은 1884년 J.C.G de Marignac에 의해서 Samarium(Sm)속에서 분리되어 희토류 발견의 선구자 Gadolin을 기념해서 이름 지어졌다.

표 7-8의 주기율표를 보면 희토류 원소는 III족에서 원자번호 57의 lanthanum으로부터 71의 lutetium까지 15원소가 들어있다는 것을 보면 대략적으로 유사한 화학적 성질, 물리적 성질을 가지고 있다는 것을 알 수 있다.

세계의 희토류 주요 광산에서의 확정매장량은 미국, 카나다, 브라질, 호주, 인도, 한국 등 자유진영에서만도 희토류 산화물 환산으로 1천 만톤에 달하며 총 추정매장량은 중국, 소련을 포함하면 약 1억톤의 방대한 양이 된다. 이것은 연간 희토류광석의 생산량이 약 2~3만톤이므로 충분한 매장량이라고 할 수 있다.

희토류의 광석은 약 10종류가 있으며, 대표적인 광석(모나사이드, 제노타임, 바스트네사이드)의 조성을 표 7-9에 나타낸다.

증감지에 사용되는 Gadolinium(Gd), Terbium(Tb), Europium(Eu)은 어느 광석이나 함유량이 대단히 적고, Gd이 비교적 함유량이 많으나 전체 희토류 중의 약 4% 정도에 불과하다. 더구나 Tb, Eu에는 거의 함유가 안된 광석이 많으므로 실용면에서 고도의 정제기술이 필요하다.

표 7-9 대표적 희토류광석과 조성

광석		바스트네사이드	모나사이트	제노타임
대표적 산출국		미국	호주	말레이시아
대표적 희토함유율		68~72%	63%	54%
전체 희토류 중의 비율	Y_2O_3	< 0.22	2.1	60.8
	La_2O_3	32.0	20.2	0.5
	CeO_2	49.0	45.3	5.0
	Pr_6O_{11}	4.4	5.4	0.7
	Nd_2O_3	13.5	18.3	2.2
	Sm_2O_3	0.5	4.6	1.9
	Gd_2O_3	0.1	0.05	0.2
	Eu_2O_3	0.3		4.1
	Tb_4O_7			1.0
	Dy_2O_3			8.7
	Ho_2O_3		4.0	2.1
	Er_2O_3	< 0.2		5.4
	Tm_2O_3			0.9
	Yb_2O_3			6.2
	Lu_2O_8			0.4

2) 희토류의 분리법

바스트네사이드광석은 불화(fluoride) 탄산염이며, monacid광석, 제노타임광석은 인산염이다. 희토류 원소의 분리 정제과정을 개괄적으로 기술하면 분리는 조정제(粗精製)와 단(單)원소분리의 2종류로 분류된다. 조정제에는 선광(選鑛) 후 황산이나 염산에 의해서 분해, 추출되어 희토류 수산화물 또는 탄산염의 형태로 회수된다.

단원소(單元素)로 분리되는 기술에는 이 교환법과 용매추출법이 있으며 두가지 전부가 희토류를 정밀하게 분리시킨다.

이온교환법은 희토류 이온과 Kileit화합물을 만들기 쉬운 EDTA(Athylen- diamitetra초산)를 사용해서 서로의 희토류 이온과 EDTA의 결합력에 차가 있는 것을 이용해서 분리하는 방법이다.

용매추출법은 희토류 이온과의 사이에 배위(配位)화합물을 만드는 물질(예, 인산 에스텔)을 추출제(抽出劑)로 사용한다. 이 배위화합물은 물에는 용해되지 않고 유기용제에 용해된다. 분리하려는 희토류 화합물이 R_1, R_2의 2종류 희토류인 경우에는 이 원료혼합물을 산으로 용해해서 수용액으로 만든다. 이 수용액을 R_1에 적합한 추출제로 용해한 유기용매와 함께 충분히 교반시켜 혼합한 다음 그대로 놓아두면 수용액상(相)과 유기용매상(相)으로 분류된다. R_1은 추출제와 배위화합물을 만들어 주로 유기용매상에 녹아버리게 되면 R_2는 수용액상으로 농축분배된다.

이 용매추출법은 1회의 조작만으로는 희토류이온 간의 분리정제효과가 적어서 통상 다단향류액 액접촉장치(多段向流液 液接觸裝置 - 믹서 세트러)에 의해서 수 10단의 조작으로 고순도 정제가 되는 것이다.

그 후 R_1는 역(逆) 추출로 유기용매상(狀)에서 수용액으로 되돌아오게 되며 R_2와는 별도로 수산염(蓚酸鹽)침전공정, 소성(燒性)공정을 거쳐 R_1산화물로 된다.

바스트네사이드에서의 희토류분리 정제공정을 그림 7-18에 도시한다. X선증감지에 사용되는 고순도 Gd는 용매추출법을 이용해서 Eu, Sm과의 혼합 희토용액으로 분리정제하여 얻게 된다.

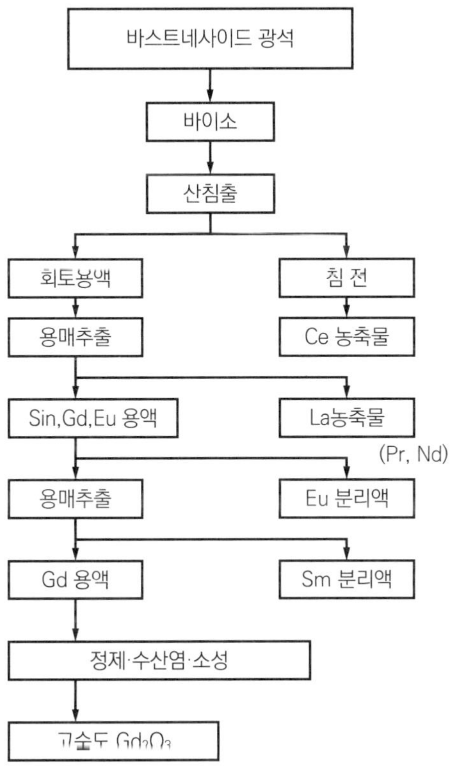

그림 7-18. 희토분리정제공정

3) 희토류의 성질과 용도

희토류원소는 각각 화학적, 물리적 성질이 유사한데 특히 화학적 성질에서는 La^{3+}에서 Lu^{3+}의 순서로 원자번호가 커질수록 원소의 이온반경이 작아지는 "란탄족 수축(lanthanide contraction)"의 성질을 가지고 있다.

희토류 특성을 희토류산화물에서 보면 밀도가 크고 원자번호가 함께 증가해서 Lu_2O_3에 이르러서는 P_{14}의 고밀도가 되며 또한 2,000℃ 이상의 높은 융점을 가지고 있다.

물리적 성질의 특징은 원자번호의 증가와 함께 4f궤도의 전자 수가 규칙적으로 증가되어 가는 희토류 고유의 전자배치에 기인하고 있다(표 7-10). 4f궤도가 외곽궤도(5s, 5p)에 차폐되어 있기 때문에 희토류의 광학적, 자기적(magnetic) 성질이 특이하여 형광체, 자석 등에 응용되고 있다.

희토류의 용도는 최근에 새로운 소재로서 다방면으로 응용되고 있으며 다음 4가지 분야로 대별된다.

① 촉매공업용(석유 cracking촉매, 공해처리촉매 등)

② 야금(冶金), 금속공업용(주철, 알미늄전선첨가제, 영구자석 등)

③ 광학 glass, ceramic 공업용(첨가제, 소성조제)

④ 전자재료, 형광재료용(칼라 TV, 형광램프, X선증감지의 형광체), 기타

희토류의 응용분야와 세계의 수요량(표 7-11)을 보면 순도에 있어 ③, ④의 전자재료, 형광재료, 광학 glass쪽이 ①, ②의 촉매, 야금용보다도 고순도(high purity)를 필요로 한다. 가격면에서도 전반적으로 희토재료는 값이 고가이지만 특히 Gd, Tb, Eu는 광석 중에 함유된 각 희토류 원소의 비율과 수요량이 불균형하므로 더 고가이다.

표 7-10. 희토류 원소의 전자 배치

원소	원자번호	원자가	전자배치								
			3d	4s	4p	4d	4f	5s	5p	5d	6s
Sc	21	3	1	2							
Y	39	3	10	2	6	1		2			
La	57	3	10	2	6	10		2	6	1	2
Ce	58	3, 4	10	2	6	10	1	2	6	1	2
Pr	59	3, 4	10	2	6	10	3	2	6		2
Nd	60	3	10	2	6	10	4	2	6		2
Pm	61	3	10	2	6	10	5	2	6		2
Sm	62	2, 3	10	2	6	10	6	2	6		2
Eu	63	2, 3	10	2	6	10	7	2	6		2
Gd	64	3	10	2	6	10	7	2	6	1	2
Tb	65	3, 4	10	2	6	10	9	2	6		2
Dy	66	3	10	2	6	10	10	2	6		2
Ho	67	3	10	2	6	10	11	2	6		2
Er	68	3	10	2	6	10	12	2	6		2
Tm	69	3	10	2	6	10	13	2	6		2
Yb	70	2, 3	10	2	6	10	14	2	6		2
Lu	71	3	10	2	6	10	14	2	6	1	2

표 7-11. 희토류의 응용분야와 세계수요량

원소기호	응용분야				수요량 산화물환산 단위: 톤
	촉매공업용	야금, 금속	광학유리, 세라믹	전자, 형광재료	
Sc		○	◎	◎	15
Y	○	○	◎	◎	330
La	◎	○	◎	○	7,300
Ce				◎	12,100
Pr			○	◎	1,100
Nd				◎	3,800
Sm			○	◎	310
Eu			◎	◎	22
Gd				◎	200
Tb				○	19
Dy			○	○	70
Ho			○		13
Er				○	22
Tm			○		3
Yb				○	18
Lu	◎	◎			1.5

2. 발광특성

1) 희토류형광체의 역사

희토류형광체의 개발은 1960년대에 이르러 활발하게 되었고, 특히 YVO_4:Eu^{3+}, Y_2O_3:Eu^{3+} 및 Y_2O_2S:Eu^{3+}의 적색 형광체의 개발은 칼라 TV의 고휘도화(high luminance)에 크게 공헌하였고 현재도 Y_2O_2S:Eu^{3+}가 쓰이고 있다.

또 Gd_2O_2:Tb 형광체를 사용한 green 발광 희토류증감지의 개발은 X선 진단시에 환자의 피폭선량을 대폭적으로 경감시키는데 크게 공헌하였고 최근에는 가정용 고연색성(高演色性) 램프에 희토류 형광체를 채택하고 있다(표 7-12).

표 7-12. 주요 희토류형광체의 역사

년도	형광체	용도
1964	YVO_4 : Eu^{3+}, Y_2O_33 : Eu^{3+}	칼라 TV, 칼라 TV
1968	Y_2O_2S : Eu^{3+}	칼라 TV
1970	Gd_2O_2S : Tb^{3+}	X선용(I·I)
1971	$LaPO_4$: Ce^{3+}, Tb^{3+}	형광램프
1972	Gd_2O_2S : Tb^{3+}	X선증감지
1974	$BaMg_2Al_{12}O_{27}$: Eu^{2+}	형광램프
1975	LaOBr : $Tm3^{3+}$	X선증감지

2) 희토류 발광체의 발광기구

희토류 발광체의 발광은 희토류원소의 전자배치에 기인하는 특이한 광학적 성질과 깊은 연관성이 있다.

희토류원소의 전자배치는 표 7-10과 같이 $4d^{10}4f^{n}5s^{2}5p^{6}6s^{2}$에 있어서 4f궤도의 전자선 n는 La(n = 0)로부터 원자번호와 함께 1개씩 증가하여 Lu(n = 14)에서 폐각(closed shell)이 된다. 이 불완전 4f 궤도 전자가 외각궤도의 $5s^{6}5p^{6}$의 8개 전자에 의해서 차단되어 있는 것을 보면 특이한 성질을 가지고 있다는 것을 알 수 있다.

희토류 이온은 개체 내에서 통상 +3가의 원자가를 취하는 경우가 많다. 3개의 희토류 이온에서는 개체결정 중에서도 4f전자가 외각전자에 의한 차단효과로 결정장의 영향을 받는데 어려움이 있어 자유로운 gas상태(자유 이온상태)와 같은 형태를 나타내고 양자적 spin 궤도의 상호작용과 쿨롱의 상호작용으로 분열된 많은 에너지준위(準位)가 형성된다.

그 에너지준위 사이에서 주로 f - f 천이(transition)라고 하는 전자상태의 변화로 천이가 생겨 line상(狀)의 광흡수와 발광을 가져와 높은 효율의 발광을 나타내는 경우가 많다. 이 line(狀) 발광의 대표적 형광체는 $Gd_2O_2S : Tb^{3+}$, $Y_2O_2S : Eu^{3+}$ 등이 있다.

한편 몇 개의 희토류 이온은 +2 또는 +4가의 원자가를 안정상태로 한 다음 취하는 경우가 있다. 그것은 4f 전자배치가 공각(n - 0), 반폐각(n - 7) 또는 폐각(n = 14)이 되는 경우이며, Ce, Tb는 +4가를 Eu, Yb는 +2가를 취할 수 있다.

또 f - f 천이 외에 spectrum폭이 큰 bend형의 광흡수와 발광을 나타내는 f - d 천이라는 것이 있다. 이것은 희토류 이온 중의 4f각에서 5d각으로 전자가 여기되는 광흡수과정과 그 후의 발광과정(5d→4f)에 있어서 5d각이 4f각과 같은 외각전자에 의한 차단이 없기 때문에 결정장(結晶場)으로 인한 영향을 크게 받게 되는데 기인한다. f - 천이에 의한 발광은 보통 +3가(價)의 Ce나 +2가의 Eu 발광에서 볼 수 있으며, 발광 spectrum은 모체결정의 종류에서 서로 달라서, 예를 들면 $BaFCl : Eu^{2+}$(390nm), $BaMg_2Al_{16}O_{27} : Eu^{2+}$(450nm) 등에서 볼 수 있는 바와 같이 bend형 발광의 peak가 대폭 변화한다. 더구나 +3가의 Tb, Eu에도 f - d천이가 일어나지만 보통 가시광영역에서는 볼 수 없고 자외(ultraviolet)영역에서만 볼 수 있다.

3) 희토류형광체의 종류와 용도

희토류형광체의 종류는 형광체 조성에 의해서 다음과 같이 분류된다.

① 부활제(activator, 활성화제)로서 희토류 이온을 함유한 희토류 부활형

② 모체성분 및 부활제에 의한 희토류 이온을 함유한 희토류모체 - 부활형

이들의 대표적인 형광체의 발광특성 및 용도를 표 7-13에 나타낸다.

가장 큰 용도는 전자관용이며 칼라 TV용 적색발광체로서 $Y_2O_2S : Eu^{3+}$가 사용된다. 또 고연색성 형광램프에는 $BaMg_2Al_{16}O_{27} : Eu^{2+}$(청색발광), $LaPO_4 : Ce^{3+}$, Tb^{3+}(녹색발광) 및 $Y_2O_3 : Eu^{3+}$(적색발광)이 사용된다.

X선용 증감지에는 $Gd_2O_2S : Tb^{3+}$ 형광체가 가장 많이 사용된다.

표 7-13. 대표적 희토류 형광체

종류	조성 (모체: 부활제)	발광색	발광피크 파장(nm)	주요용도
부활제	$BaSO_4 : Eu^{2+}$	자	375	X선 증감지
	$BaFCl : Eu^{2+}$	자	390	X선 증감지
	$BaMg_2Al_{16}O_{27} : Eu^{2+}$	청	450	형광램프
	$Mg_2SiO_4 : Tb^{3+}$	녹	545	열형광선량계
모체 부활제	$Y_2O_3 : Eu^{3+}$	적	618	형광램프, TV
	$Y_2O_2S : Eu^{3+}$	적	626	형광램프, TV
	$Y_2O_2S : Tb^{3+}$	백	440	X선 증감지
	$Y_2SiO_5 : Ce^{3+}$	청	400	TV(특수관)
	$Y3Al_5O_{12} : Ce^{3+}$	녹	530	TV(특수관)
	$Gd_2O_2S : Tb^{3+}$	녹	545	X선 증감지, 형광판
	$La_2O_2S : Tb^{3+}$	녹	545	TV(특수관)
	$LaOBr : Tm^{3+}$	청	460	X선 증감지
	$LaPO_4 : Ce^{3+}, Tb^{3+}$	녹	542	형광램프

3. X선용 희토류형광체

1) X선용 형광체의 기본특성

희토류형광체는 물론 X선용 형광체로서의 중요한 성질에는 발광특성, 내구성 및 분체(particulate material) 특성이 있다.

특히 발광특성으로서 X선 자극에 의해서 효율적 발광을 할 수 있다는 것, 다시 말해서 발광효율(흡수한 에너지에 대한 발광에너지의 비)이 높아야 된다는 것이 필요조건의 하나이다. 또한 빛의 자극이나 전자선의 경우와는 다르며, X선은 물질 중의 투과력이 크므로 형광체의 X선 흡수율이 크다는 것이 중요한 조건이 된다. 일반 진단에 사용되는 X선 에너지영역에서는 형광체 결성(crystal)이 X선 에너지를 흡수하여 광전효과 등으로 2차전자가 생긴다. 광전효과로 X선 흡수계수 μ와 물질의 원자번호 Z, 밀도 ρ 및 입시 X선의 파장 λ 사이에는 다음과 같은 관계가 있다.

$$\mu = KZ^3\rho\lambda^3 (K: 정수)$$

다시 말해서 원자번호가 큰 원소를 함유한 조성(組成)에서 비중이 큰 형광체가 바람직하다. X선 흡수가 크면 거기에 따라 발생하는 2차전자의 양이 많아지고 발광 중심의 여기(勵起)확률도 증대되어 발광정도가 커진다. 원자번호가 큰 희토류 원소로 구성되는 희토류형광체는 비중이 큰 조성이며 높은 발광효율이므로 위의 조건에 적합하다는 것을 알 수 있다.

증감지용 희토류형광체에서 특히 주의해야 할 점은 방사성물질의 혼입이다. 희토류 원소는 원광석(原鑛石)에서 ^{227}Th, ^{227}Ac 등의 방사성 동위원소와 동시에 산출되는 일이 많다. 정제과정에서 극히 미량(10^{-9}g/g급)의 방사성물질이 남게 되어 그 방사 에너지(α선, β선)의 자극으로 형광체가 발생하여 film과 장시간 밀착된 경우 사진상에 검은 반점이 나타나는 경우가 있다.

2) X선용 희토류형광체

현재 증감지와 형광판에 사용되는 희토류형광체를 표 7-14에 나타낸다.

대표적인 green 발광 희토류형광체의 특징에 대해서 설명한다.

(1) Terbium 부활산 황화 gadolinium(Gd_2O_2S:Tb) 형광체

현재 green 발광 증감지와 희토류형광판에 주로 쓰이는 형광체이다. 높은 원자번호의 Gd를 함유하고 비중이 크며, X선 흡수율도 크다. 또 X선의 자극으로 발광 에너지의 효율이 높고 화학적, 물리적으로도 안정된 물질이다. 더욱 형광체 입자 `모양이 둥그렇고 분산성(dispensibility)이 좋으므로 형광막 중의 충진밀도가 좋아서 고감도, 고화질의 증감지와 형광판을 만들 수 있다.

증감지에서는 orthocromatic type X선 film과의 조합으로 $CaWO_4$증감지에 비해 고감도를 얻을 수 있고 형광판에 사용해도 (Zn, Cd)S:Ag 형광판보다 고감도로 우수한 화질을 얻게되며, 더구나 관전압이 커질수록 더 한층 고감도가 된다.

(2) Terbium 부활산 황화 lanthanum(La_2O_2S:Tb) 형광체

이것은 Gd_2O_2S:Tb와 같은 계통의 형광체이지만 녹색부의 발광이 보다 강한 녹색발광을 나타낸다. 그러나 비중과 발광 에너지 효율 및 분체(perticulate material) 특성이라는 점에서 Gd_2O_2S:Tb에 미치지 못하기 때문에 현재 증감지, 형광판용으로 거의 사용하지 않는다.

대표적인 green 발광 희토류형광체의 발광 spectrum 및 X선 흡수율 그림 7-19, 그림 7-20에 나타낸다.

표 7-14. 대표적 X선용 희토류형광체

형광체	발광피크 파장(nm)	발광에너지 효율(%)	실 효 원자번호	K-흡수단 (keV)	비중	결정형
Gd_2O_2S : Tb^{3+}	545	13	59.5	50.22	7.3	6방정형
La_2O_2S : Tb^{3+}	545	12.5	52.6	38.92	6.5	6방정형
LaOBr : Tb^{3+}	415	20	49.3	38.92	6.3	정방정형
LaOBr : Tm^{3+}	460	14	49.3	38.92	6.3	정방정형
Y_2O_2S : Tb^{3+}	420	18	34.9	17.04	4.9	6방정형
BaFCl : Eu^{2+}	390	13	49.3	37.38	4.7	정방정형

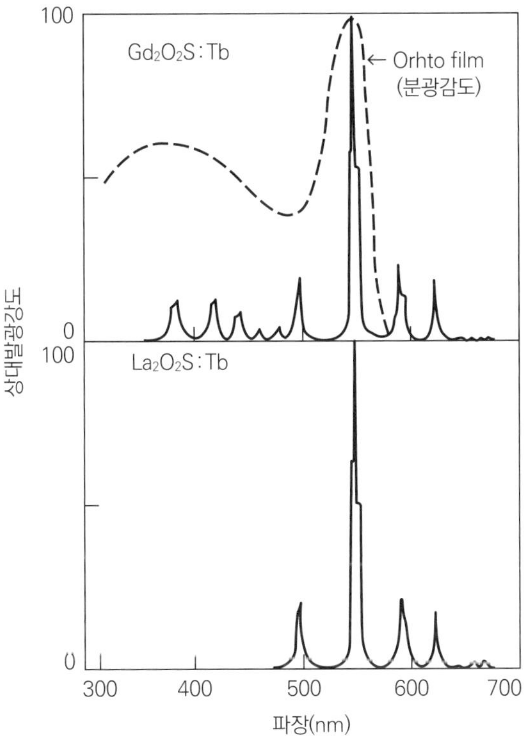

그림 7-19. 형광체의 발광 spectrum

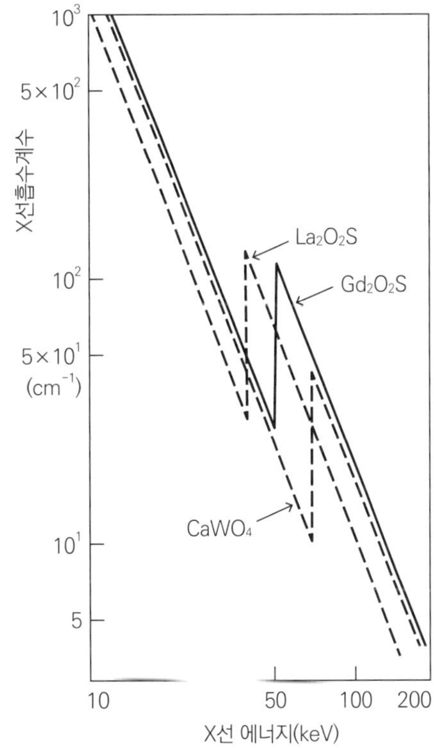

그림 7-20. 형광체의 X선 흡수계수

한편, blue 발광 희토류증감지에는 $LaOBr:Tm^{3+}$, $Y_2O_2S:Tb^{3+}$, $BaFCl:Eu^{2+}$ 등의 형광체가 쓰이며 최근에는 $YTaO_4:Tm^{3+}$, $YTaO_4:Nb$ 형광체도 실용화되고 있다.

제 8 장 현상처리제의 성분과 화학작용

The Components of the developer and their Chemical functions

Ⅰ. 화학용어

1. 원자와 분자

1) 원자량

원자의 상대질량을 원자량이라 하며 탄소 ^{12}C의 가장 많은 동위체에서 질량수 12인 탄소 원자의 원자량을 12라 하고 이것을 기준으로 다른 원자의 질량을 비교하여 나타낸다.

2) 분자량

원자량과 같은 분자의 상대적인 질량을 분자량이라 하고, 그 기준은 원자량의 기준과 같다. 예를 들면 유황 S의 원자량 32에서 분자량 S_2는 64이다.

1 gm 원자, 1 gm 분자 가운데 포함되는 원자, 분자의 수는 원소에 관계하고 일정한 값이 된다. 그 수를 Avogadro 수(6.02×10^{23})라 한다(각 물질의 1 mol은 6.02×10^{23}개의 분자를 갖는다.

Avogadro 수 만큼의 원자, 분자의 집단을 1 mol이라 하고, 원자 1 mol을 1 g 원자, 분자 1 mol을 1 g 분자라 한다.

3) 원자가

어느 원소의 원자가 다른 종류의 원소의 원자 몇 개와 결합할 수 있는가를 표시한 것이다 다시 말하면, 어떤 원소의 원자 또는 원자단이 수소원자 몇 개와 화합하는가 또는 치환하는가를 나타내는 수를 말한다.

일반적으로 수소원자를 기준한다. 예를 들면 수소 1원자를 1가라 하며, 이 1원자와 화합하면 1가의 원자가 되고 수소 2개와 결합하는 원자를 2가, 3개와 결합하는 원자를 3가의 원자라 한다.

예 1: H_2O의 산소는 수소원자 2개와 결합함으로써 산소의 원자가는 2가 된다.

예 2: NH_3, H_3PO_4와 같이 N, PO_4는 수소원자 3개와 결합함으로써 3가의 원자 또는 원자단이 된다.

2. 산과 염기

1) 산

황산과 염산의 수용액은 신맛이 있으며, 청색 리트머스 종이를 적색으로 변하게 하는 성질을 산성이라 한다. 산성의 원인은 황산 및 염산 등을 전리시켜 수소 이온(H^+)을 내기 때문이며 이와 같이 수소 이온을 내는 물질을 산이라 한다.

예 1: 염기산(1가의 산)

HCL 염산, CH_3COOH 초산, HNO_3 질산, HNO_2 아질산

예 2: 염기산(2가의 산)

H_2SO_4 황산, H_2CO_3 탄산, H_2SO_3 아황산, H_2S 황화수소

예 3: 염기산(3가의 산)

H_3PO_4 인산, H_3BO_3 붕산

2) 염기

금속(Na, K) 또는 양의 원자단(NH_4) 등과 수산기(OH)가 화합하는 것을 염기라 한다. 염기 중에서 수산화나트륨가같이 물에 잘 녹는 것을 알카리라 한다. 알카리 수용액은 적색 리트머스 종이를 청색으로 변화시킨다. 이러한 성질을 알카리성(염기성)이라 한다.

예 1: 산염기(1가의 염기)

NaOH 수산화나트륨, KOH 수산화칼륨, NH_4OH 수산화암모늄, NH_3 암모니아

예 2: 산염기(2가의 염기)

$Ca(OH)_2$ 수산화칼륨, $Ba(OH)_2$ 수산화바륨, $Cu(OH)_2$ 수산화제2동,

예 3: 산염기(3가의 염기)

$Al(OH)_3$ 수산화알루미늄, $Fe(OH)_3$ 수산화제2철

3) 화학당량

원자량을 원자가로 나눈 값을 그 원소의 당량이라 한다.

$$\text{원소의 당량} = \frac{\text{원자량}}{\text{원자가}}$$

예: 수소의 당량 1, 탄소의 당량 12/4 = 3, 산소의 당량 16/2 = 8

4) 산의 당량

산의 분자량을 산의 염기도로 나눈 값을 산의 1당량이라 한다.

$$\text{산의 1당량} = \frac{\text{산의 분자량}}{\text{산의 염기도}}$$

예: H_2SO_4 의 1당량 98/2 = 49

5) 염기의 당량

염기의 분자량을 그 염기의 산도로 나눈 값을 염기의 1당량이라 한다.

$$\text{염기의 1당량} = \frac{\text{염기의 분자량}}{\text{염기의 산도}}$$

예: 수산화나트륨(가성소다) NaOH는 1산염기이므로 수산화나트륨이 1당량 40 / 1 = 40

6) 산화제(산화작용을 하는 물질)

O_3	오존
H_2O_2	과산화수소
Cl_2	염소
$KMnO_4$	과망간산칼륨
MnO_2	이산화망간
$KClO_3$	염소산칼륨
$K_2Cr_2O_7$	중크롬산칼륨

7) 환원제(환원작용을 하는 물질)

환원은 수소에 의해 진행되며, 그 밖에 직접·간접으로 수소를 발생하는 물질에 의해서도 일어난다. 이와 같이 다른 물질을 환원시키는 힘이 있는 물질을 환원제라 한다.

H_2	수소
C	탄소
CO	일산화탄소
SO_2	아황산 gas
Na_2SO_3	아황산나트륨
H_2S	황화수소
$SnCl_2$	염화제1철

8) 수소 이온 농도(pH)

수소 이온(H^+)의 mol 농도는 역수의 상용대수로 하는데, 이러한 의미에서 이온 농도를 수소이온의 지수라 한다. 가령 용액 1ℓ 속에 수소 이온이 1g 존재하는 경우 pH=0이다. 또한 그 농도가 1/10이 될 때마다 pH는 하나씩 증가한다. 수용액 속에서 수소 이온(H^+), 수산화이온(OH^-)의 곱은 대체로 일정하고 $(H^+)\cdot(OH^-) = 10^{-14}$이다.

* 수용액의 중성, 산성, 알카리성과 $(H^+)\cdot(OH^-)$ 및 pH 관계

중성 $[H^+] = [OH^-][H^+] = 10^{-7}$

$\therefore$ pH = 7

산성 $[H^+] > [OH^-][H^+] > 10^{-7}$

$\therefore$ pH < 7

알카리성 $[H^+] < [OH^-][H^+] < 10^{-7}$

$\therefore$ pH > 7

3. 화학결합

2종 이상의 원자가 결합하여 여러 종류의 화합물을 만들기 때문에 화학결합이라 한다. 원자가 결합하여 분자를 구성하는 경우에는, 이온결합, 공유결합, 금속결합, 수소결합 등이 있다.

1) 이온결합

나트륨 원자와 염소원자가 서로 상접할 때 다같이 최외각에서 Na는 1개의 전자를 방출시키고, Cl은 그 Na에서 나온 전자를 받게 되므로 Na는 양으로, Cl은 음으로 대전된다. 즉 NaCl은 이온 결합이므로 Na가 1개의 전자를 잃어 Na^{+} 이온이 되고, Cl은 1개를 얻어 Cl^{-} 이온이 되어 전기적으로 결합된다. 이 결합은 양이온과 음이온의 Coulomb 인력에 의해 서로 결합하고 있다.

$$\cdot\mathrm{\ddot{N}a}: + \cdot\mathrm{\ddot{C}l}: \rightarrow [\,:\mathrm{\ddot{N}a}:\,]^{+} + [\,:\mathrm{\ddot{C}l}:\,]^{-} \rightarrow \mathrm{NaCl}$$

2) 공유결합

공유결합은 2개의 원자가 2개의 전자를 공유함으로써 결합되어 있다. 공유되는 전자는 양쪽의 원자에 속하며 안정된 전자 배열이 된다.

메탄 분자의 구성(CH_4)

$$\cdot\dot{\mathrm{C}}\cdot + 4\mathrm{H}\cdot \rightarrow \begin{matrix} & \mathrm{H} & \\ \mathrm{H} & :\ddot{\mathrm{C}}: & \mathrm{H} \\ & \mathrm{H} & \end{matrix}$$

3) 수소결합

2개의 원자가 결합하는 경우 수소원자가 교량적 역할을 하는 경우를 말한다. 즉 수소원자와 산소원자 및 수소원자와 불소원자 사이에 작용하여 결합하는 것으로, 예를 들면, 물분자의 접근으로서 1개의 물분자의 수소의 양이온과 다른 물분자의 산소의 여분으로 있는 가전자의 음이온과 서로의 인력에 의해 결합되고 이 과정에서 물분자가 생성된다.

수소원자는 1개의 원자 밖에 결합되지 않지만, 이 경우 2개의 원자와 결합하고 있다.

$$2(\mathrm{HCOOH}) \qquad \mathrm{CH} \begin{matrix} \diagup \mathrm{O{-}H{-}OH} \diagdown \\ \diagdown \mathrm{O{-}H{-}O} \diagup \end{matrix} \mathrm{CH}$$

4. 산화와 환원

일반적으로 원자·이온·분자 등이 전자를 잃어버림으로써 산화된다고 한다. 반대로 전자를 얻으면 환원된다고 한다. 즉 어떤 물질이 산소와 화합하여 산화물을 만드는 경우를 산화라 하고 산소를 잃는 반응(물질이 전자를 얻는 경우) 환원반응이라 한다.

1) 산화

① 산소와 화합
② 수소 화합물에서 수소를 제거
③ 양전하를 증가(정의 원자가를 증가)
④ 음전하를 감소(부의 원자가를 감소)

2) 환원

① 수소를 화합
② 산화물에서 산소를 제거
③ 음전하를 증가(부의 원자가를 증가)
④ 양전하를 감소(정의 원자가를 감소)
예: $2Cu + O_2 = 2CuO$ → Cu의 산화
$CuO + H_2 = Cu + H_2O$ → Cu의 환원

Ⅱ. 현상액의 조성과 작용

현상액은 기본적으로 할로겐화은을 환원해서 잠상을 가시상으로 만드는 처리액으로 다음과 같은 성분으로 구성되어 있다.

현상액
- 현상주약(developing agent)
- 보호제(preservative), 촉진제(알카리제)(accelerator), 억제제(retarder 또는 restrainer) — 현상보조제(developing subordinators)
- 기타
- 용제(solvent)

현상주약은 할로겐화은을 환원시키는 환원제이다. 그러나 감광된 유제입자가 신속하게 환원하여 금속은이 되는 것에 비해 감광이 안된 유제입자는 쉽게 환원되지 않는다는 선택성(식별성)이 필요하다.

보호제는 현상액의 보존성을 좋게 하여 사용에 적합하도록 하는 산화방지제이다. 현상액 중의 현상주약은 필름을 현상하지 않아도 공기 중의 산소로 산화하여 소모된다. 그래서 현상액 중에 용해되어 들어오는 산소와 결합해서 현상주약의 공기산화를 억제하는 것이 보호제이다. 보호제는 현상주약의 산화에 따라 생기는 산화촉진물질과 반응해서 산화를 억제하므로 현상액의 급격한 효능저하를 억제한다.

촉진제는 보통 알카리제를 말한다.[1] 알카리제는 현상주약의 활성을 강화시켜 현상반응을 저해하는 부산물을 중화 또는 분해해서 현상을 신속하게 진행시키는 작용을 한다. 억제제는 현상진행을 적당하게 억제하고, 감광되지 않는 유제입자가 환원되어 fog가 발생하는 것을 방지한다. 이 때문에 억제제는 fog억제제 또는 fog방지제(fog antifoggant: AF제)라고도 한다.

이 밖의 성분 중에 특히 X선필름자동현상기용 현상액의 성분으로 가장 중요한 것은 경막제(herdening agent 또는 hardener)가 있다.

경막제는 유제막의 팽윤과 연화(softening)를 억제하여, 막면에 상처가 생기는 것을 방지하고 필름을 급속하게 건조시키는 작용을 한다.

용제(solvent)는 대개 물을 사용하지만 특별한 경우에는 유기용제를 혼용할 때도 있다. 사진처리용수, 특히 수질조정제(경수연화제: water softner, sequestering agent, anti-calcium agent)를 첨가하는 등의 처리가 필요하다.

Ⅲ. 현상주약

현상주약이 될 수 있는 것은 여러가지 유기물과 무기물이 있으나 실용적으로 중요한 것은 유기화합물이며, 대단히 많은 유기화합물이 유효한 현상주약으로 알려져 있다.

그 중에서 특히 많은 것은 벤젠핵에 현상기로서 수산기 -OH 또는 아미노기 $-NH_2$(또는 치환아미노기-NHR, -NRR')을 결합시킨 유기화합물이다. 이 종류의 현상주약에 대해서는 그 화학구조와 현상작용과의 관계가 여러 가지 알려져 있는데 그 중에서 특히 중요한 요점은 다음과 같다.

① 현상기는 최소한도 2개가 있어야 현상작용을 한다.
② 2개의 현상기는 서로 ortho(1, 2)나 para(1, 4)의 위치에 있어야 효력이 있으며, meta (1, 3) 위치의 것은 현상작용이 없다.
③ 일반적으로 현상기가 3개의 것은 2개만 있는 것보다 현상작용이 강하다.
(단, 3개의 현상기가 1, 3, 5의 위치에 있는 것은 현상작용이 없다)
④ 일반적으로 -OH기가 $-NH_2$기보다 현상작용이 강력하지만, $-NH_2$기의 H원자를 알카리기로 치환하면 현상작용이 강해진다. 단 이와 같은 현상주약의 화학구조와 현상작용의 강도(현상력)[2]와의 관계(③ ④)는 정확하게는 그들이 작용할 때 액의 pH도 변하게 된다.

---

1) 촉진이라는 말은 협의로는 알카리제를 지칭하며, 광의로는 알카리제 이외의 현상진행을 앞당기는 특별한 첨가제(현상촉진제: development accelerator)를 포함한다.
2) 현상력이라는 말은 임의의 조건에서 현상작용의 강도를 개념적으로 표현하는데 쓰인다. 따라서 노광량과 현상시간에 의해서 현상력의 강약이 바뀐다.

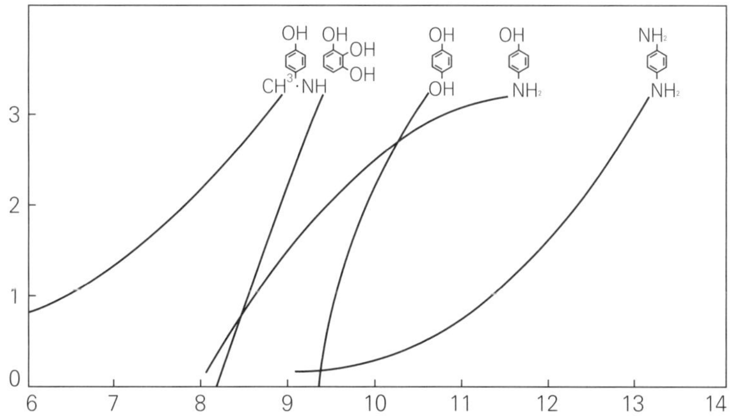

그림 8-1 pH에 의한 현상주약의 현상력 변화(노광량, 현상시간 일정)

현상주약의 현상작용은 액의 pH가 높을 수록 강력하게 되는데, 대표적인 현상주약의 5~6종류에 대해서 그 현상력이 pH에 의해서 어떻게 변하는가를 조사해서 (그림 8-1)에 나타난 결과를 얻었다.

이상은 벤젠핵(또는 나프탈렌핵)에서 현상기가 직접 결합한 것, 즉 보통 방향족 현상주약이라 하며 일반식은 다음과 같다.

$$a-(\overset{|}{C}=\overset{|}{C})_n-b$$

a, b: $-OH$, $-NH_2$, $-NHR$, $-NRR'$(R, R': 알킬기)

n: 0 또는 정수

그러나 1940년 이후 이 식에 적합하지 않는 현상주약(보통 비방향족 현상주약이라 한다) 몇 개가 발견되어 현재는 다음 식에 적합한 현상주약으로 유효한 것이 되었다.

$$a-(\overset{|}{C}=A)_n=b$$

단, A: C 또는 N 원자

a, b, n은 앞의 식과 같다.

이와 같이 일반식으로 나타내면 대난히 많은 것을 생각할 수 있으나 현재 실용되고 있는 현상주약의 종류는 비교적 한정된 범위의 화합물이며, 그 중에서 특히 중요한 화합물은 다음과 같다.

1) hydroquinone

hydroquinone 또는 1.4d-hydroxy benzen, 물 100 ml에 5.7 g 용해(15 ℃), 10% Na_2SO_3 sol 100 ml에 약 4배 용해 에탄올, 에테르에 쉽게 용해, 찬 벤젠에 용해 안 된다. 알카리성이 강한 액중에서 산화되기 쉽다.

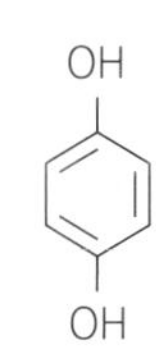

현상력은 액의 pH와 온도의 영향이 크고, 액 중의 Br-의 영향을 받기 쉽다. pH가 지나치게 높지 않는 hydroquinone 현상액은 저노광부에서는 쉽게 흑화되지 않으므로 hydroquinone은 완화성(緩和性) 현상주약이라 한다.

그러나 고노광부는 비교적 강하게 현상되며, 특히 pH가 높은 현상액에서는 높은 사진농도를 얻을 수 있으므로 경조(high contrast)의 현상액을 만드는데 적합하다.

2) Metol(Agfa)

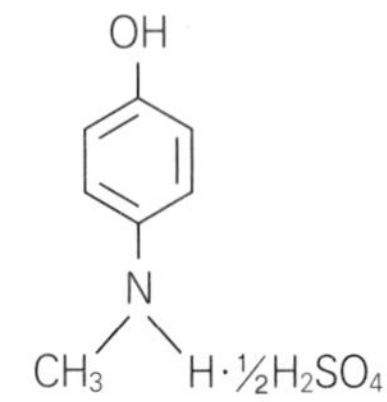

P-메틸아미노페놀 1/2 황산염 또는 N-메틸-p-아미노페놀 1/2 황산염, 상품명: Metol, Elon, 모놀, 모노파톨, 메톨민 메톨산, 모노루민 등 물 100ml에 4.8g 용해(15℃) 아황산나트륨용액에는 쉽게 용해가 안된다. 에탄올에는 약간 용해, 에테르에는 용해가 안 된다.

pH 변화에 대한 현상력의 변화는 일반적으로 hydroquinone보다 작고, 비교적 낮은 pH(중성 부근)에서도 상당히 강한 현상력이 있다. 또 온도와 Br-의 영향도 hydroquinone보다 작다.

metol 현상액에서는 고노광부나 저노광부도 흑화가 빨리 시작되므로 metol을 급성현상주약이라 한다.

그러나 고노광부의 농도상승은 hydroquinone보다 완만하므로(단독으로) 연조(low contrast)의 현상액을 만드는데 적합하다.

metol은 때로는 알레르기성 피부염을 일으킨다.

3) Phenidone(Il ford)

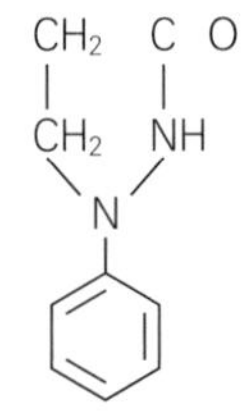

l-Phenol-3-피라소리돈 또는 l-phenol-3-피라소리디논 상품명: phenidone, 피라손, 페니톨, 피라민, 페리돈 등

물에는 비교적 잘 용해되지 않지만, 산이나 알카리, 에탄올에는 잘 용해된다.

알카리성이 강한 액에서 분해되기 쉽다. phenidone은 급성현상주약에 속하며 저노광부는 현상이 빨리 시작되는데, phenidone을 사용한 현상액에서는 전체적으로 현상진행이 늦고 극히 연조의 사진만을 얻게 된다. 그러나 이것과 hydroquinone을 병용하면 감도·처리능력[3)]이 우수한 현상액을 만들 수 있다.

다만, 강한 알카리성 액 중에서는 공기를 차단해도 알카리에서만 분해되므로 농축액으로 보존하는데는 문제가 있다. 그래서 이와 같은 경우는 알카리로 분해되지 않도록 한 phenidone 유도체가[4)] 사용되는 경우가 많다.

---

3) 처리능력(processing capacity)이란, 현상액 등의 처리액의 일정량이 실용상 허용되는 범위에서 처리 가능한 감광재료의 면적 또는 매수 등을 말한다.

4) 예를 들면, phenidone의 4메틸유도체: 1-페닐-4-메틸-3-피라소리돈(phenidone Z: Ilford) 등

4) Paramine

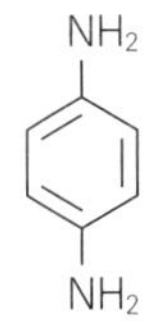

P-페니렌디아민 또는 1,4 아미노벤젠 물 100ml에 약 1g 용해 에탄올, 에테르에 쉽게 용해된다.

급성현상주약이지만 현상활성은 약하고, 흑백현상용으로는 특수한 극미립자(極微粒子) 현상에 사용될 뿐이다. 그러나, 그 유도체, 예를 들면

디에틸·파라페니렌 디아민 황산염 $NH_2N(C_2H_5)_2 \cdot 1/2H_2SO_t$

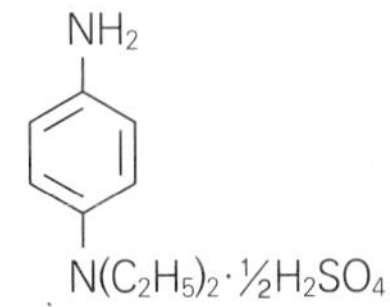

등 일련의 화합물은 paramine보다 현상활성이 강해 color(발색) 현상주약으로 쓰이고 있다.

5) Amidol

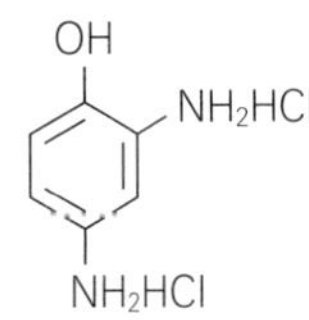

2, 4 디 아미노페놀 염산염 물 100ml에 약 25g 용해(15℃) 에탄올, 에테르에 용해되지 않는다.

산성에서도 현상력이 있으므로 알카리액에서 처리되지 않는 autoradiography에 사용하는 데 적합하지만, 공기의 산화를 받기 쉬워서 일반 용도로는 사용이 안 된다.

이상이 대표적인 현상주약에 대한 주요특성이지만, 급성현상주약과 완화성 현상주약을 병용하면 양측의 장점이 조합될 뿐만 아니라 각각 단독으로 사용할 때의 성능 이상으로 강한 현상작용을 나타내는 경우도 있다.

이것을 현상주약의 초가성성(超加成性: super additivity)라 하며, 이 전형적인 것이 metol hydroquinone을 병용한 MQ 현상액, phenidone hydroquinone을 병용한 PQ현상액이다. 그림 8-2는 X선필름을 현상할 때의 초가성성의 예이며 PQ의 조합은 MQ 조합보다 초가성성이 많은 것을 볼 수 있고, MQ보다 감도가 높은 것을 알 수 있다.

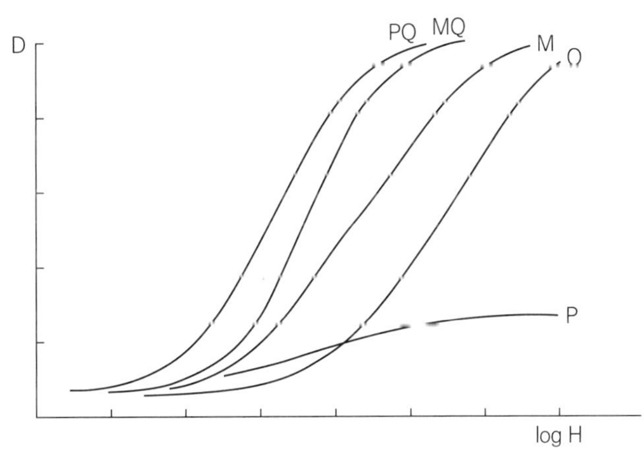

그림 8-2. X선 film 현상액의 초가성성(20℃ 4분 현상)
P: phenidone, M: Metol, Q: hydroquinone

Ⅳ. 현상보조제

1. 보호제

현상액 보호제는 산화방지제이다. 따라서 환원성 물질이라는 점에서 현상주약과 동일하지만, 일반적으로 현상주약보다 산소와 결합하기 쉽고 더욱이 할로겐화은의 환원력도 약하다라는 특성이 있어 물에 용해하기 쉬운 것이 아니면 안 된다.

대부분 무기화합물인데, 특별한 용도에는 유기화합물도 쓰인다. 현재 실용되고 있는 것은 주로 다음에 말하는 아황산염계의 무기화합물이다.

① 아황산 나트륨 Na_2SO_3
가장 대표적인 보호제이며 무수염과 7수염이 있는데 무수염이 가장 많이 쓰인다. 아황산염은 현상액에 용해되어 오는 산소와 결합해서 주약의 공기산화를 방지할 뿐만 아니라 현상주약의 산화생성물과 반응하여 현상액의 급격한 열화를 억제하는 작용을 한다. 또한 아황산나트륨은 그 자체가 약한 알카리제이며, 할로겐화은 입자를 용해하는 성질이 있으므로 미립자현상액의 미립자화제와 촉진제로도 이용된다.

② 아황산수소나트륨 $NaHSO_3$
(또는 중아황산나트륨)

③ 2아황산나트륨 $Na_2S_2O_5$
(또는 피로 아황산나트륨·메타중아황산나트륨)
이 2가지는 어느 것이나 산성염이므로 아황산나트륨과 병용해서 비교적 저pH의 미립자 현상액을 만들 때 쓰인다.

④ 아황산칼륨 K_2SO_3
건조한 조건에서 비교적 안정하지만, 고습도에서는 아황산나트륨보다 불안정하여 산화되기 쉽고 분말약품으로 사용하기 어렵다.
그러나 아황산나트륨보다 용해도[5)]가 높으므로, 농축액으로 시판되고 있는 현상액(X선 필름의 수동현상용 및 자동현상기용의 농축액체 현상제 등)에 많이 사용되고 있다.

⑤ 아황산수소칼륨 $KHSO_3$
(또는 중아황산칼륨)

⑥ 2아황산칼륨 $K_2S_2O_5$
(또는 피로 아황산 칼륨·메타중아황산칼륨)

이 2가지는 각각 담당하는 나트륨염과 같은 목적으로 쓰인다. 이상에서 열거한 것은 어느 것이나 알카리성 현상액 중에서는 아황산이온 SO_3^{2-}의 형태로 작용하지만, SO_3^{2-}의 농도를 낮게 하여야 하는 현상액(color 발색 현상액)에서는 다음의 것이 보호제로 쓰이는(대부분 아황산염과 병용) 경우가 많다.

---

5) 0℃에서의 용해도: $Na_2SO_3 \cdot 7H_2O = 11.7$
$K_2SO_3 = 47.52$(단위: g/100g 용액)

⑦ 황산 히드록실아민$(NH_2OH)_2 \cdot H_2SO_4$
⑧ 아스콜빈산 $C_6H_8O_6$

CO - C(OH) - C(OH) = CH - CH(OH) - CH₂OH
└────────O────────┘

2. 촉진제(알카리제)

현상액은 알카리성이 강하게 될수록 현상력이 강해지며, 현상력이 강할수록 감도·cont rast와 fog가 높아지게 되어 영상의 입상성이 거칠어지는 경향이 있다. 또 알칼리성이 강할수록 현상액의 경시 열화가 커지므로, 현상액은 목적에 따라 알카리성을 알맞게 유지하여야 한다.

수용액의 알카리성 강도는 보통 pH값으로 나타내는데, 알카리제의 종류가 다르면(다른 성분이 일정할 때) 그 사용량을 조절하여 현상액의 pH를 같은 값이 되도록 하여도 같은 현상 결과를 얻지 못한다. 이것은 주로 알카리제의 차이로 인해서 액의 pH 변화에 대한 완충작용(buffer action)이 다르기 때문이다.

완충능력이 작은 알카리조성액에서는 실제로 현상반응이 일어나고 있는 유제막 중에서의 pH의 저하가 크고, 충분한 현상력을 얻을 수 없다.

알칼리제는 필름의 gelatin막을 유연하게 하여 현상액이 스며들기 쉽게하는 작용을 한다. 이 작용도 알카리제의 종류(량)에 따라 다르며, 현상결과에 영향을[6] 주게 된다. 따라서 촉진제는 현상액에 따라서 여러가지 알카리제가 단독 또는 병용해서 쓰이는데 그 예를 표 8-1에 나타낸다.

표 8-1. 현상액의 Alkali제와 사용 pH

NaOH / KOH **$NaAlO_2$ / NaOH**	**pH 12.5 이상** **12~13.5**
Na_3PO_4/NaOH Na_2HPO_4/Na_3PO_4 Na_2CO_3/NaOH K_2CO_3/KOH $NaHCO_2$/Na_2CO_3 $KHCO_3$/K_2CO_3	12~13 9.5~12.6 10.5~12 10.5~12 9.0~11 9.0~11
$NaBO_2$/NaOH KBO_2/KOH $Na_2B_4O_7$/NaOH	11~12 11~12 9.2~11
HBO_3/$Na_2B_4O_7$	8.0~9.2
$Na_2S_2O_5$/Na_2SO_3 $K_2S_2O_5$/K_2SO_3	6.5~8.0 6.5~8.0

6) 예를 들면, 같은 pH현상액에서도, 많은 경우 K_2CO_3가 Na_2CO_3보다 현상촉진효과가 크다(현상 진행이 빠르다)는 것을 볼 수 있다. 알카리제의 현상촉진작용은 보호제를 포함해서 현상액전체로서의 염류농도와 K^+/NA^+비도 관계한다.

① 수산화나트륨 NaOH

② 수산화칼륨 KOH

이 2가지는 사진용알카리 중에서 알카리성이 가장 강하지만 단독으로 사용되는 일이 적고, 다른 알카리제와 병용으로 강한 현상액과 현상보충액으로 사용된다.

③ 인산나트륨(인산 3나트륨) $Na_3PO_4 \cdot 12H_2O$

수산화나트륨에 이어 알카리성이 강하다. 단독으로 사용해도 pH12 정도에서 충분한 완충작용이 있는 현상액을 만들 수 있다.

④ 탄산나트륨 Na_2CO_3

보통 시판되는 것에는 무수염과 1수염이지만, 1수염 쪽이 굳어지지 않고 용해되기 쉬우므로 많이 쓰인다.

탄산나트륨은 구입과 취급이 용이하며, 강한 현상액을 만드는데 적합하므로 X선 필름용을 비롯하여 넓은 범위에서 각종 현상액에 쓰이고 있다.

⑤ 탄산 칼륨 K_2CO_3

성질과 용도가 탄산나트륨과 유사하지만, 용해도가 탄산나트륨보다 높으므로[7] 농축액으로서 시판되는 현상액으로 많이 쓰인다.

⑥ 4붕산나트륨(붕사) $Na_2B_4O_7 \cdot 10H_2O$

단독 또는 붕산 H_3BO_3와의 병용으로 미립자 현상액으로 자주 쓰이며, NaOH 등의 가성 알카리와 병용해서 강한 현상액으로도 쓰인다.

⑦ 메타붕산나트륨 $NaBO_2 \cdot 2H_2O$

4붕산 나트륨보다 용해도가 높고, 단독으로 미립자 현상액에 쓰이며 가성알카리와 병용해서 강한 현상액으로도 쓰인다.

3. 억제제

억제제로 주로 쓰이는 것은 수용성과 무기할로겐염으로, 특히 취화칼륨(브롬카리) KBr이 일반적으로 쓰이지만 NaBr도 사용하고 있다.

취화물을 첨가하면 유제입자에 대한 흡착이 증가되어 하전(荷電)장벽이 강해져서 현상주약의 접근과 흡착이 방해되므로, 현상 개시와 진행이 억제된다. 이 효과는 현상핵이 적을수록(노광이 적다) 크게 나타나므로, 실제로 적절한 첨가량(KBr를 1~5g/ℓ 정도)에서는 fog나 현상이 특히 강하게 억제된다.

그러나 취화물의 억제효과는 hydroquinone에 대해서는 크게 나타나는데 metol이나 phenidone에 대해서는 비교적 약하다. 알카리성이 약한 경우에는 강하게 작용하지만, 알카리성이 강한 경우에는 효과가 작다.

---

7) 0℃에서의 용해도 : $Na_2CO_3 \cdot 10H_2O$=6.54
$K_2CO_3 \cdot 2/3\ H_2O$=51.25(단위 : g/100g용액)

취화물은 할로겐화은을 용해하는 작용이 있으므로 첨가량을 지나치게 많이 하면(예, KBr 10g/ℓ 이상) 용해·물리현상이 강하게 일어나서 오히려 fog가 증가하거나, 브롬화은(AgBr) 영상 색조가 떨어지는 문제가 생기는 경우가 있다.

취화물 이외의 무기할로겐염으로, NaCl과 같은 염화물이나 KI와 같은 요오드화합물도 생각되는데 억제제로서는 염화물은 너무 약하고, 요오드화합물은[8] 지나치게 강하므로 일반적이 아니다.

그래서 X선필름 현상액과 같은 PQ현상액에서는 KBr이나 NaBr 이외에 아래와 같은 유기억제제를 병용하는 경우가 많다.

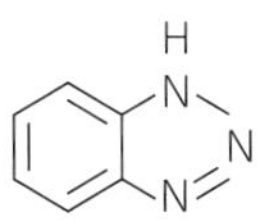

benzotriazole

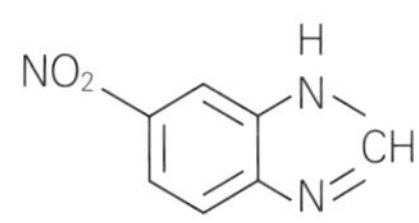

6-nitro-benzimidazole

이들의 유기억제제는 소량의 첨가(KBr에 대해서 1/10~1/100량을 병용)로 fog방지효과를 나타낸다. 이 작용기전으로서, 이들 화합물이 fog핵의 은에 특히 강하게 흡착하여 그것과 반응해서 난용성·난 환원성 은염으로 바꾸기 위한 것이 된다[9].

그러나 유기억제제는 fog핵 이외의 은이나 할로겐 화은에도 흡착되므로 그 종류나 첨가량은 현상진행이나 은 영상의 색 등 현상특성 전반에 대단히 크게 영향을 준다.

4. 경막제

X선필름을 신속하게 처리하기 위한 자동현상기의 현상액에는 경막제가 함유되어 있는 것이 큰 특징이다.

현상액용 경막제는 본래 사진특성의 개선을 주목적으로 한 것이 아니고, 현상액 중에서의 유제막의 팽윤과 연화를 억제하는 것이므로, 다음과 같은 요건을 충족시켜 주어야 한다.

① 알카리성으로 gelatin과 급속하게 반응해서 강한 경막작용을 하여야 할 것
② 알카리성 수용액에 용해되기 쉬울 것
③ 현상액 중에서 가능한 한 장시간 안정되어야 할 것
④ 사진성에 대한 영향이 적을 것
⑤ cost가 높으면 안될 것

Formaldehyde(40% 수용액을 formalin이라 한다)는 알카리성으로, 강한 경막작용을 나타내며 가장 입수하기 쉬운 소재인데 보통의 현상액 중에서는 아황산염(또는 중아황산염)과

---

8) 현상액 중에 소량의 I^-가 함유되어 있으면 오히려 기현상이 빨라져서 사진농도가 상승한다. 이것을 Lainer효과라 한다. 원인은 I^-와 유제입자의 Br^-와의 할로겐 교환에 의한 것이다.
9) 유기억제제의 작용에 대해서는 특히 fog핵에 대한 선택적인 작용을 생각하지 않아도 현상액 중의 Ag^+ion의 농도를 저하시켜 현상을 억제시킴으로써 fog를 억제한다는 설도 있다.

반응해서 경막력이 많이 저하된다. 또 free의 formaldehyde는 필름에 큰 fog를 생기게 하여 실용적이 아니다.

Glutaraldehyde OHC - $(CH_2)_3$ - CHO 및 그 아황산염 부가물(glutaraldehyde bisulfite)은 보통의 아황산염을 함유한 현상액 중에서도 효과있는 경막작용을 나타내므로 X선필름 자동현상기용 현상액에서 현재 대부분 이것을 쓰고 있다. 다만, glutaraldehyde도 현상액 중의 아황산염과 공존에서 생기는 경막력의 저하와 사진성에 대한 영향은 대단히 크다.

Glutaraldehyde로 인한 gelatin의 경막과정은 매우 복잡해서 여러 가지 설이 제창되고 있으나, 결과적으로 gelatin 분자간에 강한 유대를 가지도록 하기 위한 기본반응은 glutaraldehyde의 - CHO기와, gelatin의 아미노기 말단 - NH_2와의 반응이라고 예측된다. gelatin은 현상액의 pH에 따라 식 8-1a와 같이 해리(dissociation)되고, 또 glutaraldehye는 일반현상액 중에서는 아황산염과의 부가물(aduct)과, 기본적으로 식 8-1b에서 나타내는 평형관계가 있다.

$$H_3N^+\text{-R-COOH} \rightleftarrows H_2N\text{-R-COO}^- \quad \cdots\cdots \quad (8\text{-}1a)$$

R : gelatine의 amino산 잔기

$$OHC(CH_2)_3CHO + 2Na_2SO_3 + 2H_2O \rightleftarrows \begin{matrix} OH \\ NaO_3S \end{matrix} \Big\rangle CH(CH_2)_3CH \Big\langle \begin{matrix} OH \\ SO_3Na \end{matrix} + 2NaOH \quad \cdots\cdots \quad (8\text{-}1b)$$

그러므로 glutaraldehyde의 현상액에 대한 첨가량이 일정할 때 pH가 높고 아황산염이 적을수록 반응에 직접관여하는 - NH_2기와 - CHO기가 증가되므로 경막작용이 강하게 된다. glutaraldehyde는 일반적으로 특성곡선의 D_{max}를 내려가서 fog를 증가시키므로 그것이 함유된 경막현상액에서는 비경막형 현상액보다도 다량의 현상주약과 적절한 유기 AF제의 사용이 필요하다.

5. 수질조정제(경수연화제)

현상액과 정착액의 조정액에 쓰이는 물은 증류수 등의 순수한 물이 이상적인데, 실용적으로는 음료수로서 적합한 대부분의 물은 그대로 조정액에 사용하여도 큰 지장은 없다.

그러나 Ca염과 Mg염이 많이 용해되어 있는 경도가 높은 물(hard water)은 금속 ion이 현상액 성분의 CO_3^{2-} SO_3^{2-}와 결합해서 난용성 염을 만들어 필름 표면과 현상기의 각부분에 부착하여 고장이 생기는 경우가 있다.

그래서 이와 같은 경수에 첨가해서 Ca^{2+}와 Mg^{2+}의 금속 ion을 불활성으로 하기 위한 첨가제를 수질 조정제 또는 경수 연화제라 하는데 그 중의 몇 가지를 다음에 예시한다.

·피로인산4나트륨 NaP_2O_7

·트리포리인산나트륨 NaP_3O_{10}

·핵사메타인산나트륨$(NaPO_3)_6$

·NTA nitrilo triacetic acid

·EDTA ethylene-diamine-tetraacetic acid

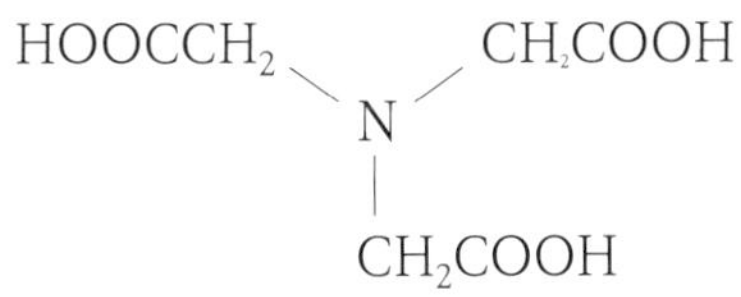

·DTPA diethylene-triamine-pentaacetic acid

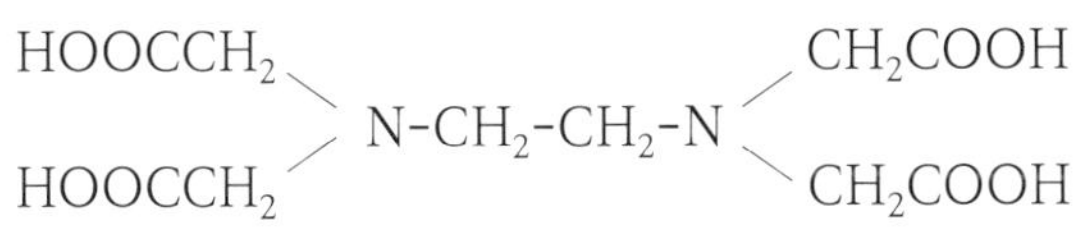

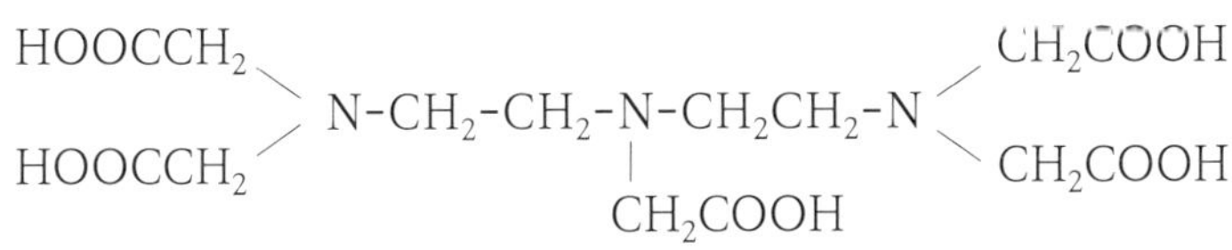

트리포리인산 나트륨과 핵사메타인산 나트륨 등의 포리인산염은 염가이며 사용하기 쉬운 경수연화제인데, 고 pH액에서는 천천히 가수분해되어 효력이 없어지는 것이 결점이다.

이에 반해서 NTA와 EDTA와 같은 유기킬레이트제(chelating agent)는 고 pH 현상액 중에서는 비교적 안정되며, 각종 금속과 다음에 보인것과 같은 가용성 chelate 화합물을 만들어 침전을 방지하므로 자동현상기용 현상액에 많이 사용되고 있다.

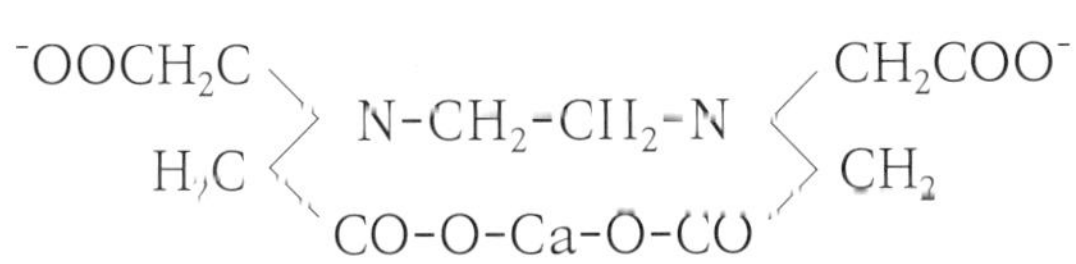

이와 같은 경수연화제는 난용성 Ca염과 Mg염 생성으로 생기는 고장을 방지하는데는 대단히 유효하지만 Fe와 Cu 등 중금속이 있을 경우는 현상액의 경시피로(經時疲勞)를 촉진시키는 경우가 있다.

Fe와 Cu 중금속은 알카리성에서 난용성 침전이 되어 고장을 생기게 할 뿐만 아니라 미량(Fe는 약 5mg/ℓ, Cu는 약 0.5mg/ℓ 정도)에서도 산화의 촉매로서 현상액의 공기산화를 촉진시키는 작용이 있다.

포리인산염은 이들 중금속을 용해할 수 없지만, EDTA 등의 유기 chelate제는 용해가 가능하다. 그러나 유기 chelate제는 사물에 따라서는 이들 중금속의 촉매작용을 오히려 강화시키는 경우가 있다.

6. 기타 현상액 첨가물

앞 항에서 말한 성분 외에 현상액에는 각각의 목적과 용도에 따라서 여러 가지의 소재와 약품이 첨가되는 경우가 있다. 폴리에티렌 옥사이드 $RO-(CH_2CH_2O)_n-H$와 같은 계면활성제와 트리에탄올아민 $N(CH_2CH_2O)_3$ 등의 아민류, 염산 히드라딘 $N_2H_6CI_2$과 같은 히드라딘류는 현상촉진제 또는 증감제로서의 작용이 있다.

일반촬영용 nega film 현상액의 미립자화제에는 티오시안산나트륨(로단소오다) NaSCN과 티오황산나트륨 $Na_2S_2O_3$, 염화나트륨 NaCI 등이 효과가 있으며, 인화지의 영상은(影像銀)의 색조를 바꾸는 색조제에는 벤조트리아졸이 효과가 있다.

그러나 이 같은 현상진행과 영상 입자와 색조를 크게 바꿔주는 첨가제는 유제의 선택성이 크고, 필름에 따라서는 심한 fog 증가와 감도저하·scum(현상액 표면에 뜨는 찌꺼기)의 부착과 2색 fog(dichroic)[10] 등의 결함이 생기는 일이 있다.

고온처리를 위한 현상액처방에는 유제막 팽윤을 억제하기 위해 칼리명반$(KAI(SO_4)_2$ (NaOH와 병용)과 황산나트륨 Na_2SO_4 등이 들어있는 처방도 있는데, 침전과 결정의 석출물이 생기기 쉽기 때문에 특별한 경우(열대지방 등)외에는 일반적으로 사용하지 않는다.

저온지역에서 사용하는 현상액은 동결방지를 위한 모노에티렌글리콜 $HOCH_2\ CH_2OH$가 사용된다.

농축액체형 현상제에는 모노에티렌글리콜, 디에티렌 글리콜 $HO(CH_2)_2O(CH_2)OH$와 트리에티렌글리콜$(CH_2OCH_2CH_2OH)_2$ 등의 에티렌글리콜류와 초산 등이 용제로서 많이 쓰이고 있다.

Ⅴ. 현상액 처방·조합제·조제액

1. 현상액 처방

감광재료는 각각 현상 차이에 따라 사진특성이 변화되므로 감광재료의 종류와 사용목적에 따라서 각종 현상액이 처방되고 제조되어진다.

현상액은 각각의 처방에 따라 약품을 정량·용해해서 만들 수 있다. 그러나 현재 일상적인 사진처리작업에서 현상처리액은 시판되는 조합제를 사용해서 조제(調液)하는 것이 일반적이다. 조합제 처방에 대한 대표적인 것은 다음과 같다.

---

10) 투과광에서 핑크~적갈색, 반사광이 녹색으로 보이는 코로이드은에 의한 fog.

1) 일반촬영용 nega film 현상액

일반촬영용 nega film은 응용범위가 넓다. 특히 많은 현상액처방이 발표되어 있는데, 그 중에서 대표적인 것을 표 8-2에 예시한다.

일반사진에서 노광 latitude와 입상성이 중요시되기 때문에 contrast와 입상성을 억제하기 위해서 알카리성이 약하고(대부분은 pH 8~9) hydroquinone의 함유량이 적고 아황산염을 다량으로 함유한 처방이 많다.

D-76은 가장 대표적인 nega film 현상액으로 볼 수 있으며, 때로는 다른 현상액의 성능을 비교하는 기준이 된다. PQ-FGF는 D-76에 비해서 약 2배 정도의 고감도를 얻을 수 있으며, FD-3(3 : 1)는 입상성이 약간 거칠지만 선예도가 높다.

표 8-2 대표적인 일반촬영 Nega film 현상액 처방

종 류	MQ 상용미립자	MQ 상용미립사	M (언조)미립자	M 극미립자	PQ (중간)미립자	MQ 일반(중 대)	MQ 보충액	PQ 보충액
처방명 약 품	코닥 D-76	후지 FD-122	코닥 D-23	코닥 DK-20	Ilford PQ-FGF	후지 FD-3	코닥 D-76R	Ilford PQ-FGF
온수(50℃)								
메 톨	2.0	2.5	7.5	5.0	–	2.0	3.0	–
무수아황산소다	100	100	100	100	100	40	100	100
하이드로퀴논	5.0	2.5	–	–	5.0	4.0	7.5	8.0
알칼리제	SB2.0	2.0	–	2.0	SB3.0 BA3.5	SC28	SB20	SB9.0 BA1.0
취하칼륨	–	0.5	–	0.5	1.0	1.0		
페 니 돈	–	–	–	–	0.2	–		0.24
기 타	–	–	–	NaSCN 1.0	–	–		
물을 가한 총량	1,000 ml							
표준현상조건 또는 보충액	원액20℃ 5~10분	원액20℃ 6~12분	원액20℃ 7~10분	원액20℃ 6~12분	원액20℃ 7~10분	1:1.20℃ 3~6분	35 mm 36EX.	35 mm 30EX.

주) 표 중의 숫자는 약품의 양(g), SB : 붕사, BA : 붕산, SC . 딘신니드륨, 36EX : 36매 촬영, 원액=처방에 따라 만든 액을 희석하지 않고 사용함.
1 : 1 = 원액 1에 대해 물 1의 비율로 희석하여 사용함.

2) X선 필름 현상액

X선 사진에서는 고감도와 고contrast가 요구되며, 필름의 유제입자가 크고 도포은량이 많으므로 현상작용이 강하고 농도가 진한 현상액을 사용한다. 표 8-3은 대표적인 X선 필름의 현상액 처방 예이며, 직접촬영용과 간접촬영용의 각종 X선 필름뿐만 아니라 CRT 촬영용 MI필름 등 각종 의료관계 필름의 수동현상에 널리 쓰인다.

현재 많은 의료시설에서 일상 사진처리에 쓰이고 있는 roller형 자동현상기에는 경막제가 함유된 전용 조합제가 사용된다. 이 종류의 현상액 처방을 표 8-4에 예시한다.

표 8-3 대표적인 X선 film 현상액 처방

처방명 약 품	코닥 D-19	후지 FD-111	Konica SDX-1	Ilford ID-72	(D-19용보충액) D-19R	ID-72용 보충액
온수(약 50℃)	500 ml	750 ml	750 ml	700 ml	500 ml	700 ml
메 톨	2.0	4.0	3.5	-	4.5	-
무수아황산소다	90	60	60	(1) 72	90	(1) 72
하이드로퀴논	8.0	10.0	9.0	(3) 8.8	17.5	(3) 12.5
페니돈	-			(4) 0.22		(4) 0.25
탄산나트리움 (1수염)	52.5	53	53	(2) 48(무수)	52.5	(2) 48(무수)
취하칼륨	5.0	2.5	2.5	(5) 4.0	NaOH7.5	(5) 7.5
기타				AF-No.1 (6) 0.1		AF-No.1 (6) 0.08
물을 가한 총량	1000ml					
표준현상 조건 단순 보충액	원액20℃ 5~6분	원액20℃ 4~5분	원액20℃ 4~5분	원액20℃ 평균 5분	6절(500 cm^2) 1매당 25 ml	감량보충

주) 표 중의 숫자는 약품의 양(g), AF-No.1 : 벤조트리아졸 1D-72 및 보충액의 각 약품양중 좌측 ( )안에 숫자는 용해순서를 표시한다(다른 처방에서는 기재순으로 용해한다).

표 8-4 (자동현상기용) X선 film 현상액(예)

현상보충액		
수산화칼륨	29 g	좌의 현상보충액은 스타터로서는
아황산칼륨	44.2 g	취하 칼륨 3 g/ℓ
메타중아황산칼륨	12.6 g	빙초산 4 ml/ℓ
디에텔렌5초산	1 g	첨가시킨 현상액(모액)과 roller형
붕산	3 g	자동현상기에서 사용한다.
디에틸렌 글리콜	20 ml	
5-메틸 벤조 트리아졸	0.06 g	현상조건 : 35℃ 24초
5-니트로 인다졸	0.2 g	보 충 량 : 50 ml/4절 1매
하이드로 퀴논	30 g	
1-페닐-3-피라조리돈	1.5 g	
빙초산	7.5 g	
글루탈 알데히드	5 g	
물을 가한 총량	1,000 ml	
	pH : 10, 30	

3) 경조 현상액

X선 필름 현상액은 경조현상액인데, 마이크로사진과 spectrum 사진 등, 특히 고 contrast가 필요한 경우에는 표 8-5에 예시된 경조현상액이 사용된다.

이 종류의 현상액은 X선 필름 현상액보다 하이드로퀴논의 비율이 높은 것이 특징이다.

표 8-5 대표적인 경조현상액 처방

종류	MQ 경조	MQ 경조	MQ 극경조
처방명 약품	코닥 D-11	후지 FD-131	코닥 D-8
온수	(약 50℃), 750ml		약 30℃, 750ml
메톨	1.0	1.0	-
무수아황산소다	75	75	90
하이드로퀴논	9.0	9.0	45
페니돈	-	-	-
알칼리제	SC 30	SC 29	NaOH 37.5
취하칼륨	5.0	6.0	30
기타			
물을 가한 총량	1,000ml		
표준 현상 조건	원액, 20℃ 4~5분	원액, 20℃ 4~6분	2 : 1, 20℃ 2분정도

주) 표 중의 숫자는 약물의 량(g) SC : 탄산나트리움(1수염)

4) 인화지용 현상액

인화지는 유제의 할로겐 조성이 크게 다르고, 현상은의 색조에 대한 요구가 목적에 따라 다르기 때문에, 인화지용 현상액도 여러가지 처방이 발표되고 있는데 표 8-6은 그 대표적인 예이다.

인화지용 현상액은 인화지 유제입자가 아황산염의 용해작용을 받기 쉬우므로, 사용액의 아황산염 농도를 낮춰서 D_{max}의 저하를 억제하게 한 처방이 많다.

D 72는 인화지용 현상액의 가장 대표적인 처방이며, 필름과 건판현상에도 사용되므로 1D 62와 함께 만능현상액이라 할 수 있다.

표 8-6 대표적인 인화지용 현상액 처방

종류	MQ 경조	MQ 경조	MQ 극경조
처방명 약품	코닥 D-72	후지 FD-105	코닥 1-D-62
온수(약 50℃)	500ml	750ml	700ml
메톨	3.0	2.0	-
무수아황산소다	45	30	(1) 50
하이드로퀴논	12.0	7.0	(2) 12.0
페니돈	-	-	(4) 0.5
알칼리제	80	53	(3) 60(무수)
취하칼륨	2.0	1.5	(5) 2.0
기타			AF-No.1 (6) 0.2
물을 가한 총량	1,000ml		
표준 현상 조건	1:2, 20℃ 60~90분	1:1, 20℃ 60~90분	1:3, 20℃ 90~120초

주) 표 중의 숫자는 약물의 량(g) AF-No. 1 : 벤조트리아졸
1D-62의 각 약품량의 좌( )의 숫자는 용해의 순서이다.

5) 1회용 현상정착액(monobath)

MQ 또는 PQ 현상액에 100g/1 정도의 티오황산염을 가하면 하나의 액으로 현상과 정착을 겸할 수 있다. 이것을 1회용 현상 정착액이라 하며, 치과용 X선 필름 처리에 이용되고 있다.

표 8-7 대표적인 1회 현상정착액 처방

	Crawley씨 FX-6a	Keelan씨 No. 433	Ehrlich씨
온수(40~50℃)	750ml		
무수아황산소다	50	(1) 50	60
하이드로퀴논	12.0	(2) 15.0	30.0
페니돈	1.0	(3) 10.0	3.0
수산화나트륨	10	(4) 18	25
치오황산소다	90(70~125)	(6) 110(90~200)	100~250
기　타		(5) KAL 18	formalin 10ml
물을 가한 총량	1,000ml		
표준 현상 조건	원액, 20℃ 6분 정도	원액, 20℃ 3~5분 정도	원액, 20℃ 4~10분 정도

주) 표 중의 숫자는 약품의 양(g) KAL : $KAl(SO_4)_2$ $12H_2O$(칼리명반)
keelan씨 처방의 ( )내의 숫자는 용해의 순서를 나타냄.

표 8-7에 그 처방을 예시하였는데, 티오황산염의 양은 필름의 종류와 필요로 하는 사진성에 따라 적정량이 정해진다.

1회용 현상정착액으로 처리시는 현상과 정착이 동시에 진행되어 정착이 완료되면 현상도 끝나므로 처리시간은 정착이 끝나는 시간보다 길기만 하면 무방하다. 그러나 온도와 교반이 바뀌면 사진특성의 마무리가 바뀐다.

1회용 현상정착액은 사용법이 간편해서 처리조건이 바뀌어도 그 영향은 비교적 적다고 하는 특징이 있지만 종류와 목적에 따라 처방이 바뀌게 된다. 또 D_{max}의 저하·fog 상승 경향을 피하기 어려우며, 통상적인 처리에 비하면 일반적으로 저감도·저 contrast가 되는 결점이 있다.

2. 조합현상제(현상조합제)

조합제(prepared chemical 또는 compound chemicals)란 현상액 등의 처리액의 각 성분약품을 제조회사에서 조합·포장한 것으로, 그 상태대로 또는 지정량의 물에 용해·희석만 시켜서 사용이 가능한 처리액을 만든다. 조합제로 시판되고 있는 처리제 중에서 주요한 것은 조합현상제(및 현상보충제)와 조합정착제이며, 각각 사용자의 사용목적에 따라서 여러 가지 종류와 포장단위가 있다.

조합제에는 다음과 같은 이점이 있으므로 현재 병원등 의료시설에서의 일상 사진처리작업은 대부분 조합제를 사용하며, 자체에서 조합하여 사용하는 것은 드물다.

- 몇 개의 단일약품을 계측하여 조합할 필요가 없으므로 사용액을 신속하게 만들 수 있고 조합액이 잘못될 위험도 없다.
- 제조회사의 전문기술을 구사해서 각자의 독자적인 소재와 처방으로 만들어져 있으므로 사진특성과 처리능력 등 종합적으로 성능이 우수한 것이 많다.
- 고순도의 단일약품를 여러가지 구비하기 보다는 구입과 재고관리가 용이하며 딱딱해지거나 오염, 혼입 등에 의한 손실이나 피해의 위험이 없다.

조합제는 약제의 형상에 따라 다음과 같은 종류가 있다.

- 분말제(분제) ………… 1제형·2제형·3제형 etc.
- 액체형(액제)
  - 사용액형
  - 농축액형 ………… 1액형·2액형·3액형 etc.
- 분·액혼성형 ………… 1분 1액형·2분 1액형 etc.

분말형은 소형·경량이며 보관이 용이하지만 용해하는데 시간이 걸린다. 액체형은 그대로 또는 지정량의 물로 희석만 하면 사용액을 얻을 수 있어, 조제액이 간편하기에 병원 등에서의 일상 사용에 특히 편리하다.

조제제, 특히 X선 필름용 등의 높은 활성의 조합현상제는 2제제형과 3제제형 등 2개의 part(부품)로 구성된 것이 많다.

이것은 주로 성분약품간의 상호반응과 산화촉진작용을 피해서 보존 중의 산화안정성을 유지하기 위해서이며, 예를 들면 분제에서는 현상주약과 알카리성 성분으로 나누어서 별개 포장(2제제)으로 하는 방법이 많이 쓰이고 있다.

현재 조합현상제, 특히 X선 필름용 조합현상제는 그 대부분이 PQ계인데 phenidone으로 바꿔서(알카리 가수분해되기 어렵다) phenidone Z(phenidone 유도체)가 들어있는 것도 있다.

보호제와 알카리제와 같은 무기성분은 분제로서 나트륨염이 사용되고 액제에는 용해도가 우수한 칼륨염이 많이 쓰인다.

조합현상제에는 공개된 처방 성분외에 경수연화제와 각종 유제 AF제가 첨가되어 있다. 액제에는 물외에 에티렌글리콜류와 질산은 같은 유기용제가 사용되고 있다. 조합제는 각 제조회사에서 종류가 다양한 것이 시판되고 있는데 사용에 관한 일반적·기본적 주의사항은 다음과 같다.

- 조합제는 감광재료와 같이 보존 중의 온도가 낮을수록 변질정도가 적으므로 가능한 한 온도가 높은 곳은 피해야 한다. 그러나 액체형은 지나치게 저온(-5°이하)이 되면 동결과 성분이 정석(crystallization)되는 등의 피해가 있다.
- 조합제는 포장된 내용물 전체를 1단위로 하여 품질보증이 되어 있으므로(사용액형의 것이나 자동현상기용의 starter와 같이 특별한 것은 제외) 내용물의 일부를 덜어서 사용하면 안된다.
- 필름제조회사의 조합제는 타 제조회사 필름에 대해서도 적합성이 있지만 품질보증면에서 동일 제조회사의 것을 사용하는 것이 바람직하다.

3. 현상액의 조제(조액)

현상액의 조액방법은 단일약제를 사용해서 자가조합하는 경우와 조합제로 하는 경우와는 차이가 있는데, 각 방법을 통한 중요 point에 대해서 설명한다.

1) 사용하는 물의 수질

용해와 희석에 사용하는 물은 이상적으로 증류수 또는 ion 교환에 의해서 정제된 순수한 물이 좋지만, 실용적으로는 수도물과 음료에 적합한 우물물을 그대로 사용한다. 사진처리용수에 수질에 관한 일반적인 기준은 정해져 있지 않지만, west의 보고에서 실용적인 guide line으로 제창한 것을 표 8-8에 예시한다.

다만, 용수 중에는 이 표에 있는 것 외에도 사진처리액과 영향을 미치는 몇 개가 포함되어 있으므로 수질확인은 화학분석뿐만 아니라 실용조건에서의 순수한 물과 비교해서 시험하는 것이 요망된다.

용수가 사진처리액용으로 부적절할 때 한 번 끓이고 여과시켜 사용하거나 앞에서 말한 경수연화제(예, 핵사메타린 산 Na 또는 EDTA·2Na를 1~3g/ℓ)를 처음에 첨가함으로써 악영

표 8-8 사진처리용수 중의 불순물 한계범위(West에 의함)

항 목	최대한의 범위(ppm)	수질기준 ppm
색 등의 부유물	없음(시각판정)	
용해 고형물	250	
K-화합물	20	500(증발잔류물)
PH	7.0~8.5	
경도($CaCO_3$)	40~150	5.8~8.6
동	0.1	300
철	0.1	1.0
망간	0.1	0.3
염소(HClO)	2	0.3
염화물(흑백사진용)	25	(유리잔류염소 0.1 ppm 이상)
(칼라사진용)	100	200(염소 이온)
중탄산염	150	
항산연	200	
황화물	0.1	

향을 제거할 수 있다. 그러나 경수연화제 첨가는 때에 따라서는 오히려 액의 열화를 촉진하는 부작용이 위험이 있으므로 수질적성이 좋은 조합제로 대치하거나, ion 교환으로 수질개선이 바람직하다.

2) 사용약품

조합제는 각 제조회사가 자기들의 사용목적에 따라 내용물 전체의 품질을 보증하고 있으므로 그대로 사용하면 되지만, 자가조합의 경우에는 사용하는 약품(단일약품)의 개개에 대한 세심한 주의가 필요하다. 단일약제는 사진용·화학용의 순도가 높아야 하며 가능한 한 신품을 사용하여야 하고, 산화와 흡습에서 일어나는 변질과 이물질이 혼입될 염려가 있는 것은 사용하면 안 된다. 더욱 중요한 것은 유사한 품명의 상품과의 혼동이며 특히 틀리기 쉬운 예로 다음의 것이 있다.

아황산나트륨(Na_2SO_3)	황산나트륨(Na_2SO_4)
	아황산수소나트륨($NaHSO_3$)
	티오황산나트륨($Na_2S_2O_3$)
탄산나트륨(Na_2CO_3)	탄산수소나트륨($NaHCO_3$)
붕산(ortho 붕산·H_3BO_3)	붕사(4붕산나트륨 $Na_2B_4O_7 \cdot 10H_2O$)
	메타붕산나트륨($NaBO_2$)
인산나트륨($Na_3PO_3 \cdot 12H_2O$ (인산3나트륨)	트리포리인산나트륨($Na_5P_3O_{10}$)
	핵사메타린나트륨($(NaPO_3)_6$)
	인산수소2나트륨($NaHPO_4$)

또 아황산나트륨과 탄산나트륨은 다음 예와 같이 결정수가 없는 것과 결정수가 있는 것이 있으며, 이것은 분자량 환산을 하지 않으면 동일한 효과를 얻을 수 없다.

아황산나트륨(무수)(Na_2SO_3)	————	아황산나트륨(7수화물)
M. Wt : 126		($Na_2SO_3 \cdot 7H_2O$)
		M. Wt : 252
탄산나트륨(무수)(Na_2CO_3)	————	탄산나트륨(1수화물)($Na_2CO_3 \cdot H_2O$)
M. Wt : 106		M. Wt : 124

따라서 약품의 구입과 사용 시에는 그 약품의 화학명 뿐만 아니라 화학식(분자식)도 확인하여야 한다.

3) 용해와 희석

단일약제를 사용해서 현상액을 조액할 때, 원칙적으로 처방에 표시되어 있는 순서에 따라 용해·조합한다. 다시 말하면, 처음에 용해용 용기에 약 50℃의 온수를 마무리액량의 50~80%(처방서 지정에 의한다) 넣고 잘 교반하면서 처방에 써있는 약품을 조금씩 가하고 계속 교반하여 완전히 용해하면, 다음 약품을 똑같이 가해서 용해한다. 이하 같은 조작을 계속해서 전체 약품이 용해되면, 마무리 액량이 될때까지 물을 붓고 잘 교반하여 균일한 액으로 만든다.

용해순서는 보통 ① 보호제, ② 현상주약, ③ 촉진제(알카리), ④ 억제제(fog 방지제)의 순으로 되어 있다. 그러나 metol은 아황산나트륨이 용액에 용해되지 않으므로 처음에 용해한다. phenidone은 단독으로 산화가 소모가 되기 쉬우므로 보통 hydroquinone을 용해한 후에 첨가·용해한다.

액온과 용해순서는 조액중의 각 성분의 용해성과 산화·분해를 고려해서 정해진 것이므로 이 지정사항을 지키지 않으면 용해가 안되고 열화가 빨리 온다.

약품의 투입속도와 교반방법도 용해불량과 액의 열화를 피하는데 중요한 것이다. 교반 시에 공기가 들어가도록 심하게 하면 액이 빨리 산화되며, 교반 효과가 충분하지 않는 상태로 약품을 급속하게 첨가하면 단단해져서 용해가 되지 않거나 국부적인 상호작용으로 액의 열화를 일으키는 일도 있다.

조합제를 사용할 때는 설명문이나 manual(취급설명서)에 따라 조제한다. 다만 농축액체 조합제의 경우, 설명서에서 다만 묽게하면 된다는 것으로 교반을 충분히 하지 않으면 액이 균일하게 되지 않을 뿐만 아니라 진한 성분끼지 작용해서 액의 열화를 촉진시킨다. 조제한 현상액은 실용적으로 조제 후 즉시 사용해도 지장이 없는데 조액 직후는 약간 불안정한 경우도 있으므로 시험과 연구의 경우, 밀폐용기 내에서 5~6시간 경과 후에 사용하는 것이 바람직하다.

Ⅵ. 현상의 화학반응과 현상진행

1. 현상주약과 은염과의 반응

현상의 화학반응은 할로겐화은 결정의 은 ion에 현상주약에서 전자를 공급, 은으로 만드는 환원반응(Ag + e → Ag)을 말한다. 한편, 이 반응에 따라 현상주약은 산화되어 산화생성물이 된다. 이 반응으로 현상주약이 수산기를 가진 화합물의 경우, 현상주약은 ion화된 상태로 작용한다. 예를 들면, hydroquinone은 수용액 중에서 다음의 식(8-2)에서와 같이 2단으로 해리(dissociation)한다. 그러므로 액의 pH에 따라서 3종의 원소가 여러가지 비율로 존재하게 된다.

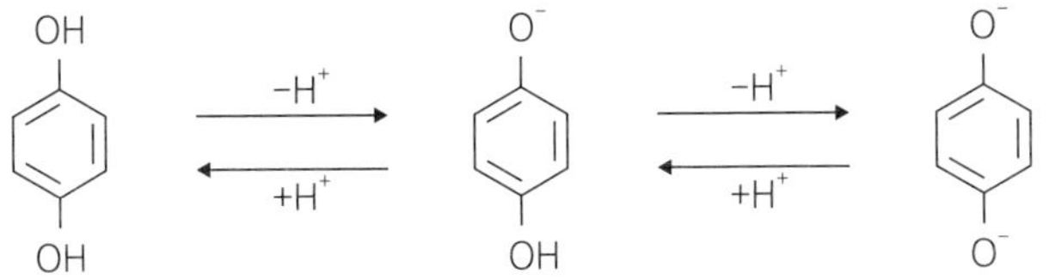

(8-2)

고 알카리성의 현상액 중에서 Ag^+와의 반응은 (8-3) 및 (8-4)와 같이 된다.

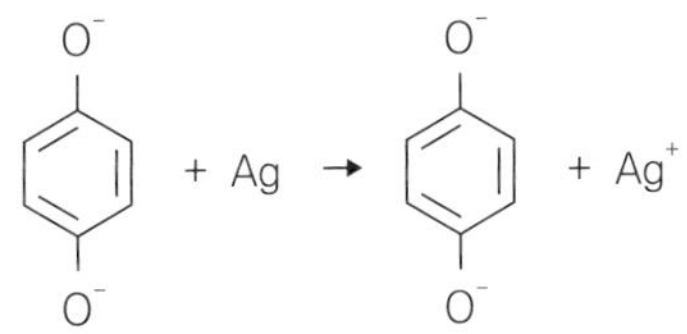

(8-3)

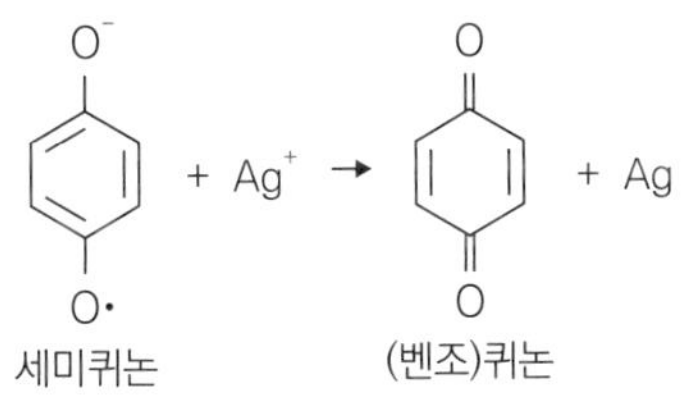

(8-4)

이상을 정리해서, hydroquinone과 은염과의 반응을 취화은을 예로하여 간단한 식으로 나타내면 식(8-5)와 같다.

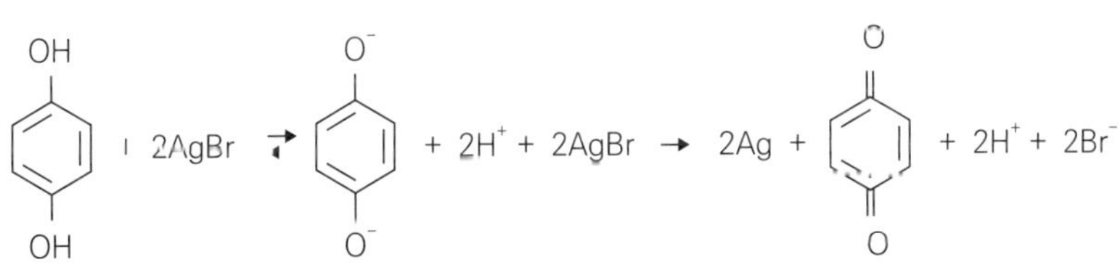

(8-5)

이 식에서 알 수 있듯이, 알카리성 현상액 중에서 hydroquinone은 2가(價)의 (-)ion으로서 할로겐화은과 반응한다. metol은 알카리성에서 식(8-6)에서와 같이 해리하여 1가(價)의 (-)ion이 되어 할로겐화은과 반응한다.

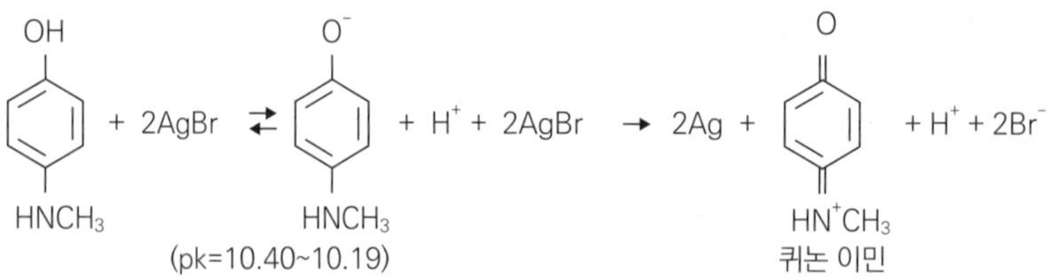

············ (8-6)

phenidone은 식(8-7)에서 나타난 호변이성(互變異性: tautomerism)이라 생각된다.

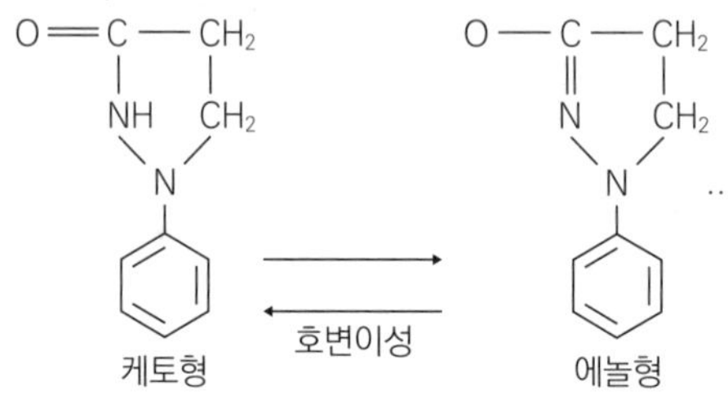

······································ (8-7)

그래서 Axford·Kendall에 의하면 phenidone은 알카리성에서 식(8-8)에서와 같이 1가의 (-)ion으로 할로겐화은과 반응하는 것으로 되어 있다[11].

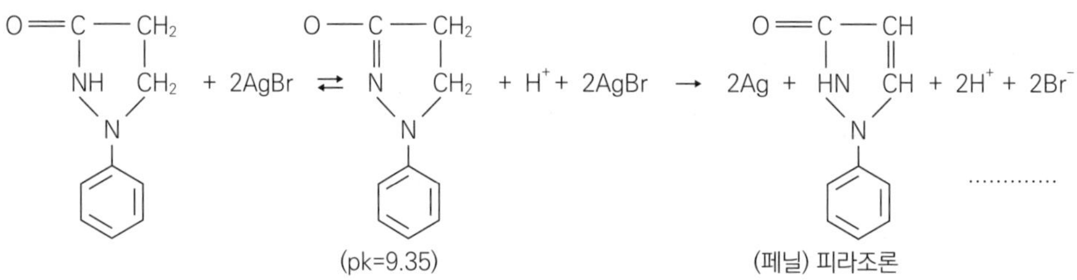

············ (8-8)

이에 대해 수산기가 없는 현상주약은 ion화 되지 않는 상태로 반응한다고 생각되어, 예를 들면 디에틸·파라페니렌디아민의 기본적인 반응식은 식(8-9)으로 나타난다.

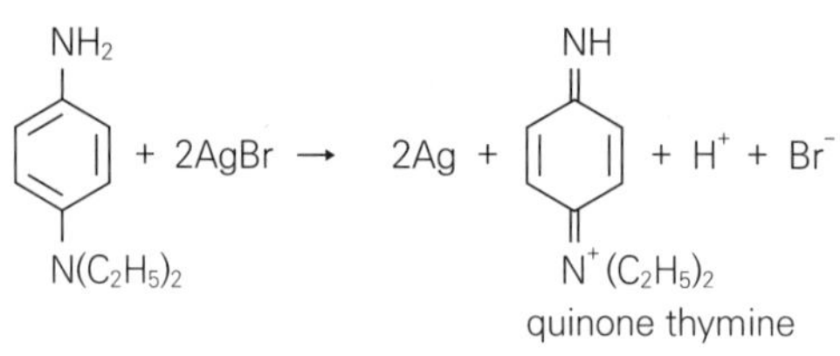

························ (8-9)

이상은 어느 것이나 현상액 중에 아황산염이 없을 때의 기본 반응식인데, 통상 현상액에는 일반적으로 아황산염이 포함되어 있는데 다음에 아황산염에 대해서 설명한다.

11) 이 Axford-kendall설에 대해 james는 ion화가 안된 무하전의 phenidone을 현상활성종으로 하는설을 제창하고 있다.

2. 현상주약의 산화와 아황산염의 작용

현상주약은 할로겐화은을 환원시키고 스스로 산화되어 산화생성물이 된다. 할로겐화은과 반응을 하지 않아도 현상액 안으로 녹아 들어오는 산소와 반응해서 산화된다.

예를 들면 hydroquinone의 경우 산소와의 반응은 식(8-10)과 같이 나타난다.

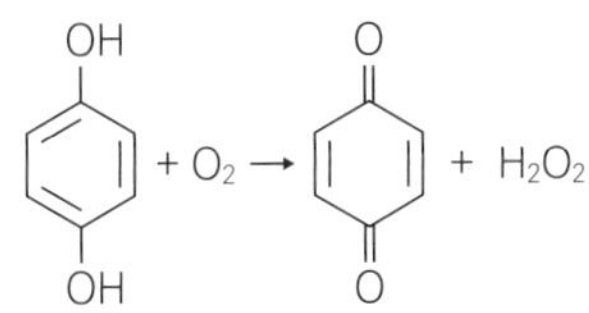

(8-10)

이 반응은 식(8-11)에서 보인 것과 같이 1전자 과정이 2단으로 일어나고 있다고 생각되지만, 과정(Ⅰ)의 산화에서 생성한 세미키논(semiquinone)은 불안정하여 활성이 강하므로 즉시 과정(Ⅱ)와 같이 산화되어 quinone이 된다.

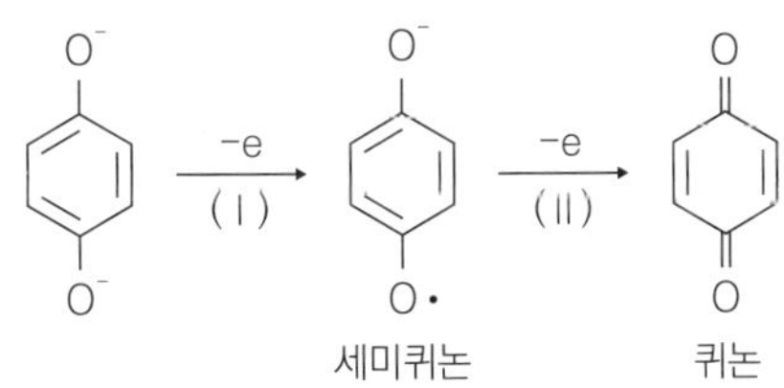

(8-11)

quinone은 식(8-12)에서와 같이 hydroquinone과 반응해서 2분자의 semiquinone이 되며, semiquinone은 산화되기 쉬우므로 즉시 2분자의 quinone이 된다[12)].

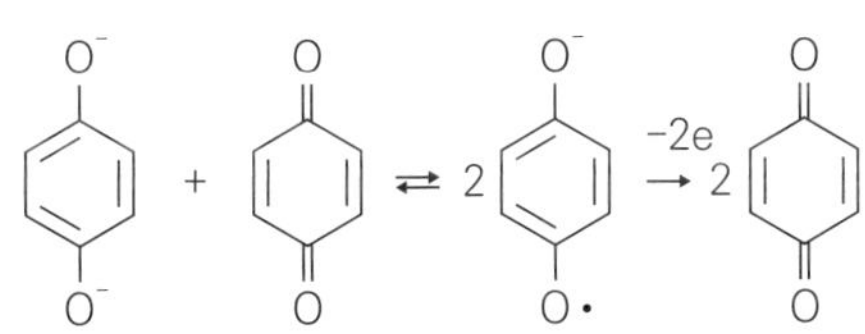

(8-12)

따라서 현상액 중에 아황산염이 없을 때 hydroquinone의 일부가 산화되어 quinone이 생성하면, 그 나머지의 hydroquinone을 산화시키는 촉매가 되어 현상액은 급속하게 피로하게 된다.

그러나 아황산염이 있을 때, quinone은 식(8-13)에서와 같이 아황산염과 반응해서 hydroquinone·mono-sulfonate로 되어 제거되므로 hydroquinone이 급속하게 산화되는 것을 억제시킨다.[13)]

---

12) 퀴논(O^-벤조퀴논)은 알카리성 액체 중에서 불안정하며 식(8-12)에 보인 반응 외에 각종 포리히드록시 화합물의 생성 등도 생각된다.

13) 식(8-13) 외에 세미퀴논과 아황산염이 반응해서 hydroquinone mono-sulfonate가 되는 반응이다.

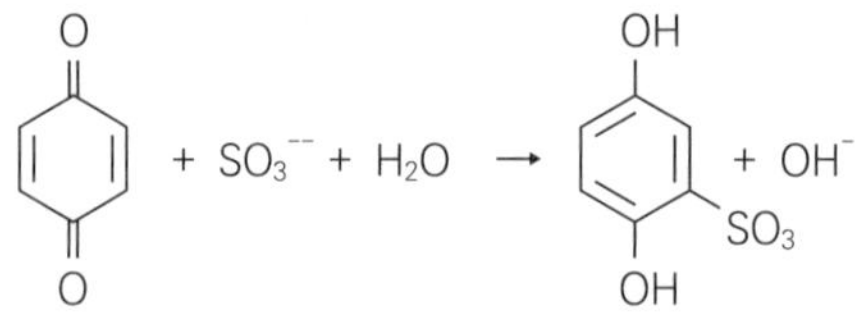

(8-13)

한편 식(8-10)의 반응으로 생성한 과산화수소 H_2O_2는 알카리성으로 강한 산화력이 있지만, 아황산염이 있는 경우 식(8-14)에 나타낸 반응으로 제거된다.

$$H_2O_2 + SO_3 \rightarrow SO_5^{--} + H_2O \qquad (8\text{-}14)$$

따라서 hydroquinone의 공기산화반응은 액중에 아황산염이 충분히 존재할 경우, 식(8-10), 식(8-11), 식(8-12)를 정리해서 다음의 식(8-15)와 같이 나타낼 수 있다.

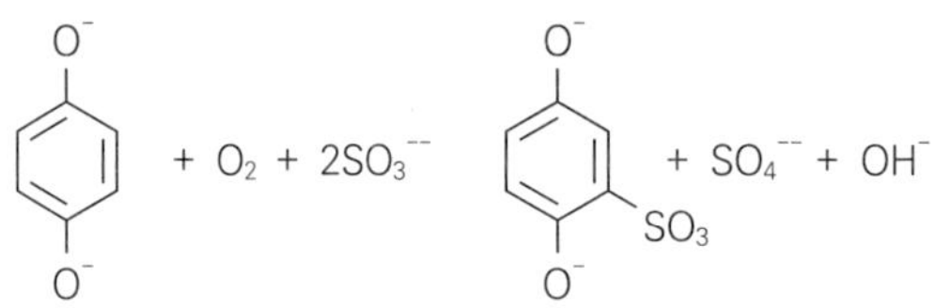

(8-15)

hydroquinone으로 할로겐화은이 환원(현상반응)이 된 경우도 아황산염이 충분히 존재하고 있을 때는 식(8-5)에서 생성한 quinone은 즉시 식(8-13)에 나타낸 mono-sulfonate가 되므로, 전체의 반응은 다음의 식(8-16)과 같이 나타난다.

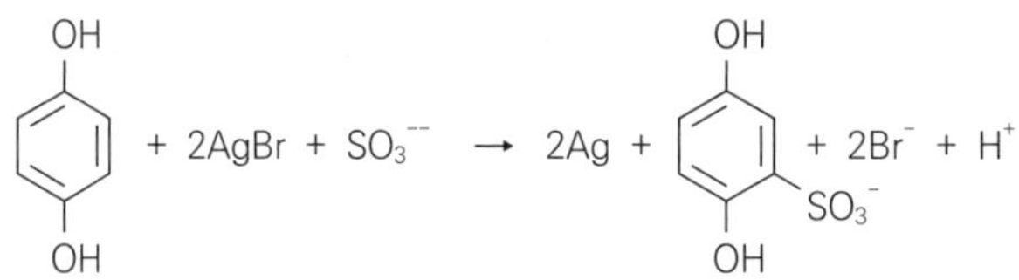

(8-16)

다시 말해서 현상액 중의 아황산염은 단순히 현상주약과 작용하는 산소를 가로챌 뿐만 아니라, 현상주약의 공기산화와 현상반응으로 quinone이 생성해서 hydroquinone이 급속히 소모되는 것을 억제하는 작용을 한다.

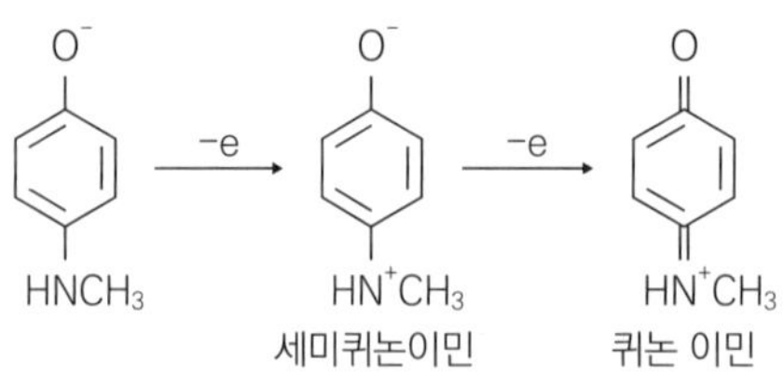

(8-17)

metol도 식(8-17)에 보인 바와 같이 2단 산화과정을 예상할 수 있다.

이 반응의 중간산화물 세미퀴논이민은 hydroquinone의 중간산화물 semiquinone보다 안정하며, semiquinone이 hydroquinone 현상을 촉진시키지만 세미퀴논이민은 metol 현상을 억제한다.

아황산염은 세미퀴논이민과 반응해서 methyl paminophenol·mono-sulfonate를 만든다. 이것은 가장 강한 현상력[14)]이 있으므로 metol만의 현상액의 경우, 특히 아황산염은 현상 진행에 크게 기여한다.

metol과 hydroquinone이 공존하는 MQ 현상액에서는 억제물질 세미키논이민은 hydroquinone과 semiquinone에서 빨리 환원되어 현상력이 강한 metol[15)]로 되돌아 오므로, 초가성성(superadditivity)이 나타난다.

phenidone은 Axford·Kendall에 의하면 식(8-18)에서와 같이 2단 산화과정이 된다.

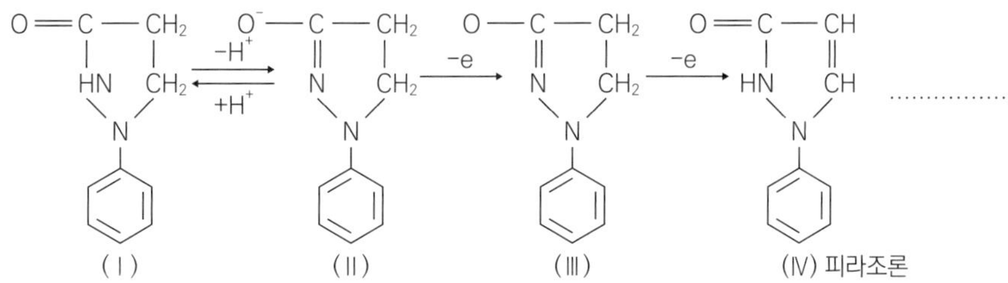

(8-18)

이 식에서 나타낸 중간산화물(Ⅲ)은 세미키논과 세미키논이민보다 안정되고 아황산염을 가해도 sulfonate가 되지 않는다. 그러나 hydroquinone이 공존하는 PQ 현상액에서는 중간산화물(Ⅲ)은 hydroquinone과 semiquinone으로 환원되어 본래의 phenidone으로 되돌아오므로 초가성성이 나타난다.

이 과정은 MQ의 경우와 흡수한 것인데 MQ에서는 metol의 중간산화물의 일부가 sulfonate로 되는 반면, PQ에서는 phenidone의 중간산화물은 sulfonate를 만들지 않고 거의 대부분이 원래의 phenidone으로 되돌아오므로 더욱 강한 초가성성이 나타난다[16)].

3. 현상진행

노광한 필름을 현상액에 넣으면 시간이 경과함에 따라 흑화되기 시작해 곧 전체면이 검게 된다. 이 과정에서 유제층 중에 일어나고 있는 현상을 순서대로 설명한다.

① gelatin막의 흡수팽창 → ② 현상주약 등 각 성분의 확산(유제입자로 접근) → ③ (유제입자로) 현상주약 흡착 → ④ Ag^+ ion이 Ag로 환원 → ⑤ 주약 산화생성물의 탈착·확산 → ⑥ Br -ion의 수화(水和)·확산

그리고 유제층중의 할로겐화은 입자가 차례로 환원을 시작하므로 현상은 입자의 수가 증가함과 동시에 각 현상은 입자의 크기도 커져서 사진 농도는 점차 상승되어간다.

14) hydroquinone mono-sulfonate도 할로겐화은을 환원할 수 있지만, 현상력이 약하고 보통 현상에서는 거의 기여하지 않는다.

15) metol은 황산염으로된 상품명의 하나로, 여기서는 정확하게 N메틸 P아미노페놀이라고 하여야 되지만 본서에서는 관용적으로 metol 유기산도 motol이라고 한다.

16) 초가성성 기구, James는 phenidone이 현상반응으로 (+)하전 radical의 중간산화물이 생겨 그 효력으로 hydroqinone이 유제입자에 근접하기 쉽게 된다고 하였다.

따라서 충분히 노광한 필름을 현상액에 넣고 일정한 온도로 현상할 경우, 어떤 사진농도 D일 때의 농도증가율 dD/dt를 그 때의 현상속도(rate of development)로 하면 현상속도는 식(8-19)로 나타낼 수 있다.

$$현상속도 = dD/dt = R(D_{\infty} - D) \quad (8\text{-}19)$$

D_{∞} : 완전히 현상되었을 때 도달할 수 있는 극한 농도,

r : 정수(현상속도 정수)

식(8-19)를 적분한 형태로 하면 식(8-20)이 된다.

$$D = D^{\infty}(1 - e^{-k(t-t0)}) \quad (8\text{-}20)$$

t_0 : 0 또는 정수

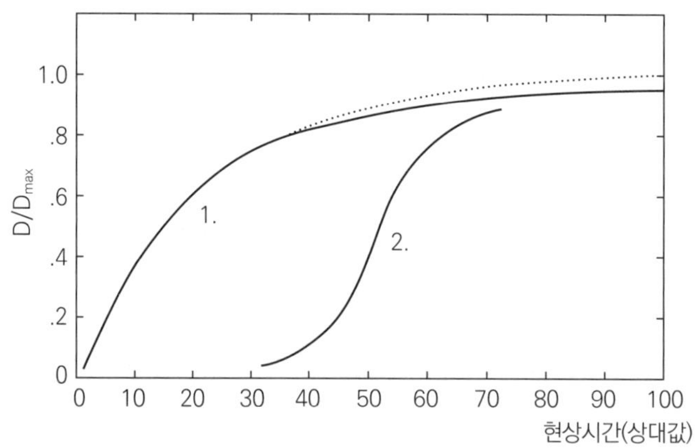

그림 8-3. 현상시간과 농도의 관계(james: Theory of Phot. Proc.)

실선 1: 수산제 1철 현상액

실선 2: HQ현상액(아황산염 없음)

점선: t_0=0일 때의 이론상 곡선

그림 8-3은 이와 같이 노광·현상온도 등의 조건을 일정하게 하였을 때 농도의 시간적 변화를 나타내는 graph의 예이며, 점선은 식(8-20)의 t_0를 0으로 한 이론곡선이다. 이에 대해서 실선 1로 표시된 수산 제1철 현상액의 실험결과는 잘된 것으로 보아도 좋지만, 실선 2로 표시된 hydroquinone 현상액의 곡선은 흑화가 시작되는 시간(현상개시 예상시간)이 지연되어 농도곡선의 경사(초기 현상속도)도 작다.

이 hydroquinone현상액의 예와 같이, 감광재료를 현상액에 넣고 상이 나타날 때까지의 소요시간을 유도기(induction period)라 한다[17].

유도기의 길이는 유제의 조성, 노광조건과 현상액의 조성 등에서 차이가 있는데 특히 현상주약의 종류와 현상액 중의 억제제 농도의 영향이 크다. 현상주약의 (-)ion 형태로 작용하는 것은 그 부(-)하전이 클수록 큰 유도기가 생긴다. 예를 들면, - 2가의 hydroquinone은 - 1가와 0가의 metol, phenidone, paramin에서 명백하게 긴 유도기를 나타낸다. 그리고 현

상액 중의 Br^- ion의 농도가 높을수록 유도기가 길어지므로, 유도기가 생기는 주요 원인은 유제입자 표면의 하전장벽[18]으로((-)로 대전한) 현상주약 ion의 접근과 흡착이 방해되기 때문이다[19].

이상은 필름 전체면에 일정한 양의 노광을 주었을 때의 경우이지만, 필름부분마다 노광량이 틀린 사진 영상에서는 노광량이 많은 부분일수록 유도기도 짧으며 그 후의 농도상승도 빠르다(현상속도가 빠르다). 따라서 실제 변화에서 개념적으로 나타내면 그림 8-4와 같다.

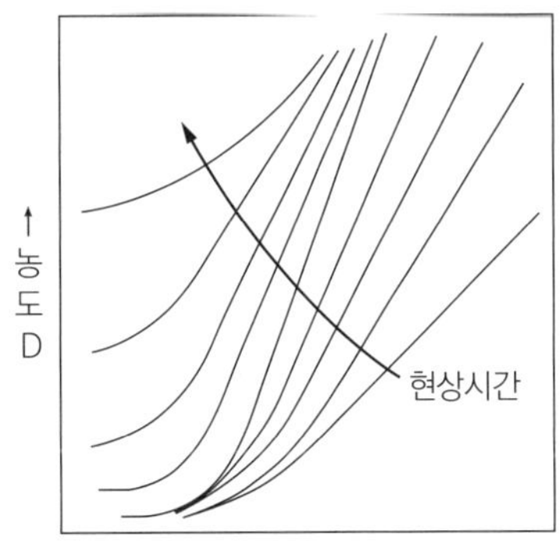

그림 8-4. 현상시간에 따른 특성곡선의 변화

이와 같은 현상진행의 전과정을 하나의 식으로 나타내는 것은 쉬운 일이 아닌데, 현상진행의 중간단계에서 특성곡선의 직선부 농도와 contrast의 변화에 관한 실험식에는 다음의 식 (8-21)이 있다[20].

$$D = (A \log t + B) \log H + C \log t + F$$

$$r = A \log t + B \quad \cdots\cdots \quad (8\text{-}21)$$

D : 노광량 H, 현상시간 t일 때의 사진 농도

A, B, C, F는 현상액 농도, pH, 온도 및 유제 특성에서 정해지는 정수

또 일정온도에서의 현상진행으로 인한 사진특성의 변화를 개념적으로 나타내면 사진 감도·contrast·fog는 그림 8-5와 같다. 이 그림에서 볼 수 있듯이 감도·contrast는 각각 극도로 되는 시간을 넘어서 현상을 계속하면 오히려 내려가기 때문에, 필름 성능을 충분히 활용하기 위해서는 적당한 시간에서 현상을 정지시켜야 한다.

---

17) 유도기란 어디까지의 시간을 가리키는가에 대해서, 여기서는 실용적으로 많이 사용되는 "영상이 나타날 때까지의 시간(기간)"으로 하였지만, 이밖에 "입자 일부에 흑화가 시작되는 시간", "현상초기에 현상속도가 시간과 함께 증가하는 시간" 등 여러 가지가 있어 통일되지 않았다.

18) 하전장벽으로는 유제입자에 흡착된 Br^-뿐만 아니라 알카리성 액중에서 해리된 gelatin의 carboxyl 이온- COO^-도 생각된다.

19) 하전장벽 이외의 요인으로, 현상 주약의 화학구조에 의거한 할로겐화은에 대한 흡착성과 전위도 유도기에 영향을 준다.

20) 이식은 Elvegard, E에 의해서 MQ현상액에 대해서 보고된 것이다.

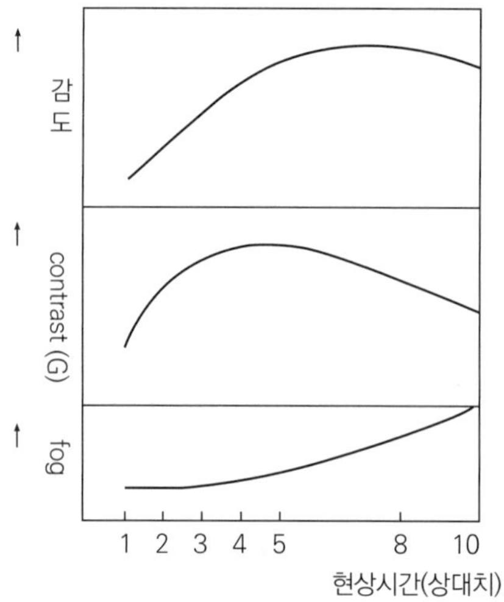

그림 8-5. 현상진행에 따른 사진특성의 변화

다음에 현상온도를 바꾸는 경우에도 현상온도가 높을수록 현상속도가 빨라 대체적으로 그림 8-4 및 그림 8-5와 같은 변화가 보다 짧은 시간에 진행된다.

현상온도와 속도와의 관계는 기본적으로 Arrhenius[21)]의 식을 적용하여 식(8-22)와 같이 간단하게 나타낼 수 있다.

$$1nr = B - E/RT \quad (8\text{-}22)$$

r: 현상속도 T: 현상온도(K) R: 정수 E: 활성 energy B: 정수

다만, 현상은 각종 물질의 확산과 화학반응이 통합된 것이므로 동일 조성의 감광재료와 현상액 조합이라도 현상온도가 크게 다른 조건에서는 E의 값도 변한다. 따라서 현상시간의 대수 Inr과 1/T와의 직선관계는 한정된 온도범위에 대해서만 성립된다.

한정된 범위에 대해서는 간단한 근사식으로 식(8-23)[21)]이 있다.

$$\log t = C - kT \quad (8\text{-}23)$$

여기서 t는 절대온도 T로 현상하여 일정한 사진농도 또는 일정한 r을 얻는데 필요한 현상시간, C와 r는 정수이다.

이 관계를 예로하여 어떤 X선필름을 지정 현상액으로 온도와 시간을 바꿔서 현상하여 얻는 graph를 그림 8-6(a, b)[22)]에 예시한다.

이와 같은 현상온도의 영향은 현상액 조성(주약의 종류·pH·억제제와 아황산염 농도)에 의해서 크게 변하는데, 그 변화정도는 실용적으로 다음의 식(8-24)에 있는 온도계수(temperature coefficient)로서 나타난다.

$$K = (\log t_1 - \log t_2)/T_2 - T_1 \quad (8\text{-}24)$$

여기서 t_1, t_2는 각각 온도 T_1, T_2로 현상하여 동일한 사진특성(보통 동일한 γ치)을 얻는데 필요한 현상시간이다. 자동현상기로 X선필름을 처리할 때, 고온신속현상(32~35℃, 12~25초 정도)은 온도의 영향이 대단히 크기 때문에 현상온도는 특히 엄격하게 관리하지 않으면 안된다[23].

현상진행은 현상 중에 행하는 교반의 영향을 많이 받는다. 현상중의 필름 유제층 안에서는 앞에서 말한 화학반응으로, 현상주약 등의 활성성분이 소비되어 B_γ^-과 H^+ 등의 억제성분이 생성된다. 그래서 이 유제층 내외에서 각 성분별로 각각 농도차가 생겨 그림 8-7에 보인 확산으로 인한 성분교환(활성성분의 교환과 억제성분의 배출)이 일어난다.

그러나 필름 표면에 접하고 있는 현상액이 정지되어 있을 때에는 그 부분의 각 성분 농도는 곧 유제층 내의 농도와 가까워져서 확산 속도가 늦어지기 때문에 현상진행이 지연된다.

이에 대해서 필름표면에 접하는 현상액이 잘 교반되어 쉬지 않고 새로운 액을 갈아넣고 있을 때는 그것과 유제층 안에서 그림에 보인 확산에 의한 성분교환이 순조롭게 계속되기 때문에 현상이 빨리 진행된다.

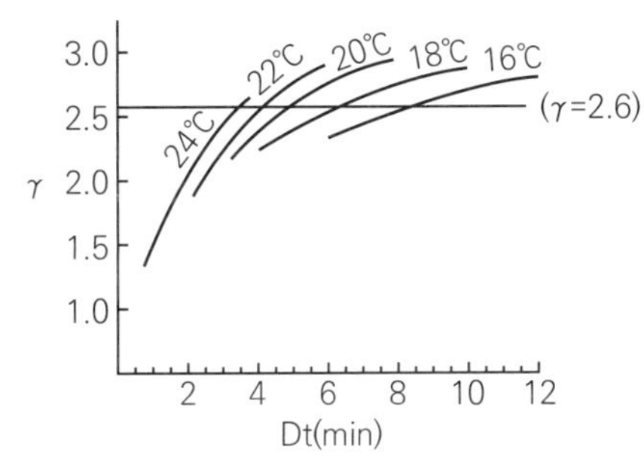

그림 8-6. (a) 각 현상온도에 따른 Dt (현상시간)-γ곡선

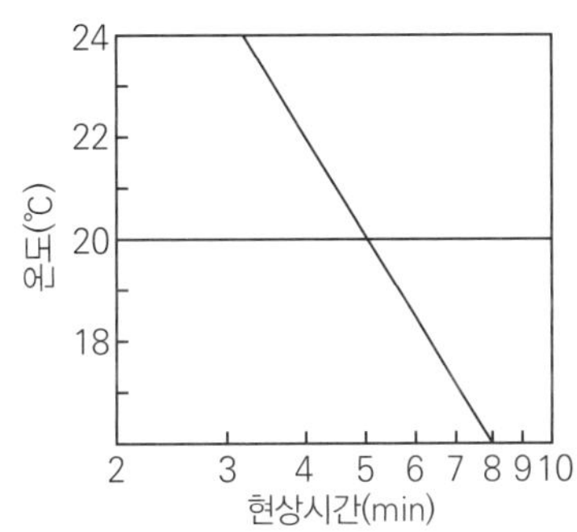

그림 8-6. (b) 8-6(a)에서 얻은 시간온도곡선

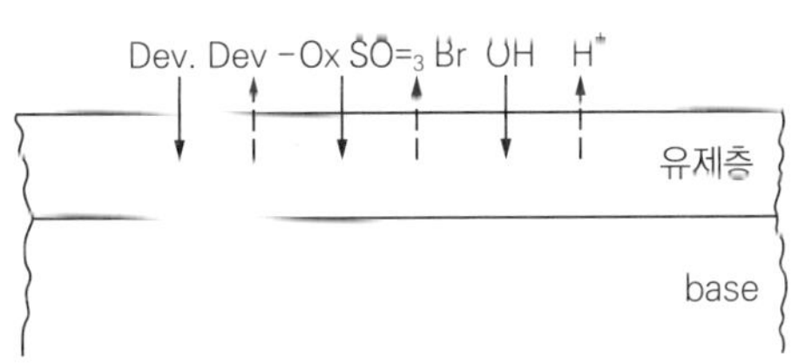

그림 8-7. 현상중의 유제층 내외의 액성분 교환
이때 Dev는 현상주약, Dev-Ox는 그이 산화생성물을 나타냄

21) Arrenius 식의 본래의 형은 반응속도 정수 r=Aexp(-Ea/RT)이며, A는 빈도인자, Ea는 예상 활성화 에너지라 하며, 다같이 그 반응의 고유정수이다.

22) 그림 8-6(b)는 편대수 grahp로 표시한 것이며, 직선으로 되어 있지만 실용적으로는 Dt축을 진수로 눈끔한 곡선(현상온도-시간곡선)이 많이 쓰인다.

23) 90초 처리 자동현상기에서의 현상온도 변동폭은 보통 ±0.3° 이내이다.

교반이 현상진행에 미치는 영향은 고노광부일수록 크고, 교반이 약하면 사진 contrast와 최대 D_{max}가 낮아지는 경향이 있다.

현상중의 과격한 교반은 액의 산화를 촉진시키며 필름에 기포가 부착되어 훼손이 되는 경우가 있다.

Ⅶ. 현상액 피로와 보충

현상액을 일반적으로 필름을 현상하는데 따라, 점차 현상활성이 저하되어 마무리 사진은 저감·연조로 된다. 이때 현상액에는 대체적으로 다음과 같은 변화가 일어나고 있다.

① 필름으로 인한 액의 소모(carry out) 때문에 액량이 감소된다.
② 현상주약이 소모된다.
③ 아황산염이 소모된다.
④ 알카리가 소비되어 pH가 내려간다.
⑤ 할로겐 ion(주로 Br^-)이 축적된다.

이와 같이 현상액의 피로(exhaution)로 현상활성이 떨어지는 것은 어느 정도까지는 현상시간을 연장시킴으로써 보상할 수 있다.

그러나 동일 조건으로 장시간 계속해서 균일한 사진특성을 얻기 위해서는 가능한 한 액조성의 변화를 억제하여 현상활성을 일정하게 유지하여야 한다.

이때 ① ② ③ ④에 대해서는 감소분을 보충액(replenisher)의 형태로 보충되지만 ⑤는 피로액 일부를 Br^-이 들어있지 않는 보충액과 교체하여 제거하여야 한다.

따라서 보충액의 조성은 현상주약과 알카리제와 같이 현상에서 소비되는 성분을 본래의 현상액(모액)[24]보다 많이 포함시키고, KBr과 NaBr과 같은 취화물을 포함하지 않는 것이 보통이다[25]. 실제의 보충방법은 다음 2가지로 대별된다.

1) 감량보충(topping up)법

필름 처리에서 생기는 현상액의 감량분을 그것과 같은 용량의 보충액으로 보충하는 법

2) 강제보충(bleed off)법

필름처리에 사용한 액(running)[26]의 일부를 버리고, 버린 양과 필름처리로 생긴 감량을 합계한 용량을 보충액으로 보충하는 방법.

감량보충법은 간편하며, 깊은 tank를 사용하여 수동처리(manual processor) 등에 많이 쓰인다. 그러나 이때 교체된 피로액의 양은 필름으로 인한 부족분(직접촬영용 X선필름의 수동현상에서 보통 약 30 ml/4절 1매)[27] 정도이므로, 일반적으로 Br^- 농도를 낮은 값으로 평형시킬 수 없다. 그래서 감량보충법으로 Br^- 축적에서 오는 억제성증대를 주로 알카리제를

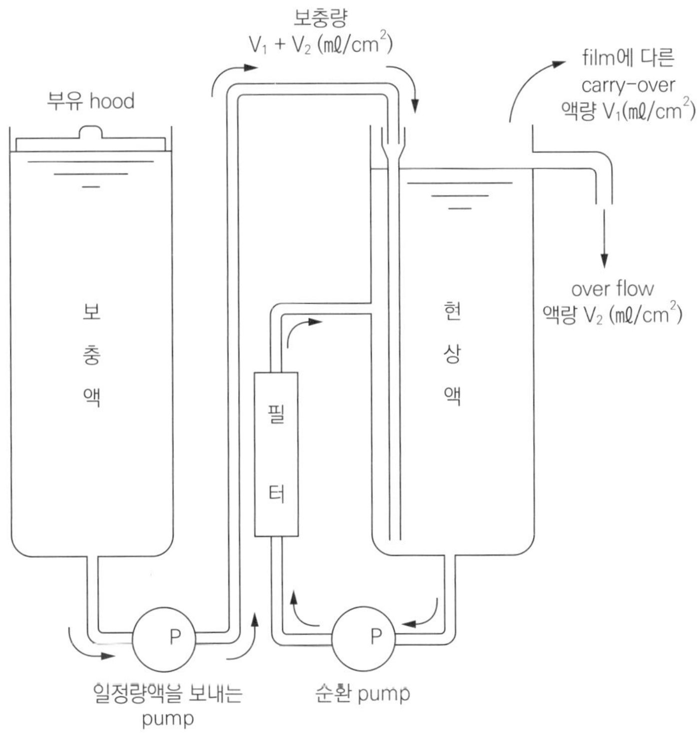

그림 8-8. Overflow-보충 모식도

많이 보충해서(현상주약·활성을 높여서) 보상하는 것이 보통이지만, 일반적으로 장기간의 계속 사용은 적합하지 않다(보통 모액량과 같은 양이거나 2배의 양 정도까지 보충액 사용이 가능하다).

강제보충법은 manual processor로 조작이 번거롭기 때문에 자주 쓰이지 않지만, 자동현상기 처리에서는 그림 8-8과 같은 over-flow법의 형식이 많이 쓰인다.

강제보충법에서는 필름 1매당(또는 단위면적당)의 피로액과 보충액과의 교환량을 충분히 하면 running액 중의 Br^- 농도를 모액의 처방치 가까이에서 평형될 수 있으므로 상시간 사용에 적합하다. 그러나 이 경우도 본래 모액처방중에 함유되지 않는 산화생성물과 B이외의 유세에서의 용출물(I^-와 유제첨기제)을 합쳐보면, 실제로 running액의 조성을 최초의 모액 조성과 완전히 일치시킨다는 것은 용이하지 않는다.

---

24) 모액이란 말은 사진 처리 시, 보충액과 대비되는 것으로(실제는 감광재료를 적셔서 처리하기 위한) 본래의 현상액과 정착액 등의 처리액을 말한다. running액과 같은 뜻으로 사용된다.
25) 계속 사용으로 액조성의 변화가 특히 문제가 될 때, 소량의 Br^-를 함유한 보충액을 다량으로 보충할 수 있다. 또 모액처방이 유기억제제(AF제)를 함유할 경우, 보충액에도 유기억제제가 필요하다.
26) running액이란, 보충하면서 감광재료를 계속적으로 처리할 때 실제로 감광재료가 처리되는 액을 말한다.
27) 현상액의 carry-over량은 처리방법에서 다르며, 일반적으로 사용되는 롤러형 자동현상기로 처리할 때는 대체적으로 30~50 ml/4절 1매 정도이다.

자동현상기로 X선필름을 처리할 때는 주로 starter방식에 의한 강제보충이 사용되고 있다. 이것은 최초로 현상보충액을 만들고 거기에 일정량의 starter를 가한 것을 현상액(모액)으로 하여 필름처리에 사용하며, 필름 1매를 처리할 때마다 현상보충약으로 강제보충하는 방법이다.

이 경우, 현상보충액(보충액)에는 필름처리로 인한 running액의 피로를 보상하기 위해서 현상주약이나 알카리제가 다량 들어있고 취하물은 포함되어 있지 않다. starter는 pH를 내리기 위한 유기산과 Br-를 공급하는 취하물을 주성분으로 한 용액이며, 이것을 적당량 첨가하면 보충액의 현상활성을 내리고 모액으로 사용할 수 있다.

현상액은 감광재료를 처리하지 않아도 현상 tank에 넣어 방치만 하여도 피로한다. 이때의 피로는 주로 공기산화에 의한 것으로, 현상액이 공기에 접해있으면 현상주약과 아황산염이 산화되어 소모한다. 그러나 (필름을 현상하지 않는 경우) Br^-농도는 변하지 않고 주약의 산화물생성과 아황산염의 반응으로 OH^-가 생기므로 pH가 상승한다. 식(8-15) 참조. 따라서 액중의 아황산염이 많이 잔류해 있는 동안에는 현상력이 갑자기 떨어지지 않고 오히려 현상력이 상승하는 경우가 있다. 그러나 아황산염이 소모되어 그 양이 적어지면 현상주약의 소모가 심해서 pH 상승이 정지되므로 현상력은 급속하게 떨어진다.

이와 같이 감광재료를 처리하지 않을 때에 진행되는 액의 피로와, 감광재료를 처리함으로써 일어나는 액의 피로는 변화방법이 다르므로 이것을 구별할 때는 전자를 경시피로(또는 산화피로)[28)]라 하며 후자를 처리피로라 한다.

현상액의 주요성분, pH의 처리피로와 경시피로에서의 일반적인 변화를 종합해서 표 8-9에 예시한다.

실제의 running액 중에는 일반적으로 처리피로와 함께 경시피로도 일어나고 있다. 그러나 시간당의 필름처리량이 충분히 있는 자동현상기 처리의 경우는 처리피로가 주이므로 필름 1매 처리 시마다(종류·size·노광량에 따라) 적절한 보충을 하면 장시간 계속해서 사용할 수 있다.

표 8-9. 피로에 의한 현상액의 주된 변화

	처리피로	경과피로
현상주약	↘	↘
SO_3^{2-}	↘	↘
Br^-	↗	→
(유기)AF제	↘	↘
pH	↘	↗

주) 경시피로에서 AF제의 소모는 주로 가수분해 등에 의하므로 액에 따라 변화정도는 다르다.

28) 엄밀하게 말하면, 경시피로에는(가수분해 등) 공기산화에 의하지 않는 경시변화도 포함된다. 다만, 일반 사용조건에서의 경시피로의 대부분은 공기산화로 인한 것이며, 경시피로와 산화피로는 같은 의미로 쓰인다.

이에 반해서 시간당의 필름처리량이 극소수일 때와 비표면적(액의 표면적/액량)이 큰 소형자동현상기에서는 경시피로의 영향이 크므로, 모액으로 강제보충이나 액교환을 자주 행할 필요가 있다.

보충액은 모액과 같이(또는 그 이상) 경시피로에 대한 피로한 액에 의한 보충으로는 running액 성능을 일정하게 유지할 수 없다. 보충액의 경시피로를 억제하려면 보충 tank 중의 액 표면을 cover를 덮어서 공기와의 접촉을 차단하는 것이 유리하다.

현상액은 피로하는데 따라 점차 진하게 착색되며 장기간 계속해서 사용하면 scum이나 sludge(진흙같은 침전물)이 생겨서 필름오염의 원인을 가져온다.

이와 같은 착색이나 scum, sludge의 구성은 현상주약과 유기 AF제·경막제 등의 산화생성물·분해생성물 외에 상용수의 수질과 필름에서 용출되는 은과 gelatin과 같은 각종 첨가물도 관계되며 대단히 복잡하다.

현상액 표면에 떠서 필름이나 현상기의 roller를 오염시키는 scum은, colloid상의 은과 난용성 은염에 계면활성제가 부착된 것을 많이 볼 수 있다.

착색물질은 다음 구조식에 나타낸 humin산(himic acid)이 보고되어 있다.

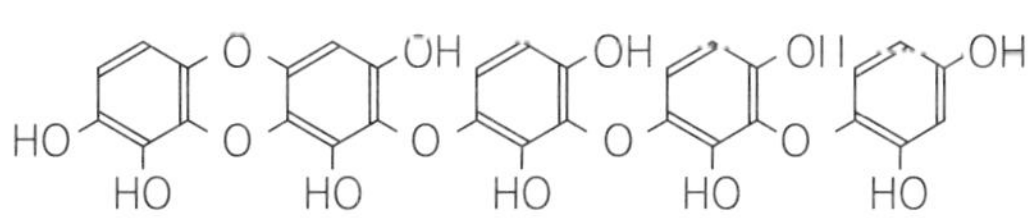

Ⅷ. 현상효과

전체면에 균일한 노광을 받은 필름이 현상될 때, 현상반응에 의해서 소비되는 활성성분과 부생(副生)하는 억제성분과는 앞의 그림 8-7에서와 같이, 유제층 내외의 깊이 방향에 대한 확산으로 보충 또는 배출된다.

그러나 필름에 대한 노광이 전면 균일하지 않는 보통 사진에서는 고노광부와 저노광부에서 유제층안의 현상액의 (처리)피로도가 달라서 횡방향 조성이 균일하지 않는 현상이 생긴다.

따라서 그림 8-9(a)와 같이 노광량에 큰 차가 있는 고노광부와 저노광부가 접해 있을 때 그 경계부에서는 그림 8-9(b)와 같은 성분의 확징과 이동이 생긴다.

그래서 고노광부 말단에서는 유제층 밖으로부터의 활성성분을 보급하는데 있어서 저노광부에서 남아있던 활성성분이 가해지지 때문에 현상이 지나치게 진행되어 상의 농도가 많이 높아진다. 반대로, 저노광부 말단에서는 고노광부에서 확산되어 오는 억제성분이 작용해서 상의 농도가 많이 낮아진다. 일반적으로 선자를 border효과, 후자를 fringe 효과, 양자를 합쳐서 edge 효과라 한다(그림 8-9(c) 참조).

이와 같이 사진효과는 사진영상의 윤곽을 뚜렷하게 하여 선예도를 높이는 효과가 있다. 또 이 효과는 유제의 종류에 따라 다르지만, 현상액 농도가 낮고 교반이 비교적 약할 때 노광량의 차가 큰 경계부분에서 특히 심하게 나타난다.

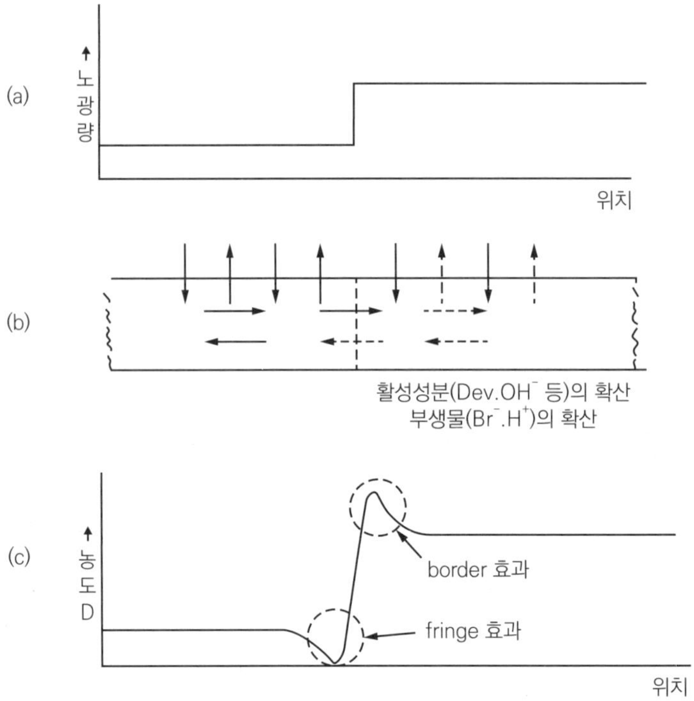

그림 8-9. Edge 효과
(a) 노광량의 분포 (b) 유제층에 대한 성분의 확산 (c) 현상된 유제층의 농도분포

edge 효과가 눈에 띠고 상의 테두리에 분명한 edge선이 나타날 때 이 선을 Mackie line 이라 한다.

또 근접한 작은 점의 상이나 spectrum의 휘선상(輝線像)에서 이 점과 선이 서로 대면하는 측의 농도가 fringe 효과로 내려가며, 반대측은 border 효과로 올라가기 때문에 이들 점과 선의 간격이 확대한 상으로 되는 경우가 있다.

이것을 Kostinsky 효과라 하며, 사진으로 정밀계획을 세울 때에는 특히 주의를 요한다.

더욱이, 노광된 상의 크기에 차이가 있을 때 (단위면적당의 노광량이 같아도) 그림 8-10과 같이 상 크기에 따라 사진농도가 바뀌는 현상을 볼 수 있다. 이것을 Eberhard 효과라 한다.

이상과 같이 유제층 안의 인접부분에서 현상액 피로의 차이로 일어나는 영상농도의 부분적 변화와 영상위치가 변화하는 현상을 종합해서(화학적 또는 현상) 인접효과(adjacency effect)라 한다.

인접효과는 감광재료의 sencitometry를 할 경우에 특히 주의하여야 한다. 노광량을 단계적으로 바꾼 필름 시료(sample)의 사진농도를 측정할 때, 노광량이 다른 인접한 step과의 경계부와 필름 말단부에서 인접효과 때문에 그 step 중앙부분과 농도가 약간 틀린다. 또 자동현상기로 현상할 경우, 노광량이 큰 쪽을 먼저 통과시키거나 후에 통과시키는데 따라 현상액 피로의 영향이 달라서 결과에 차이가 있다. 이것을 방향효과(directional effect)라 한다.

Sensitometry 이외의 일반진단용 사진에서도 경우에 따라서는 영상 필름에서 이 영향을 볼 수 있다.

인접효과와 같이 현상에 따라서 생기는 산화생성물과 할로겐 ion의 영향 등의 국부적 차이로 인해서 영상의 농도와 크기, 위치에 특별한 변화가 생기는 것을 현상효과(development effect)라고도 한다.

현상효과에는 인접효과 외에 고노광입자의 현상의 영향으로 주변광입자가 현상되는 전염현상(contagious development)과 OH기가 있는 현상주약으로 현상하였을 때(산화물생성물의 gelatin 경화작용으로 생기는 농축 때문에) 작은 상의 크기가 축소되는 ross 효과가 있다.

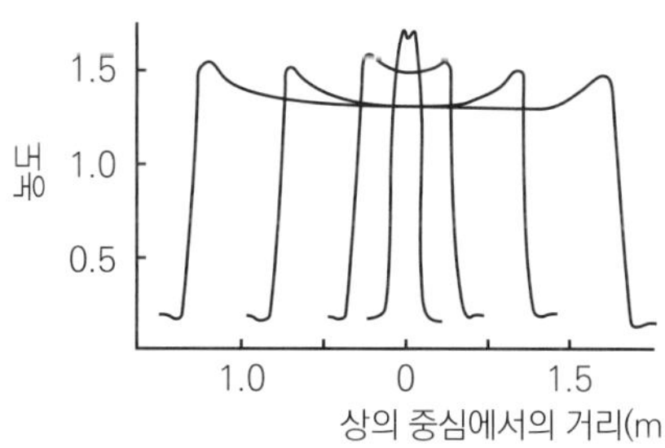

그림 8-10. Eberhard 효과에 따른 상농도의 변화
상의 대소에 따른 단위면적당의 노광량은 일정

제 9 장 현상의 정지·정착, 수세, 건조

Sequence of Processing step

Ⅰ. 현상정지

현상진행을 적절한 곳(시간)에서 정지시키려면 필름을 현상액에서 꺼내어 산성액에 담그는 것이 가장 효과적이다.

이를 위해서 현상과 정착의 중간에서 쓰이는 산성 처리액을 현상정지액·산성정지액 또는 단순히 정지액(stop solution)이라 한다.

정지액은 산성이 강할수록 현상정지의 효과가 크다. 그러나 황산과 같은 강한 산의 용액은 그것이 필름과 함께 다음 정착액으로 옮겨졌을 때, 정착주약인 티오황산염을 분해할 염려가 있다. 초산과 같은 유기산도 고농도의 것을 사용하면, 유제막에 함유한 채로 지입된 현상액 중의 아황산염과 탄산염이 급격히 분해되어 필름에 blister[1] 고장이 생기는 경우도 있다.

따라서 정지액에는 표 9-1과 같이 초산(acetic acid) CH_3COOH의 1~3% 정도의 용액을 사용한다.

정지처리는 20℃에서 30초 정도가 적당하다.

정지욕(bath)은 현상액이 들어와서 중화·오염되므로 새로운 액과 자주교환하여야 한다(산성정지액은 pH 5.0~pH 5.5 정도가 되면 새로운액과 교환하는 것이 좋다).

정착액이 산성을 충분히 가지고 있으면, 정지액을 쓰지 않고 필름을 현상액에서 직접 정착액으로 옮겨도 현상이 빨리 정지되어 지장없이 처리할 수 있다.

표 9-1. 정지액 처방 예(FK 처방)

	SB-1 일반용·인화지용	SB-1a film용	SB-5 film용(팽윤억제)
초산 28%	48 ml	125 ml	32 ml
(빙초산환산)	(13 ml)	(35 ml)	(9 ml)
(50% 초산환산)	(26 ml)	(70 ml)	(18 ml)
황산소다(무수)			45 g
수	1,000 ml	1,000 ml	1,000 ml

1) 개구리살(蛙航)이라 한다. 유체층에 가스가 발생하여 부분적으로 기포가 고여서 막면에 凹凸이 생기는 현상.

그러나 이 방법으로 필름을 차례로 처리하면 필름과 함께 직접 들어간 현상액의 알카리에서 정착액의 산이 중화되어 점차 pH가 상승해서 현상얼룩과 오염, 2중 fog의 발생, 백색침전물 등 여러 가지 고장이 생기게 된다. 정지액은 현상진행을 정지시킴과 동시에 알카리성 현상액이 직접 들어오는 것을 방지하고, 정착을 계속시키는데 효과가 있다. 정지액을 사용하지 않을 때는 rinsing(행구는 것)만으로도 필름표면에 부착되어 있는 현상액은 제거되므로 정착액의 급속한 열화를 억제하는 효과가 있다.

Ⅱ. 정착액의 조성과 작용

정착액은 기본적으로 유제층 중에 현상이 되지 않은 상태로 남아있는 할로겐화은 입자를 녹여내는 작용을 하는 처리액이다. (흑백사진에서) 현재 사용되는 정착액은 산성경막정착액(acid hardening fixer)이며, 다음 성분으로 구성되어 있다.

산성경막정착제
- 정착주약(fixing agent)
- 보호제(presevative)
- 산성제(acid)
- 완충제(buffering agent)
- 경막제(hardening agent 또는 hardener)
- 용제(solvent)

정착주약은 정착의 주목적을 담당하는 것으로, 할로겐화은과 반응해서 가용성 은염으로 바꾸는 가용화제이다. 단, 영상을 만들고 있는 금속은과의 가능한 한 반응하지 않는 것이어야 한다.

보호제는 정착주약의 분해를 억제하여 더 확실한 정착을 하기 위한 것이다.

산성제는 현상을 확실하게 정지시켜서 현상얼룩이나 용해물리현상으로 생긴 2중 fog 등의 고장을 방지하고, 필름과 함께 들어온 현상주약이 산화·착색되어 오염되는 것을 억제한다.

완충제는 조액 중 또는 처리중의 액의 pH 변화를 억제하여 성분의 분해와 침전물 발생을 방지하는 작용을 한다.

경막제는 필름의 gelatin막을 경화시켜, 수세 시 팽윤과 연화를 억제하여 막면에 상처가 생기지 않도록 견조를 빨리하게 한다.

기타 성분으로 경수연화제 등의 첨가제가 있다. 용제는 물이 사용되며, 불순물이 적은 것이 좋다. 정착에는 산성경막정착액 외에 경막제가 함유되지 않은 산성정착액(acid fixer)과 정착주약만의 단정착액(plain fixer)이 있는데, color 사진처리와 특수 사진처리에 사용[2]된

2) 단일정착액은 단일 hypo 정착액이라 하며 turning현상과 같은 relief상 제작과 우주선연구용 원자핵 유제처리에 쓰인다.

다. 산성경막정착액은 하나의 액으로 정지와 경막기능도 겸하고 있으며, 처리의 간소화, 신속화에 적합하다. 단, 조건에 따라서는 성분분해와 침전등의 고장이 일어나기 쉬우므로 액의 pH와 조성, 또한 조액방법을 충분히 배려해야 한다.

Ⅲ. 정착주약

할로겐화은과 병용해서 가용성은염으로 바꾸는 것은, 다음에 말하는 티오황산염 외에 티오시안산염(KSCN 또는 NH_3SCN 등)과 시안화물(KCN), 각종 메루카푸토화합물과 아민류, 또한 NH_4OH와 KBr 등 많은 것이 있다. 그러나 할로겐화은을 잘 용해하고 은영상과 gelatin막에 영향을 적게 주며, 독성이 없을 뿐만 아니라 안전성이 있고 취급하기 쉬운 조건에 적합한 것은 적다. 현재 정착주약으로 실용되어 있는 것은 다음의 티오황산염 뿐이다.

1) 티오황산나트륨(sodium thiosulfate $Na_2S_2O_3$)

보통 무수염과 5수염이 있는데 사진용으로 사용되고 있는 것은 5수염결정[3]으로 hypo 또는 결정 hypo라 부르고 있다[4].

결정은 공기 중에서 안정되며, 수용액은 공기와 접히지 않도록 하여 저온에서 보존하면 안정하지만 알카리성으로 공기와 접하면 산화되어 황산 ion이 생긴다. 또 산에 의해서 분해되어 유황을 유리한다. 물에 녹기 쉽지만 수염은 용해할 때 열을 많이 흡수해서 액온이 저하된다. 수용액은 약한 알카리성이다.

2) 티오황산암모니아(ammunium thiosulfate$(NH_4)S_2O_3$)

결정은 조해성(deliquescence)이 크고, 공기중에서 불안정하여 분해하기 쉬우므로 보통 60% 용액으로 공급되고 있다. 수용액도 티오황산나트륨보다 불안정하여 유황을 분리시키기 쉽다. 그러나 할로겐화은을 티오황산나트륨보다 잘 녹이므로 정착속도와 처리능력이 큰 정착액의 주약에 적합하다[5].

티오황산염에는 이밖에 티오황산칼륨($K_2S_2O_3$)이 있는데 정착주약에는 전혀 사용되지 않는다.

---

3) 무수염은 단독으로 약간 불안정하므로 주로 조합제로 사용된다.

4) hypo라는 속칭은 티오황산나트륨을 잘못알고 sodium hyposulfite(차아황산나트륨) $Na_2S_2O_4$로 생각한데서부터 부르게 되었다.

5) 티오황산암모니움은 금속은에 대한 용해성도 티오황산나트륨보다 크므로, 인화지와 같은 영상입자가 작은 감광재료 정착에 적합하지 않다.

Ⅳ. 정착의 반응·정착속도

티오황산염에 의한 할로겐화은의 가용화반응에 대해서는 오래 전부터 연구되어, Hershel은 다음 식(9-1)과 같은 3단계 반응으로 가용화된다고 생각하였다.

$$\left.\begin{array}{l} 2AgBr + Na_2S_2O_3 \rightarrow Ag_2S_2O_3(\text{난용성}) + 2NaBr \\ Ag_2S_2O_3 + Na_2S_2O_3 \rightarrow Ag_2S_2O_3 \cdot Na_2S_2O_3(\text{난용성}) \\ Ag_2S_2O_3 \cdot Na_2S_2O_3 + Na_2S_2O_3 \rightarrow Ag_2S_2O_3 \cdot 2Na_2S_2O_3(\text{가용성}) \end{array}\right] \quad (9\text{-}1)$$

그러나 이 복염설(複鹽說)에는 의문이 있으며 Baines를 위시해서 많은 사람들의 연구로 오늘날에는 일반적으로 아래와 같은 은착염(銀錯鹽)이 생성한다는 설이 지지를 받고 있다.

$$\left.\begin{array}{l} AgBr(\text{입자표면}) + S_2O_3^{2-} \rightarrow Ag(S_2O_3)^-(\text{흡착착체}) + Br^- \\ Ag(S_2O_3)^- + S_2O_3^{2-} \rightarrow [Ag(S_2O_3)_2]^{3-} \rightarrow \text{탈착이탈(용해)} \end{array}\right] \quad (9\text{-}2)$$

티오황산염이 충분히 있는 보통 정착액에서는 $[Ag(S_2O_3)_2]^{3-}$은 또 다시 $S_2O_3^{2-}$와 반응해서 $[Ag(S_2O_3)_3]^{5-}$을 생성하여 할로겐화은은 이들 용하하기 쉬운 착체(complex·착 ion)의 형태로 용출되는 것이라고 생각하고 있다.

이 밖에 $[Ag_3(S_2O_3)_4]^{5-}$도 있는데, 사용중의 정착액에는 다음 일반식(9-3)에 있는 여러 가지 착ion이 은의 용해도에 따라 평형을 유지하는 것이라고 생각된다.

$$mAg^+ + nS_2O_3^{2-} \rightarrow [Agm(S_2O_3)n]^{(2n-m)-} \quad (9\text{-}3)$$

m, n는 (+)정수

이상이 고체 할로겐화은 결정의 티오황산염에 의한 용해(착체화)의 반응이며, 감광유제의 유제층 정착은 다음 세가지 과정을 거쳐서 진행된다고 생각한다.

① 정착주약이 유제층 중에 침투한다(확산).

② 정착주약이 할로겐화은 입자를 용해한다(반응).

③ 티오황산 은착 ion이 유제층에서 정착액 안으로 나간다(확산).

따라서 정착속도(실용적으로는 감광재료를 정착하는데 소요되는 시간)[6]는 다음의 여러 가지 요인의 영향을 받는다.

(1) 유제의 성질(특히 유제입자의 크기·형상과 할로겐 조성), (2) 유제층 두께와 은량, (3) 정착주약의 농도, (4) 정착주약의 종류(티오황산염의 (+)ion차), (5) 온도, (6) 교반, (7) 정착액의 피로도, (8) 할로겐 ion과 각종 염류의 공존.

유제의 성질은 미립자의 것일수록 빨리 정착되지만, 할로겐 조성의 영향이 크고 입자 size가 크게 차이가 없을 때의 정착속도는

AgCl>AgBr>>AgI에서 요도화은이 가장 느리다.

6) 현상은(적절한 사진성을 얻기 위해) 환원반응을 도중에서 끊어버리는데, 정착은 미현상입자를 모두 용해하는 것이 목적이다. 실용적으로는 엄밀한 의미에서의 속도보다 반응이 실질적으로 완료하는데 소요되는 시간이 문제된다.

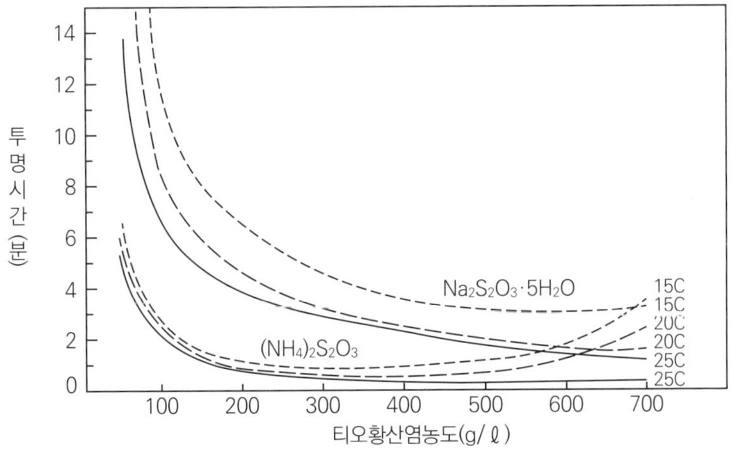

그림 9-1. 티오 황산소다 및 티오황산 암모늄의 농도와 시간의 관계

정착주약의 종류와 농도, 정착속도와의 관계에 대해서 오래 전부터 여러 가지 보고가 있는데 그림 9-1에 Alnutt의 graph를 예시한다.

여기서 그림 9-1의 종축에 있는 투명시간(clearing time)이란, 정착액에 침적된 필름 유세층에 투명하게 될 때까지의 시간을 말하며 정착이 완료할 때까지의 시간이 아니다. 완전정착에 소요되는 시간(실정착시간)은 정밀측정이 곤란하므로 많은 보고는 투명시간으로 측정하고 있는데, 필름이 투명하게 되어도 유제층 중에는 아직 은의 일부가 난용성 착체(complex)로서 남아 있다. 그래서 정착을 완전하게 하려면 처리시간을 더 연장시켜야 되겠지만 실제처리에서 보통 투명시간의 2배 이상 처리하면 실용상 완전히 정착된다고 알려져 있다.

정착액 조성과 정착속도와의 관계는 앞에서 말한 정착주약의 종류와 농도가 결정적인데, 정착보조제의 (+)ion과 첨가물, 감광재료와 현상액이 가지고 들어온 할로겐 ion과 여러 염류 등에 의해서 영향을 받는다.

그 중에서 특히 현저한 것은 할로겐 ion의 영향으로, Br^-도 정착을 억제하지만 I^-는 소량에서도 강하게 정착을 억제한다. 그러나 Cl^-는 취하은 정착을 촉진한다.

Na_4^+는 티오황산나트륨으로 정착을 촉진하고, 에티렌니아빈 $H_2NCH_2CH_2$ NH_2와 각종 계면활성제루 정착을 촉진한다.

정착액의 온도와 정착속도와의 관계는 온도가 높을수록 빨리된다는 것은 현상진행과 흡수하지만, 보통은 정착이 현상보다 온도의 영향이 적다.

그림 9-2에 실용적인 정착액 온도와 투명시간과의 관계(온도시간 곡선)를 예시한다.

온도가 높아질수록 티오황산염이 분해되기 쉽고, 보통산성경막염에서 액온이 약 50℃ 보다 높아지면 액의 황화수명(유황이 방출되어 백탁(白濁)할 때까지의 시간)은 많이 단축되므로 지나치게 고온으로 처리하는 것은 바람직하지 않다.

교반은 정착의 경우도 중요하며, 교반이 불충분하면 유제층 중의 물질의 확산과 교환이 지연되어 전체적 또는 부분적인 정착불량이 생긴다.

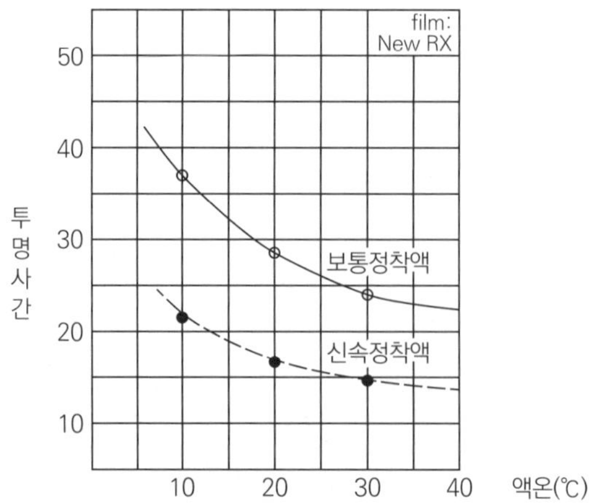

그림 9-2. 보통정착액과 신속정착액의 온도시간 곡선

V. 정착보조액

1. 보호제

티오황산염은 산성경막정착액과 같은 산성액 중에서 불안정하여 분해되기 쉽고, 천천히 유황을 유리해서 백탁이 되어 정착능력이 없어진다.

이 때의 반응은 다음 식(9-4)와 같은 반응이 나타난다.

$$S_2O_3^{2-} + H^+ \rightleftarrows HSO_3^- + S \quad \cdots\cdots (9\text{-}4)$$

정착액을 산성상태로 안정하게 유지하기 위한 보호제에는 아황산염과 중아황산염 등과 산성액 중에서 HSO_3^-ion이 있는데, 이 염은 식(9-4)의 반응이 우측으로 가서 티오황산염의 분해를 억제한다.

다만, pH가 낮을수록 식(9-4)의 반응은 우측으로 가기 쉽게 되고 보호제에서 나오는 HSO_3^-(이황산수소) SO_2 가스가 되어 도망가기 쉽게 되므로, 보호제를 첨가한 경우도 pH가 낮아질수록 티오황산염을 분해하기 쉬워진다.

실제로 정착액의 보호제로 가장 일반적으로 쓰이는 것은 무수아황산나트륨 Na_2SO_3인데, 아황산수소나트륨(중아황산나트륨) $NaHSO_3$와 아황산칼륨 K_2SO_3, 2아황산칼륨(메타중아황산칼륨) $K_2S_2O_5$ 등, 현상액의 보호제로 쓰여진 각종 염류(8장 Ⅲ 참조)는 정착액용으로도 쓰인다. 산성정착액은 Na염, K염 외에 보통 현상액으로 쓰이지 않는 NH_4염은 아황산암모늄 $(NH_4)_2SO_3$와 아황산수소 암모늄$(NH_4)_2HSO_3$도 쓰인다. 또 티오황산염은 공기산화로 식(9-5)와 같이 분해되어 유황을 유리시킨다.

$$Na_2S_2O_3 \rightarrow Na_2S_2O_3 + S \quad \cdots\cdots (9\text{-}5)$$

이와 같은 공기산화에 대해서도 아황산염과 중아황산염은 보호제로서 현상액의 경우와 같이 용해되어 들어오는 공기중의 산소를 가로채서 주약이 산화되는 것을 방지하는 작용을 한다.

2. 산성제 · 완충제

산성경막정착액은 처음부터 사용 중 계속하여 약산성의 일정한 pH 영역을 유지해야 한다. 현상정지, 현상주약으로 인한 착색오염을 방지하기 위해서는 pH가 낮은 쪽이 효과가 있지만, 티오황산염은 pH가 낮을수록 분해되기 쉽다.

다음 항에서 말하는 Al염 경막제의 경막력이나 안정성도 pH의 영향이 크다.

그래서 산성경막정착액은 보통 신선한 약상태에서 pH 4~pH 5 정도로 조정되어 pH 4~pH 5.5 사이에서 사용된다.

이를 위한 산성제에는 초산 CH_3COOH가 가장 널리 사용되는데, 쿠엔산과 주석산도(대부분 초산과병용) 사용된다. 또 초산 대신에 초산나트륨(CH_3COONa)을 사용하여 $NaHSO_3$와 같은 산성의 아황산염류를 병용하는 방법도 있다.

그러나 산성제만으로 pH를 적정한 범위로 유지한다는 것은 곤란하므로, 산성경막정착액에는 일반적으로 붕산 HBO_3와 메타붕산나트륨 $NaBO_2 \cdot 2H_2O$ 등의 완충제(pH 완충제)가 병용된다. 이들 붕산염류는 초산과 공존할 때 pH 완충작용과 동시에 경막제인 알미늄이 침전되는 것을 억제하는 특별한 효과가 있다.

3. 경막제

산성경막정착액용·경막제는 약산성(slightly acid)이므로 중성영역에서 신속하고 강력한 경막작용을 나타내며, 용해도가 크고 안정성이 있어 사진특성에 대한 영향이 적은 것이 필요하므로 오래전부터 크롬 Cr(Ⅲ)염이나 알미늄 Al(Ⅲ)염 등의 무기화합물이 사용되어 왔다. 이 중에서 크롬명반(황산칼륨크롬Ⅲ) $KCr(SO_4)_2 \cdot 12H_2O$로 대표되는 Cr염은 사용방법에 따라서는 Al염보다 강한 경막력을 얻을 수 있으므로 과거에 많이 쓰였으나 공해문제 등으로 현재 사용되지 않는다.

Al염의 경막제로 가장 일반적은 칼륨명반(황산칼륨·알미늄, 약해서 가리명반 $KAl(SO_4)_2 \cdot 12H_2O$인데, 암모니움명반(황산암모니움알미늄) $NH_4Al(SO_4)_2 \cdot 12H_2O$와 황산 알미늄 $Al_2(SO_4)_3$도 조합제로 많이 사용된다.

이들 수용성알미늄염은 어느 것이나 수용액에서 산성이 되어 해리해서 Al^{3+}이 된다. 이것은 gelatin이 ion화된 카복실기 $-COO^-$와 반응해서 가교를 만들어 gelatin막을 경화시킨다. 따라서 경막을 충분히 이루어지게 하려면 경막제인 Al^{3+}와 gelatin의 $-COO^-$가 효율이 좋게 작용하는 상태가 되어야 한다.

그런데 정착액의 pH가 낮은 곳에서는 free의 Al^+가 많고 gelatin의 카복실기의 ion화가 억제되어 $-COO^-$는 감소되고, 반대로 pH가 높으면 $-COO^-$가 증가하여 Al은 $Al_2O_3 \cdot xH_2O$와 $Al(OH)SO_4$ 등의 불용성염을 만드므로 다같이 경막이 억제된다. 그래서 알미늄염의 경막

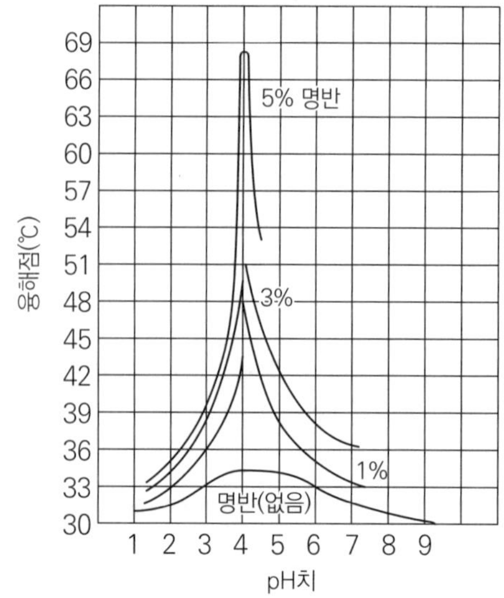

그림 9-3. 정착액의 pH치와 유제막의 융해점(경막도)

(Mess : Theory of Phot. Proc. Rev. Ed)

작용은 pH 4~pH 5 정도의 곳에서 최대가 되며, 여기서 빗겨날수록 그 작용은 약해진다. 이 모양은 gelatin의 종류 등 여러가지 요건에 따라 달라진다(그림 9-3).

이와 같은 알미늄염의 경막작용은 다른 처방성분과 첨가제의 영향을 받는다. 구연산과 주석산(acidum tartaricum)은 불용성 Al염의 침전을 억제하는 효과가 크지만 경막을 저해하는 작용도 있다.

현상에서의 알데히드화합물에 의해 생기는 경막은 gelatin의 $-NH_2$ 잔기(residue)와의 반응에서 -COOH 잔기는 그대로 남아 있으므로 정착에서의 Al염으로 생기는 경막을 저해하지 않는다.

Ⅵ. 정착액처방 · 조합제 · 조액

정착액 처방은 여러가지가 공시되어 있는데, 흑백감광재료의 일반적 처리용은 현상액 처방만큼 많지 않다. 표 9-2에 정착액 처리의 대표적인 것을 열거한다.

F-5는 가장 대표적이라고 할 수 있으나, 실용적으로 메타붕산염을 사용한 F-6과 FF-H4가 냄새의 자극이 적고 사용하기 쉽다. ATF-5는 티오황산 암모니움을 사용한다. 신속처리용 처방으로 정착소요시간은 F-5의 약 1/2~1/3 정도이다. 여기서 공시한 자동현상기 처리용의 정착액 처방은 X선필름의 60~120초 처리용의 것으로 표 9-2에는 90초 처리 시의 정착처리시간을 나타낸다.

정착용 조합제(조합정착제)도 조합 현상제와 동일하게 분제, 액체, 1제(분) 또는 1액의 것과 2종류 이상으로 구성되어 있다. tray 현상 등의 수동처리용의 것은 1제(분)과 1액형의 것

표 9-2. 산성경막 정착액 처방

처방명 약품	코닥 F-5	코닥 F-6	후지 FF-H4	코닥 ATF-5	코닥 F-4	자동현상 처리처방
물	(약 50℃) 600 ml	(약 50℃) 600 ml	(약 50℃) 600 ml	(약 35℃) 700 ml	(약 50℃) 600 ml	
티오황산소다	240 g	240 g	300 g	–	240 g	
티오황산암모니움	–	–	–	200 g (또는 60% 액 333 ml)	–	(60%액) (1) 260 g
무수아황산소다	15 g	15 g	15 g	15 g	–	(2) 180 g
아황산수소나트륨	–	–	–	–	25 g	
초산	(28%) 48 ml (13.4 ml)	(28%) 48 ml	(50%) 24 ml	(28%) 55 ml	–	(5) 8 g
(빙초산환산)	–	(13.4 ml)	(12 ml)	(15.4 ml)		(3) 25 g
초산나트륨	7.5 g	–	–	–	20 g	(4) 10 g
붕산	–	–	–	7.5 g	7.5 g	황산알미늄
메타붕산소다		코달크	나복스	–	–	(6) 9 g
칼리명반	15 g	15 g 15 g	12 g 20 g	15 g	15 g	
물을 가한 총량	1,000 ml					
비고	film처리 20℃ 10~20분	F-5 동등	F-5 동등	신속처방	분제처방	X선 film 처리 32℃ 18초

*주: ( )내의 숫자는 처방기재의 순서이다.

이 많은데, 자동현상기용의 것과 경막제와 같은 산성이 강한 성분을 별도로 한 농축 2액형으로 되어 있다. 조합정착제의 특성과 사용상의 주의는 조합현상제의 경우와 동일하게 생각하면 된다.

산성경막정착액은 용액으로서의 안정성에 관해서 현상액 이상으로 delicate하며 성분 균형(balancc)은 물론, 조액방법에 의해서도 액의 성능과 수명이 크게 달라진다. 전술한 것 중에 티오황산염은 산에서 분해되기 쉽고 아황산염(또는 중아황산염)이 없는 상태에서 초산을 가하면 분해되어 유황을 유리시킨다.

한편 명반과 황산알미늄과 같은 수용성 Al염은 산성이 강하고 티오황산염만의 용액에 직접 가하면 연한 황색의 유황을 유리시키는데, 아황산나트륨이 첨가되어 있으면 아황산알미늄의 백색침전이 생긴다. 이와 같은 불용성 Al염의 침전이 생기는 것은 사전에 초산을 첨가하면 억제되고, 붕산이 들어 있을 때 더욱 효과가 있다.

따라서 조액 시의 용해순서는 대단히 중요하며, 일반적으로 공시된 처방에 따라 순서적으로 용해하는 것이 보통이다.

표 9-3. FF-$H_4$2액의 조액법

A액	
물(약 50℃)	600 ml
티오황산나트륨 5수염	300 g
B액	
물(약 50℃)	200 ml
무수이황산나트륨	24 ml
50% 산	(또는 빙초산 12 ml)
나복스	12 g
칼리명반	20 g

A액, B액을 각각의 용기에 용해시키고 상온에서 냉각 후, A액을 교반시키면서 서서히 B액을 가한다. 이 때 물을 가하여 총량을 1,000 ml가 되도록 한다.

① 티오황산염 → ② 아황산염 → ③ 초산·붕산 → ④ 명반
(중아황산염)　(메타붕산)

또 티오황산염의 산에 의한 분해는 액온이 높을수록 일어나기 쉬우므로 산은 티오황산염을 용해한 액이 상온 가까이 내려갈 때 첨가하여야 한다. 더욱 확실한 조액법으로 2액조합법이 있다(표 9-3 참조). 이 방법은 티오황산나트륨 순도가 현재보다 좋지 않았을 때 많이 사용한 방법이다.

이에 대해서 표 9-2와 같이 일정량의 물에 전체성분을 용해한 후, 물을 가해서 완성시키는 방법을 특히 1액조합법이라 한다. 어느 방법이나 정착액 조액에서는 액을 충분히 교반하면서 약제와 액을 첨가하며, 처음에 첨가된 것이 완전히 용해되어 균일하게 된 후 다음 것을 첨가하는 것이 중요하고 조합제의 경우도 똑같은 주의가 필요하다.

Ⅶ. 정착액의 피로와 보충 · 정착의 확인

일정량의 정착액으로 차례차례 필름을 처리하면 정착액은 차츰 피로해서 정착속도가 늦어져 정착이 완전히 되지 않는다.

할로겐화은의 용해(착화)로, 정착액 안에는 유리된 티오황산 ion이 감소되고 대신에 티오황산은 착ion과 할로겐화물 ion이 축적된다. 따라서 유제층 내에 대해 유리된 티오황산 ion의 공급이 감소되어 반응생성물이 유제층 밖으로 배출되기 어렵게 되므로 정착속도가 늦어진다(그림 9-4 참조).

할로겐화은의 용해가 진행되면 정착액 중에 축적되는 티오황산은착 ion은 은의 함유율이 높은 $Ag_2(S_2O_3)_3^{4-}$과 $Ag_3(S_2O_3)_4^{5-}$가 증가되어, 그것을 필름 중에서 수세로 제거하기가 어렵게 된다. 수세로 제거 안 된 은착염은 보존중에 분해되어 Ag_2로 변하여 영상을 변색시키거

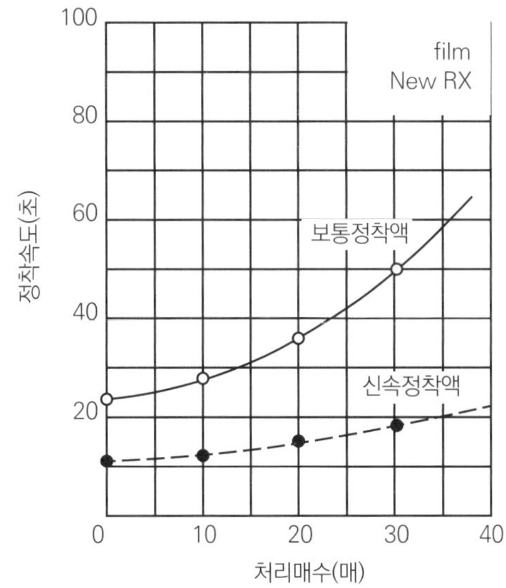

그림 9-4. 정착속도 곡선

나 황색으로 오염시키게 된다.

또 정착액은 필름처리에 따라 유입된 현상액과 정착액 등의 전처리액에 의해서 희석되고 오염되어 특히 정지액을 사용하지 않은 경우, pH가 상승해서 현상정지나 경막작용이 약해진다.

그래서 확실하게 정착시키려면 정착액을 일정한 사용한도로 신액과 교환하거나 그렇지 않으면 필름 처리에 따라서 적절한 보충을 하여야 한다.

무보충에서의 정착액의 사용한도(처리능력)는 처리하는 필름의 종류와 전처리액(정지액 등)의 지입량에서도 바뀌므로 정확하게 처리 후 필름의 잔류은 시험(후술)으로 확인하여야 하지만, 실용적인 표준으로 제거시간이 새로운 액일 때의 2배가 되는 정도가 한도이다. 간편한 정착액의 피로도 판정법에는 다음과 같은 방법이 있다.

> 〔징착액피로도 시험법(KI법)〕
> 정착액 시료 10 ml를 시험관에 넣고, 여기에 KI(요오드화칼륨) 4%액 1 ml를 첨가한다. 이 때 AgI의 담황색 침전물이 생겨 흔들어도 쉽게 없어지지 않을 때, 그 정착액은 이미 사용한도에 달한 것으로 간주한다.

자동현상기처리의 경우, 정착액도 현상액과 같이 강제보충법에 의해서 장기간 계속해서 사용된다. 다만, 정착액의 경우는 현상액과 달라 모액과 같은 조성액을 그대로 보충액으로 사용하고, 또 필름 1매 당의 보충액량도 현상보충보다 많은 것이 보통이다. 자동현상기에는 일반적으로 정지욕(bath)이 없고 처리시간이 짧다.

또 장기간 계속사용이 전제되기 때문에 정착능력은 물론 경막력, pH 완충능, 보호성과 같은 엄격한 조건을 충족시키기 위해서 고농도 정착액을 사용하여 액교환 시 많이 보충하여야 한다.

보충량이 부족한 채로 처리를 계속하면 정착이 불완전하며, pH의 상승으로 건조 불량과 Al염 석출(백색오염)과 같은 고장을 일으킨다. 정착이 불완전할 때, 완성필름을 그대로 보았을 때 이상이 없어도 보존경시에 의해서 영상이 변색하거나 오염될 염려가 있다. 그래서 정착이 충분한가를 판정하기 위해서 다음의 시험방법이 사용된다.

〔정착완료시험법(잔류은염시험법)〕

처리된 필름의 투명한 한끝을 시험액에 담그고 수세 후에 그 변색 정도를 관찰하여 판정한다.

불완전하면 갈색으로 변색하고 약간 불완전하면 황색으로 변색한다. 완전하면 전체가 blue base색 뿐이며 약간 황색이 지나간 정도이다(농도계의 blue filter를 사용해서 측정하였을 때의 변색증가 농도가 0.03 이하이면 완전 정착이라 할 수 있다).

· 시험액처방 ┌ 물 100ml
　　　　　　　└ 황산나트륨 2g
사용 시 10배로 희석하여 0.2% 용액으로 한다.

· 처리과정

시험액 3분 → 수세 → 건조

※ 이 시험액은 조액 후 장시간 방치하면 감도가 감퇴된다. 밀봉한 병에 보존하여 조액 후 1개월 이내에 사용한다. 사용액은 보존이 되지 않으므로 폐기시킨다.

산성경막정착액을 사용하지 않고 방치하였을 때의 노화(경시피로)는 현상액과 달라서, 처음에는 천천히 진행되어 눈에 띄게 변하지 않는다. 그러나 천천히 진행되는 공기산화(어느 정도 공기속으로 방출)로, 액 중의 HSO_3^-ion 농도가 어느 정도 작아지면 갑자기 티오황산염이 분해되어 유황이 석출(황화)되기 시작하여 순식간에 전체가 백탁이 되어 사용 불가능하게 된다. 황화 수명은 최초의 액중의 아황산염의 양이 적을수록, 액의 pH가 낮을수록, 또 액온이 높을수록 짧지만 티오황산염의 순도에 의해서도 달라진다.

Ⅷ. 수세와 영상의 내구성

정착이 끝난 필름의 유제층 중에는 이 필름이 담겨졌던 정착액과 거의 평형된 농도의 티오황산은 착염과 티오황산염(및 이밖의 정착액 성분)이 함유되어 있다[7].

수세는 이들 유해한 물질을 제거해서 안정한 은영상을 얻기 위해서 행해진다. 수세방법은 흐르는 물로 수세할 때, 수세속도는 주로 유제층에서의 가용성염의 확산속도로 정해진다. 따라서 물의 양이 충분하면, 필름에 남아있는 티오황산염의 양은 다음 식(9-6)에서와 같이 수세시간이 길어짐에 따라 지수함수적으로 감소된다는 것이 보고되었다.

$$dx/dt = Kx \quad \text{(9-6)}$$

여기서 x는 유제층에 남아있는 황산염의 양 K는 비례 정수

수세속도는 유수량이 많고 교반이 잘 되어 유제막면을 항상 신선한 물이 빨리 흐르고 있을수록 빠르며, 수온을 올리면 더욱 빨라진다(그림 9-5). 그러나 지나치게 고온이면 필름의 막면이 팽윤·연화되어 상처가 나기 쉽다.

수세의 최종단계에서 유제안에 남은 액체의 양은 팽윤도가 클수록 많아지므로 수세수의 온도가 높고 팽윤도가 클수록 이것을 건조시킬 때의 건조부하가 커지게 되며, 유제층 안의 남은 유출이 안 된 염류의 양도 많아진다. 따라서 수세수의 온도를 지나치게 높인다는 것은 바람직하지 않다.

수세속도는 정착액 조성과 pH에 따라 변하며, Al염(카리명반)을 사용한 산성경막정착액에서는 pH가 높은쪽이 수세가 빠르고 정착액은 아황산염을 많이 함유할수록 티오황산염이 빨리 유출된다.

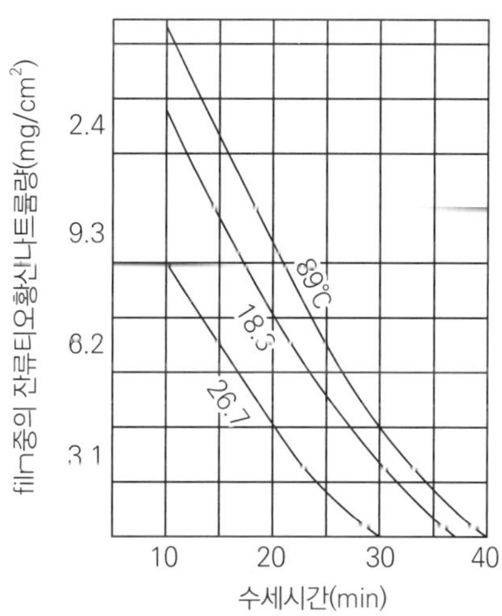

그림 9-5. 수세수의 온도, 시간과 잔류 티오황산나트륨의 관계

7) 바라이터인화지는 이 안에 정착액이 함유되어 씻어내는데 장시간의 수세가 필요하지만 오늘날의 인화지는 특수한 것을 제거시켜 대부분이 내수지(wp paper)이며 수세는 필름과 같이 생각하면 된다.

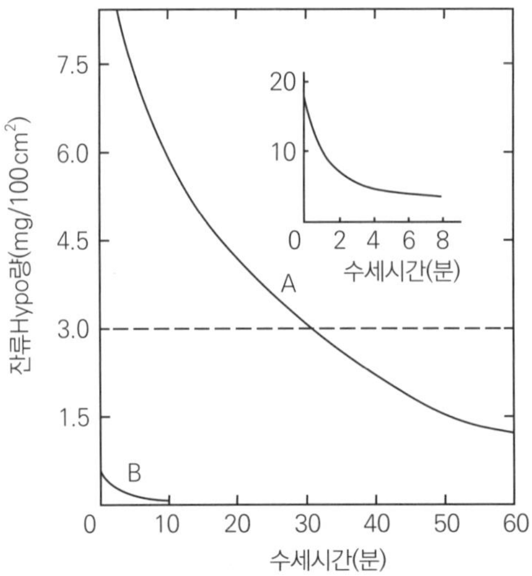

그림 9-6 아황산나트륨의 수세촉진 효과

film을 그때마다 수세하는 경우, 곡선 B는 2% Na_2SO_3 용액에 2분 침적시킨 후 수세시키는 경우이다.

아황산염의 효과는 정착 후(수세 전)의 처리에서도(그림 9-6)과 같이 크며, 2% 아황산나트륨용액 또는 거기에 산성아황산나트륨을 첨가해서 중성용액으로 한 것이 수세촉진제로서 효과가 크다(조합제로 시판되고 있다).

수세속도는 용수의 수질에도 영향을 받는다. 수세수가 약한 알카리성이고 경도가 높을 때 다같이 수세속도가 빨라진다. 그러나 수세수 중의 불순물은 후에 필름변색과 오염의 원인이 될 수 있으므로 최종수세는 처리액을 조액할 때 사용되는 정수된 물을 사용하는 방법이 안전하다.

수세가 불충분하면 필름의 영상이 보존중에 변색 또는 퇴색되는 일이 있다. 그 주요 원인은 유제층 안에 남아 있는 티오황산 ion 또는 그것이 변해서 생성된 폴리티온산 ion($S_6O_6^{2-}$, $S_4O_6^{2-}$ 등)이 현상입자와 반응해서 황화은과 황산은, 산화은을 생성하기 위한 것으로 다음과 같은 반응이 이루어진다.

$$8Ag + 2S_2O_3^{2-} + 2H^+ \rightarrow 4Ag_2S + 2SO_4^{2-} + H_2O \qquad (9\text{-}7)$$

$$2Ag + S_2O_3^{2-} \rightarrow Ag_2S + SO_3^{2-} \qquad (9\text{-}8)$$

$$\left.\begin{array}{l} 4HSO^{3-} + S_2O_3^{2-} + 2H^+ \rightarrow 2S_3O_6^{2-} + 2H_2O \\ 2Ag^+ + S_3O_6^{2-} + 2H_2O \rightarrow Ag_2S + 2SO_4^{2-} + 4H^+ \end{array}\right] \qquad (9\text{-}9)$$

그러나 이들의 변색·퇴색현상의 세부사항에 대해서는 분명하지 않은 점이 있어, Bard는 잔류 티오황산 ion과 영상은과의 반응을 다음의 일반식으로 나타내고 있다.

$$S_2O_3^{2} + O_2 \rightarrow \underset{\text{(폴리티온산 이온)}}{S_XO_Y^{Z-}} + \underset{\text{(금속은)}}{Ag^\circ} \rightarrow Ag^+ \rightarrow \begin{cases} AgO \\ Ag_2SO_4 \\ Ag_2S \end{cases} \qquad (9\text{-}10)$$

또, 보존으로 필름의 은영상 이외의 부분에 황색오염이 생기는 것은 수세에서 제거가 안된 잔류티오황산은착염이 분해되어 황화은이 생기기 때문이며, 그 반응은 다음과 같다.

$$\left.\begin{array}{l} Ag(S_2O_3)_{23} \rightleftarrows Ag+ + 2S_2O_3^{2-} \\ 2Ag^+ + S_2O_3^{2-} + H_2O \rightarrow Ag_2S + SO_4^{2-} + 2H^+ \end{array}\right] \quad (9\text{-}11)$$

장기간 보존하였을 때의 잔류티오황산은의 착염이 분해되어 생긴 오염 농도는 남아있는 은의 양에서 정해지며, 전술한 잔류은시험(정착완료시험)에서 그 정도를 알 수 있다. 한편 잔류티오황산염에 대해서는 대략 다음과 같은 수세완료시험법이 있다.

1) 황화은법

다음과 같은 3종류의 시험액을 준비한다.

A액	물	750 ml
	산	30 ml
	질산은	10.0 g
	물을 가해서	1,000 ml
B액	물	750 ml
	염화나트륨	50.0 g
	물을 가해서	1,000 ml
C액	물	750 ml
	아황산나트륨(무수)	19.0 g
	티오황산나트륨(5수염)	50.0 g
	물을 가해서	100 ml

시험하는 필름의 최저농도부분에서 시험할 필름을 작게 잘라 그 길이의 1/2 정도를 A액에 담그고 4분간 처리한다. 계속해서 시료전체를 B액에서 4분간, C액에서 4분간 처리한 후, 10분간 흐르는 물에 씻은 다음 건조한다.

시료중에 $S_2O_3^{2-}$(또는 폴리티온산 ion)이 있으면, A액처리에서 황화은이 생겨 황갈색으로 착색된다. B액 이후의 처리는 과잉은 ion을 제거하기 위한 것으로 수세·건조 후 시료의 착색부와 비착색부의 투과농도의 차로 판정한다[8].

이 방법은 정밀도가 문제되나 조작이 비교적 간단하고 국제규격에도 채용되고 있다(ISO 417).

8) 이 규격은 일반사진용 필름에 있어서 2매 겹쳐 측정하였을 때의 농도차가 0.03 이하일 때는 잔류처리약품이 없는 것으로 간주하고 있다.

2) Methylene blue법

이 방법은 정밀도가 높고 장기보존을 요하는 시료에 관한 시험과 연구에 널리 사용되며 국제규격에 채용되고 있다(ISO 417). 그러나 사용하는 시료와 조작은 화학분석적으로 일반적이라고 할 수 없기 때문에 여기서는 그 원리에 대해서 간단히 다음 식으로 나타낸다.

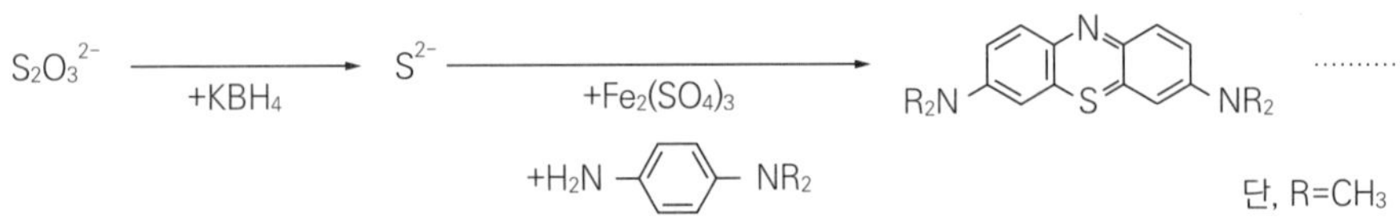

(9-12)

메틸렌 블루(청색)

3) 질산은-액법

처리한 필름의 투명한 한 끝부분을 시험액에 담가두고, 약 3분 후에 꺼내서 표면을 씻어낸 다음 그 변색정도를 비교해서 판정한다. 이때, 과잉 질산은이 빛에 의해서 검게 변하므로, 빨리 판정하여야 한다. 변색 정도가 불완전하면 흑갈색~갈색으로 변하고, 약간 불완전하면 황갈색으로 변색한다. 완전수세의 한계로 흐린 크림색까지이다.

시험액 처방

물	700 ml
초산(50%)	70 ml
질산은	7 g
물을 가해서	1,000 ml

4) 과망간산칼리법

H_2O	1,000 ml
과망간산칼륨($KMnO_4$)	0.5 g
수산화칼륨(KOH)	1.0 g

수세 중의 필름을 들어올려 대부분의 물이 다 떨어지는 시점에서 나머지의 물방울 5 ml를 시험관에 받고 위에 시약을 한 방울씩 떨어뜨려서 1~2분간 방치한 다음, 색의 변화를 지켜본다. 분홍색이면 수세가 완전하다는 것을 의미하고, 분홍색이 퇴색한 경우에는 티오황산나트륨이 아직 남아있다는 것을 나타낸다.

5) 요오드전분법

4)와 같이 필림에 부착된 물방울 10ml을 시험관에 받고, 여기에 B액 한방울을 가한 다음 A액 한방울을 가하여 청색이 되면 수세가 끝난 것으로 보아도 된다. 일단 나타난 청색이 갑자기 없어진 경우에는 수세가 불완전한 증거이다.

A액	물(H_2O)	10 ml
	요오드화카리(KI)	0.1 g
	요오드(I_2)	0.025 g
	물을 가해서	100 ml
B액	물(H_2O)	소량
	가용성 전분	0.6 g
	열탕을 가해서	100 ml

사진영상을 장기간 안정하게 보존하기 위해서는 충분히 정착·수세하여야 하며, 저온저습을 유지하고 활성이 강한 유해가스에 접촉하지 않도록 보관하여야 한다. 그러나 지나치게 저습이면 금이 생길 염려가 있으므로 20℃ 이하에서 상대습도가 40% 정도로 보관하여야 한다.

은영상에 손상을 주는 유해가스는 자동차의 배기에 함유된 각종 질소산화물(NO_X)와 유황산화물(SO_X), 또한 황화수소 H_2S와 CH_3SH 등의 mercaptan과 같은 여러가지의 것이 있다.

X선필름과 같은 현상입자가 큰 것은 이들 유해가스의 공격에 대해서 비교적 손상을 받지 않지만, micro film은 큰 손상을 받기 쉽다.

micro film의 영상보존성을 향상시키는 방법에는 금조색을 하여 영상은 표면을 요오드화칼륨을 0.2g/l 정도 함유시키는 방법도 효과적이다(다만 이 경우 정착속도가 늦어진다).

제 10 장 현상처리와 자동현상기 관리
The Principal Components of an Automatic Processor

Ⅰ. 사진암실의 설비

1. 처리실의 설계와 유의사항

필름현상이 tray 현상과 tank 현상에서 자동현상기로 바뀌고 있으며, 또한 암실이 아닌 명실(明室)에서 처리하도록 능률화가 진행되고 있다. 그렇지만 사진처리실의 기능은 옛날이나 지금도 큰 변화가 없다. 처리실 설계의 point를 열거하면

① 사람, 사물의 이동거리를 적게 하고 차광이 충분해야 한다.
② 설비의 가동율을 올리기 위해서 설비배치가 능률적이어야 한다.
③ 기기의 정비를 용이하게 한다.
④ 청결하고 위생적이며 적당한 온습도를 유지해야 한다.
⑤ 바닥면적의 절감 등이다.

일반 유의사항은

(1) 바닥(floor)

① 설비기기의 중량에 견딜 수 있을 것
② 처리액(현상액·정착액)에 내약품성(내알칼리성, 내산성)이 있을 것
③ 방수성이 있을 것

(2) 벽·천성

벽·천정색은 그림계통의 중간색이 색의 반사가 좋고 작업자의 기분을 차분하게 하는 효과가 있다.

(3) 공기소화설비

필름보조와 기기를 보전하기 위해서 온습도조절이 필요하다. 온도는 28℃ 이하, 습도는 40~60% RH(관계습도)가 바람직하다.

(4) 급수

급수와 배관은 설비기기의 종류와 설치대수에 따라 약간의 차이가 있다. 자동현상기에 의한 급수배관은 먼지제거를 위한 filter와 유량확인을 위한 유량계를 부착한다.

(5) 유수대

유수는 처리액(현상액: 자동현상기는 pH 10 이상, 정착액: pH 4.3 정도)에 견딜 수 있는 내약품성의 것이 필요하다. 재질은 stainless와 염피가 적당하다.

양질의 염피제 유수대는 내약품성 외에 청소도 간단하기 때문에 많이 사용하고 있다. 유수대는 일반세척용과 보충액조합용의 2개를 설치하면 편리하다. 일반용 유수대의 크기는 자동현상기의 rack을 옆으로 눕혀 충분히 세척할 수 있는 크기, 즉 폭 700 mm, 길이 600 mm, 깊이 200 mm 이상이 적당하다. 보충액용 유수대는 무거운 조합 tank를 취급하므로, 바닥 유수대가 적합하다.

(6) 개폐기

처리실에는 자동현상기를 위시해서 각종기기를 설치하기 때문에 전원스위치용으로 개폐기를 부착한다. 다음의 증설을 고려해서, 여유가 있는 용량과 배치가 바람직하다.

(7) 컨센트

컨센트는 방의 넓이에 관계없이 처리실에서 사용하는 기기류와 view box 등을 감안해서 그 수와 설치위치에 충분한 검토가 있어야 한다. 컨센트의 배치는 가능한한 작업대 가까이에 배치하여야 하며 단상 earth가 부착된 것(3PE)으로 earth는 3종이면 무방하다.

(8) 조명

통상적인 작업에 지장이 없는 조도는 150 lux이므로 방의 넓이, 천정 높이에 맞춰서 정한다.

(9) 자동현상기 주변 space

자동현상기 주변에는 일상 작업외에 정비를 하기 쉽도록 벽면 또는 작업대 사이에 600 mm 이상의 공간을 확보한다.

(10) 처리실내 설비

현상처리된 필름의 마무리를 보거나, 독영하기 위해서 view box와 정리대를 설치한다.
〈처리실 관련〉

(11) 미노광필름과 약품류 저장실

미노광 필름과 약품류저장실의 위치는 가능한 한 촬영실, 필름교환용 암실과 처리실에 가까이 있어야 한다. 방사선과 내에 몇 개의 필름교환용 암실과 처리실이 있을 때는 공통 통로에 출입구가 있도록 배치한다. 업무용 전용반입구를 설치하면 이상적이다.

(12) 필름 보관실

진단이 끝난 필름은 법률에 따라 5년간 보관할 의무가 있으므로 보관실이 필요하며, 정리와 검색에 지장이 없는 정도의 통로를 확보하여야 한다.

(13) 필름교환용 암실

명실 처리화된 경우 loader와 magazine에 미촬영필름을 교환할 수 있는 암실이 필요하다.

2. 암실설계의 point와 유의사항

사진암실은 미노광 film의 개봉, magazine교환, 시험, 연구를 위한 취급 등에 불가결한 설비이다. 암실설비의 point를 열거하면 일상적인 암실의 check list는 다음과 같다.

① 암실의 청결은 어떠한가
② film의 보관 상태는 안전한가
③ film의 보관 box의 안전장치는 안전한가
④ cassette 관리 상태는 어떠한가
⑤ 암실 기자재는 정위치에 있고 작동상태는 어떠한가
⑥ 암실의 환기 및 온·습도는 어떠한가

1) 암실입구

암실입구는 차광을 고려한 구조이어야 하며, 다음과 같은 종류가 있다.

① 미로(maze) 방식
넓은 공간이 필요하며, 문이 없고 자유로 출입할 수 있으므로 편리하다(그림 10-1).

② 2중문(double door) 방식
한쪽 문이 열려있을 때, 다른 한쪽이 열리지 않도록 조작되거나, buzzer와 같은 경보를 부착하는 방법이 있다(그림 10-2).

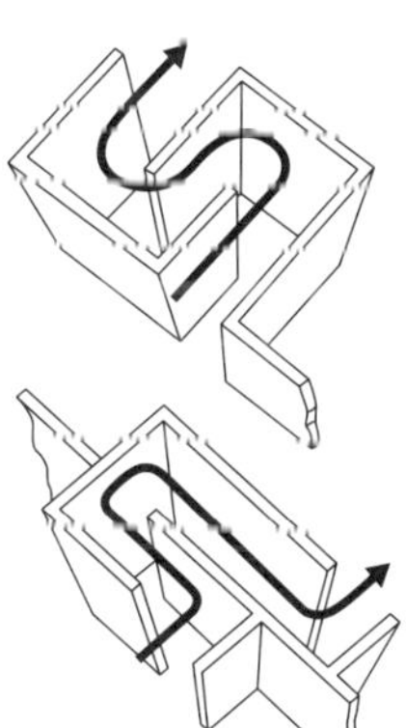

그림 10-1. 미로식

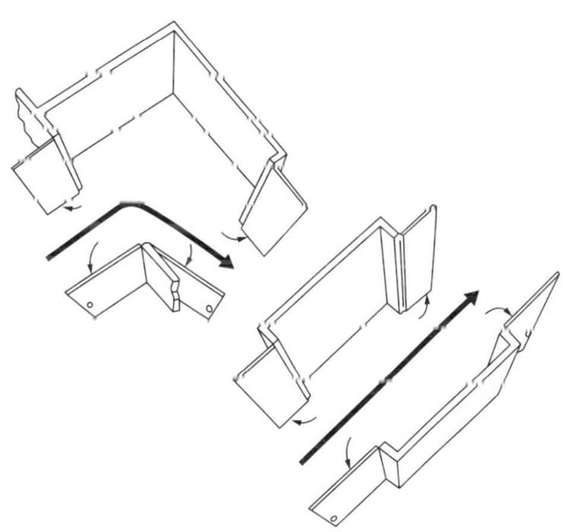

그림 10-2. 이중문식

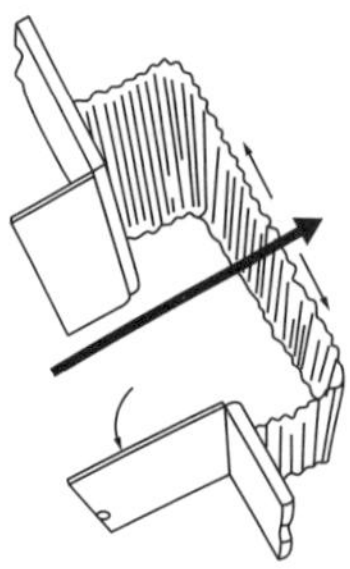

그림 10-3. 커텐 Box식

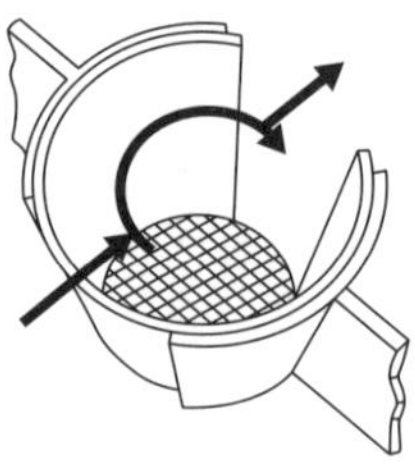

그림 10-4. 엔진 door식

③ 커텐박스(curtain box)
좁은 공간에도 가능하며, 일단 2중 구조이므로 넓게 사용할 수 있으나 차광에 대한 확실성이 없다는 것이 단점이다(그림 10-3).

④ 엔진도어(engine door)
모터회전이므로 속력이 늦고 출입빈도가 많은 경우에는 적합하지 않다(그림 10-4).

2) 비상구

대형설비기가 반입될 수 있는 폭이 있으면 편리하다. 문 아래 틈새의 차광에는 탄력성이 있는 합성고무나 belt를 부착하면 좋다.

3) 암실내조명

백색등은 가능한 한 밝은 것이 작업하기 쉬우므로 암실 넓이에 맞춰서 등 수를 정한다. 형광등은 잔광시간이 길기 때문에 적합하지 않다.

4) 안전광(safe light)

안전광은 안전등의 filter를 투과하는 빛의 spectrum이 필름의 감광 spectrum과 겹치지 않도록 되어 있으므로 한계시간 내에 안전하게 작업할 수 있다. 그러나 전구의 밝기, 감광재료의 종류, 거리의 각도, safe light 내면과 작업대의 반사효율등으로, 안전시간이 변경되므로 사전에 안정성을 test하여 한계시간을 알아두어야 한다.

(1) safe light의 구성

시판되는 safe light 유리에는 착색 base filter를 2매의 유리판에 끼운 것, 착색 base filter를 직접 형광등에 피복한 것과 유리판 자체를 착색한 filter가 사용되고 있다. 이전에는 착색 gelatin막을 2매의 판유리로 끼운 것이 사용되었으나 색이 바래고 곰팡이가 발생하기 때문에 최근에는 사용하지 않는다. safe light의 기능은 film의 감색성에 대한 분광흡수 특성의 적합성이 중요하며, 시각적인 색농도가 높아도 분광흡수특성이 좋다고는 말할 수 없으므로 주의하여야 한다.

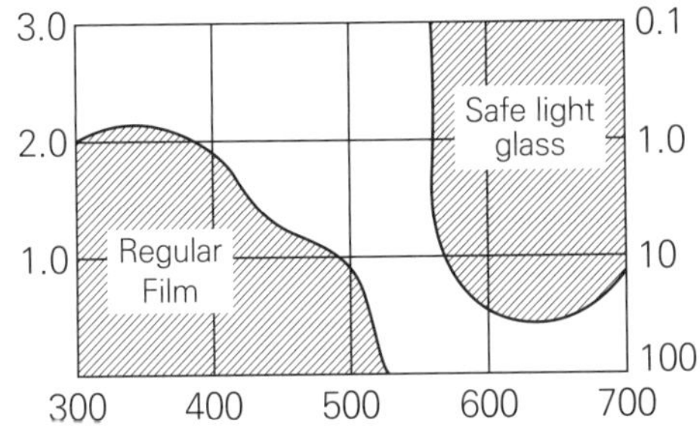

그림 10-5. Regular film의 분광감도와 등색 safe light glass의 분광투과율

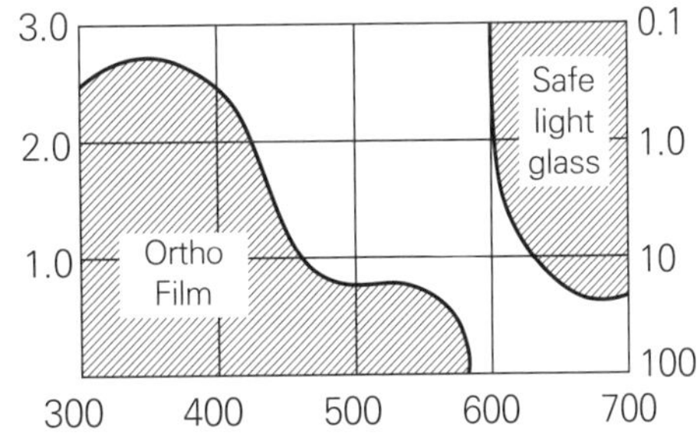

그림 10-6. ortho film의 분광감도와 적색 safe light glass의 분광투과율

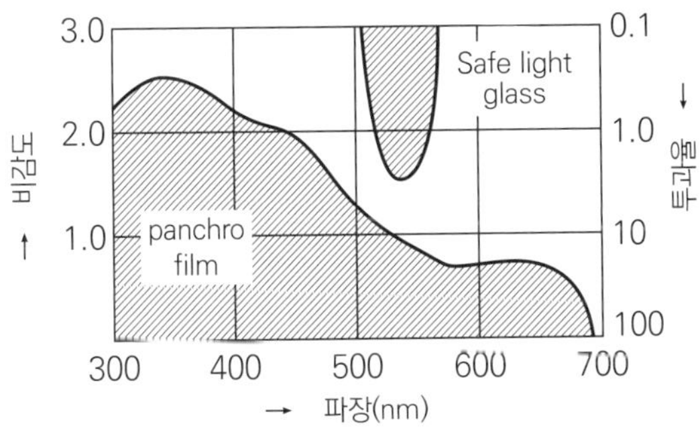

그림 10-7. Panchro film의 분광감도와 암록색 safe light glass의 분광투과율

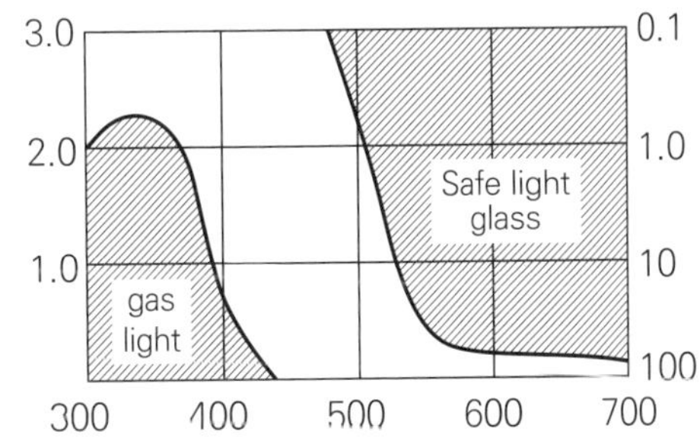

그림 10-8. gaslight 인화지의 분광감도와 황색 safe light glass의 분광투과율

X선용 필름과 safe light filter의 관계를 그림 10-5, 10-6에 예시한다. 일반촬영용 필름 및 gaslight 인화지와 safe light의 관계는 그림 10-7, 10-8과 같다.

(2) safe light 안전도 test(ANSI)

암실조명의 안전시간을 정하기 위한 test방법에 대해서 ANSI[1)]에서 규격화되어 있지만 간단히 정리하고 일반적인 테스트방법에 대해서 (c)에서 설명한다.

〈내용〉

① 전노광(전노광), 후노광과 처리중의 노광을 test하는 방법

② safe light의 퇴색에 대한 주의

③ 안전시간: 검출가능한 농도차를 인정할 수 없으므로 safe light로 조정할 수 있는 최장 시간의 1/2

④ 때로는 safe light폭광이 잠상을 증감시키는 일도 있다.

1) X선 필름은 safe light에 대해, 촬영전 필름이 비교적 fog가 없지만, 촬영이 끝난 필름은 노광의 누적 효과로 안전성이 악화되는 경향이 있다.

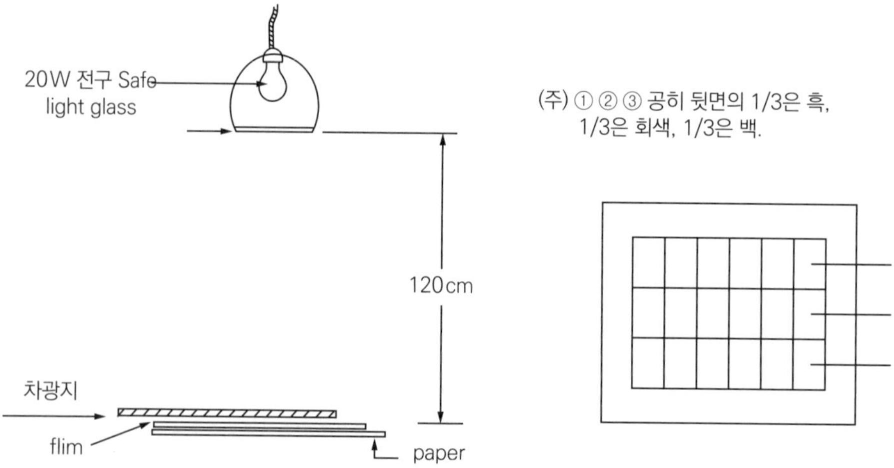

그림 10-9. 일반적 safe test 배치

(3) 일반적 test방법

① 그림 10-9와 같은 배치관계에서 미노광필름과 노광이 끝난 필름의 하나 하나에 대해서 단계적 노광을 주어 현상한다[2].

② 농도계로 각 단계의 농도를 받침별(백색, 회색, 흑색)로 측정한다.

③ 0분의 농도를 기초 fog로 하고, 각 노광시간의 fog 농도에서 공제하여 그 차를 증가 fog로 한다.

④ 시간-증가 fog 곡선을 그려서 safe light 안전시간을 읽는다.

⑤ 합격기준으로는 safe light 노광으로 fog 증가농도가 2분간 D=0.02 이내가 되어야 한다. 육안적판정에서는 2분간에 농도차가 나오지 않는 것이 좋겠으며, 1분간에 농도차가 인정되지 않는 것으로 한다.

소요시간 내에 fog가 생기면 safe light를 더 멀리하거나 방향을 바꾸어 간접조명으로 한다. 또는 safe light filter에 반투명지를 겹치게 하거나, 전구의 W수를 적게하여 조도를 줄여서 적정 level로 한다. 표 10-1에 safelight glass의 종류와 용도별을 그림 10-10에 종류와 분광특성을 예시한다.

표 10-1, 그림 10-10에서 알 수 있듯이 safe light filter는 사용하는 필름의 감광 spectrum에 의해서 각각 다른 투과율과 파장역을 취하고 있다. 따라서 사용필름에 맞춰서 safe light를 선별하여야 한다. 예를 들면 직접촬영용 필름 regular type에서는 감광파장역이 청색까지의 단파장측이므로 등적색 filter를 사용하지만 직접 촬영용 ortho type에서는 녹색광에도 감광되므로, 암적색인 filter를 사용하여야 한다.

2) 시료의 준비와 현상처리는 safe light를 끄고 깜깜한 암실에서 한다.

표 10-1. Safe light glass의 종류와 용도

종류	색	용도
SLG-1	황	흑백밀착 감광 재료용
SLG-2	황적	흑백 인화지용
SLG-2A	황녹	흑백 인화지 및 동일한 glass의 분광감도 film
SLG-2B	어두운 황적	제판용 반전 film miniposi film용
SLG-3	암적	Process(ortho) film, Panchro film을 제외한 흑백영화 film용
SLG-3A	암적	orthochromatic film용
SLG-4	암록	Panchromatic film용
SLG-4B	암록	Panchro scanner film용
SLG-4C	녹	Laser용
SLG-5	어두운 황적	Regular film(의료용 X선 직접용), 공업용 X선 film용
SLG-5A	황적	Regular film(의료용 X선 직접용)
SLG-6	적	ortho film, 그라비아 film용
SLG-7	암적	의료용 X-ray 간접 촬영 film(ortho용)
SLG-7G	암적	의료용 X-ray 직접 촬영 film(ortho용)
SLG-8U	밝은적	의료용 X-ray 직접 촬영 film(Regular, ortho용)
SLG-101A	어두운 황적	Color posi film용
SLG-103A	어두운 황적	Color paper용
치수	Cabinet(1매입) 8절(1매입) 6절(1매입) 4절(1매입) 13×18 cm(1매입)	

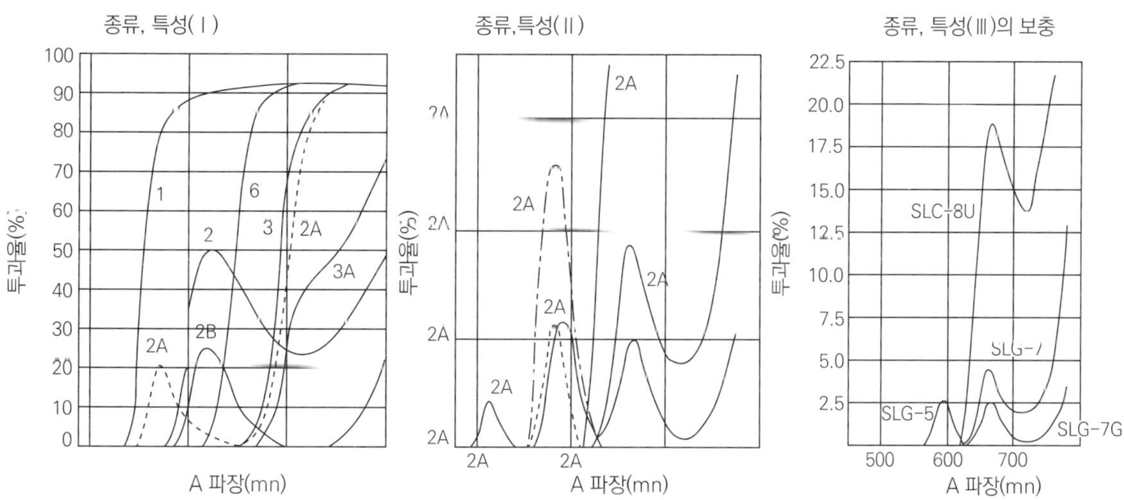

그림 10-10. 종류와 특성

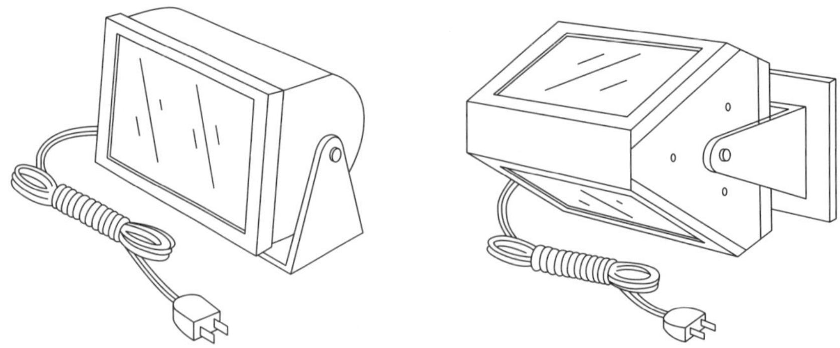

그림 10-11. 안전등의 종류

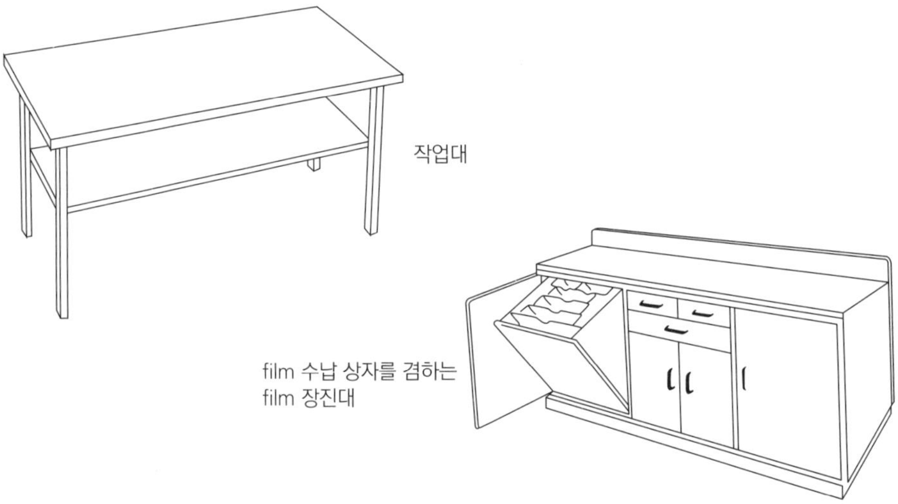

그림 10-12. 작업대의 종류

최근에는 명실처리화에 대한 이행으로 암실작업이 단축되어 ortho화가 진행됨에 따라, safe light도 regular, ortho겸용 type의 밝은 것으로 변해가고 있다.

safe light는 필름면에 직각으로, 1 m 이상 거리에 광원을 설치하는 것이 원칙이며, 전구는 20 W의 백색등으로 지정되어 있다. 부착은 필름을 취급하는 부분의 국소조명뿐만 아니라 방 전체를 조명하도록 천정과 같이 높은 곳에 큰 size의 것을 부착하는 것이 작업상 편리하다.

5) 작업대

테이블 면의 크기는 취급하는 필름의 최대길이의 2~3배 이상이면 적당하다.

테이블면의 표면은 매끄러워야 하며 표면에 절연체(플라스틱 등)를 부친 것은 저온일 때 static이 일어나기 쉬우므로 피해야 한다(그림 10-12).

6) 필름저장함

암실 안에 놓고 카세트에 넣기전의 개봉한 필름을 보관하는 것으로, 상자와 봉투의 파손, 변형으로 인한 빛의 누설과 fog 등을 방지하는데 효과가 있다. 저장함 자체는 완전히 차광되어 있으나, 뚜껑을 연 그대로, 백색등을 점등하는 잘못을 범하지 않도록, 백색등과 연동한 magnet lock를 부착한다.

7) 보존함

카세트에 넣은 생필름을 보존하는 상자이며, 촬영실에 비치되므로, 방사선방어용 납이 상자 안에 피복되어 있다. 연피복이 없거나 상처가 있으면 방사선 fog의 원인이 되므로 항상 점검하여야 한다(그림 10-14).

8) pass box(교환함)

암실에서 필름을 교환한 미촬영 cassette와 촬영이 끝난 cassette를 교환하기 위해서 암실과 명실(촬영실 직통도 있음)을 연락하는 것으로, pass box가 사용된다 (그림 10-15).

pass box의 door는 다른 한쪽이 자동적으로 lock되어 있으며 촬영실과의 연락용에는 촬영실측 door에 방사선방어를 위해 납으로 피복되어 있다.

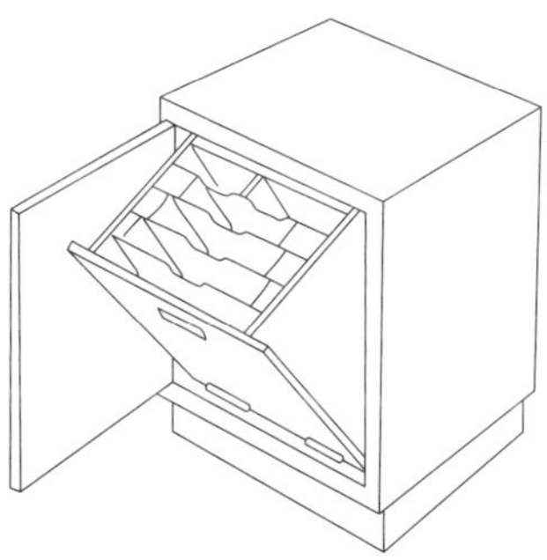

그림 10 13. 저장상자

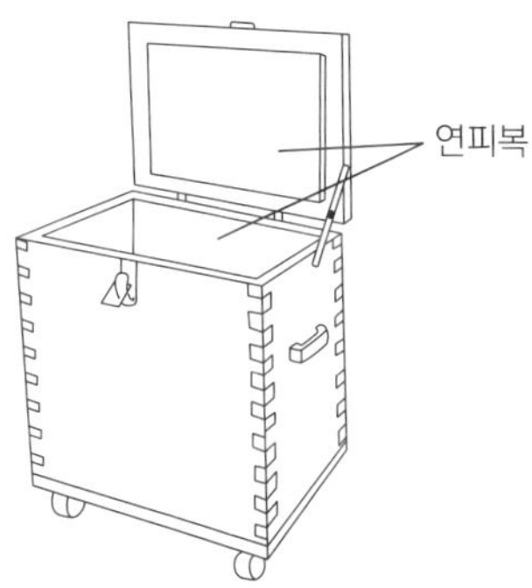

그림 10-14. 보존상자

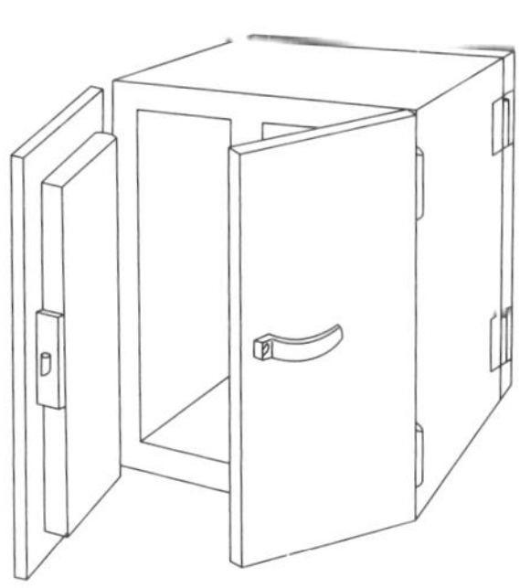

그림 10-15. pass box

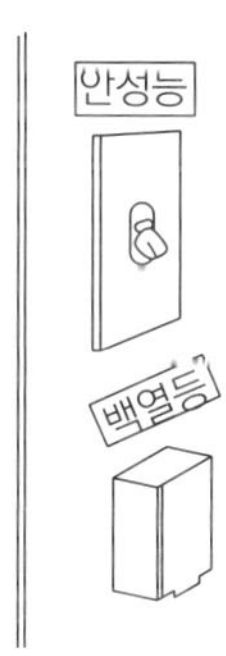

그림 10-16. switch

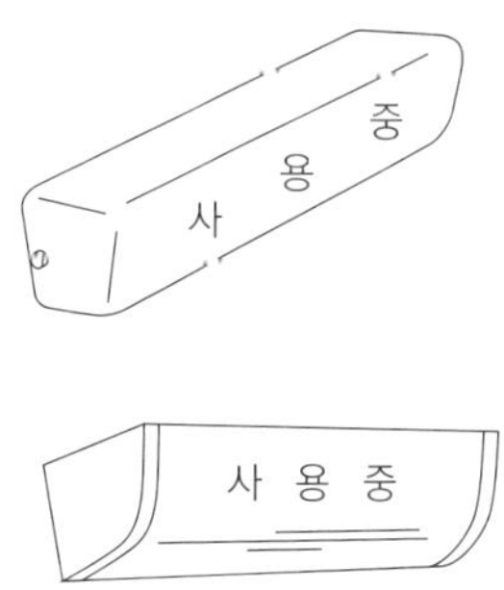

그림 10-17. 표시등

9) Switch류

safe light와 백색등의 switch를 구별할 수 있도록 뚜껑이 있는 switch box에 내장하거나 부착하는 높이를 바꿔서 구별할 수 있도록 한다(그림 10-16). safelight의 switch를 넣은 경우, 암실 입구에 "사용중 표시등"이 켜지도록 배선해 놓으면 부주의로 문이 열리는 것을 방지할 수 있다(그림 10-17).

10) 암실 내의 안전

암실 내는 차광관계로 항상 닫혀있는 상태이므로 외부의 소리가 잘 들리지 않는다. 이 때문에 화재 등의 비상시에 대비하여 비상용 buzzer와 긴급호출용 스피커를 부착한다.

암실과 명실의 연락이 잘 되도록 interphone을 부착하는 것이 이상적이다. 이상에서 말한 것을 포함한 암실설비를 표 10-2에 정리하였다.

표 10-2. 주요암실 설비

품명	형식	규격
암실 lamp	1면 lamp	대형 canbinet
	3면 lamp	대형 canbinet
	high lamp	4절 size
pass box	2 door type	세로 610×가로 585(m/m)
	4 door type	세로 540×가로 465(m/m)
film 보존전	3 타입	반절~cabinet용
	6 타입	〃
	12 타입	〃
	20 타입	〃
생 film 저장상	반절-cabinet 겸용	폭 530×높이 800×길이 600(m/m)
	A형	폭 1650×높이 800×600(m/m)
	B형	〃
	C형	〃
	D형	〃
film 정리대	인출식	반절·대각 겸용
	door식	대륙용
환기창	차광 환기창	표면 490×365, 매립 440×305

Ⅱ. 수동현상 처리

X선 필름의 현상처리는 자동현상기로 하는 것이 일반화되고 있으나, 소규모시설에서는 tray 현상이나 tank 현상으로 처리하고 있다. 자동현상기의 고장으로 처리가 안될 때 응급처리로 수동현상처리를 해야 할 경우가 있다.

1. tray 현상

vat를 사용하는 현상처리를 vat현상, tray현상이라 한다. X선필름과 같은 sheet film외에 roll film이나 35mm film 등의 소량 현상에 쓰이는 가장 간단한 방법이다. 아마추어의 흑백인화지 확대도 tray 현상을 많이 사용한다.

1) 기구

목적에 따라 적당한 size의 mass cylinder, 비커, 교반봉, vat와 온도계를 비치한다.

2) 현상, 정착액의 조제

과거에는 각 메이커가 지정하는 현상처방과 정착처방에 따라 단일약제를 차례로 용해조합한 시대가 있었으나, 오늘날에는 시판 조합제가 일반화되어, 수용자의 목적에 알맞는 것을 용해하므로써 끝나도록 되었다. 시판용 조합제는 분말상과 진한 액상의 것이 있다.

조합현상제, 정착제를 조합하는데는 처방과 포장 bag에 인쇄되어 있는 지정사항을 준수하여 정확하게 조합하는 것이 중요하다. 특히 조액온도를 50℃ 이내로 할 것과 조액순서를 틀리지 않도록 하는 것이 중요 point이다.

3) 현상액량

현상액은 vat 안에서 필름이 충분히 담기는 양으로, 깊이 1cm 이상이 필요하다. 이것은 현상 시 vat를 고정할 때, 액이 흔들려도 필름 면이 공기와 접촉하지 못하도록 하기 위한 것이다.

4) 현상온도

온도는 시간과 함께 가장 중요한 조건이므로 엄격히 지켜야 한다. tray 현상에서는 통상 20℃로 규정되어 있으며, 현상 중의 액온의 차는 ±0.5℃ 이내가 되어야 한다. 온도를 정확하게 유지하려면 공기조화로 실내온도를 20℃에 맞춰 놓는 것이 좋지만, 실내온도를 control할 수 없을 때는 현상 vat보다 큰 vat에 온도 완충용 물(20℃ 정도)을 채워서 2중 vat로 하여 현상액의 온도를 관리하는 방법을 취하는 것이 좋다.

5) 현상시간

현상액처방 또는 메이커의 지정에 따라 표준시간이 정해져 있으므로, 이것에 따른다. X선 필름의 표준처리조건은, 20℃×4분으로 되어 있다. 정확하게는 필름 전체가 vat의 현상액에 담긴 후부터 정지액 또는 정착액에서 현상처리가 끝난 때까지의 시간을 말하는 것으로 이동 조작을 고려하면서 처리하여야 한다.

6) 정착, 수세, 건조

정착은 현상과 달라서 온도와 시간에 다소의 변동이 있어도 거의 영향을 받지 않는다. 따라서 온도는 상온이면 되고 시간도 엄격히 규정할 필요가 없다. 액이 피로하면 제거시간이 길어지므로 너무 피로하지 않은 시기에 교환하는 것이 좋다.

정착이 끝나면 수도물로 깨끗이 씻은 다음, 수세 촉진제에 30초에서 1분간 담근 후 5분~10분간 수세한다. 수세가 끝나면 깨끗한 물에 헹군 다음 행거에 걸어 바람으로 건조시킨다.

7) 현상처리방법과 주의사항

① 현상개시 할 때는 필름을 한쪽 끝부터 액면으로 기울게 하여 재빨리 현상액에 담근다. 이렇게 함으로써 기포의 부착이나 현상얼룩의 발생을 방지한다.
② 필름을 넣은 다음 vat를 가볍게 흔들어서 유제면에 접촉되어 있는 현상액을 이동시켜 전체 면에 고르게 현상을 진행시킨다.
③ 현상 중에 핀세트 등으로 함부로 필름이나 인화지를 움직이거나 뒤집을 때 소중히 다루지 않으면 막면을 상하게 하므로 주의하여야 한다.
④ 일반용 sheet film과 의료용 X선필름은 1매씩 차례로 현상액에 넣고 5~6매를 한꺼번에 현상하면 능률적이다. 이 때, 2중반점이 생기지 않도록 주의한다.
⑤ roll film이나 35mm film은 유제막을 밖으로 해서, 양손으로 양끝을 들고, 한쪽끝으로부터 적셔 간다. 이 조작을 반복해서 전체면을 고르게 현상한다(그림 10-18).

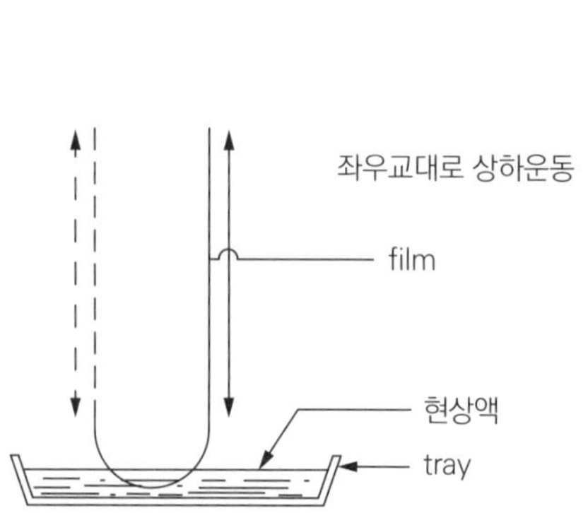

그림 10-18. roll film, 35mm film의 tray 현상
(일명 밧트 현상)

이때 필름의 전체 길이가 균일하게 현상액에 담겨지지 않으면 공기에 접촉하고 있는 시간이 길어져서 그 부분에 공기 fog가 생기는 경우가 있으므로 주의하여야 한다.

2. Tank 현상

tank를 사용하는 현상방식으로 현상 tank는 roll film 또는 35mm film을 1roll에서 2roll을 동시에 현상할 수 있는 작은 원형 tank에서, 동시에 다량현상을 할 수 있는 업무용 대형 tank까지 목적과 용도에 따라 많은 종류가 있다.

1) roll, 35mm용 tank

아마추어 사진작가용으로 시판되고 있는 것은(사진 10-1)과 같은 원형 tank가 일반적이며, 다량현상의 업무용에는 필름의 중앙부분을 지지봉에 걸고, 양끝을 들어올려서 현상액 안으로 매달수 있는 깊은 tank가 사용된다.

(1) 소형 tank

가장 간편한 tank로, 플라스틱제이며 tank 본체의 뚜껑, 액 누설방지 packing, 필름을 감아주는 TAC(또는 PET) belt와 필름 belt 누름으로 구성된다. belt 대신에 필름 한 쪽을 나선형으로 끼울 수 있는 홈을 판 원형 플라스틱판을 사용하는 것도 있다. 현상시에는 깜깜한 곳에서 생필름을 belt에 감아서(또는 나선형홈에 끼우고) tank 본체에 넣고 그 위에 belt 누름을 놓고 뚜껑을 닫은 후에 packing을 끼운다.

이것은 tank 안의 필름은 완전히 차광되므로, 이후의 작업은 백색등 밑에서 할 수 있다.

메이커가 권장하는 조건 방법으로, 현상과 정착처리를 한 후에 필름을 꺼내서 수세하여 건조시킨다.

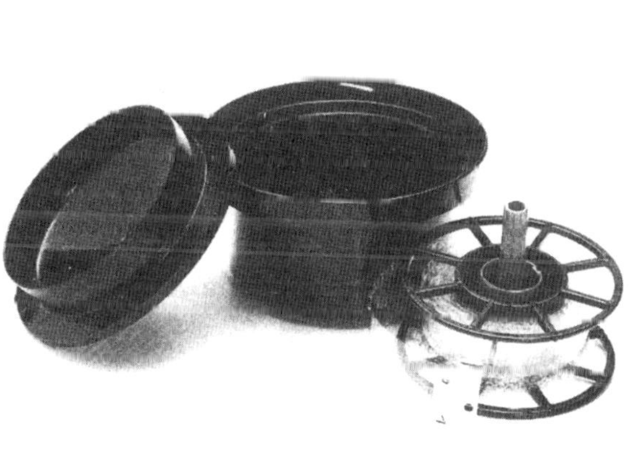

사진 10-1. 35mm film 현상 tank

(2) 대형 tank

일시에 현상을 다량으로 하는 업무용 tank로 필름을 15roll~50roll 정도를 매달아 동시에 현상할 수 있다. 현상액 층이 깊기 때문에 각 층의 액온과 현상력을 고르게 하기 위해서 현상 중에는 계속해서 액을 교반하는 것이 중요하다. 일반적으로 보충용 현상액을 사용해서 현상액의 감량과 현상능력의 감퇴에 대해 보충하면서 장기간 사용할 수 있도록 되어 있다.

2) Sheet film용 현상 tank

sheet film의 size는 대명함판에서 전지판까지 종류가 다양하므로 현상 tank의 크기도 여러 가지가 있다. cabinet 형 정도의 작은 size의 필름은 한 번에 약 12매를 현상할 수 있는 정도의 중형 vat를 사용하여 필름이 서로 접촉하지 않도록 hanger(사진 10-2)에 clip으로 매달아 현상한다. 대형 size의 필름은 네 귀퉁이를 hanger에 clip으로 매달고, 대형 tank에서 현상한다.

사진 10-3은 X선 sheet film의 현상처리 tank의 일례이며 현상→정지→정착→수세하는 내부가 깊은 tank가 장치되어 있고, 현상액은 교반펌프로 자동적으로 교반되며 thermostat로 자동조절된다. hanger에 clip된 필름은 수동작업으로 현상→정지→정착→수세 tank 안으로 보내지고, 마지막에 매달아 자연건조나 건조기에서 온풍으로 빨리 건조시킨다. 이 방법은 hanger에 매달거나 떼어낼 때 이외에는 손이 닿지 않으므로 막면이 상하지 않는다.

3. 현상액 보충

필름의 현상량이 많아짐에 따라 현상액 중의 주약이나 보호제와 알칼리제 등이 소모되어 감소하는데, 억제제로 작용하는 취소 ion은 유제중의 할로겐화은에서 분리된 후 액에 용해되어 가세하기 때문에 처리량과 함께 증가한다.

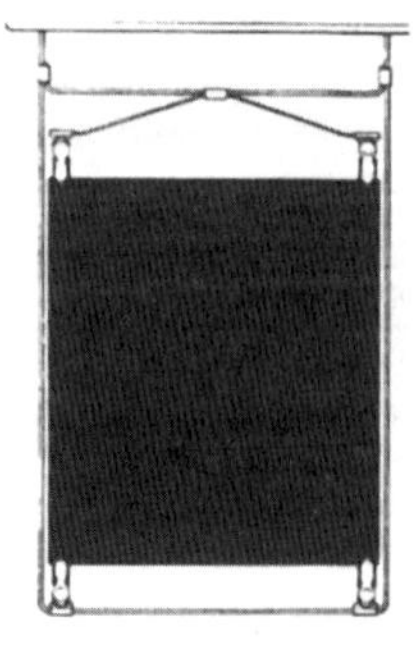

사진 10-2. Hanger

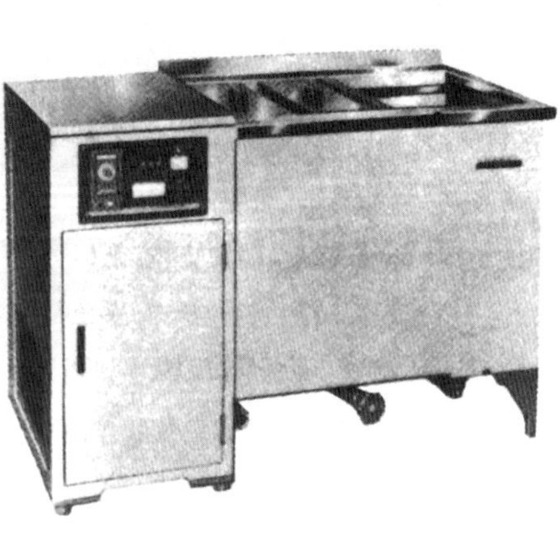

사진 10-3. 항온현상처리조

이 취소 ion이 증가하면 fog 억제는 물론, 현상액의 환원력도 억제하므로 현상진행이 늦어져서 액이 피로하게 된다. 또 공기산화로도 액은 피로한다. 이 피로를 회복시켜 액의 감량을 보충하기 위해서 쓰이는 것이 보충액이다.

1) 현상액 피로

현상액의 피로도를 알려면 현상처리가 된 필름 size와 수량, 또 액의 사용일수록 기록해 두어야 한다. 후자의 경우는 1일에 현상하는 필름 size와 양이 거의 일정한 경우에 한정된다. X선사진의 경우는 화질을 좋게 유지하기 위해서 현상액의 효력을 항상 일정하게 유지시켜야 한다. 이 때문에 주기적으로 보충액을 가해주지만, 그 양과 빈도는 각각 현상조건에 따라 달라진다. 한번에 다량 보충하는 것보다 소량씩 회수를 증가시키는 것이 효과적이다.

2) 보충량, 주기, 사용한도

현상에 따라서는 현상액은 피로하면 동시에 유제층에 침투흡수되어 감량한다. 이 양은 필름의 size와 현상액에서 빠져나가는 방법에 따라 달라진다. 가장 일반적인 방법은 현상이 완료되기 수초 전에 필름을 들어 올려, 액을 어느 정도 세게 흔들었을 때, 4절 size의 X선 필름에서 약 30 ml, 편면유제필름이면 그 1/2 정도, 35 mm × 36EX film에서는 약 13 ml 정도가 빠져나간다.

X선필름용 지정보충제는 이 양을 기준으로 정해져 있다. 실제로 최초의 현상액 level을 tank 내벽에 표시해 놓고, 필름을 현상해서 액이 없어지면 본래의 level까지 보충액을 보충한다.

보충액은 한 없이 보충하는 것이 아니고 X선사진의 경우 비교적 농도가 낮은 흉부사진이 전체 처리량의 90% 정도를 처리할 때는 최초에 사용한 현상량의 2배 정도의 보충액을 사용할 수 있으나, 일반적으로 고농도부의 골격사진도 적지 않으므로 모액의 1.5배 정도를 한도로 하는 것이 적당하다.

3) 보충액의 조성

보충액의 조성은 일반에게 발표되어 있지 않지만, 보호제 외에 주약과 알칼리제를 많이 사용하여 억제제를 전연 첨가하지 않거나, 극히 작은 양을 첨가한 조성이다. 이것은 앞에서 민한 바와 같이 필름현상이 많아짐에 따라 모액 중의 취소 ion의 양이 증가하기 때문이다. 보충제는 감광재료 메이커에서 각각 필름현상용 조합제가 시판되고 있으므로 이것을 사용하는 것이 편리하다.

4) 현상조건과 사진특성

동일한 현상액으로 현상하여도 현상액의 온도와 현상시간으로 사진의 특성이 달라진다. 보통 현상온도와 시간의 요소를 현상조건이라고 한다. 현상된 사진상의 contrast와 농도는 우선 현상시간에 대해서는 일반적으로 시간을 연장시킴에 따라 contrast가 높아지고 농도도 증가하는데, 그 이후는 시간의 연장으로 fog 증가가 눈에 띠게 많아진다. 이 때문에 contrast는 반대로 낮아진다. contrast와 농도를 높일 목적으로 현상을 계속할 경우에도 20℃로 표준시간의 1.5~2.0배 정도에서 정지하는 것이 좋다.

그림 10-19에 현상시간-gamma·fog 곡선을 그림 10-20에 X선필름의 현상시간에 의한 특성곡선의 변화를 나타낸다. 현상온도에 대해서도 변화는 똑같으며, 온도를 높이는데 따라 contrast가 높아지고 농도도 증가하는데 표준온도를 초과해서 더 높아지면 fog증가가 빨라진다. 따라서 contrast도 저하된다.

tray 현상이나 tank 현상이 주류이었을 때는, 실내온도의 변화로 현상온도가 변동되는 일이 있었으나 그 때는 현상조건의 combination으로 같은 농도(현상감도)와 contrast를 나타내는 "시간 - 온도곡선"을 이용해서 표준처리에 가까운 영상을 얻을 수 있는 조절이 행해졌었다. 그림 10-21에 수동현상에 대한 "현상시간 - 온도곡선"을 나타내고 있다.

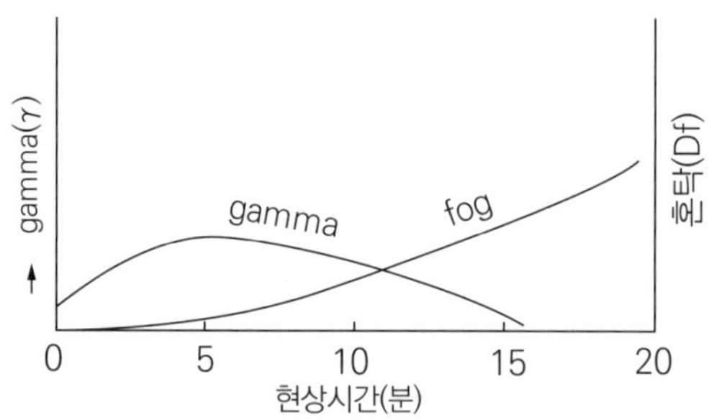

그림 10-19. 현상시간 r·fog 곡선

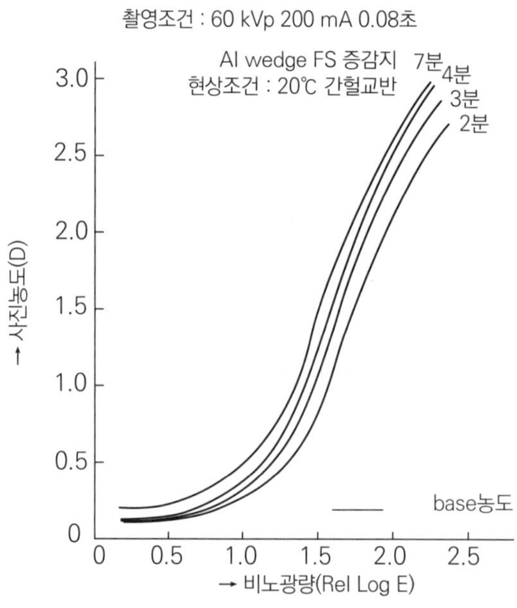

그림 10-20. Tank 현상에 의한 현상 특성곡선

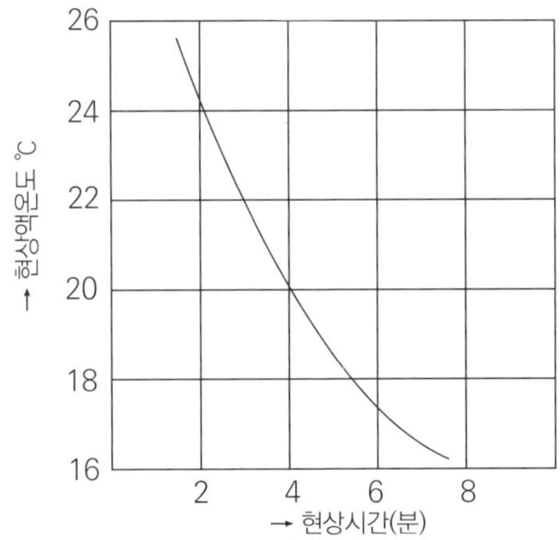

그림 10-21. 현상시간-온도곡선

그러나 감광재료도 항상 개량되고 있어 예를 들면 orthotype의 X선필름에서는 처리조건에 의한 변동폭이 종래의 것에 비해서 대단히 작은 것이 시판되고 있으므로, 일률적으로 생각하지 않도록 주의하여야 한다.

4. 현상정지(중화) 처리

현상을 완료한 필름은 산성경막정착액에 직접 옮길수도 있으나, 필름에 부착되고 있는 알칼리가 정착액의 산을 중화시켜, 산성을 약하고 하여, 티오황산나트륨의 효력과 경막작용을 저하시키는 동시, 오염이 생기기 쉬어지기 때문에 정착액에 옮기기 전에, 정지액에 담가서 알칼리를 중화시키고 현상을 정지시킨 후에 정착액에 옮기는 것이 좋다. 정지액 산에는 보통 유기산의 초산이 쓰이며, 사용농도는 1.5%~3.0% 정도이다.

정지액에 담가두는 시간은 상온에서 30초 이내이면 충분하다. 필름처리매수가 증가하면 중화작용이 약해지므로, 매수로 체크하거나, 초산냄새가 없어지기 전에 산액과 교환한다.

5. 정착처리

미현상의 할로겐화은은 감광성이 있으므로 이것을 가용성 착염(complex salt)으로 하여 정착 및 수세로 완전히 용출시켜 영상을 안정화시키는 처리로 동시에 유제막을 강화시켜 수세 이후의 처리에서 막면에 상처나는 것을 억제하도록 한 것이 현재 일반적으로 사용되고 있는 산성경막정착액이다. 정지욕을 끝낸 필름은 정착액에 옮기고 처음 30초 정도는 필름과 액을 잘 흔들어서 전체필름면에 정착작용이 균등하게 이루어져서 정착반점이 생기지 않도록 한다. 액온은 현상액과 같이 엄격하게 보존할 필요가 없으며 18℃~25℃ 정도의 상온이면 된다.

정착시간은 유제막의 백탁(미현상부분)이 완전히 투명하게 될 때까지의 시간은 약 2배를 필요로 한다. 또 전체면이 투명하게 된 시점에서 백색등을 켜도 안전하다.

정착하는 필름이 많아질수록 정착액의 할로겐화은의 용해력은 점차 저하되는 동시에 백탁이 생기거나 hypo가 분해되어 유황을 유리시키기 때문에 정착액은 사용불능이 된다.

지나치게 피로한 정착액으로 처리하면 필름에 2색 fog나 정착불량의 이상을 일으키기 쉬우므로, 정착액의 사용한도는 필름의 백탁이 없어질 때까지의 시간이, 신선할 때의 2배를 초과하게 되면 폐기해서 신액과 교환하여야 한다.

6. 수세

정착을 끝낸 필름의 유제막 중에 함유되어 있는 티오황산은착염이나 황산염을 완전히 제거하는 것이 수세처리의 목적이며, 이것이 남아있는 채로 건조하면, 이 후의 보존 중에 티오황산은 착염이나 황산염이 분해·반응해서 황화은이 되어, 황색오염이 생기거나 film 영상이 변색하게 된다. 장기보존이 필요한 사진을 수세할 때는 특히 많은 주의가 필요하다.

수세중의 필름은 유제면이 항상 깨끗한 물에 잠기게 하는 수량이 필요하며, 필름이 몇장 겹치거나, 물이 정지한 상태에서는 수세효과가 오르지 않는다. 그림 10-22는 roll film의 수세 예이며 그림 10-23은 sheet film의 수세탱크의 예이다. 유수(flowing water)로 수세하는 것이 효과가 높으며, 수세수의 온도는 18℃~25℃ 정도에서 약 30분정도가 적당하다. 수온이 17℃ 이하가 되면 시간을 연장할 필요가 있다. 그림 10-24는 유수수세(약 20℃)의 시간과 효과의 관계를 예시한 것이다.

유수가 여의치 않을 때는 vat를 사용해서 물을 계속 흔들면서 필름을 손으로 잘 헹구고 5~6회 물을 교환하여 최소한 1시간 정도 수세한다. 이 때, 사전에 아황산나트륨[3)]이나 수세촉진제의 수용액으로 2~5분 정도 처리하면 수세속도가 빨라진다.

충분히 수세하여도 물에서 제거안된 티오황산 ion이 남는데, 이것을 hypo 제거제라고 하는 산화제용액으로 처리해서 해가 없는 황산염으로 바꾸고 수세한다. 이 경우 수세하기 쉽도록 Kodak 사이에서 시판된 HE-1[4)] 처리액을 사용하며, 다만 정착액의 피로상태가 오래되면, 반대로 오염을 촉진시킬 염려가 있으므로 hypo 제거제를 사용할 때는 신선한 정착액을 사용하여야 한다.

현재는 대부분의 인화지가 polyethylene laminate paper(RC paper, WP paper 등)으로 대치되어 있으므로, 정착액이 종이섬유에 스며들지 않기 때문에 얇은 유제막에 대해서 수세를 단축시키게 되었다. RC paper의 경우, 수세시간은 거의 10분 정도에서 완료하면 된다. 그림 10-25에 인화지에 대한 수세 예를 나타낸다.

---

3) 아황산 나트륨의 2% 수용액

4) kodak HE-1

과산화수소(3%) …… 125ml

암모니아수(28%를 10배로 희석) …… 100ml

물을 가해서 up to 1000ml

baryta 인화지의 경우, 완전히 정착후, 물로 헹궈서 2% 아황산나트륨액 등의 수세촉진제로 2~3분 처리한 다음, 10분 이상 수세(또는 약 20℃의 유수로 30분 이상 수세) HE-1 용액으로 6분 처리 후 10분 수세후 건조시킨다.

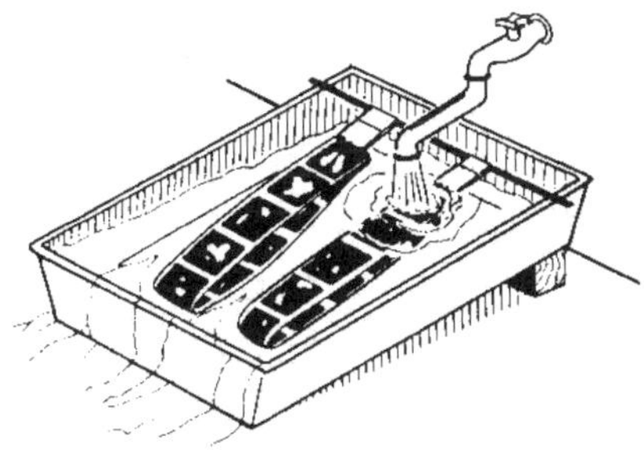

그림 10-22. Roll film의 수세

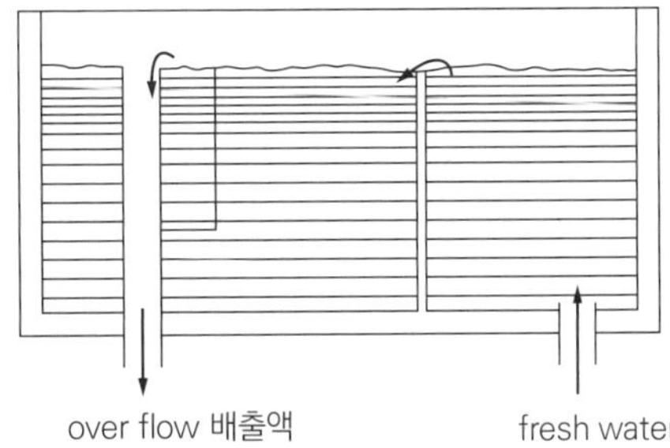

그림 10-23. sheet film의 수세 tank

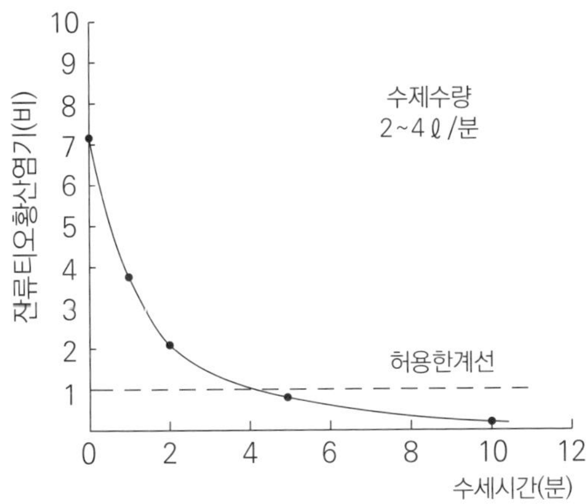

그림 10-24. 수세시간 효과 곡선

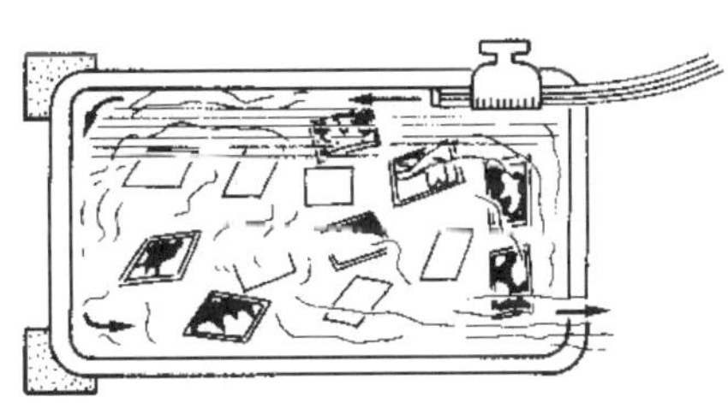

그림 10-25. 인화지 수세

Ⅲ. 자동현상기 처리

대형 tank에 의한 대량 처리에서 처리의 신속화와 표준화를 향해 급속히 자동현상기 처리로 옮겨졌다. 최근에는 칼라사진과 의료용 X선필름에 자동현상기에서 볼 수 있듯이 처리시간이 더 한층 단축되는 방향으로 나아가고 있다.

1. 일반용 roll film · paper용 자동현상기

사용의 대부분을 차지하는 color film이나 color 인화지에 대한 대량신속처리의 필요성으로, 자동현상기의 고속화와 compact화가 진행되고 있다. 최근에는 mini love라고 하는 소형기가 개발되어 전용 love뿐만 아니라 여러가지 속성칼라 현상소에 설치되어 1시간 이내에 현상에서 print까지 완성하고 있는 case가 많다. 사진 10-4, 그림 10-26은 color 자동현상기의 외형과 processor의 공정도면이다.

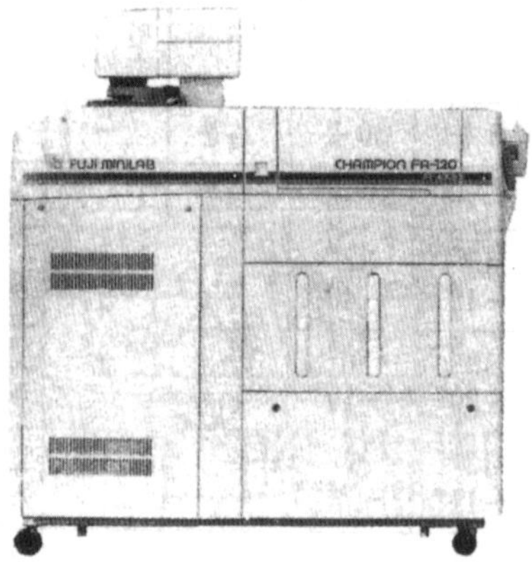

사진 10-4. Color-Paper-Printer-Process

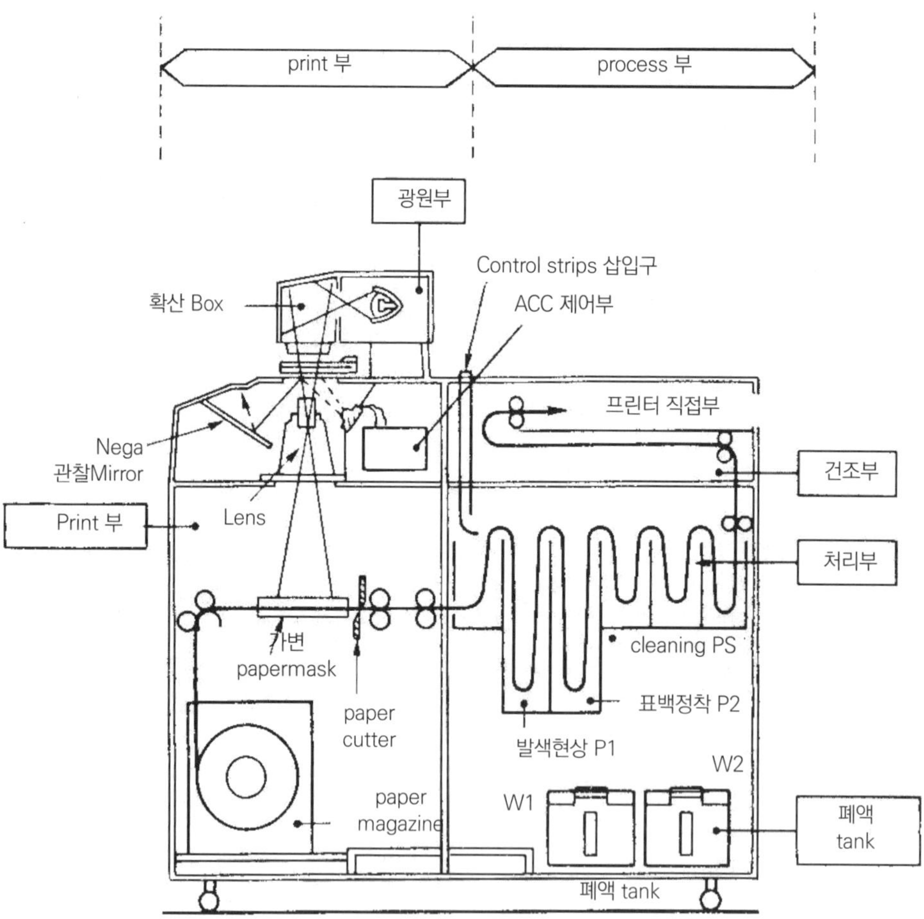

그림 10-26. color-paper-printer-process 공정

2. X선필름 · 이밖의 sheet film

의료분야에서 X선사진의 이용이 급격히 확대되어가고 있으며, 즉시 진단의 요청이 일반화되어, 병원과 의원의 X선사진 처리는 보다 신속하게 발전하여, 지금이야말로 처리량의 다소를 불문하고 X선필름 자동현상기는 의료시설에서 중요한 필수품이 되고 있다.

1) 개발과 도입 추이

(1) hanger형 자동현상기

1944년에 미국의 Pako 사에서 개발되어 10년 후에 스웨덴의 Elema Sehöander 사에서도 생산, 보급되었다.

이것은 tank 현상으로 필름을 이송하는 것을 자동반송방식으로 바꾼 것이며, 건조가 종료될 때까지의 소요시간이 수동처리의 70분에서 한번에 15분으로 단축되었으나 필름의 hanger를 탈착하는 시간이 길고, 기계용적이 크기 때문에 주류가 되지 못하였다.

(2) roller형 자동현상기

1958년에 미국의 E.Kodak사에서 X-Omat의 제품명으로 발매되어, 계속해서 Pako사에서 Pakorol이 시판되었다.

이것이 roller형 자동현상기이며, 이후 X선필름 메이커는 이 종류의 자동현상기의 생산을 보다 소형화 또는 신속화에 대한 개량을 서둘러, 기종도 다양화되어 널리 사용하기에 이르렀다.

roller형 자동현상기의 출현은 병원의 X선사진 부분의 중앙집중화를 촉진하고, 더욱이 X선필름의 완전 명실처리화에 대한 선봉이 되었다. 표 10-3은 roller형 자동현상기의 처리조건의 예이다.

표 10-3 자동현상기의 처리조건

처리 / 방식	현상	정지	정착	수세	재수세	완료 수세	긴조	계	
손처리	20℃ 4분	½분	5분	30분	½분	-	30분	70분	참고
Hanger형	20℃1½분	¾분	2¼분	2½분	½분	1½분	4½분	13½분	
3분 반처리	57″ ~60″	-	45″ ~48	22″ ~40″	-	-	44″ ~46″	3⅓분~⅔분	
90초처리	23″ ~26″	-	19″ ~20″	9″ ~14″	-	-	18″ ~24″	82″~ 96″	
45초처리	13″ ~14″	-	10″ ~11″	6″~ 7″	-	-	10″ ~11″	46″ ~47″	

① roller형 자동현상기의 구조와 기능

필름 현상처리기구는 필름의 삽입·검출·현상·정착·수세·squeeze·건조·필름받이의 8개 부분으로 구성되었으며, 본체 중심하부에 열교환기, 보충펌프와 건조 fan이 장치되었고 필름삽입대에 roller 구동장치가 부착되어 있다(사진 10-5, 10-6, 그림 10-27, 10-28).

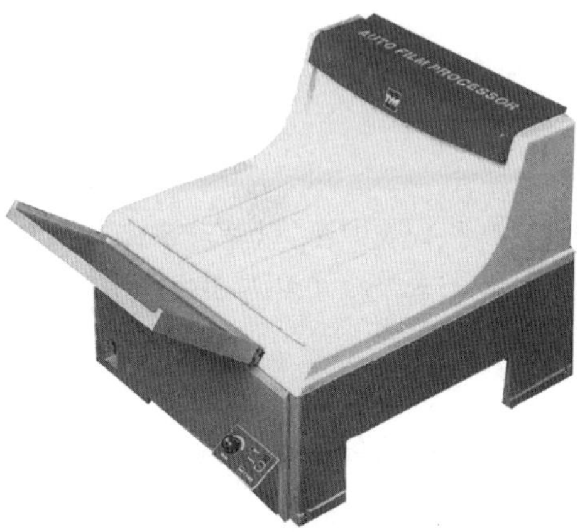

사진 10-5. 탁상형 X선 film processor

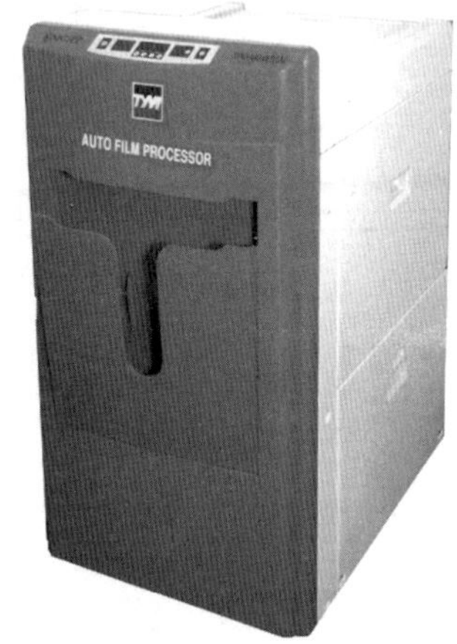

사진 10-6. 대형 X선 film processor

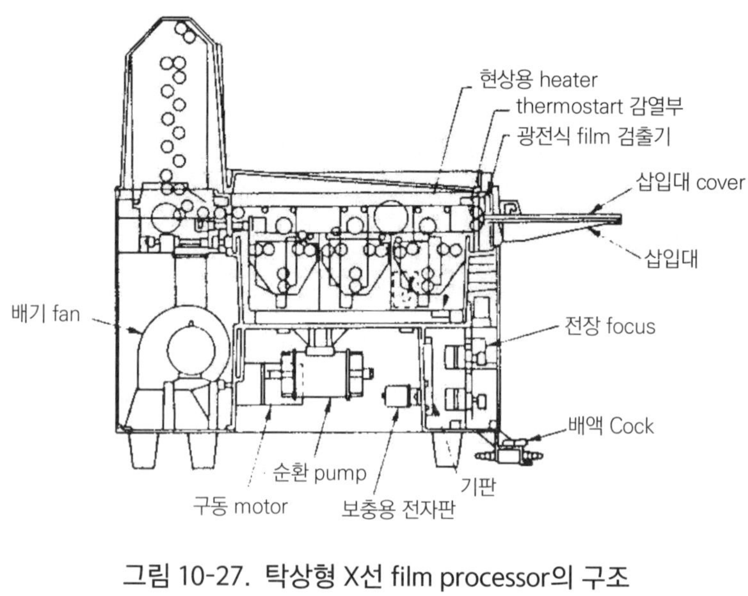

그림 10-27. 탁상형 X선 film processor의 구조

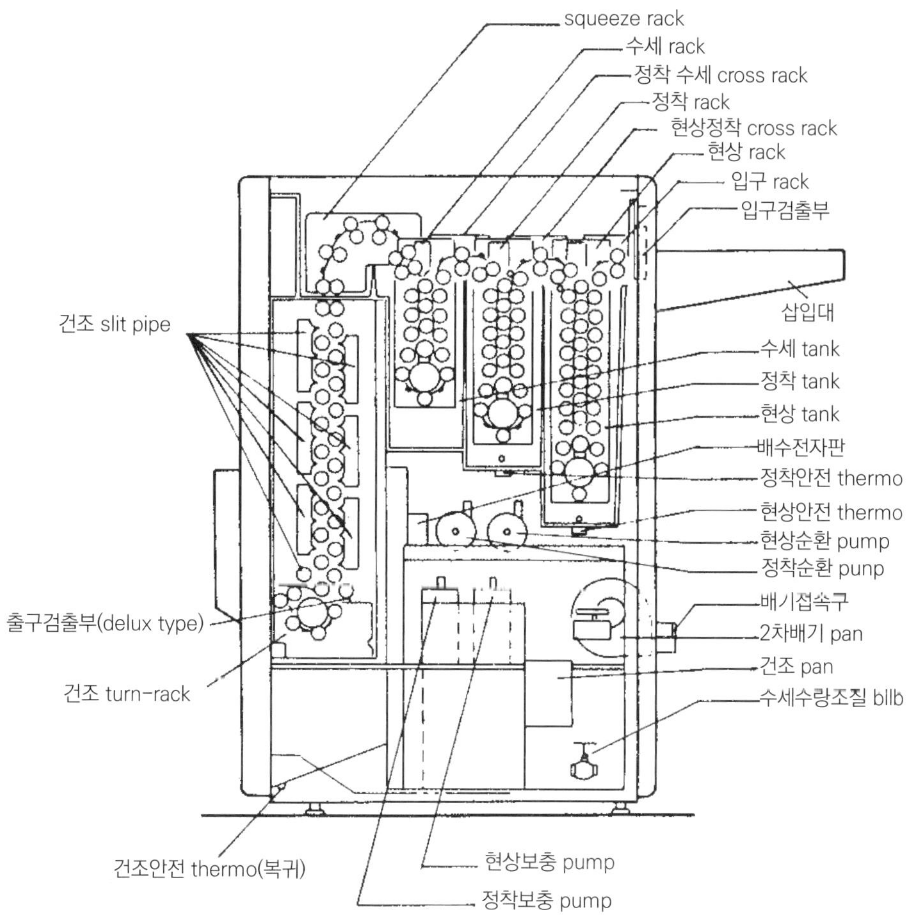

그림 10-28. 대형 X-ray film processor

㉠ 필름 삽입부

촬영이 끝난 필름을 삽입하는 삽입대 위의 slit으로, 삽입대 안에 roller 구동기구가 장치되어 있다.

㉡ 검출부

삽입된 필름을 최초로 받아내는 2개의 대향 roller로 정확하게 필름을 현상부로 반송이 끝나면 신호음을 발하는데 다음 삽입을 하여도 좋다는 신호이다.

㉢ 현상·정착·수세 tank

현상·정착·수세를 하는 부분이며 3개의 tank가 부착되었고, 용량은 종류에 따라 다르다.

㉣ 필름 반송 rack

각 tank에는 한 group의 roller로 된 필름반송 rack가 매어달린 상태로 set되어, 각각 rack 상부에 crossover rack이 set되어 있다. 각 rack의 roller는 중심축 선단에 gear가 끼워져 있으며, rack 상부의 main gear에 의해서 일정한 속도로 회전한다.

각 rack의 main gear는 필름삽입대 안의 구동모터에 연결되는 구동 축(shaft)의 gear에 의해 현상·정착·수세의 전체 roller가 동일 속도로 회전하게 된다.

ⓜ crossover rack

삽입구의 필름 출구와 현상 rack, 현상과 정착·정착과 수세의 각 rack에 걸쳐서 crossover rack가 장치되어 필름은 각 rack의 회전하는 대향 roller의 틈새에 정확하게 유도된다. crossover rack은 필름을 다음 rack에 유도하는 동시에 필름에 부착한 처리액을 짜내서, 다음 처리액으로 혼입되는 것을 저지하는 역할을 한다.

ⓑ squeeze rack

수세를 끝낸 필름을 신속하게 건조시키려면 필름에 묻어있는 물을 제거하여야 하는데 이 역할을 squeeze rack가 한다.

ⓢ 건조부

squeeze rack을 통과한 필름은 건조부에 이송되어 반송 roller의 틈새에서 불어오는 온풍으로 빠르게 건조되어, 필름받이에 떨어지면 현상처리가 완료된다.

ⓞ 열교환기

현상액의 온도를 일정한 조건으로 조절하는 온도조정기이며, 현상액은 tank하부 측면에서 tube로 열교환기에 유입되어, 온도가 조절된 후에 여과통을 통해서 재차 현상액 온의 유지와 교반, 청소가 동시에 이루어진다.

ⓙ 보충펌프

현상액과 정착액은 필름을 1매로 처리할 때마다, 일정량씩 감소하고 처리능력도 저하되므로 보충액저장 tank에서 필름을 1매 처리할 때마다 일정량씩 보충시켜, 액량과 처리능력을 유지한다.

ⓒ 수세부

자동현상기와 격리되어, 수도관에 직결된 온수기에 의해서 일정한 온도로 조정된 온수가 mixing valve를 통해서 냉수와 혼합된 tube로 수세 tank에 급수되어, 필름에 부착한 정착액은 필름이 수세 rack을 통과할 때까지 씻어낸다. 최근에는 이와 같은 장치를 부과하지 않고 여과된 수도물을 직접 쓸 수 있다.

ⓚ 건조 fan

본체 밑면에 설치된 강력한 송풍기이며, 공기는 duct를 지나서 과열실로 보내지고, 여기서 일정한 온도의 온풍이 되어 건조부의 pipe로 필름 양면에 강하게 내뿜어서 건조시킨다.

ⓣ auto feeder

촬영이 완료된 필름을 정리하여 수납하고, 1매씩 자동현상기에 삽입하는 자동반송 부속장치이며, 자동현상기의 삽입대 위에 set되어 있다.

⑪ 간접촬영용 roll film의 이송장치와 감는 장치

X선 필름의 자동현상기는 직접촬영용 필름의 현상을 목적으로 한 것이지만, 이송장치와 감는 장치를 사용함으로써, 간접촬영용 roll film의 현상처리는 가능하다.

② 필름 및 처리약품

roller형 자동현상기 처리의 신속화를 가능하게 한 것은 필름과 처리약품의 획기적 성능향상에 있다. 필름에 대해서는 유제의 고은박층 도포와 흡수성이 적은 PET base의 채용과 고온처리적성의 부여 등을 들 수 있다.

처리약품에 대해서는 현상경막형의 PQ현상액으로 강알칼리에 의한 활성화와 고온에 의한 fog 안정성을 부여하여 초신속처리성을 달성하였다. 보충액의 시간 경과에 따른 안정화에 대해서는 2제(劑) 내지 3제(劑)로 나누어 저장시켜 향상을 기하였다.

자동현상기용의 현상액은 수동처리와 달라서 최초의 현상 tank용 조액에 한해서 보충액(replenisher)에 starter를 가해서 만드는데, 사용개시 후는 보충 tank에 저장된 보충액에 한해서만 보충한다. 이것은 현상처리로 film내의 Br ion이 현상액 중에 용출, 축적하여 Br ion 과잉이 되므로 보충성분에서 억제제로서의 Br을 빼고 있다. 최초에 가한 starter는 초산과 Br을 함유한 용액이며, 첨가량에 의해서 현상액의 특성(감도·contrast, fog)에 영향을 미치기 때문에 규정량[5]을 정확하게 가하여야 한다. 각 조성액은 액제로서 농축한 형태로 plastic 용기에 포장되어 있으므로 사용시에는 처리시스템에 적합한 것을 지정된 순서로 규정액량에 맞도록 희석조액하는 것이 중요하다. 표 10-4~6과 사진 10-7, 8에 약제에 대해서 예시한다. 정착액은 신속정착처방에서 강력경막제가 첨가되어 있다.

표 10-4. 자동현상기용현상제(Fuji)

구분	약제	용도
간이처리기용	스파-Rd-1	(F P M 용현상제)
자동현상기용	FPM 500 처리액 kit	(소형자동현상기 FPM500용처리제)
	RD-1	(소형자동현상기 FPM800용처리제)
	RD-2·RD-2AMN	(30분30초처리용현상보충용)
	RD-3·RD-3AMN	(90초처리용현상보충제)
	RD-5·RD-5AMN	(90초처리법현상보충제)
	RD-7·RD-7AMN	(45초처리용현상보충제)
	RD-2S	(RD-2S Starter)
	RD-3S	(RD-3S Starter)

5) RD-3(Fuji)에서는 보충액11에 대해서 20ml의 첨가량을 규정하고 있다.

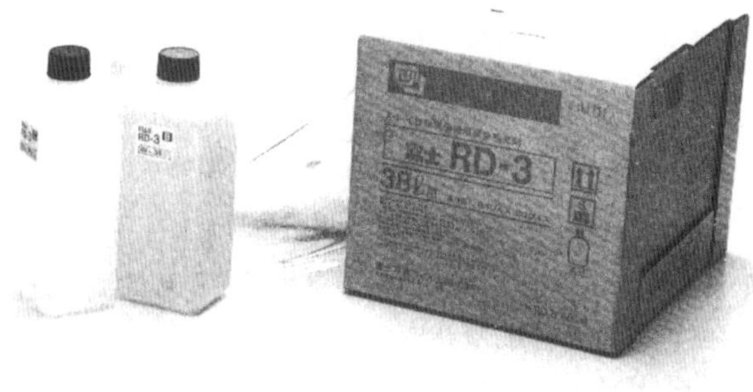

사진 10-7. 90초 처리용 현상보충제(후지 RD-3)

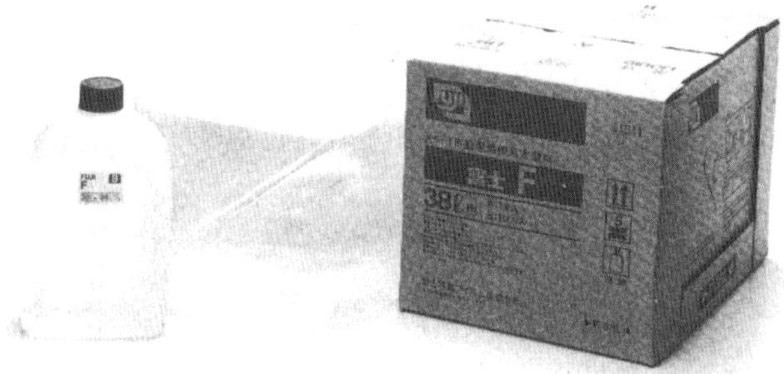

사진 10-8. 자동현상기용 정착제(후지F)

표 10-5. 자동현상기용 현상 정착 처리제(Konica)

현상 처리제	포장	조액 수량	기본 사용 조건
XD-90	플라스틱병	20ℓ×2	90sec., 35℃
정착 처리제	**포장**	**조액 수량**	**기본 사용 조건**
XF	플라스틱병	20ℓ×2	90sec., 28℃보다 낮지 않게

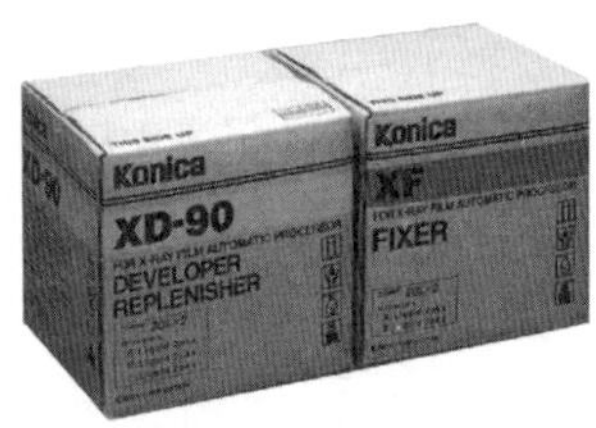

표 10-6. 자동현상기용 현상 정착 처리제(Hanyoung)

현상 처리제	포장	조액 수량	기본 사용 조건
HXD-SR	플라스틱병	19ℓ×2	45sec., 35℃
정착 처리제	**포장**	**조액 수량**	**기본 사용 조건**
HXF-SR	플라스틱병	19ℓ×2	45sec., 28℃보다 낮지 않게

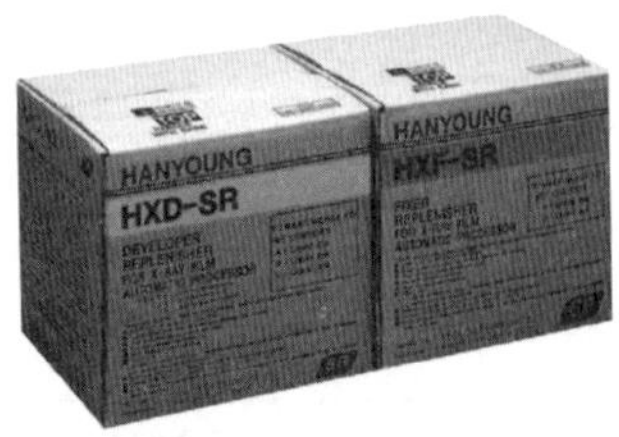

③ 보충방식

㉠ 현상보충

현상에 소모되는 현상약품을 보충하는 것을 현상보충이라 하며 자동현상기의 경우는 강제보충이 행해진다.

강제보충방식은 자동현상기처리에서 필름 처리량(실제는 sheet fillm의 통과길이에 의해서 검출한다)을 검출해서 그 양큼 보충액을 보충하는 방법이다.

검출은 삽입부에서 micro switch 또는 광전검출로 하는데, 보충량은 임의로 설정할 수 있으므로 대량 보충이 가능하다. 보충량은 현상기의 능력차, 촬영부위의 차, 처리매수, 사용빈도, 이밖의 요인으로 변하기 때문에 보충량을 일률적으로 정하기 어렵다. 자동현상기처리에 대한 표준적인 보충량은 통상 4절 필름 1매 당 약 40~60 ml이지만 메이커에 따라 다르다[6].

㉡ 정착보충

정착은 사진의 보존성에 영향을 주기 때문에 항상 fresh한 fixer(신액)에 가까운 성능을 유지하여야 한다. 그러므로 정착액 보충은 새로운 정착액을 강제보충하는 방식을 채택하고 있다.

일반적으로 현상보다 다량의 보충액이 필요하게 되어 자동현상처리의 경우, 통상 4절 필름 1매당 60~100 ml이지만 제조회사의 제품에 따라 그 양이 달라진다.

6) Fuji EPM-4000의 보충액 RD-3의 예로서
·4절 100매이상 처리/1일당 A 45ml/4절 1매
·4절 50매 전후 처리/1일당 A 55ml/4절 1매

Ⅳ. 명실처리 system

사진암실작업은 단순히 육체노동 뿐만 아니라 감각노동이 수반되기 때문에 정신적 피로도가 크다. 한편, 필름 - 증감지의 조합감도는 최근 비약적으로 높아지고 있으며, 안전광량면에서 암실의 밝기를 오히려 어둡게 하는 것을 바라고 있다. 이것은 암실작업자의 정신적 피로를 더욱 높이게 되므로, 이 문제의 해결방법은 암실내에서 하고 있던 작업을 명실에서 자동화된 기계로 하도록 하였다.

이것이 명실처리 system이다. 다음에 X선사진의 명실화 처리에 대해서 설명한다.

1. 명실처리에 대한 목표

기본사항을 열거하면 다음과 같다.

① 단순반복작업의 기계화 : 숙련도의 차를 해소, 직업 mis의 예방

② 운반작업의 합리화 : 육체적노동의 경감, 경로 단축

③ 처리능력의 균일화 : 자동현상기의 최대한 이용
(realtime 처리와 badge 처리의 병용)

④ X선사진의 품질향상 : 상처, 오염 감소

⑤ 병원경영의 효율화 : 인건비의 감소

즉, X선사진의 처리공정 전반에 걸쳐서, 합리적으로 개선하려는 목표이다.

2. 명실처리 기기

(1) loader system(충전계통)

X선 필름의 cassette 자동삽입장치이며, 반절에서 8절까지 size별로 있다.

(2) opener loader system(사진 10-9), (그림 10-29)

cassette에서 필름교환, 일·시(日·時)와 name print, 자동현상·반송장치에 대한 이송, 생필름의 장진과 cassetteless magazine 처리를 겸용한다.

(3) feeder system(사진 10-10)

다양한 size의 필름을 cassette magazine에서 processor로 고속이송하는 장치이며 전용과 겸용이 있다.

(4) 반송장치(사진 10-11), (그림 10-30)

medical imaging camera나 각종촬영장치와 접속해서 반송 module를 사용하여 촬영이 완료된 필름을 고속으로 효율있게 자동현상기에 이송하는 완전자동의 명실형(明室形) 반송 system이다.

이상에서 몇가지의 명실화처리기기를 열거하였는데, 도입에 있어서는 각각 조건이 틀리므로 unit에 대한 각각의 기능을 배려하여 부분적으로 채용하거나, 종합적 효율화 추진을 위해서, combination system을 채용하는 것도 고려해서 결정할 필요가 있다.

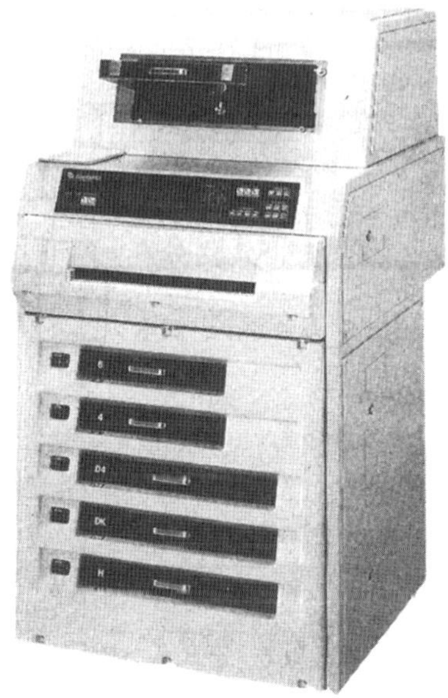

사진 10-9. operator

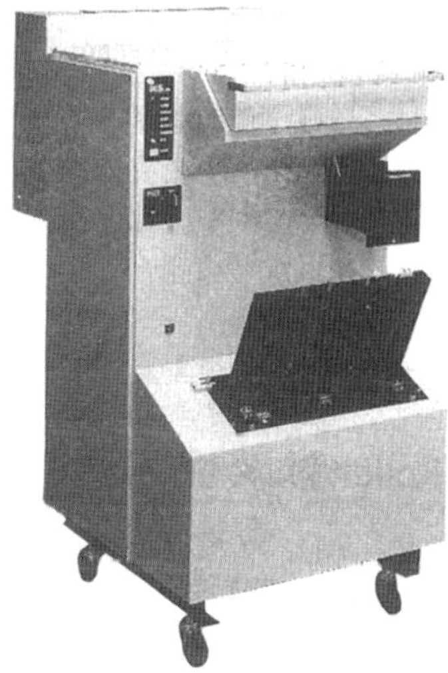

사진 10-10. operator-casstte magazine

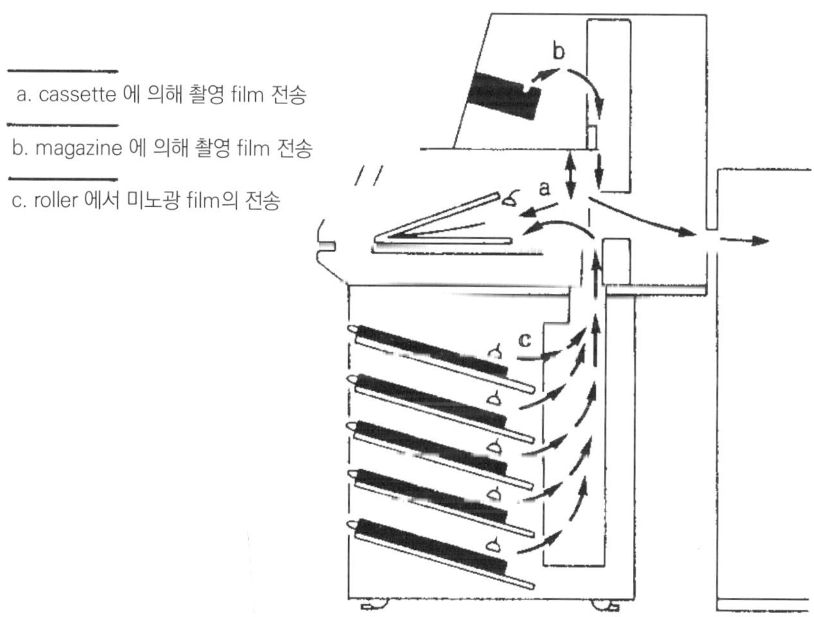

그림 10-29. operator 동작기능

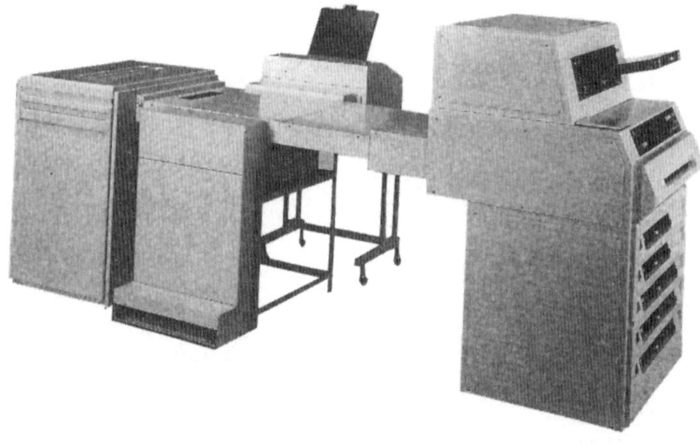

사진 10-11. 반송장치

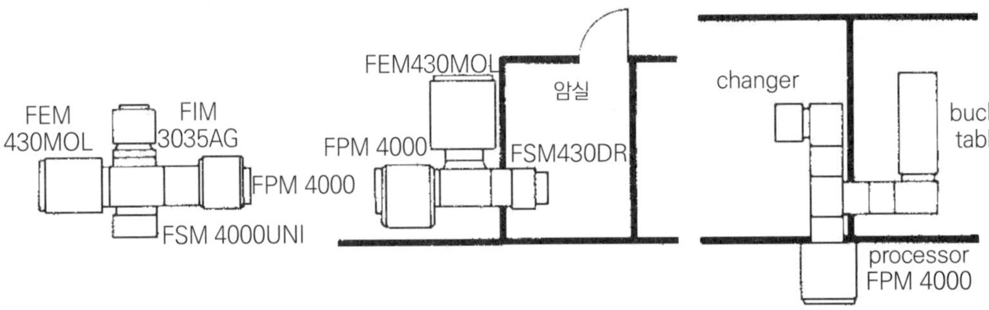

그림 10-30. 반송 System

Ⅴ. Roller형 X선 자동현상기의 점검관리

자동현상기는 보다 고능력화 전자동화를 향해서 나가고 있는 중으로 기구도 복잡화되었으며 진보도 가속도를 더 해가고 있다. 한편, 사용자측에서는 필름의 다품종화 처리밀도가 올라가는 흐름 속에서 안정된 필름영상을 얻기 위해 처리 system의 원활한 가동은 중요한 과제이다. 이를 위해서 현상기 자체의 maintenance와 함께 현상처리액의 성능관리도 중요한 역할을 담당하고 있다.

1. 자동현상기의 점검관리

자동현상기의 보수관리에는 일상점검적인 것과 년간의 부품교환적인 것으로 나누어 점검한다. 일상점검은 기계 운전 중의 진동과 이상한 기계소리에 주의하고 rack의 roller는 용출된 유제의 gelatin이나 금속은이 부착되어 필름의 유제막을 오염시키거나 상하게 하기 쉽기 때문에 이들을 정기적으로 점검하고 깨끗이 청소한다. 표 10-7은 일상점검항목 및 이상원인과 대책의 구체적방법이다.

표 10-7. 일상점검의 항목과 방법

점검주기	점 검 항 목	점 검 방 법
매 일	·각 Crossover rack	·온수에서 세정하고 부착물, 석축물을 제거
	·자동현상기의 덮개	·자동현상기내의 결로(이슬)을 방지하기 위해 작업종료시 위 덮개를 확인 조정
	·수세 tank	·Algae의 발생을 방지하기 위해 수세수를 배수하고 (겨울철은 결빙을 방지)
	·각종 filter	·유량계의 확인
	·filter 삽입부	·film 투입부를 청소하고 약품, 비밀오염 제거
	·액 온도의 확인	·현상, 정착, 수세온도의 확인
매 주	·각종 filter	·filter 오염, 얼룩의 점검
	·각 rack	·현상 정착 수세 건조 rack를 온수로 세정
	·건조 상태	·정착 속도, 온도 표시의 확인
매 월	·각 rack	·수평대에서 수평, 수직, 평행의 확인 동시에 회전상태, 반송법 등의 check
	·건조 pipe와 roller	·각 rack를 tank cleaner로 세정
	·Roller	·먼지, 오물의 제거청소
		·roller의 회전유무 확인
액교환시	·보충 tank	·유수에 의한 청소
	·각 rack	·온수에 의한 청소
	·각 처리액 tank	·유수로 내부세정(침전물, 오물제거)
	·각 순환계	·유수로 내부세정(침전물, 오물제거)
	·기계 내외부	·마른 걸레 청소
	·건조 pipe와 roller	·마른 걸레 청소

년간 점검관리는 자동현상기의 overload로 인한 기계적 갱생을 목적으로 하는 것으로 충분한 점검과 부품교환을 한다. 이 관리는 주로 제조회사 측과의 보수계약으로 이루어진다.

① 기계의 마모부분·점검과 부품교환
② 액 순환계통의 노화부분의 부품교환
③ 처리 rack roller의 점검과 교환
④ 제어관계의 기능점검
⑤ 주유장치의 점검과 주유(注油)

2. 현상기 및 처리액의 관리

1) Sheet Film용 자동현상기 관리

(1) 안전수칙

현상기는 화학 약품과 전기 회로와 회전 룰러, 기어, 펌프, 구동 모터, 전기 히터 등 여러가지 기능과 성능 및 특성을 가진 구성품으로 이루어져 있으므로, 여러가지의 안전에 대한 주의가 요망되는 장비이며, 약품 속에서 필름이 현상 처리되므로 최적의 조건을 유지하여야만 최상의 화질을 얻을 수 있다.

아래 사항들을 숙지하여 안전을 확보하고, 양질의 화질을 얻으며, 장비의 수명을 연장해야 한다.

① 전기적 안전

현상기의 상부는 수지로 구성되었으나 하부는 철판으로 만들어져 있고 내부에는 220V의 전기가 흐르고 있다. 현상기 몸체를 만져 약간이라도 전기를 느끼게 되면 서비스 요원에게 연락하여 점검을 받아야 한다.

이상이 있을 경우 비전문가가 현상기 내부를 열어 보거나 회로를 만지면 감전의 위험도 있고, 고장을 확산시킬 수 있으므로 항상 AS부에 의해 점검한다. 액체가 들어 있지 안은 상태에서 그리고, 액체가 들어 있어도 RACK을 빼놓은 상태에서 절대 전원 스위치를 넣지 않는다. 고장의 원인이 된다.

② 화학약품의 취급

현상액과 정착액은 알칼리성 약품과 산성 약품이므로 피부에 접촉되지 않도록 주의한다. 만약 눈이나 연한 피부에 닿으면 수돗물에 씻고, 심한 통증이 있으면 의사의 지시를 받아야 한다.

약품을 희석시키는 과정이나 사용하는 도중 약품이 서로 섞이는 일이 있으면 화질이 흐려지거나 목적하는 화질을 얻을 수 없는 경우가 생기므로 주의해야한다. 특 히 정착액이 현상액 속에 섞이면 그 정도가 더욱 심해진다.

수질이 화질에 주는 영향은 매우 크므로 불순물이 들어 있지 안은 물을 사용하고, 현상 정착 수세 탱크 내부를 수시 확인하여 액의 수위를 살펴야 한다.

현상액과 정착액은 자동 보충되므로 수위가 유지되나 수위가 낮으면 기계에 이상이 있으며, 수세수 수위는 수동 보충되어야하니 수시로 보충하고 확인하여야 한다.

2) 외관 및 내부 구조

외관 전면부에 조작패널(Display Board) : 제어 전원을 ON/OFF하며, 장비의 온도를 표시하고, 구동속도를 선택하는 장치, 필름 바스켓 : 처리된 필름을 현상기 내부로부터 받아내는 곳.

(1) 사진 10-12조작 판넬 및 명칭

① 수동보충 버튼 : 용액을 수동으로 보충할 때에 사용
② Stand-By 스위치 : 에너지 절약 및 가동대기 상태를 유지하는 기능 스위치.
③ RUN TIME LED : 현상기가 동작하는 동안 켜짐.
④ 15MIN TIME LED : 15분 휴지 후 5분 WARMING UP 선택 표시 등.
⑤ 30MIN TIME LED : 30분 휴지 후 5분 WARMING UP 선택 표시 등.
⑥ 현상 온도 표시 램프(FND) : 평상시에는 현상온도 표시.

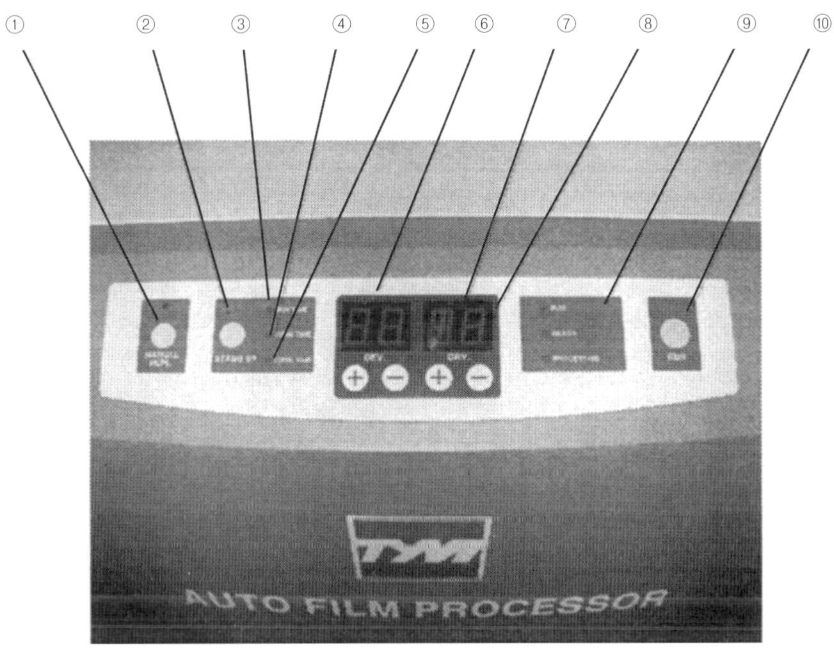

① 수동 보충 버튼	② STAND-BY 버튼
③ RUN TIME LED	④ 15MIN TIME LED
⑤ 30MIN TIME LED	⑥ 현상 온도 표시 FND
⑦ 건조 온도 표시 FND	⑧ 현상, 건조 온도설정 또는 확인 버튼
⑨ 가동 상태 표시 LED	⑩ RUN 버튼

사진 10-12. 조작 판넬 및 명칭

⑦ 건조 온도 표시 램프(FND) : 평상시에는 건조 온도 표시.
⑧ 현상 건조 온도 설정 및 확인 버튼
⑨ 가동 상태 표시 LED
⑩ RUN 스위치 : MAIN Power Switch ON한 상태에서 제어 회로가 작동되도록 하는 주 조작 스위치

(2) 사진 10-13 외부구조(상면부)

① 필름 삽입대 : 현상하기 위한 필름을 삽입하는 장치
② 필름 검출부 : 필름 삽입이 완전히 끝났는지를 검지하기 위한 검지센서가 붙어 있는 장치
③ 현상부 : 필름을 현상하기 위한 첫 번째 랙이 들어 있는 현상액이 채워져 있는 부분
④ 정착부 : 필름을 현상하기 위한 두 번째 랙이 들어 있는 정착액이 채워져 있는 부분
⑤ 수세부 : 필름을 세척하기 위해 세 번째 랙이 들어 있는 수세수가 채워져 있는 부분
⑥ 건조부 : 필름을 건조하기 전기 히터가 들어 있는 마지막 단계 부분

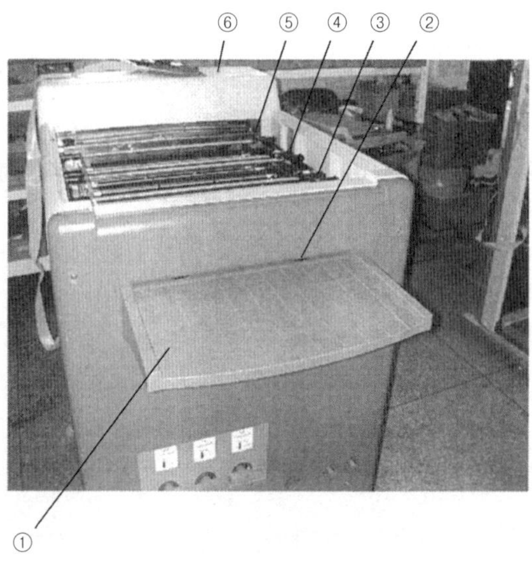

① 필름삽입대 ② 필름검출부 ③ 현상부
④ 정착부 ⑤ 수세부 ⑥ 건조부

사진 10-13. 외관구조(상면부)

(3) 사진 10-14 외관구조(후면부)

① 배기구 : 기기 내부의 습하고 더운 가스를 밖으로 배출시키기 위한 배기구

② 수세액 배출구 및 밸브 핸들 : 수세수 배수 밸브로 넘치는 수세수나, 청소시 수세수의 배출을 위해 마련된 장치

③ 정착액 배출구 및 밸브 핸들 : 정착액의 넘치는 용액의 배출이나 정착액의 교환을 위해 용액 배출을 위해 마련된 장치

④ 현상액 배출구 및 밸브 핸들 : 현상액의 넘치는 용액의 배출이나 현상액의 교환을 위해 용액 배출을 위해 마련된 장치

⑤ 예비구 : 미래의 현상기에 관련된 어떤 용액의 배출 등으로 사용할 수 있도록 하는 예비구

⑥ 수세수 정화장치 연결 ; 수세수를 보조수세수 탱크를 사용하여 순환시키는 경우 사용하는 장치

⑦ POWER SW : 전원을 키거나 끌 수 있도록 준비된 장치

⑧ 전원 코드 : 전원과 연결할 수 있도록 준비된 장치

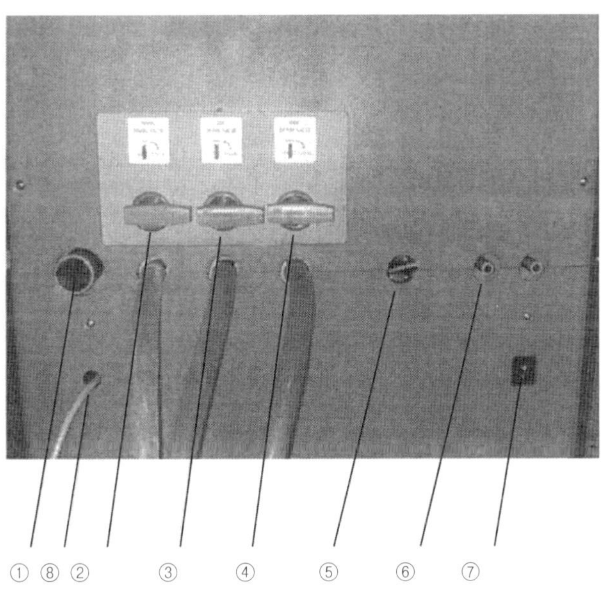

① 배기구 ② 수세액 배출구 및 V/V 핸들
③ 정착액 배출 및 V/V 핸들 ④ 현상액 배출구 및 V/V 핸들
⑤ 예비구(솔레노이드밸브) ⑥ 수세수 정화 장치 연결구
⑦ POWER SW ⑧ 전원 코드

사진 10-14. 외관구조(후면부)

(4) 사진 10-15 내부구조(랙 위치도)

① 필름 검출랙 : 필름 삽입대로 부터 필름을 잡아당기기 위해 설치된 두 개의 ROLLER로 구성된 랙

② 현상랙 : 잠상을 가시상을 바꾸어주는 현상액 속으로 필름을 통과시키기 위한 ROLLER 뭉치 강알칼리성 용액을 사용함

③ 정착랙 : 현상액 속으로 필름을 통과한 필름을 이어 받아 가시상으로 흑화되는 것을 정지시키고, 미노광된 할로겐화은을 녹여내는 정착 액 속으로 통과시키기 위한 ROLLER 뭉치 산성수용액(pH 4~5 이하)를 사용함.

④ 수세랙 : 필름에 묻어 있는 약품이나, 이물질을 씻어내는 수세탱크로 필름을 이송하여 주는 ROLLER 뭉치

⑤ 건조랙 : 필름에 묻어 있는 습기를 온풍(약 50~60℃)으로 건조시키는 장치, 건조열풍은 내부 건저 히터와 건조 팬으로부터 공급됨

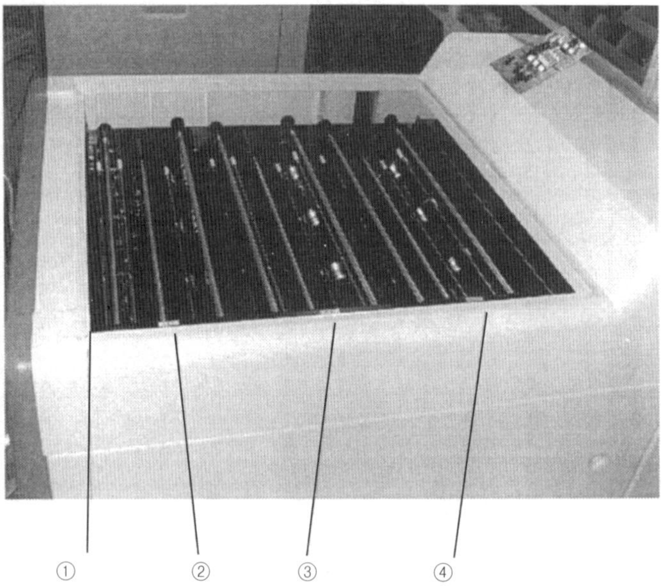

① 필름 검출랙　② 현상랙　③ 정착랙　④ 수세랙

사진 10-15. 내부구조(RACK 위치도)

3) 작동법

(1) 작동법

① 보충 탱크와 메인 탱크의 용액이 충분하지 확인한다. 사용 전 메인 탱크내의 용액량이 적정한가를 확인한 후 기준 이하일 경우 강제 보충으로 적정량을 유지시킨다. 보충 탱크내의 용액이 5L 이하가 되면 용액 보충시 기포가 발생하여 용액 보충이 원할치 않으므로 적정량을 유지하도록 한다.

② 전원 플러그를 콘센트에 접속한다.

③ 후면에 있는 파워 스취치를 켜면 배기 팬이 작동하며 일차 구동이 시작된다.

④ 전면의 RUN BUTTON을 누룬다. 이 때부터 WARMING UP이 시작된다.

⑤ 조작부의 온도를 현상하고자하는 적정 온도로 설정한다(출고시에는 현상 32℃, 건조 50℃로 설정)

⑥ 대기(STAND BY)스위치를 이용하여 동작 간격을 설정한다.
- RUN TIME : 연속하여 동작
- 15MIN TIME : 15분 정지 후 5분 동작
  30MIN TIME : 30분 정지 후 5분 동작

⑦ 현상액, 건조부의 온도가 설정 온도와 일치하며 READY LAMP가 켜지고 -삐 소리가 2회 울리면 현상 준비가 끝나게 되며, 설정 온도까지 이르는데 약 15분이 소요되나 계절에 따라 다소 차이가 있다.

⑧ 현상하기 전에 이미 사용했던 필름 2~3매를 넣어 주면 정지되어 있는 동안 롤러에 묻어있던 이물질이나 필름 통과 경로에 떠 있던 부유물 등이 제거되어 더 좋은 화질을 얻을 수 있다.

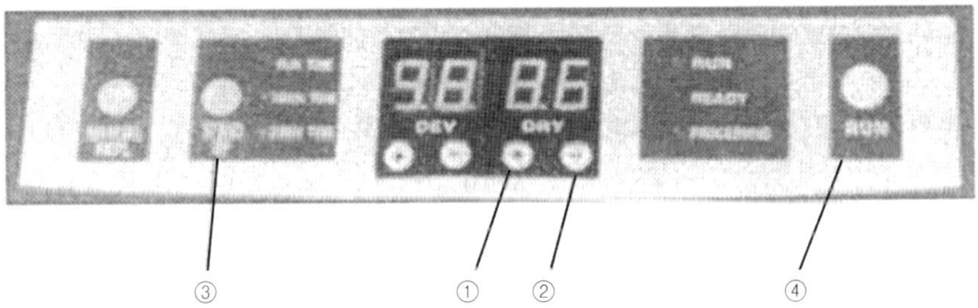

① DRY + : 보충량을 증가시키고자 할 때 사용
② DRY - : 보충량을 감소시키고자 할 때 사용
③ STAND-BY : 2초 이상 누르고 있으면 보충량 조정 Modo로 전한
다시 누르게 되면 구동 Mode로 전환됨.
④ RUN : 보충량 조정 Mode에 구동 Mode로 전화하고자 할 때 사용
(STAND-BY Key를 두 번 누른 것과 같은 기능임)

자동현상기 조작 판넬

⑨ X-RAY로 촬영한 필름을 현상한다.
- 필름 삽입시 조작부 상의 PROCESSING LED가 점등되며, 필름이 완전히 삽입되었을 때 부저음 -삐 소리가 1회 울린다(현상이 진행되는 동안 조작부의 모든 KEY는 작동이 안된다).
- 필름이 현상된 후 약 20초 후에 PROCESSING LED가 꺼진다.

⑩ 야간이나 장시간 사용하지 않을 경우 전원을 OFF시키고 현상기 내부 및 주변을 청결하게 유지해야한다. 장기간 특히 4~5일 이상 사용하지 않을 경우에는 탱크 내에 있는 용액을 완전히 비우고 깨끗한 물로 랙(롤러뭉치) 및 탱크 내를 세척하여 놓으면 장기간 보관에 따른 용액의 굳음에 따른 기계의 손상을 막을 수 있다.

(2) 필름 삽입법

① READY 램프가 켜져 있는지를 확인, 램프가 켜져 있을 때는 언제라도 필름을 삽입하여 현상할 수가 있다.
② 필름 삽입 테이블에 있는 필름 가이드의 좌 우 어느 한쪽으로 필름을 밀착시켜 삽입한다.
③ 필름의 삽입이 끝나면 부저가 울리며, 부저 소리가 멈추면 다음 필름을 삽입한다.

(3) 보충량 조정하는 방법

① Main Power Switch를 ON한다.
② 구동(RUN) 스위치를 눌러 장비를 가동시킨다.
③ 에너지 절약(Stand-By) 스위치를 2초 이상 누른다.
④ 기본 설정 값은 0.8로 설정되어 있다.
⑤ 조작 범위는 1~18까지 조절할 수 있다.
⑥ 보충량을 증가시키고자 할 때는 DRY + KEY를 누른다.
⑦ 보충량을 감소시키고자 할 때는 DRY - KEY를 누른다.
⑧ 6, 7번 항목과 같이 보충량의 조절을 완료한 후에는 에너지 절약(Stand-By) 스위치 또는 구동(RUN) 스위치를 누르게 되면 구동(RUN) Mode로 전환된다.
⑨ 구동(RUN) Mode로 전환되었을 때에 에너지 절약(Stand-By) Mode는 15MIN TIME으로 자동설정된다.

(4) 작동 시 주의할 점

① 일반적인 주의사항
- 젖은 손으로 필름을 삽입하지 않는다.
- 연속하여 필름을 삽입하고자 할 때는 앞 필름이 검출부를 통과한 후 두 번째 필름을 삽입한다(필름이 검출부를 통과하고 3초 후 BUZZER음이 1회 발생한다).
- 필름은 필름삽입대의 왼쪽 또는 오른쪽 붙여서 삽입한다.
- 필름이 검출부를 완전히 통과하기 전에는 암실 문을 열지 않는다.

- 필름이 현상 중일 때는 작동하고 있는지 확인한다.

② 사용 전 주의사항
- 전원이 정확히 연결되었는가
- 보충탱크에 용액이 5리터 이상이 있는가
- 배관의 누수가 되는가
- 현상, 정착의 폐액 및 배수가 정상적으로 배출되는가
- 랙이 제 위치에 올바르게 놓여져 있는가
- 용액은 적정량인가
- 필름 삽입 테이블에 이 물질이 묻어있는가(특히 습한 날씨나 겨울에 삽입대 표면에 응결수가 생겨 필름이 붙고, 표면에 얼룩이 생기는 경우가 있다.)
- 보충 비율이 적당한가

(5) 유지 및 보수

① 매일 또는 수시 섬검
- 필름 삽입 테이블 : 기계 사용 시 테이블에 이 물질 여부를 확인하고 따뜻한 물에 적신 천으로 수시로 청소한다.
- 링크 롤러 : 매일 기계를 사용한 후에는 따뜻한 물에 적신 천을 사용하여 현상부 입구에 위치한 롤러, 현상부 수세부 출구에 위치한 롤러를 완전히 세척한다.

② 주별점검
- 처리랙(현상, 정착, 수세) : 깨끗한 물과 스폰지를 사용하여 랙을 완전히 세척한다.(40℃ 이하의 따뜻한 물을 사용하면 훨씬 효과적이며, 솜이나 다른 물질을 사용할 때는 랙에 이물질이 묻어있지 않도록 주의한다.
- 현상기의 전원을 끈 후에 MAIN 전원도 끈다.
- 수세수 공급 밸브를 잠그거나 수세수가 차단되도록 한다.
- 현상기의 상부 커버를 열어 현상, 정착, 수세랙을 제거한다.
- 현상, 정착, 수세랙을 흐르는 물(더운물이 더 좋음)로 깨끗이 닦는다.
- 닦여진 랙을 물 속에 5분 정도 담가 놓는다.
- 닦여진 랙을 다시 제 위치에 얹어놓고, 웜 기어와 잘 결합되었는지 재확인한다.
- 액의 수위를 확인하고, 상부 커버를 덮고, 전원을 넣어 현상기를 사용한다.

③ 월별점검
- 처리탱크(현상, 정착, 수세) : 처리액을 주입할 대 각 처리 탱크를 온수로 세척한다. 만일 탱크에 오물이 발견되면 클리너를 사용하여 오물을 제거한다. 단 클리너를 사용할 때는 사용 후 물로 탱크와 랙을 깨끗이 씻어낸다.
- 세척방법은 다음과 같다.
  ·현상기의 전원을 끈 후에 MAIN 전원도 끈다.
  ·수세수 공급밸브를 잠그거나 수세수가 차단되도록 한다.

·현상기의 상부 커버를 열어 현상, 정착, 수세랙을 제거한다.
·현상, 정착, 수세 밸브(수위 조절기)를 뽑아 탱크 내부의 용액을 빼낸다.
·현상기 우측에 있는 밸브를 돌려 보일러 내부에 있는 액도 뽑아낸다.
·현상 정착 탱크에 희석된 화학세제를 붓는다.
·랙을 다시 제 위치에 얹어놓고, warm 기어와 잘 결합되었는지 재확인한다. 액의 수위를 확인하고, 상부 커버를 덮고, 전원을 넣어 현상기를 사용한다.
·수세 탱크에도 물을 채운다
·현상기 전원을 켜고 10~15분 작동시킨다.
·맑은 물 세척을 하기 위해 ①에서 ⑤번 까지의 과정을 진행한다.
·깨끗한 물로 탱크 내부의 화학 세제 찌거기를 흘려보낸다. 이 때 입자가 굵은 찌꺼기는 닦아내야 하며, 만약 기계내부로 들어가서 펌프에 끼면 펌프의 고장원인이 될 수 있다.
·탱크 내부를 스폰지로 깨끗이 닦는다.
·랙은 흐르는 물로 닦아 흐르는 물에 5분간 담가 놓는다.
·배수 밸브를 꼽고(닫고) 새로운 용액을 탱크에 채우고, 약이 섞이지 않도록 항상 주의한다.
·랙을 다시 제 위치에 얹어놓고, 웜 기어와 잘 결합되었는지 재확인한다.
·상부 커버를 덮고, 전원을 넣어 현상기의 사용한다.

④ 3개월 점검
- 건조랙 : 매 3개월 마다 롤러를 물로 세척해야한다. 사용저건에 따라 수시 점검하고 닦아주면 좋다.
- 세척방법은 다음과 같다.
·현상기의 전원을 끈 후에 MAIN 전원도 끈다.
·현상기의 상부 커버를 연다.
·건조랙을 양손으로 잡고 오른 쪽을 먼저 살짝 들어 올리면서 들어낸다.
·건조랙의 기어를 돌리면서 젖은 스폰지로 깨끗이 닦아낸다.
·닦은 건조랙은 왼쪽을 먼저 끼우면서 원 위치시킨다.
·상부 커버를 덮고, 전원을 넣어 현상기를 사용하면 안된다.

⑤ 6개월 점검
- 각 랙과 스프링 검사 및 교체 : 매 6개월 마다 한번 씩 랙의 스프링 상태를 점검하고 이상이 있으면 장력 조정을 하거나 교환한다.
※ 주의 : 랙을 청소할 때 랙이 비틀리거나 스프링이 손상되지 않도록 주의해야 한다.
- 기어와 부싱 교체 : 플라스틱 기어와 부싱의 마모 등은 랙을 세척할 때 점검한다.

⑥ 고장 처치법
- 자동현상기 보수·점검은 다음 주기표에 따른다.

표 10-8. 자동현상기 보수·점검주기표

항목 \ 점검주기	수시(매일)	매주	매월	3개월	6개월	담당
필름 삽입 테이블 청소	⊙					사용자
탱크 롤러(현상-정착, 정착-수세 출입구 롤러)	⊙					사용자
처리 탱크 주변 청소		⊙				사용자
랙 청소		⊙				사용자
스프링과 랙 비틀림		○				사용자
현상액 교체			△			사용자
정착액 교체			△			사용자
메인 탱크 세척			⊙			사용자
현상기 커버의 반대면 청소				⊙		사용자
정착랙의 스프링 교체				⊙		A/S 요원
건조랙의 스프링 점검/교체					○	A/S 요원
각 랙의 기어 점검/교체					○	A/S 요원

⊙ : 청소 ○ : 점검 △ : 교체

표 10-9. 사양(예)

구 분	내 용
필름 전송방식	롤러 이송 방식
처리 시간	현상에서 정착까지 90초(120초, 180초, SS(45초)
처리 능력	35×43㎝(14"×17")기준 200매/시간(45초 모드)
필름 사이즈	촬영용 필름 35×43㎝(14"×17")
처리 탱크 용량	현상액 7ℓ, 정착액 6ℓ, 수세액ℓ,
순환 계통	현상액, 정착액 : 마그네트 펌프에 의한 순환 수세수 : BELLOWS PUMP에 의한 보충, 순환
여과(Filtering)	현상액 필터로 현상액 여과
온도 조절	반도체 온도 검출 소자의 온도 실시간 검출 및 FEED BACK회로와 SSR제어에 의한 일정 온도 유지, BIMETAL에 의한 과열보호
필름 검출	적외선 광 센서 또는 마그네트 리드 스위치 검출 방식
보충 방법	BELLOWS PUMP 채용 매 필름마다 보충 및 휴지 시간 동안에는 지정 시간에 자동보충
치수	600×880(1170)×1080(㎜) ( ) : 필름 삽입대 설치 치수
사용전압	220V 단상 50㎐/ 60㎐
입력전류	약 15A
무게	약 100㎏

표 10-10. 고장내용별 고장 처치법

문제점	현 상	원 인	대 책
현상압력	반점 모양 흑화 얼룩이 부분적으로 발생, 전면에 가느다란 검은 얼룩 발생 입상성 저하	현상 롤러의 표면이 거칠거나 부착된 오염물의 압력에 의한 발생	응급처리로서 액 온도가 높으면 잘 나타나므로 액온도를 떨어뜨린다.
	롤러의 불규칙적인 회전이 발생할 경우	랙이 탱크위에 잘못 놓임	랙이 똑바로 놓였는지 확인 및 수정
		체인 장력의 이상	체인 장력 검사 및 조절
		롤러와 기어가 화학 노폐물에 의해 움직이지 않음	메틸알콜로 세척
		기어 파손	기어 점검, 교체
현상얼룩	줄무늬 상이 나타나는 수가 있으나 보통은 일정하지 안은 얼룩 발생	현상과 정착 롤러 오염	랙 롤러 세척, 클리닝 필름 통과
		현상처리 탱크 거품발생	필터 세척
		롤러 회전 불안정	기타 부위 점검수리
상 처	스쳐서 생기거나 가이드폭에서 발생하는 상처	롤러회전 불량, 가이드 판이 헐거울 경우	점검수리
	필름 표면에 흔적이 남을 경우	건조온도의 과도 상승	바이메탈, 드라이팬 점검
		필름에 대한 롤러 압착 불량	스프링, 로러 조립상태 확인
		롤러 오염	수세부, 드라이용롤러세척
		롤러 파손	다른 롤러로 교환
	필름 표면이 긁히거나 계속되는 선이 생겼을 경우	필름 가이드 위치	각각의 랙 점검, 필름 가이드의 위치 재조정
		FEED TABLE 오염	메틸알콜로 적신 솜으로 테이블을 깨끗이 세척
		필름 센서 오염	필름 센서 점검
		롤러 오염/파손	세척제로 세척하거나 교환
정착 불량	정착 후 필름에 유제가 남아 필름에 유화현상 발생	정착액 극도 소모	정착액 교환
		정착 온도 저하	정착 온도 올린 후 처리
	현상액온도가 부적당 할 경우	보일러 히터 전원공급안 됨	히터 회로 점거
		온도조절용 센서 고장	센서 점검

문제점	현 상	원 인	대 책
변색	사진이 보존 중에 변색된다.	정착, 수세 불완전 정착, 수세 온도 저하 정착액 부족 부적정한 필름 사용	정착, 수세 온도 조절 정착액 교환, 보충액 조절 감광재료에 적합한 처리
건조 불량	DRIER의 과열	공기 공급 불량	FAN 점검
		온도 조절 장치 불량	온도조절 장치 점검 및 교환
	필름이 마르지 않는다.	보충 불량, 부족	보충 장치 검사
		현상 시간에 부족당한 필름	현상시간 조정
		DRIER FAN 불량	DRIER FAN 점검, 교환
		DRIER HEATER 불량	DRIER 점검, 온도 센서 및 바이메탈 점검
건조얼룩	필름 상에 물방울의 일부가 일룩으로 되어 있다.	수세 불완전, 롤러 압착 불량 건조온도 지나치게 높거나 건조 송풍 불량	압착 조정, 롤러 교환, 클리닝 필름 통과, 건조 온도 센서 점검
오염물 부착	물방물이 줄무늬 모양으로 길게 나타나는 흑화현상, 먼지나 물때가 필름이나 롤러 및 수세 벽에 부착된 경우	현상과 정착 롤러에 부착된 현상액이 작동정지 중에 수분의 증발로 농축되어 다음에 처리하는 필름에 옮겨져 그 부분의 현상이 진행되어 흑화된다. 건조부 먼지가 필름에 부착, 물때 수세액에 먼지 혼입	롤러 세척, 부착된 현상액의 고체화된 입자제거 30분 이상 정지 후 재가동시 클리닝 필름통과. 건조부 청소 필터를 거친 수세수 사용, 작업 후 탱크 내부 물 소제
소음	현상기에서 이상한 소리가 들릴경우	체인 장력 이상	체인장력 점검, 체인/스프라켓의 정열상태 흐트러짐 여부 점검
		기어파손	기어교환
물방울 부착	흑색 또는 백색의 얼룩	물방울이 필름 처리 전에 부착되이 현상 촉진/저하 초래	손을 깨끗이 씻고 필름에 물방울이 묻지 않게 한다.
온도 이상	전체적 농노 상승/저하 대조도의 상승/저하	현상온노가 부직당하기니 현상액 소모(보충액부족) 정착액 혼입 현상액 산화	온도를 점검하고 처리액을 교환하여 보충량 적절히 한다.
FOG	FOG가 높을 경우	현상온도가 높다. 현상액에 정착액 혼입	온도 점검 액을 교환할 때 정착액이 혼입되지 않게 한다

4) Roll film용 X선 자동현상기 관리

20M 이하의 매우 긴 ROLL FILM을 의료용 필름 자동 현상기에 공급하여 주고 현상기에서 현상 처리된 필름을 자동으로 감아주는 장치이다. ROLL FILM은 길이가 매우 길어 1 ROLL을 현상하는데 약 30분의 시간이 소요된다.

암실에서 30분 동안 수동으로 필름을 공급하여 주고 밖에서 일일이 감는 불편을 해소하기 위해 자동으로 필름을 공급하고 처리된 필름은 자동으로 감아주도록 고안된 편리성이 있다.

메거진에 감겨진 필름이 감고 풀리는 동안 감긴 필름의 직경이 달라지지만 별도의 복잡한 시스템을 채용하지 않고도 일정한 장력을 유지하며 원만히 감아주도록 되어 있다.

(1) 안전수칙

① TRAD-180은 필름 상자와 필름을 감아주는 장치로 구성되어 있으며 내부에는 구동 모터와 기어, ROLLER로 구성되어 있으므로 감전에 주의하고 손이 끼지 않도록 해야 하며 임의로 분해하지 말아야한다. 특히 이동 시 무거운 물체를 떨어뜨려 다치는 일이 없도록 주의해야 한다.

② READY 램프가 켜져 있는지를 확인, 램프가 켜져 있을 때는 언제라도 필름을 삽입하여 현상할 수가 있다.

(2) 주요 구성 및 기능

① 필름공급기 : 필름을 현상기 내부로 넣어주기 위한 가이드 장치이며 필름이 광선에 노출되지 않게 하는 암상자이다. 필름 메거진 두 개를 넣을 수 있는 방이 있고, 필름을 원활하게 풀리도록 보조 스풀과 축 지지대, 필름 안내 슈트로 구성되어 있다.

② 지지대 : 필름 공급 상자를 올려놓을 수 있는 받침대로서 현상기 후면에 볼트로 조립되어 있다.

③ ON/OFF SW : 구동 모터에 전원을 공급하기 위한 전원 스위치이다. 이 SW를 켜면 구동 모터가 돌기 시작한다.

④ 안내 ROLLER : 현상기 건조기를 거친 필름이 외부와 접촉해 상처가 생기는 것을 막기 위한 안내 장치이다.

⑤ 이탈 방지 ROLLER : 필름 메거진이 외부로 벗어나지 않도록 하는 장치

⑥ 구동 ROLLER : 구동 모터와 연결되어 필름 메거진을 돌려주는 장치

⑦ 지지 ROLLER : 구동 ROLLER와 함께 필름 메거진을 지지하고 돌려주는 IDLE ROLLER

외관구조

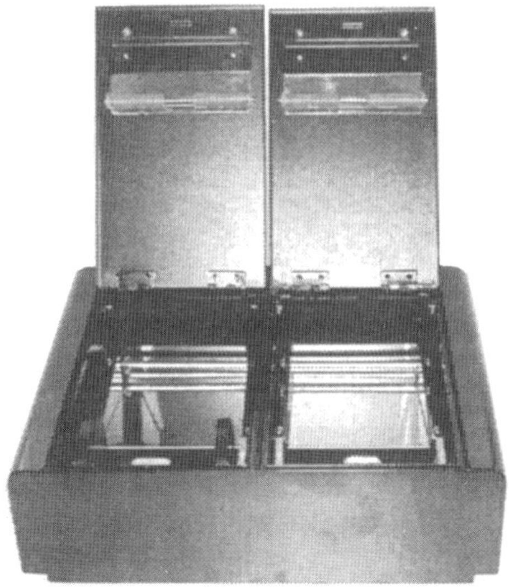

사진 10-16. 필름 공급기

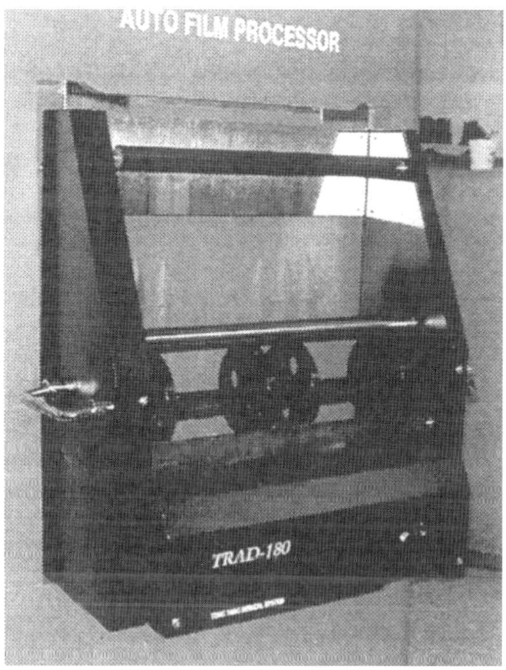

사진 10-17. 자동 필름 회수기

(3) 설치 및 사용법

① ROLL FILM ADAPTOR 설치

- 포장 박스를 해체하고 부족 부품이 없는지 확인한다.
- 필름 공급기를 얹는 지지대를 현상기 후면 벽에 볼트로 고정한다.
- 필름 공급기를 지지대 위에 놓고 현상기 쪽으로 밀착시킨다.
- 필름 회수기는 현상기 전면 필름 바스켓 위치에 놓고 전면판에 걸친다.
- 전원 코드를 콘센트에 꼽는다.

② 필름 장진 및 연결

- 필름 메거진을 스플 축에 끼우고 공급기를 뚜껑을 열어 브라켓에 축을 끼운다.
- 필름을 현상기 내부로 유도하기 위해 쉬트 필름을 필름 공급기 슈트 폭으로 잘라서 보조 필름을 만든다.
- 쉬트 필름의 중앙 점에 롤 필름을 얇은 테이프로 연결한다.

※ 롤 필름은 매우 길기 때문에 삽입시 조금만 틀어져도 뒤쪽 필름은 진행방향에 대해 많이 이탈되어 씹히는 원인이 되므로 쉬트 필름과 롤 필름이 공급기 슈트의 방향과 평행이 되도록 주의를 해야 한다.

- 쉬트 필름을 필름 공급기 밑면 틈을 통해 현상기 내부로 밀어준다.
- 현상기는 밀려들어 온 필름을 감지하여, 현상기가 구도오디고 현상이 시작된다.
- 필름 공급기 뚜껑을 덮고 암실을 나온다(현상기와 필름 공급기 사이 연결부에 검정색 수건이나 천으로 덮으면 공급기와 현상기 사이 밀착이 잘못되어 들어오는 광선을 막을 수 있어 편리하다.)
- 현상 처리된 필름이 건조기를 통과하여 밖으로 나오면 이탈 방지 ROLLER를 상부 위치에 놓아둔 체로 필름 회수기에 연결시킨다.

※ 1번 안내 ROLLER에서 직접 필름 메거진으로 필름이 연결되어야 한다.
2번 이탈방지 ROLLER를 거쳐 필름을 연결하면 필름을 감는 동안 메거진이 이탈할 수 있다.

- 필름이 연결되면 스위치를 켠다. 이 때부터 필름은 감긴다.
- 필름 이탈 방지 ROLLER를 2-2 위치로 내린다.
- 필름이 전부 감기면 스위치를 끈다.

현상액은 연속사용으로 현상주약외에 보호제, 촉진제와 경막제 등이 소모되어 피로가 일어난다. 상용하지 않는 경우에는 공기산화로 액이 노화된다. 정착액의 사용으로 액이 피로된다.

자동현상기는 처리액 피로와 노화를 필름 1매씩 처리할 때마다 강제보충방식으로 회복시켜, 항상 적정한 처리성능 level을 유지하도록 하고 있다. 그러나 연속해서 사용하고 있는 동안에는 조액시의 성능변동이나 액의 피로, 자동현상기의 조건(예, 보충 펌프의 고장이나 자동온도조절기의 고장)에 이상이 있는 경우가 예상된다. 그래서 일상적인 액성능의 움직임을 보충방식으로 성능을 안정시키고, 이상원인에서 일어나는 액성능의 변화를 포착하여 처치 및 대책을 강구하는 것이 현상처리의 관리이다.

표 10-11. 사양

구 분	내 용
모델명	TRAD-180
필름 전송 방식	롤러 이송 방식
처리 시간	180초(90초, 120초, 210초) 모드에 적용
필름 사이즈	폭 10㎝, 길이 20m, 1-2 ROLL
치수	450×210×500, 405×340×155
사용 전압	220V 단상 50㎐/60㎐
입력 전류	0.3A
무게	총 15㎏

5) 자동현상기의 처리액관리법의 요점

① 현상액을 구성하는 약품의 성질과 작용을 이해하고, 처리 보충 등의 조건설정과 취급법을 정하고 표준화에 따라 기술과 작업에 애로사항을 감소시킨다.

② 일상적인 액처리를 하는 도중에 표준시료로 사진농도를 측정하고, 이것을 관리도 로 하여, 액의 안정성태 확인과 이상의 조기발견과 처리대책의 신속화를 도모한다.

6) 액의 관리방법

현상처리가 사진특성에 영향을 미치는 것은 주로 현상과정이며, 정착과정에서는 보존성에 한해서 영향이 있다. 따라서 기계적으로 관리되는 상태아래서, 정기적으로 관리된 시료필름의 현상처리를 하고, 각 농도변동을 관리함으로써 현상처리액만의 성능변동을 포착할 수 있다.

(1) 관리용 필름의 준비

① 대상이 되는 자동현상기에서 가장 많이 사용하고 있는 필름(상품명, 품종)중에서 유효기간이 긴 것을 선택하여 관리용 필름으로 한다

② 필름은 1상자 난위로 확보하여 냉상고에 보관한다. 그중에서 한번에 10매 정도씩 나누어 옆으로 2등분하여 방습차광봉투에 넣어 매일의 관리용 필름으로 한다.

③ 사용하기 30분전에 냉장고에서 꺼내 실내온도와 균형을 이룬다음 사용한다.

(2) 필름 취급상의 주의

① 관리용 필름은 암실내에서도 safelight를 소등한 상태에서 취급하다.

② 필름을 취급할 때는 장갑을 끼고 필름면에 지문이 묻지 않도록 한다.

③ 필름을 손으로 들 때는 끝을 잡고 들어올리거나 반대쪽을 동시에 들어올리게 하여 필름에 지문이 생기지 않도록 한다.

④ 매직잉크나 형광펜으로 쓴 종이위에 필름을 올려 놓거나 접촉하지 않도록 한다.

(3) 간이감광계에 의한 노광

① 감광계의 종별에 따라 그 사용법이 다소다를 수 있으나 filter의 절환 knob를 regular film은 blue쪽에 orthofilm은 green쪽에 set한다.

② 암실 안에서 필름의 장변(長邊)쪽 side에 노광한다. 사진 10-18에 간이감광계를 그림 10-31은 현상 후의 필름 상태를 예시한 것이다.

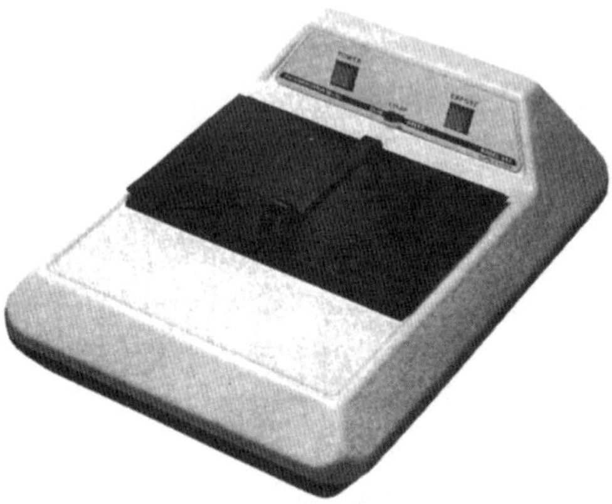

사진 10-18. 간이감광계

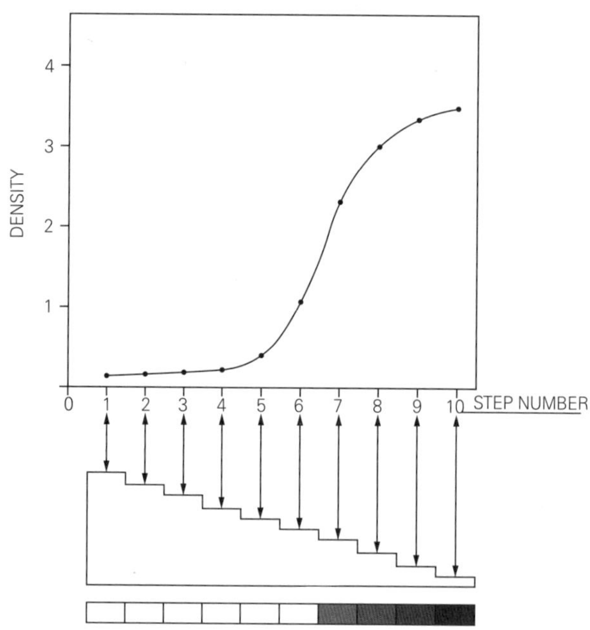

그림 10-31. 특성곡선상의 Density와 step수의 관계

(4) 자동현상기의 조작

① 자동현상기는 매일 사용하기 30전에 stitch를 넣고 standby한다.
② 사용개시전에 설정 보충량, 현상표시온도가 지정대로 되어 있는지 확인한다.

(5) 관리용 필름의 현상

① cleaning 필름(4절이상)을 2~3매 통과시킨다.
② 작업개시전, 일정한 시간에 노광후 30분 이내의 관리용 필름을 저노광부를 시작으로 삽입판의 guide에 따라 천천히 삽입한다.

(6) 관리농도 결정

① 관리용 필름을 사용해서 사전에 노광한 필름의 농도측정결과를 보고, 다음에 구분한 대표단수(段數)로서 결정한다.
② 대표단수

·fog농도	1단째로 한다.
·저농도(0.4~0.5 전후)	대표단수를 정한다.
·중간농도(1.0~1.2 전후)	대표단수를 정한다.
·고농도(2.2~2.4 전후)	대표단수를 정한다.
·최고농도	21단째로 한다.

③ 측정한 농도의 평균치를 data 기록용지에 기입한다.

(7) 관리도(control chart) 작성

① 감도(Speed)

농도 1.0~1.3사이의 step wedge의 image를 speed값의 density step으로 기준한다. 농도점은 새로운 현상체제의 혼입과 함께 현상개시일을 zero line 내에 드는 것을 제1일의 농도측정점으로 하고 이후에도 새로운 현상처리제의 사용일을 기준으로 한다. 농도 값의 측정오차는 ±0.15이내가 되어야 한다.

② 대조도(contrast)

speed step의 2step 아래와 위의 step간의 농도차이값을 기준하는 측정법이다. contrast chart상의 zero line에서 새로운 현상처리제에 의한 현상개시일)제1일이 된다. 농도값의 측정 오차한계값은 ±0.15이다.

③ Base plus fog(D-Min)

Exposure 안된 film 상의 농도를 측정한 값으로 Base plus fog chart상의 zero line 기분으로 기록한다. 이상적인 오차범위 농도는 0.02를 넘어서지 않아야 한다. fog 농도 0.023 이상의 변동이 있으면 그 이유에 대해서 검토해야 한다.

④ 온도 관계

현상액 온도 관리는 새로운 현상액에 의한 현상개시일이 제1일의 측정점이 되며 zero line에서 시작한다. ±2℃ 이상의 변동이 있으면 반드시 위의 3인자에 대해서도 변화의 요인이 되므로 온도변화는 세심한 관찰대상이다.

⑤ 최고농도

농도 측정상(step wedge image)에서 가장 농도가 높은 step의 농도값이며 chart상의 zero line에서 Maximum density를 plot한다. 새로운 현상액에 의한 현상개시일이 제1일의 측정점이며 기준이 된다.

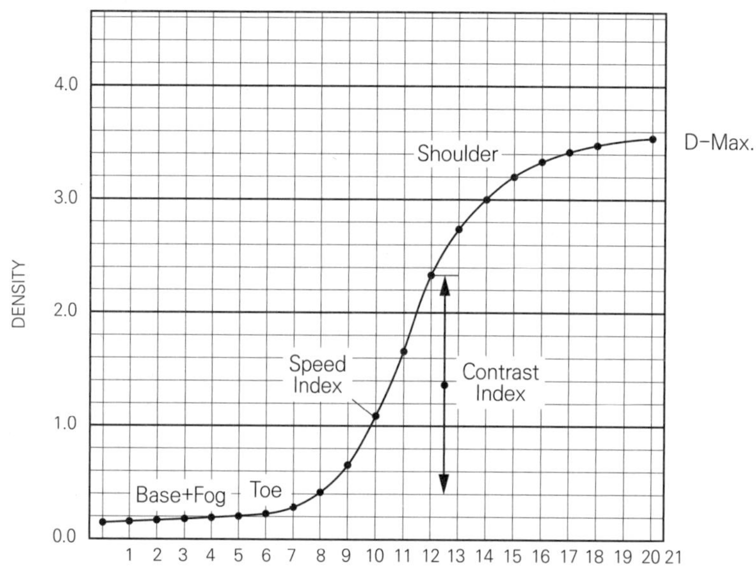

그림 10-32. 특성 곡선상의 측정값

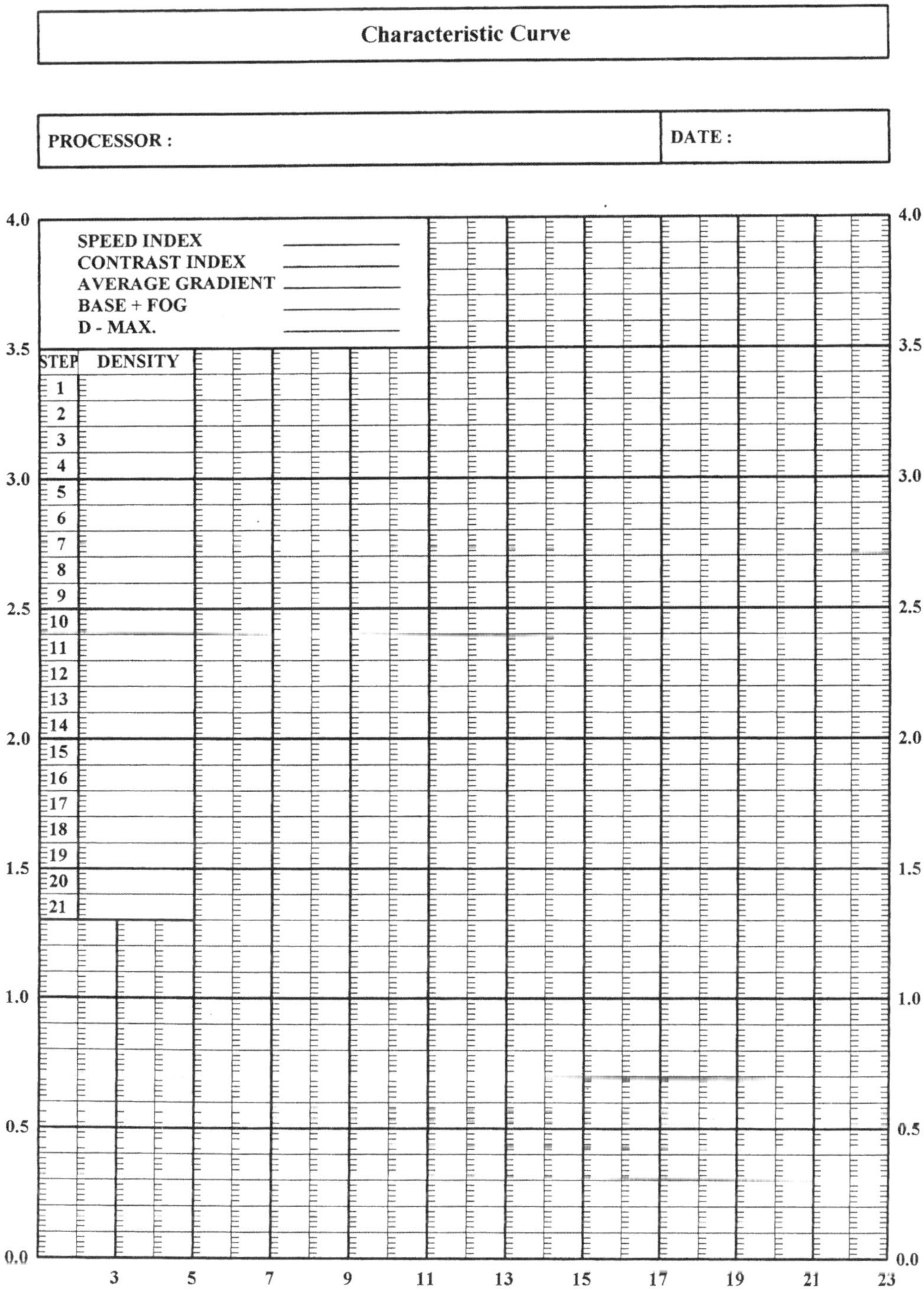
Characteristic Curve
PROCESSOR :
DATE :
SPEED INDEX
CONTRAST INDEX
AVERAGE GRADIENT
BASE + FOG
D - MAX.
STEP
DENSITY
1
2
3
4
5
6
7
8
9
10
11
12
13
14
15
16
17
18
19
20
21
4.0
3.5
3.0
2.5
2.0
1.5
1.0
0.5
0.0
3
5
7
9
11
13
15
17
19
21
23

그림 10-33

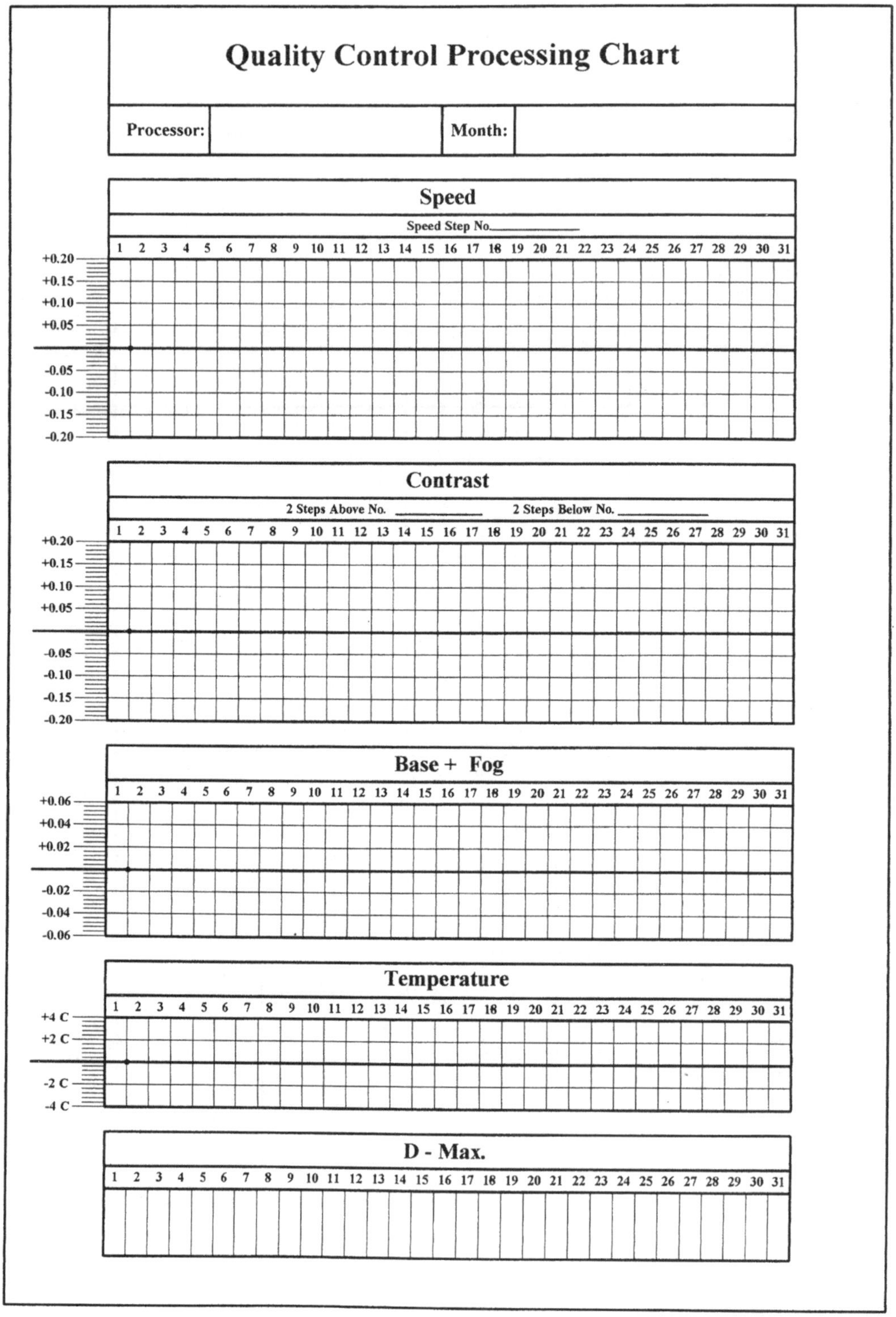
Quality Control Processing Chart

Processor: Month:

Speed

Speed Step No.____________

1 2 3 4 5 6 7 8 9 10 11 12 13 14 15 16 17 18 19 20 21 22 23 24 25 26 27 28 29 30 31

+0.20 +0.15 +0.10 +0.05 -0.05 -0.10 -0.15 -0.20

Contrast

2 Steps Above No. ____________ 2 Steps Below No. ____________

1 2 3 4 5 6 7 8 9 10 11 12 13 14 15 16 17 18 19 20 21 22 23 24 25 26 27 28 29 30 31

+0.20 +0.15 +0.10 +0.05 -0.05 -0.10 -0.15 -0.20

Base + Fog

1 2 3 4 5 6 7 8 9 10 11 12 13 14 15 16 17 18 19 20 21 22 23 24 25 26 27 28 29 30 31

+0.06 +0.04 +0.02 -0.02 -0.04 -0.06

Temperature

1 2 3 4 5 6 7 8 9 10 11 12 13 14 15 16 17 18 19 20 21 22 23 24 25 26 27 28 29 30 31

+4 C +2 C -2 C -4 C

D - Max.

1 2 3 4 5 6 7 8 9 10 11 12 13 14 15 16 17 18 19 20 21 22 23 24 25 26 27 28 29 30 31

그림 10-34. 관리기록도

Ⅵ. X선 film artifact

Image guality 저하를 초래하고 불선명한 사진의 원인이 되는 artifact는 첫재, 방사선 촬영시에 발생하는 요인과 둘째, film 현상 처리시에 발생하는 요인, 셋째, film 현상 처리 전과 후의 보관조건과 취급에 의해 발생하는 요인 등으로 분류할 수 있다.

1. 방사선 촬영시에 발생하는 artifaet

Exposure artifact라고도 하며, 방사선사에 의해 촬영 검사 과정에서 정도관리 미비에서 발생하는 요인이 많다.

예로서 Screen/Film의 밀착도 불량과 감색성의 불일치, 격자의 줄무늬, 환자의 position 부정확, 환자의 움직임, 이중노출, 촬영 조건의 부정확 등에 의한 화질 저하를 초래하게 된다.

2. 현상처리과정에서의 artifact

1) Roller의 오존

필름유제와 gelatin에 의한 smudge발생이 원인이다. Roller에 smudge가 생기면 사진 농도의 저하가 발생되고, 치종 처리된 film 상에도 오염된 상태로 건조된다.

2) 화학적 fog

현상처리제의 부정적에 따른 이중색조의 film을 만드는 상태를 일컫는다. 화학적 fog(chemical fog)는 빛과 방사선에 의한 fog와 같이 흐린 색조를 띄게 된다. 이중 색조(dichroic stain)는 두가지 color를 의미하며, 방사선 사진상이 황색, 녹색, 청색, 자색 등의 다양한 색조를 현상처리된 film을 말한다.

3) Roller mark

Guide-shol mark라고 하며 현상처리현상처리조에서의 film의 위치 부적합에 의한 전송 불량이 원인이다. 이 mark는 film의 가장 자리에 납줄모양으로 길게 나타난다.

4) Wet-pressure sensitization

일반적으로 현상 처리조에서 발생한다. 현상처리조의 roller의 이동 지연 등에 의한 농도의 증가 현상이 온다.

3. 취급과 보관의 부주의에 의한 artifact

1) 빛과 방사선 fog

암실 내의 누광이 cassette의 빛의 누출 등에 의해 줄무늬 모양의 농도(streak like density) 얼룩이 film 상에 나타난다. 또한 암실 안전등의 부적당한 filter, 안전등의 고조도, 방사선 누설 등에 의해 발생한다.

2) Kink mark

현상처리 전과후의 보관 및 취급 부주의에 발생하는 artifact이다. 현상처리 전에 취급 부주의로서 긁힌 상처(scratches)와 Kink mark(꼬집힌 자국)에 의해 발생된다. 이 Kink mark는 film상에 손톱자국이 대표적이다.

3) 정전기

Static mark로서 저습도, 겨울철에 잘 발생한다. 정전기 현상에 대한 artifact는 ① crown ② tree ③ smudge 등의 3가지 유형이 많다.

4) Hypo retension

잔류 Hypo에 의한 원인으로서 황갈색 오염이다. 정착제에 의해 현상 정착 처리후에 정착-수세 부족과 건조 불량이 원인이다. 방사선 사진 film의 보관 중에 황화은에 의한 황색 변색이 이루어진다.

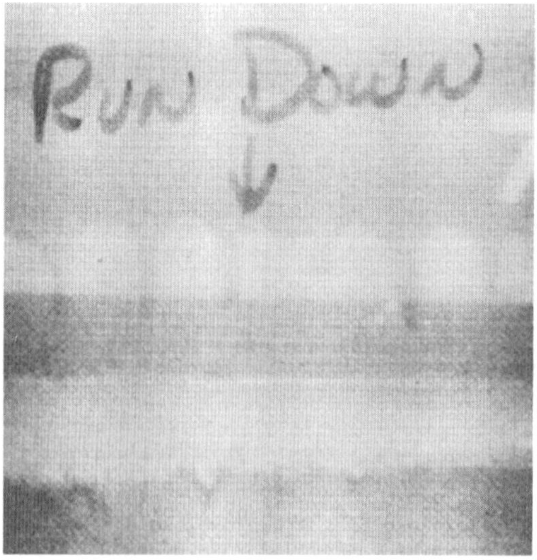

사진 10-19. 필름변연의 현상처리액 과다현상과 curtain효과

a. b. c. d.

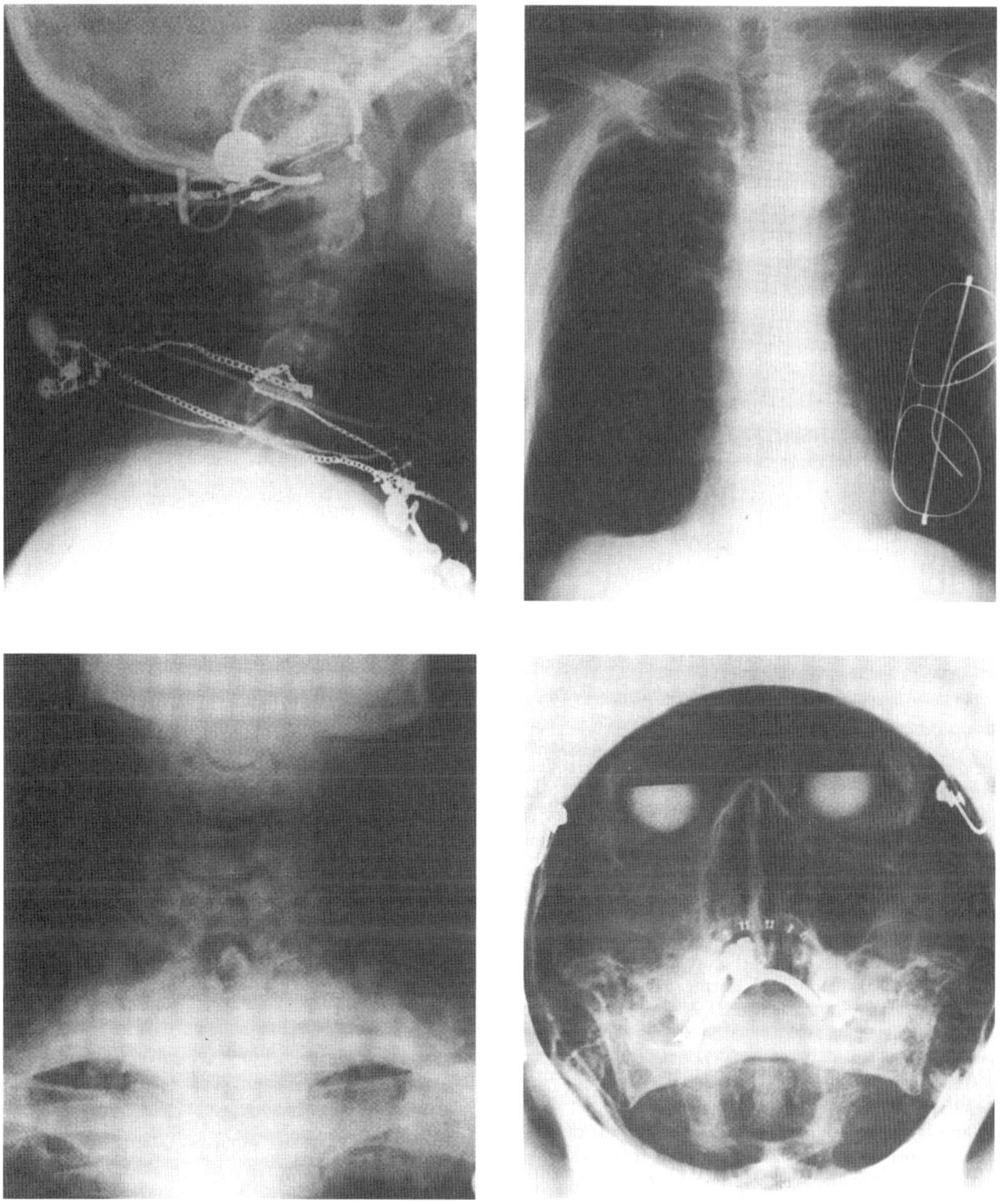

사진 10-20. a. 환자가 착용한 귀걸이, 목걸이의 artifact image
b. 환자 shirt pocket에 있는 안경 artifact image
c. 경추 A-P view에서 촬영전의 icebag에 의한 농도저하
d. Waters view에서 의지, 귀걸이 등의 artifact image

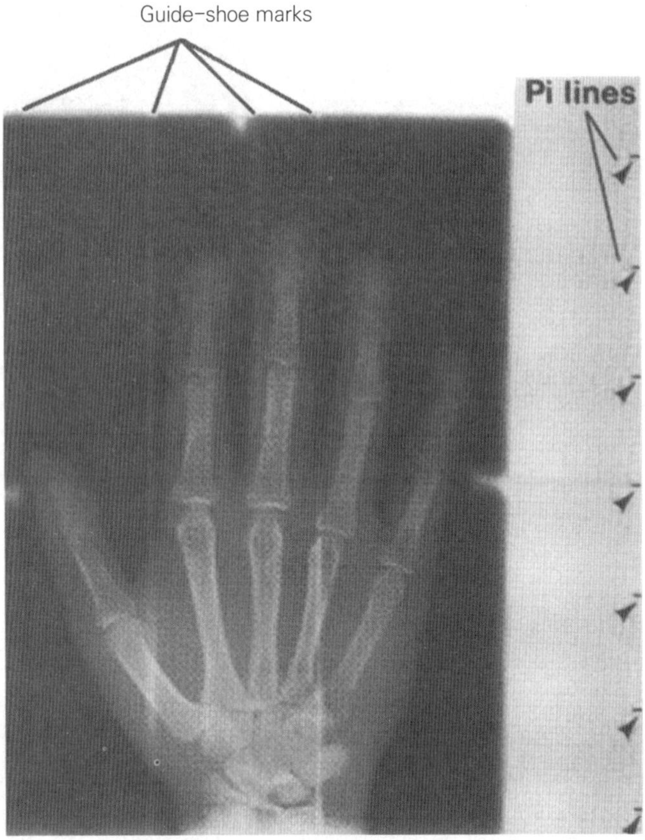

사진 10-21. Piline과 guide-shoe mark

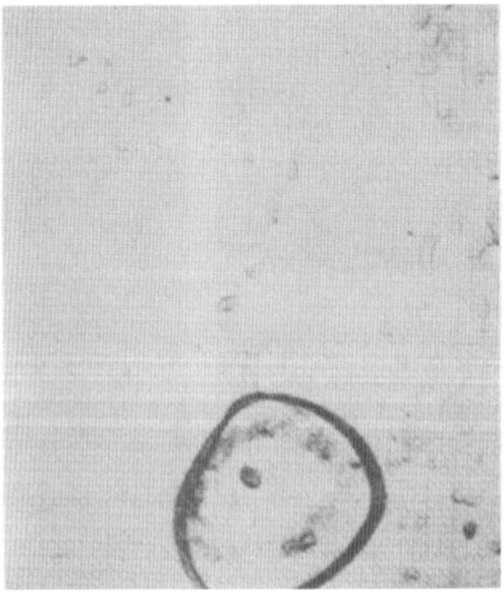

사진 10-22. 현상기도염에 의한 압력 mark

a. b.

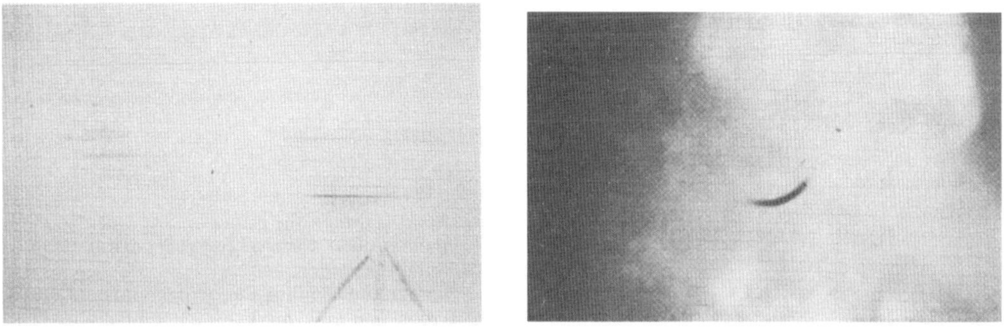

사진 10-23. Kink mark

a. Scratch b. Link mark

a. b.

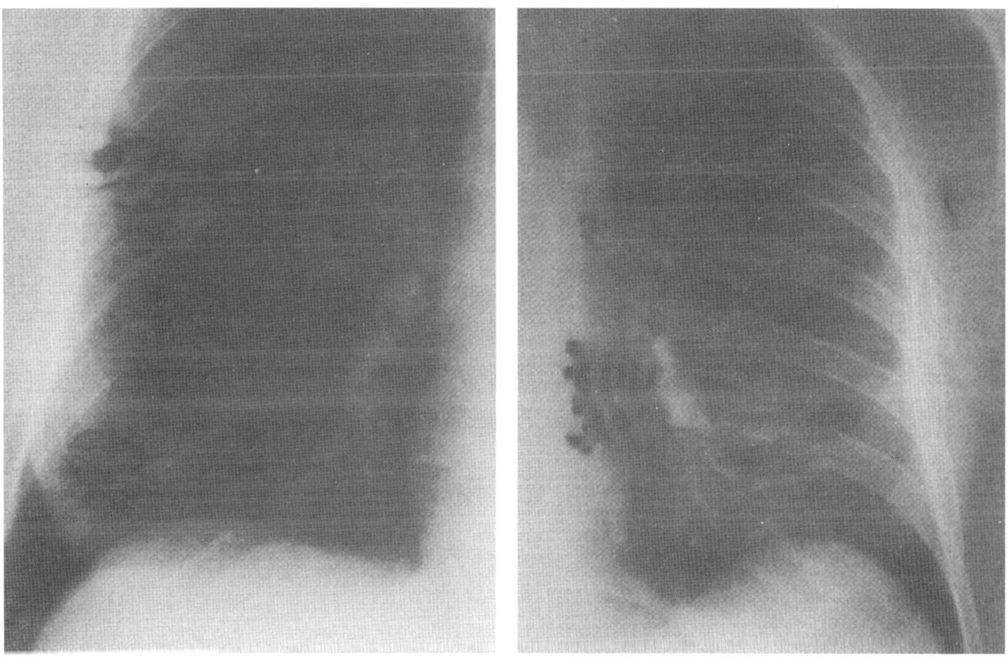

사진 10-24. 정전기 현상

a. Tree mark b. Smudge mark

Ⅶ. X선 사진의 실패원인과 대책

1. Image quality가 저하되는 원인

<table>
<tr><th rowspan="2">분 류</th><th colspan="4">실패의 원인</th></tr>
<tr><th>Film의 보존과 취급</th><th>촬영조건</th><th>수동현상 처리</th><th>자동현상 처리</th></tr>
<tr><td>fog</td><td>① 보존상태
·고온, 고습도의 조건에서 보관할 경우
·film의 유효기간이 경과한 경우
② 빛에 의한 fog
·암실 내에 빛의 누설로 암상자에 누광
·암실내의 형광등을 작업중에 잘못 켰을 때
·스파크 현상과 야광 도료 등
③ 방사선 누설 1)
④ 암실등의 부적당 2)</td><td>① 과도의 노출
·관전압이 높았다.
·관전류가 높았다.
·노출시간이 길었다.
·초점 film간 거리가 가까웠다.
·meter, timer의 set가 잘못되었다.
② 산란선의 증가
·lysholm, blender, bucky diaphragm의 사용이 적합하지 않는 경우</td><td>① 현상온도가 높았다.
② 현상시간이 길었다. 3)
③ 현상액의 혼입
·정착액이 소량 혼입
·금속성 tank와 film hanger 도료가 현상액에 의해 용출되는 경우
④ 현상보충과다
·보충액을 한번에 다량 가입할때 4)</td><td>① 현상온도가 높았다.
② 현상액 조합의 불량
·starter를 가입하는 경우
③ 현상보충량과의과다
④ 현상액·정착액혼입 5)
⑤ 자동현상기 내로 광선이 들어갔을 때</td></tr>
<tr><td>고농도</td><td>Fog가 높은 경우는 fog의 원인과 같다.</td><td>Fog의 원인과 같다.</td><td>Fog의 원인과 같다.</td><td>Fog의 원인과 같다.</td></tr>
<tr><td>저농도</td><td>① 잠상퇴행
·촬영후 즉시 현상하지 않는 경우
·잠상퇴행이 큰 film을 사용했을 경우 6)</td><td>① 노출부족
·관전압이 떨어졌을때
·관전류가 떨어졌을 때
·노출시간이 단축되었을 때
·초점 film간 거리가 길었을 때
·meter, timer의 set가 잘못되었을 때
·전원전압이 떨어졌을 때
·X선관의 초점중심이 film과 일치되지 않았을 때</td><td>① 현상온도가 떨어졌다.
② 현상시간이 짧았다.
③ 피로한 현상액
④ 현상보충량의 부족
⑤ 현상액에 정착액이 다량 혼입되었을때
⑥ 현상액의 농도 부적당
·조합시 그 양을 잘못 했을 때
·냉각용물을 현상 tank에 가했을 때
·수세수 및 냉각수용의 물의 혼입</td><td>① 현상온도가 떨어졌다.
② 현상보충량이 대단히 적어 보충이 제대로 안 되었을 때</td></tr>
</table>

1) film의 보관이나 취급시에 방사선의 노출을 받지 않도록 Pb shield에 의해 보호되어야 한다. film 보관용 cabinet은 Pb shield로 방어장치가 되어야 하며, 암실내에는 어떠한 경우라도 방사선이 누설되지 않도록 차폐되어야 한다.
2) 안전등의 올바른 사용이다. 처리 film별 색광 filter의 구비와 ortho film과 regular film의 분광감도를 생각하여 안전등을 설치하고 관리하여야 한다.
3) 안전등 아래에서 확인하면서 현상을 진행하여 현상과도가 되지 않도록 유의해야 함은 물론, 현상온도 - 시간곡선 및 처리매수 - 시간곡선을 사용하여 현상시간을 적절하게 맞춘다.
4) 현상보충액은 한번에 다량가입하기 보다는 소량을 조금씩 가입하여 현상활성도가 변동되지 않도록 해야 한다. 1일 1~2회는 보충을 시켜야 한다.
5) 자동현상기의 현상 tank에 정착액이 혼입되는 것을 방지하기 위해서는 현상액 정착액을 교환하는 시기를 정착액을 tank에 넣는 때로 한다.
6) 최근의 X신 film은 잠상퇴행이 석게 일어나므로 촬영한 다음날 현상을 하여도 농은 저하를 일으키지 않는다. 더욱이 간접촬영 film은 장기간 두어도 잠상퇴행이 잘 일어나지 않으나 즉시현상이 바람직하다.

분 류	실 패 의 원 인		
	촬영조건	수동현상 처리	자동현상 처리
저대조도 (low contrast)	① 관전압이 높았다. ·피사체의 두께 측정을 과대하게 하였다. ·meterset의 잘못 ·전원전압의 상승 ② 산란선의 과다 ·lysholm blende, bucky의 사용이 적절하지 못하였을 때 ·grid의 사용 부적당	① 현상 부족 (저농도의 원인과 같다) ② 현상이 과도하게 되어 fog가 증가된 경우 (fog의 원인과 같다)	① 현상 부족 (저농도의 원인과 같다) ② 현상이 과도하게 되어 fog가 증가된 경우 (fog의 원인과 같다)
고대조도 (high contrast)	① 저 관전압 ·피사체의 두께측정을 과소하게 했을 때 ·meter의 set 잘못 ·전원전압의 저하		
선예도 부족	[선예도 부족] ①X선관·피사체, film의 움직임 ·고정이 잘 안됨 ·노출시간의 연장 ·table의 진동 ② screen의 빌작 분량 ③ screen의 선택 부적당 ④ 거리관계 ·피사체-film간 거리가 멀다 ·초점-film간 거리가 짧다. ⑤ 초점면적이 크다.	[입상성] ① 현상온도가 높다. ② 현상시간이 길다. ③ 보충량이 많았다.	[입상성] ① 현상온도가 높다. ② 보충량이 많았다. ③ 보충량이 적었다. ④ 현상 starter가 많았다.

2. film상의 얼룩의 발생원인

분 류	얼룩의 발생원인		
	film과 screen의 취급	수동현상 처리	자동현상 처리
농도얼룩	①tatic mark 1) · 저습도의 장소에서 film 을 난폭하게 취급한 경우 · 고무장갑, 신발, 절연된 desk 상에서의 취급 ②film에 과도한 압력을 주었을 때 · film에 손톱자국을 주었을 때의 초생달 모양의 artifact가생김 2) ·강한 힘을 주었을 때 ③ 지문 또는 손가락으로 눌렀을 때 ④ 증감지에 산화성 약품이 혼입되었을 때 3) ⑤film과 증감지의 부착 흔적 4) · 고습도에서 장기간 film 을 cassette에 넣어둔 경우	①처리전의 film에 처리액 이 묻을 때 ·물, 현상액 - 검은 얼룩 ·정지액, 정착액 - 흰얼룩 ② 현상 ·film의 교반 불량 · film의 교반불량으로 film에 기포가 생겨 현상을 방해 · 정착액에 사용한 hanger를 깨끗하게 씻지 않고 현상액에 사용할 때 ③ 정지 ·정지액의 교반불량 ·피로된 정지액 ④ 정착 ·정착액의 교반불량 · 피로한 정착액(특히 정지액을 사용하지 않는 경우) ⑤ 건조 ·물방울이 있는대로 건조 5)	①film삽입대 및 film basket에 물이 스며들어갔을 때 ②현상 roller에 의한 압력 · roller의 표면이 고르지 못할 경우 6) · roller의 표면이 오염 · roller의 회전 불량으로 film이 걸린 경우 · guide판의 위치와 film이 맞지 을 때 ③ 건조얼룩 ·건조온도가 높을때 7) · 수세수의 squeeze 불량 · 정착액의 보충량이 부족하여 경막도가 저하될 경우

1) static mark는 나무가지 모양의 모양으로 나타난다(그림 10-38, 10-39). film을 간지에서 인출할 때 Cassette에 장진시킬 때, Cassette에서 인출할 때, 주로 발생하며 다량의 film이 들어있는 film box에서 1매씩 인출할때는 취급에 주의해야 한다.
2) film 취급시에 발생하는 초생달 모양의 artifact를 일으키는데 주로 촬영전·후에 film상에 stress를 주면 각각 흰 무늬(그림 10-40)와 검은 무늬(그림 10-41)의 자국을 남긴다.
3) 증감지에 이물(foreign body)이 부착되면 그 부분에 흰 자국이 생긴다.
4) film과 증감지의 강한 결착 (그림 10-42) film을 장진시킨 cassette는 가급적 빨리 촬영을 하여 현상처리하여야 한다.
5) 건조되기 전에 물방울을 없애기 위해 수적 방지제로서 처리한다. 또한 건조온도는 50℃이하로 하고 너무 급격한 건조는 불리하다.
6) roller의 압력에 의한 얼룩(그림 10-43)은 대향형 roller type에서 잘 발생되며 표면이 윤활하지 못한 것은 교환해야 한다. 또한 2개의 roller가 강하게 압착되지 않도록 조치한다.

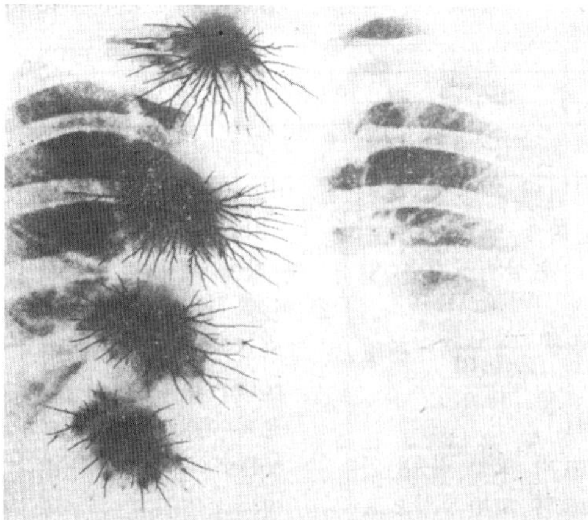

그림 10-35. 나무가지 모양의 Static mark

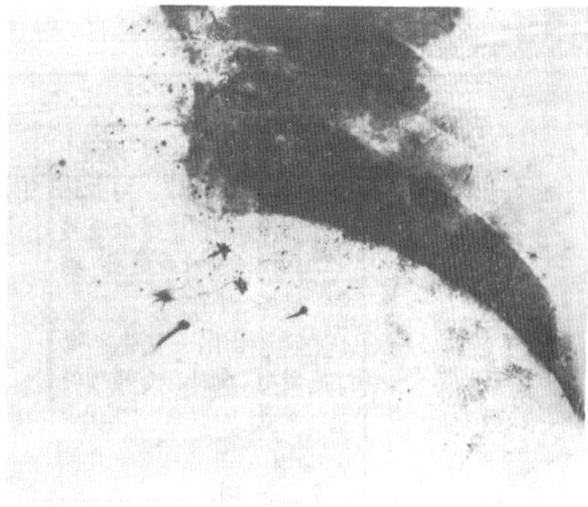

그림 10-36. 나무가지 모양의 Static mark

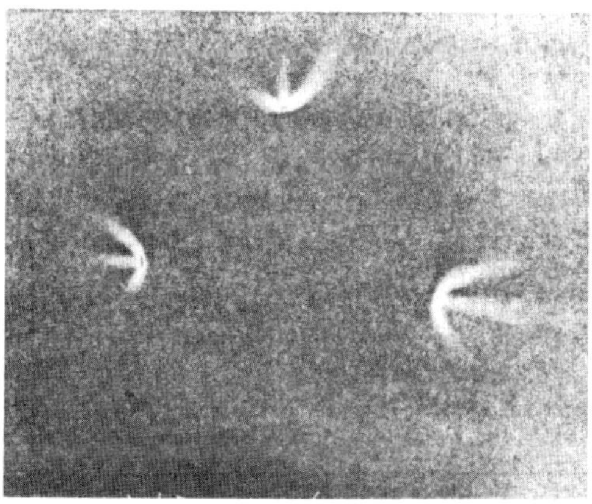

그림 10-37. 초승달 모양의 artifact(흰무늬)

그림 10-38. 초승달 모양의 artifact (검은무늬)

그림 10-38. film과 증감지의 강한 결착

그림 10-40. rooller의 압력에 의한 얼룩

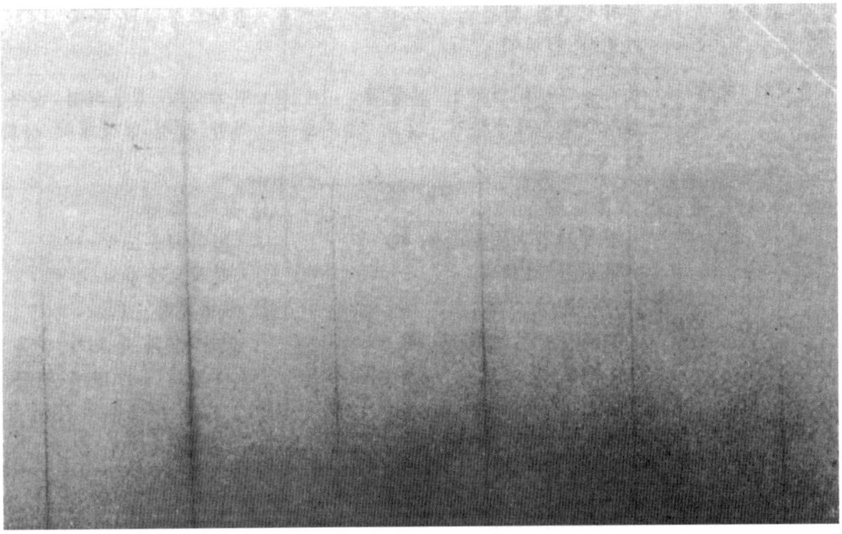

그림 10-41. film이 가이드판에 긁힌 무늬

3. 현상처리과정에서 발생되는 기타 사고

분 류	원 인	
	수동현상 처리	자동현상 처리
film상의 부착물		·roller에 의하여 5) ·삽입대 및 film magazine에 의하여 ·수세수에 의하여 6) ·수세수가 수세 tank에 유입되지 않을 때 7) ·건조 tube내에 먼지가 끼었을 때 8)
film막의 손상	① 먼지 ·처리 tank 사이의 온도가 급격히 변화하는 경우 1) ② 막 base ·고온 처리 ·피로한 정착액에서 고온처리 ·고온의 수세수에서 장시간 처리 ③ 수포 ·정지액의 초산농도가 높을 때 (특히 열탕의 경우) 2)	·roller의 표면에 이물이 있을 때 ·guide판에 film을 문지르거나 비비거나 했을 때 9) ·roller의 회전불량 ·roller의 gear의 결손 ·chain와 gear가 어긋났을 때
정착불량 (얼룩없음)	·정착온도가 낮음 ·정착시간이 짧음 ·피로한 정착액	·정착온도가 낮음 ·정착보충량의 부족
황색·갈색의 착색	·공기에 의해 산화된 현상액 ·정지액을 사용하지 않고 정착을 한 경우	·현상액이 침투되지 않은 roller에 의한 것과 현상액의 산화 10)
보관중인 사진이 황색으로 변색	① 정착 불량 ·정착시간이 짧았을 때 ·피로한 정착액 ② 수세 불량 ·수세시간이 짧았을 때 ·수세중에 기포가 생겨 수세를 방해 ·수세효과가 나빴을 때	① 정착 불량 ·정착액온도의 저하 ·정착보충량의 부족 ② 수세불량 ·수세수의 온도가 낮을 때 ·수세의 유수량이 적을 때 ③ 3.5분 처리용의 film을 90초 처리시
건조불량		·건조온도가 낮을 때 ·정착액 보충량의 부족 ·암실의 배기가 나쁘고 온도가 높을때 11)

1) 현상, 정지, 정착의 tank는 냉각수 tank로부터 온도를 균일하게 조정하여야 한다.
2) 정지액의 온도가 높을 때는 초산의 농도가 지나치게 높지 않도록 빙초산 15cc/1ℓ 정도 되도록 교환한다
3) 수세중의 film 표면의 기포가 생긴 경우는 수세중의 sponge로 film을 잘 닦아준다.
4) 수세율을 좋게 하는 방법은 ① film과 film hanger에 정착액을 충분히 제거할 수 있게 하며 ② film의 이동방향과 물의 유수방향을 역으로해서 수세 tank에서 빼내기 직전에 교반수세한다. ③ 수세 tank를 2개로해서 제1수세 tank로 하여금 정착액을 거의 제거하고 제2수세 tank에서는 효율이 좋아진다.
5) roller에 의한 원인을 제거하기 위해서는 매일 아침 처리전에 cleaning film을 2~3매 정도 통과시킨다.
6) 수세수의 filter를 통과한 후 자동현상기에 유입시켜야 한다.

7) 수세 tank의 물은 매일 자동현상기를 사용한 후에 반드시 배수시켜서 수세 rack이 물때에 오염되지 않도록 하고 사용할 때는 배수 bulb를 닫는 것을 잊지 말아야 한다.
8) 건조 roller를 잘 청소하고 건조 공정에서 film에 먼지가 끼지 않도록 한다. 건조 tube내에 먼지 또는 티끌이 있는 염려가 있으며, 빼내서 물로 잘 씻어내야 한다.
9) guide판이 film을 비빌 경우(그림 10-44) 그 위치에서 guide의 불량을 확인해야 하며 변형되었으면 바로 잡아주어야 한다.
10) 매일 자동현상기의 사용종료시는 처리액에 침적되지 않는 roller 보호를 위해 sponge나 수건으로 말아서 청소한다.
11) 자동현상실의 환기를 위해서 공기의 유입구와 배기구를 설비하여 명실과 암실의 경계부에 공기유통구를 만든다.

제 11 장 감광도 측정법

Sensitometry

Ⅰ. Sensitometry의 의미

sensitometry란 sensitive(감도)와 metry(측정법)의 합성어이며 사진에서는 감광재료의 감도측정을 의미하지만 현재는 널리 감도, 계조, 감색성, fog, latitude 등 감광재료의 방사에너지, 특히 빛에 대한 응답특성을 평가하는 의미로 사용되고 있다.

Ⅱ. Sensitometry의 조건요소

sensitometry는 노광, 현상처리, 농도측정과 평가의 4step으로 이루어지는데, 목적에 따라 그 종류와 조건에 대해서 엄격히 규정할 필요가 있다. 주요 조건을 다음에 설명한다.

(1) 노광조건

① 광원
- 파장(X선, 빛의 분광에너지 분포)
- 강도(휘도)

② 노광
- 노광시간(연속노광, 간헐노광)
- 노광량 변화(intensity scale법 time scale법)
- 노광방식(편면노광, 양면노광)

(2) 처리조건

① 현상, 정착, 수세(온도, 시간, 교반) 선소조건
② 처리액처방

(3) 농도측정 조건

① 농도계(광원)
② 농도종류(확산광농도, 평행광농도)

(4) 특성평가

① 특성곡선의 작도
② 특성치 계산

Ⅲ. 일반촬영용 흑백 negafilm의 sensitometry

1. 시료조정

test하는 필름을 암실에서 후술하는 광학 wedge의 틀(frame) size로 재단하여 film strip 라고 하는 test piece를 만든다.

2. 노광

필름의 사용목적에 따라 사용할 때의 노광에 가까운 조건으로 하는 것이 좋다. 일반용 필름의 sensitometry에서는 감광계(sensitometer)라는 노광장치를 사용하고 있다.

1) 광원

분광에너지분포 별로 광원이 필요하며 사진감도측정용 텅스텐전구의 규격이 정해져 있다. 또 실용조건에 맞춰서 주광용과 인공광용의 DC(Davis-Gibson) filter의 조성을 규정하고 있다. DC filter 외에 glass filter도 사용된다.

2) 감광계(sensitometer)

sensitometry로 감광재료에 노광을 주는 장치를 감광계라 한다. 감광계는 광원(전구와 색온도 변환 filter), shutter와 wedge로 구성되어 있다. NSG식 감광계의 외관과 구조를 사진 11-1, 그림 11-1, 11-2에 나타낸다

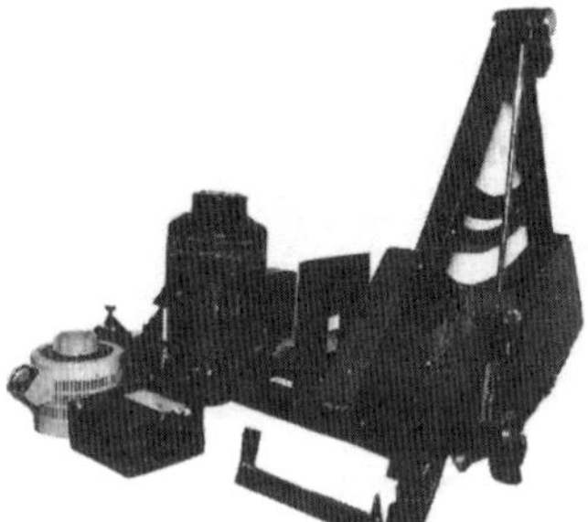

사진 11-1. NSG식 감광계 외관

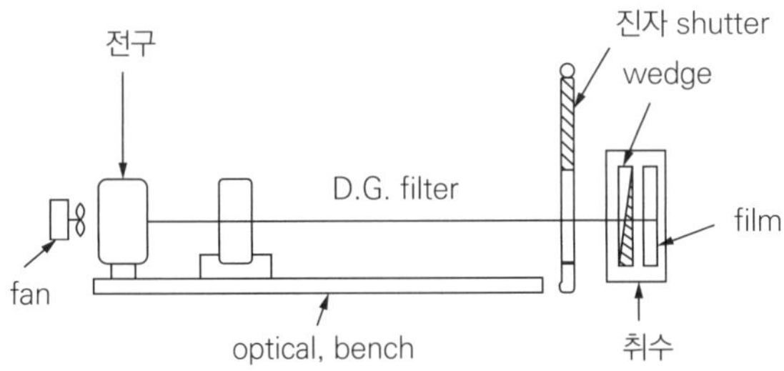

그림 11-1. NSG식 감광계 구조

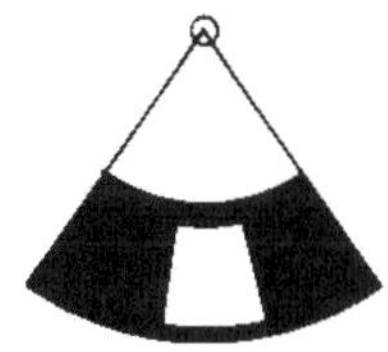

그림 11-2. NSG식 진자 Shutter

3) 노광시간

감광계의 진자 shutter에 있는 shutter창에 의해서 감광재료면에 대한 노광시간이 정해진다. 노광시간은 될 수 있는대로 실용범위에 가까운 값으로, 또한 상반법칙불궤법칙(reciprocity low failure)의 영향이 적은 시간으로 연속 노광1)한다. 일반촬영용의 흑백필름에서 1/80～1/20초의 노광시간이 소용된다.

4) 노광량변화

(1) 강도변화법(intensity scale)

1회의 노광으로 film strip위에 강도를 바꾼 빛을 주는 광학계(optical wedge)를 많이 채용하고 있다. 광학계에는 연속광계(continuous wedge)와 계단광계(step wedge)가 있는데 일반적으로 계단광계를 많이 사용한다. 농도측정과 특성곡선을 자동적으로 적도할 때는 연속광계를 사용한다.

광학계는 건판이나 필름을 사용해서 사진농도를 변하게 하여 만들거나, 유리판 위에 은입자나 carbon block과 같은 광흡수체를 여러가지 농도로 증착(蒸着)하거나 또는 gelatin안에 현탁(suspension)시켜 부쳐서 만든다. 그림 11-3은 광학계의 단면도이다.

계단광계의 농도변화는 보통 0.10 또는 0.15의 것이 많은데, 계단이 거치른 것은 0.20이나 0.30의 것도 있으며, 각각 감광재료의 특성에 따라 사용된다. 계단의 농도차가 0.1[2)]씩 흐려지는 계단광계에서는 투과노광량이 1.259배씩 증가한다. 사진 11-2는 계단광계의 size와 단수·인접계단의 농도차를 나타낸 것이다.

---

1) 같은 빛의 세기로 같은 양의 노광을 한번에 연속해서 주게되는 경우에 비해서, 몇번으로 나누어 주는, 소위 간헐노광(Intermittent exposure)에서는 사진농도에 차이가 있을 때가 많다. 즉 고조도광에서는 간헐 노광으로 농도는 증가하고 저조도에서 농도가 감소된다.

2) 계단농도차 0.1되는 것은 $D_{n+1}-D_n = 0.1$로 되고, $D_{n+1} = 0.11$이 되는 것은 $Dn = 1.0$으로 되어 투과

농도 공식에서 $D_{n+1} = \log\frac{F_0}{F} = 1.1$ 따라서 $\frac{F_0}{F} = 12.59 = \frac{100}{7.94}$ $Dn = \log\frac{F_0}{F} = 1.0$

따라서 $\frac{F_0}{F} = 10$ $\frac{100}{10}$ 투과광량비는 $\frac{10}{7.94} = 1.259$

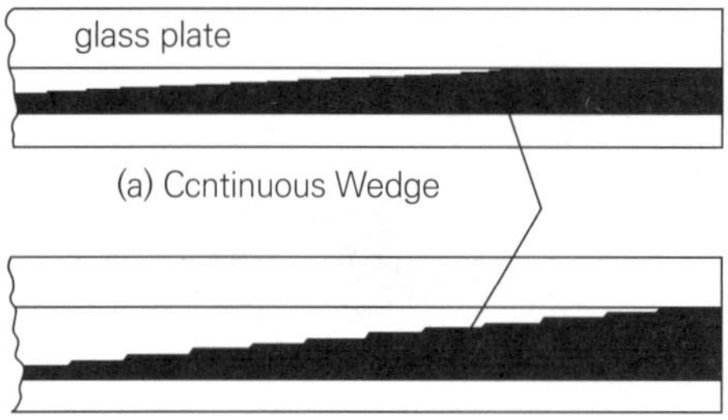

그림 11-3. optical wedge 단면

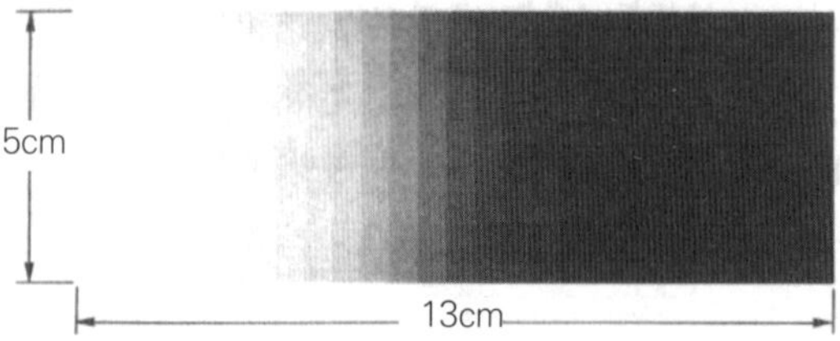

·optical wedge size	5×13cm
·계단수	30단
·인접계단농도차	0.1 또는 0.15
·1cm의 농도변화	0.3 이하

사진 11-2. optical step wedge

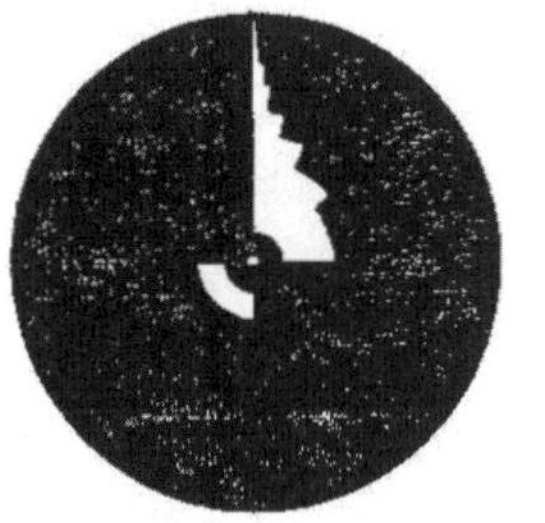

그림 11-4. H-D의 time scale 용 sector

(2) time scale법

감광재료면의 조도를 일정하게 유지시킨채, 노광시간을 바꿈으로써 노광량을 변화시키는 방법이다. 상반법칙이 성립되는 범위 내에서는 Bunsen·Roscoe의 식

$E = I \cdot t$ E : 광화학 반응량, I : 빛의 세기, t : 시간

의 I와 t가 변하여도 E가 일정하면 사진농도도 일정하게 되므로, t를 변화시켜서 노광량을 바꾸는 time scale법이 성립된다. 감광재료의 종류에 의해서도 차가 있지만, 보통 실용범위를 넘는 극단적인 조도 또는 고조도영역에서는 상반칙불궤법칙의 영향이 커진다.

역사적으로 여러 가지 slit폭이 있는 원판 sector를 회전시켜 노광하는 장치가 사용되었으나, sector를 반복회전시켜서 노광을 주는 경우 간헐노광효과의 영향이 있으므로, 현재는 사용하지 않는다. H-D[3]의 time scale용 sector를 그림 11-4에 예시한다.

3. 현상처리

같은 노광량의 필름이라도 현상조건에 따라 특성이 변하므로, sensitometry의 현상처리에는 현상, 정착약품의 순도와 처방, 정량, 정밀도 외에 현상조건(온도, 시간, 교반)에 대해서 상세하게 규정할 필요가 있다.

3) H-D : F.Hurter와 V.C. Drifield의 머리문자, H-D곡선(특정곡선)의 제창자로 알려져 있다.

4. 사진농도측정

현상된 film strip은 농도계를 사용해서 wedge의 계단농도를 측정한다. 농도계에는 시각식과 광전식이 있는데, 최근에는 대부분 광전식으로 되고 있다. 광전식에는 지침식, digital식과 자기기록식 등 종류가 많다.

1) 시각식 농도계(visual densitometer)

육안으로 측정하는 형이며 표준휘도와 test piece의 휘도를 합해서 농도를 얻는 방식이다. 편광 프리즘으로 표준휘도를 바꾸는 방식(multidensitometer)과 표준광학 wedge를 비교하는 방식이 있다.

2) 광전식 농도계(photoelectric densitometer)

광전관이나 광전지, CdS 등의 광전소자를 이용해서 측광하는 형이며, 수광량에서 생기는 광전류를 microammeter로 측정하여 농도치로 변환한 것을 지침 또는 digital 표시로 읽어낸다. 최근에는 거의 digital 표시형이다.

3) 자기농도기록식

시료의 농도측정과 동시에 측정치를 특성곡선에 그리는 작업을 자동적으로 하는 방식으로, 매일 다량의 sensitometry를 이용하는 메이커와 연구소에서 쓰인다.

5. 특성곡선 작성

1) 특성곡선 용지

메이커는 전용용지를 준비하고 있으나, 일반은 B5 또는 A4 size의 1mm 방안지를 사용한다.

2) 작도법

농도측정으로 얻어진 film strip의 계단농도 D와, 노광량(Lx·Sec)E의 대수 logH의 대응표를 작성하고, 다음에 방안지의 가로·세로에 D-log E의 눈금을 표시한다. 종축의 D눈금은 0에서 3.5~4.0 정도까지, 횡축의 E눈금은 strip의 최소농도 대응노광량의 logH보다 적은 눈의 눈금에서 대수 range로 4.0~5.0의 눈금을 취한다. 다시 말하면 wedge의 계단차가 0.2일 때 logE에서 0.2씩의 간격으로 plot하면 된다. 표 11-1에 측정치, 그림 11-5에 특성곡선을 예시한다.

6. 사진 감광도 측정법

일반촬영용 흑백 nega film은 다음의 국제규격이 있다. still 사진용 연속계조 흑백 nega film의 ISO speed를 구하는 방법

표 11-1. 현상시험재료의 농도측정치

농도계단	22	21	20	19	18	17	16	15	14	13	12	11	10	9	8	7	6	5	4	3	2	1
농도 D	0.1	0.11	0.12	0.18	0.2	0.23	0.35	0.47	0.7	0.92	1.12	1.35	1.57	1.78	1.98	2.2	2.4	2.52	2.6	2.62	2.62	2.62
노광량 E (1×t)	0.006	0.01	0.016	0.025	0.04	0.063	0.1	0.16	0.25	0.4	0.63	1.0	1.6	2.5	4.0	6.3	10	16	25	40	63	100
노광량대수 Log E	$\underline{3}.8$	$\underline{2}.0$	$\underline{2}.2$	$\underline{2}.4$	$\underline{2}.6$	$\underline{2}.8$	$\underline{1}.0$	$\underline{1}.2$	$\underline{1}.4$	$\underline{1}.6$	$\underline{1}.8$	0	0.2	0.4	0.6	0.8	1.0	1.2	1.4	1.6	1.8	2.0

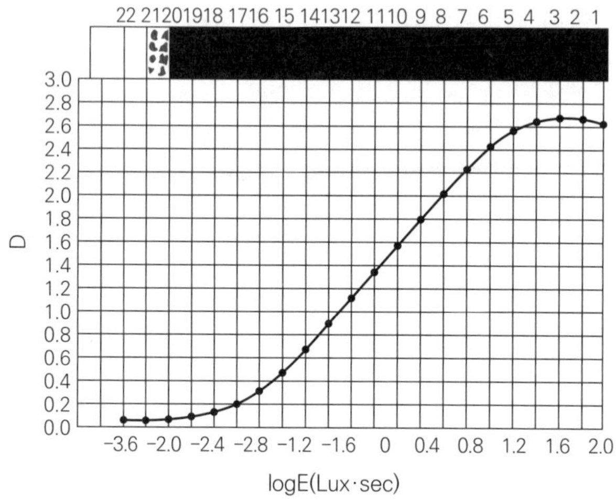

그림 11-5. 특성곡선

1) 적용범위

이 규격은 color film 이외의 일반촬영용 흑백 nega film의 사진감도측정에 대해서 규정되어 있다.

2) 시험방법

(1) 시료의 상태

시료는 온도 20℃±5°, 상대습도 60±10%의 공기와 평형상태로 해서 사용한다.

(2) 광원

광원은 국제의 규격에 의한(JISK 7603 광사진 감도측정, JISK 7603 인공광사진 감도측정 등)

(3) 노광

① 노광장치의 형식
노광장치는 비간헐 노광, 조도의 scale형식이 있다.

② 노광시간

노광시간은 1/20~1/80초 범위에서 정한다.

③ 조도변화방식

감광면의 조도는 그 면상에 일방향으로 연속적 또는 단계적으로 빛의 파장 360~700 nm 범위 내에서 가능한한 파장의 선택성이 없는 방법으로 변화시킨다.

연속적·단계적 어느 경우도 조도변화 즉 방향의 길이 1 cm에 대한 조도변화는 1:2.5 이하가 되지 않으면 안된다. 단계적 변화의 경우에는 1단마다의 조도변화는 1:4⅓의 범위로 한다.

(4) 현상처리

① 노광한 시료는 노광 후 1시간 이상 2시간 이내에 현상을 시작한다.

② 현상처리

현상정착액은 지정된 현상액을 사용한다.

3) 사진감도

(1) 사진감도를 구하는 기준점

그림 11-6에 있어서 사진농도 - $\log_{10}$ 노광량(Ix·초)의 곡선상에서(지지체 농도+fog 농도+0.1)의 사진농도점을 M, 사진농도 M을 준 노광량을 $\log E_M$,으로 하여 ($\log E_M + 1.3$)의 노광량이 준 사진농도를 M로 한다. (N - M)를 대수노광역 1.3에 대한 사진농도차 △D로 한다. 이 값 △D가 0.80±0.05의 범위 안에 있을 때, E_M을 사진 농도를 구하는 기준점으로 한다.

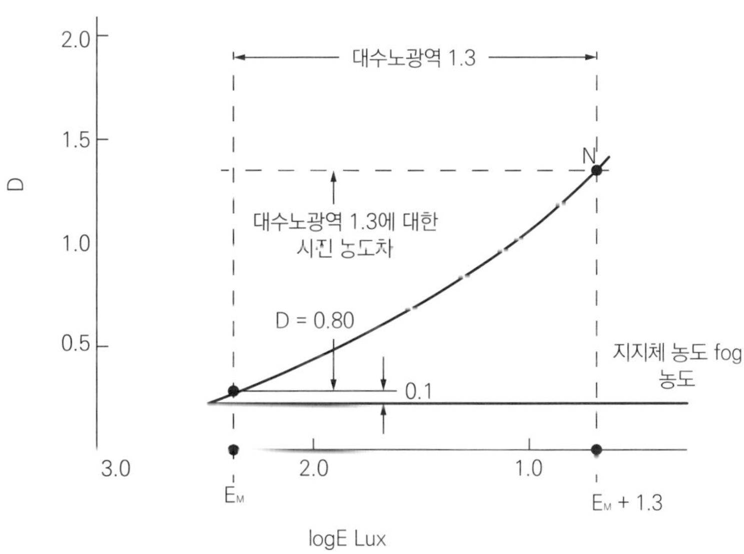

그림 11-6. ISO감도 결정법

(2) 사진감도를 구하는 방법

감광재료 개개의 사진감도는 logEM에서 ISO 사진감도 측정법의 부표(표 11-2) ISO speed 수치표로 구한다.

이 ISO speed 수치는

$$\text{ISO speed S} = \frac{0.8}{\text{EM(1X·초)}} \quad \text{또는 } S° = 1 + 10\log\frac{0.8}{E_M}$$

로 구한 수치를 실용적으로 편리한 수치군(群)으로 배분한 것이다. 제품에 표시하는 ISO speed는 표에서 구한 값을 사용해서 다음과 같이 표시한다. 예 : ISO 100/21°

표 11-2. ISO speed 수치표

$\log_{10} E_M$의 범위	ISO speed		$\log_{10} E_M$의 범위	ISO speed	
	산수표시	대수표시		산수표시	대수표시
-3.65이상 -3.65미만	3200	36°	-2.15이상 -2.05미만	100	21°
-3.55이상 -3.45미만	2500	35°	-2.05이상 -1.95미만	80	20°
-3.45이상 -3.35미만	2000	34°	-1.95이상 -1.85미만	64	19°
-3.35이상 -3.25미만	1600	33°	-1.85이상 -1.75미만	50	18°
-3.25이상 -3.15미만	1250	32°	-1.75이상 -1.65미만	40	17°
-3.15이상 -3.05미만	1000	31°	-1.65이상 -1.55미만	32	16°
-3.05이상 -2.95미만	800	30°	-1.55이상 -1.45미만	25	15°
-2.95이상 -2.85미만	640	29°	-1.45이상 -1.35미만	20	14°
-2.85이상 -2.75미만	500	28°	-1.35이상 -1.25미만	16	13°
-2.75이상 -2.65미만	400	27°	-1.25이상 -1.15미만	12	12°
-2.65이상 -2.55미만	320	26°	-1.15이상 -1.05미만	10	11°
-2.55이상 -2.45미만	250	25°	-1.05이상 -0.95미만	8	10°
-2.45이상 -2.35미만	200	24°	-0.95이상 -0.85미만	6	9°
-2.35이상 -2.25미만	160	23°	-0.85이상 -0.75미만	5	8°
-2.25이상 -2.15미만	125	22°	-0.75이상 -0.65미만	4	7°

Ⅳ. X선필름의 sensitometry

X선 필름은 의료용, 치과용, 공업용의 각 분야에서 널리 사용되고 있는데, 과반수가 의료용, 치과용이다. 필름을 사용한 X선촬영 방법은 의료용에서서는

① 피검체를 투과한 X선을 필름에 직접조사하여 상을 기록하는 것(증감지없이 직접촬영)
② 피검체를 투과한 X선을 증감지에 조사하여, 여기서 발광하는 가시광상을 그 증감지에 밀착한 필름에 감광시켜서 상을 기록하는 것(증감지가 있는 직접 촬영)
③ 피검체를 투과한 X선을 형광판에 조사하여, 형광판의 녹색영상을 카메라를 통해서 필름에 촬영한 것(간접 촬영)
④ 피검체를 투과한 X선을 I·I상에 조사하여, 형광면의 상을 카메라나 TV카메라를 통해서 기록하는 것(간접촬영, X선 cine)
⑤ 피검체를 투과한 X선을 magazine내에 단독으로 또는 납의 packing sheet와 조합해서 포장한 필름에 조사해서 상을 기록하는 것(치과용)등의 방법이 있다.

1. X선 간접촬영용 필름의 감도측정

1) 노광법

색온도 2666 K의 광원에 530 nm의 비투과율을 100%로 하여 380 nm에서 680 nm까지의 비투과율을 규정한 filter를 부가시켜, 비간헐 노광의 강도 scale[4]법으로, 0.1~1.0초로 노광한다.

2) 현상처리

노광한 시료는 노광 후 2시간 이내에 현상을 시작한다.

3) 사진감도를 구하는 방법

특성곡선상에서 (전농도+0.5)의 사진농도를 주는 log E를 사진감도를 구하는 기준점으로 한다

감광재료 시료 개개의 사진감도는 이 logE로 표 11-3에서 구한다.

이 사진감도는

$$\text{사진감도} = \frac{1.0}{E(Lx \cdot Sec)}$$

에서 구한 수치를 실용적으로 편리한 수치군으로 배분한 것이다.

4) 광학 wedge 1단 마다의 조도변화는 대수차에서 0.10~0.15의 범위로 한다.

표 11-3 사진감도 수치표 (JISK 7607-1976)

$\log_{10}E$		감광재료의 사진감도	$\log_{10}E$		감광재료의 사진감도
$\bar{4}.950$이상	$\bar{3}.05$미만	1000	$\bar{2}.550$이상	$\bar{2}.65$미만	25
$\bar{3}.050$이상	$\bar{3}.15$미만	800	$\bar{2}.650$이상	$\bar{2}.17$미만	20
$\bar{3}.150$이상	$\bar{3}.25$미만	650	$\bar{2}.750$이상	$\bar{2}.85$미만	16
$\bar{3}.250$이상	$\bar{3}.35$미만	500	$\bar{2}.850$이상	$\bar{2}.95$미만	12
$\bar{3}.350$이상	$\bar{3}.45$미만	400	$\bar{2}.950$이상	$\bar{1}.05$미만	10
$\bar{3}.450$이상	$\bar{3}.55$미만	320	$\bar{1}.050$이상	$\bar{1}.15$미만	8
$\bar{3}.550$이상	$\bar{3}.65$미만	250	$\bar{1}.150$이상	$\bar{1}.25$미만	6
$\bar{3}.650$이상	$\bar{3}.75$미만	200	$\bar{1}.250$이상	$\bar{1}.35$미만	5
$\bar{3}.750$이상	$\bar{3}.85$미만	160	$\bar{1}.350$이상	$\bar{1}.45$미만	4
$\bar{3}.850$이상	$\bar{3}.95$미만	125	$\bar{1}.450$이상	$\bar{1}.55$미만	3
$\bar{3}.950$이상	$\bar{2}.05$미만	100	$\bar{1}.550$이상	$\bar{1}.65$미만	2.5
$\bar{2}.050$이상	$\bar{2}.15$미만	80	$\bar{1}.650$이상	$\bar{1}.75$미만	2.0
$\bar{2}.150$이상	$\bar{2}.25$미만	64	$\bar{1}.750$이상	$\bar{1}.85$미만	1.6
$\bar{2}.250$이상	$\bar{2}.35$미만	50	$\bar{1}.850$이상	$\bar{1}.95$미만	1.2
$\bar{2}.250$이상	$\bar{2}.45$미만	40	$\bar{1}.950$이상	$\bar{0}.05$미만	1.0
$\bar{2}.450$이상	$\bar{2}.55$미만	32			

4) 감도표시법

이 방법으로 구한 사진감도는 다른 방법으로 구한 사진감도와 구별하여 XK를 수치 앞에 놓고 표시한다(예, XK50).

2. 직접촬영용(증감지 없음) X선사진필름(의료용, 치과용)의 ISO speed 및 ISO의 평균계조도를 구하는 방법

1) 시료의 일반조건

의료용 필름의 test piece는 film holder에 장전된 상태로 X선을 조사한다. 이때 film holder의 X선 흡수량은 X선조사량의 2% 이하로 한다. 치과용 필름의 testpiece는 packet 포장이 된채로, 또는 동등한 X선 흡수특성이 있는 재료로 포장해서 X선을 조사한다. test piece 취급은 현상처리가 끝날 때까지 안전등을 켜지 않은 암실에서 행한다.

test piece은 온도 23℃±5℃, 상대습도 50%±20%의 환경조건에서 평형시켜 놓고 같은 조건 이하에서 X선을 조사한다.

2) X선조사조건

X선을 조사해서 sensitometry를 할 경우, 어떤 조사단계에서도 규정된 선질로 하는 것이 중요하기 때문에 X선관에서 test piece까지의 거리를 변화시켜서 거리의 역자승법칙에 의해서 조사선량을 변화시키는 것이 좋다.

보통은 1단 마다의 조사량의 비가 일정(선량변화의 대수치에서도 일정)하게 되도록 거리를 변화시키는데 이 작도시에 편리하다.

거리법에 대한 몇개의 △logE(1단마다 조사선량의 대수치)의 예에 대해서 다음표에 나타낸다(표 11-4~11-6). 거리를 구하는 방법은(Ⅳ 3의(2)) 참조, 그림 11-7은 조사실내의 배치도이다.

표 11-4

(예) 1 △logE = 0.15

계수	거리(cm)	감도(배)
1	75.0	125.89
2	89.1	89.12
3	105.9	63.09
4	125.9	44.67
5	149.6	31.62
6	177.9	22.39
7	211.4	15.85
8	251.2	11.22
9	298.6	7.94
10	354.9	5.62
11	421.8	3.98
12	501.3	2.82
13	595.8	2.00
14	708.1	1.41
15	841.5	1.00

표 11-5

(예) 3 △logE = 0.30

단수	거리(cm)	강도(배)
1	45.0	100.00
2	56.5	63.10
3	71.3	39.81
4	89.3	25.12
5	113.0	15.85
6	142.3	10.00
7	179.2	6.31
8	225.5	3.98
9	283.9	2.51
10	357.5	1.59
11	450.0	1.00

표 11-6

단수	거리(cm)	강도(배)
1	40.3	125.93
2	56.9	63.11
3	80.4	31.62
4	113.5	15.85
5	160.4	7.94
6	226.5	3.98
7	320.0	2.00
8	452.0	1.00

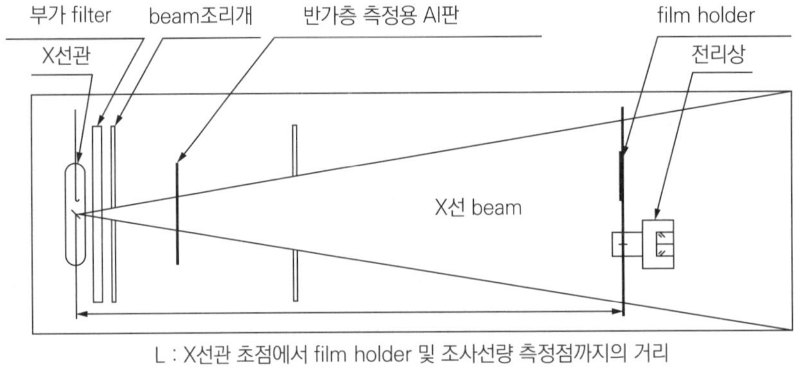

그림 11-7. 조사실 내의 배치

3) 현상처리

X선 조사가 끝난 test piece는 온도 23℃±5℃, 상대습도 50%±20%의 환경에 30분~8시간 방치한 후, 측정용 test piece와 최소농도용 test piece를 동시에 현상처리한다. 처리는 필름메이커가 추천하는 조건에서 한다.

4) 농도측정

위의 test piece는 국제규격에 따라 측정한다.

5) 특성곡선 작도법

Ⅲ-5의 특성곡선의 작도법에 따라 test piece의 각 단수 농도를 이 농도를 얻는데 필요한 조사선량(C/kg 단위)의 대수치(logE로 나타낸다)에 대해서 plot하여 그림 11-8과 같은 특성곡선을 작도한다.

6) 사진특성을 구하는 방법

특성곡선 상에 다음의 S점, A점, B점을 취한다.

S점 : 특성곡선상에서(최소농도+1.00)의 농도를 나타내는 점

A점 : 특성곡선상에서(최소농도+0.25)의 농도를 나타내는 점

B점 : 특성곡선상에서(최소농도+2.00)의 농도를 나타내는 점

S점은 ISO speed를 구하기 위한 기준점이며, A점과 B점은 ISO 평균계조도를 구하기 위한 기준점이다.

(1) ISO speed를 구하는 방법

필름의 ISO speed는 다음 식으로 산출한다.

$$S = \frac{2.58 \times 10^{-4}}{Xs}$$

S : ISO speed

Xs : S점의 조사선량(C/kg)

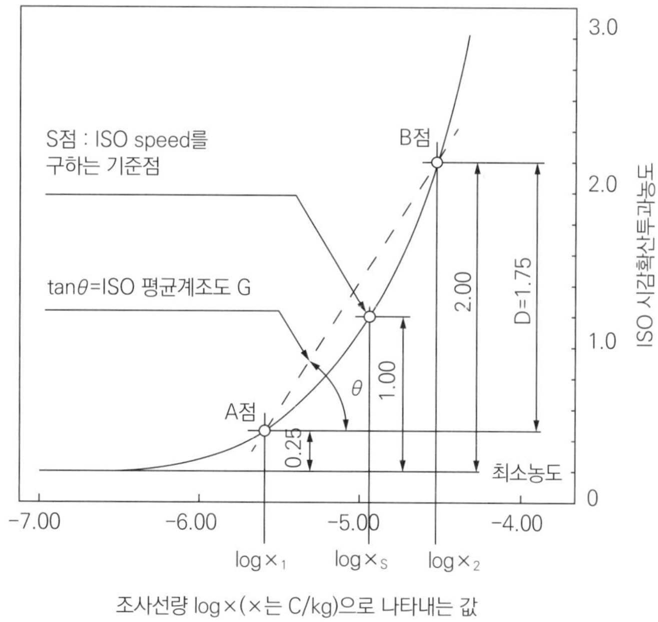

그림 11-8. 특성곡선

(2) ISO 평균계조도를 구하는 방법

필름의 ISO 평균계조도는 다음 식으로 산출한다.

$$\overline{G} = \frac{D_2 - D_1}{\log X_2 - \log X_1} = \frac{1.75}{\log X_2 - \log X_1}$$

$\overline{G}$: ISO의 평균계조도

D_1 : A점 농도

D_2 : B점 농도

X_1 : A점 조사선량(C/kg)

X_2 : B점 조사선량(C/kg)

3. 직접촬영용(증감지 있음) X선사진필름(의료용)의 Sensitometry

직접촬영에서는 대부분 증감지를 사용해서 촬영한다. 그래서 실제에 가까운 X선노광으로 측정할 경우, 1) X선발생장치나 증감지를 규정하기 어렵다. 2) X선선질이 관전압에 틀리므로 사진효과가 변한다. 3) 절대노광량의 표시가 어렵다. 등의 문제가 제기되어 현단계에서 국제 규격이 제정되지 못하고 있다. 그러나 미국을 위한 여러나라에서 이에 대한 규격화가 진행되고 있다.

증감지 사용의 경우 X선노광이라도 사진상 형성에 관계되는 것은 실질적으로 대부분 증감지형광체로부터의 형광발광에 의한 것으로 sensitometry에 있어서도 텅스텐전구에 색 filter를 조합시켜, 형광증감지의 분광분포에 가까운 광원으로, 필름에 노광을 준 광 sensitometry가 때때로 행해진다.

이러한 광 sensitometry와 X선 sensitometry에도 어떤 조건을 기준으로 한 비노광량을 사용하는 것이 보통이다. 광노광방식은 직접용 X선필름의 경우 편면노광법과 양면동시노광법이 있다. 광학 wedge는 일반감광재료의 경우와 동일한 광학 wedge를 사용하지만 양면노광은 그림 11-9와 같이 필름 양쪽에 wedge를 맞추어 첨부해서 사용한다.

1) 광노광에 의한 sensitometry

감광계로 기준노광량을 비노광량으로 취급하는 방법은 일반감광재료의 sensi- tometry에 준하는데, 특성곡선의 작도법과 비감도, 평균계조도의 계산법은 (2)의 X선노광에 의한 sensitometry에 준한다.

2) X선노광에 의한 sensitometry

실제 응용되고 있는 방법이나 아직 아무 규격이 제정되지 않았다. 따라서 당면 노광량을 취하는 방사선량의 절대치가 아니고, 비노광량을 취해서 특성곡선은 이것을 근거로 하여 작성한다. 감도표시는 어떤 필름 - 증감지 system을 기준으로 한 비감도로 표시하고 평균계조도는 Ⅳ·2(6) ISO 평균계조도를 구하는 법에 준해서 산출한다.

(1) 거리법(distance법)

가장 합리적인 방법으로 catalogue data, 연구발표 등은 거리법에 대한 값을 많이 이용한다. X선은 빛과 같이 거리의 역제곱법칙[5)]이 성립되므로, 노광량은 거리를 변경시킴으로써 변한다. 이 방법의 장점은 거리가 변화해도 선질은 변하지 않는다[6)].

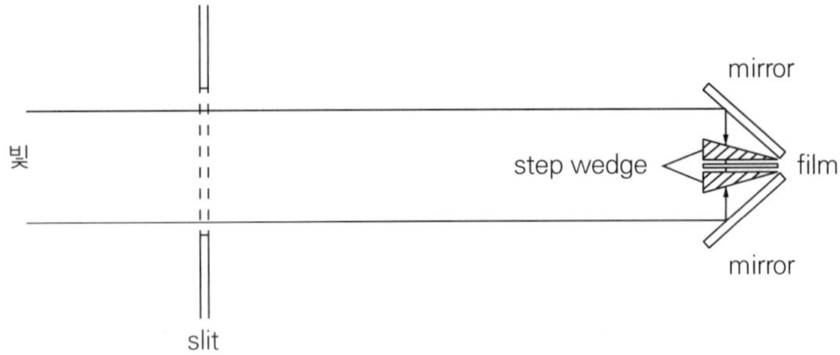

그림 11-9. 양면 노광용 감광계의 광학계

5) 거리의 역제곱법칙(law of inverse square) : 조도(X선 세기)가 거리의 제곱에 역비례 한다는 법칙.
6) 거리가 길어지면 공기로 인한 흡수가 영향을 준다.

〈측정법의 개요〉

① 최초에 step간의 노광강도 차(대수표시로 △logE)를 정하고, 그것으로 노광강도 비(E_1/E_2)를 구한 다음 각 step의 FFD[7]를 "거리의 역제곱법칙"으로 각 step의 거리를 구한다.

그림 11-10에서 △logE = 0.2의 경우를 취하면

$$\triangle \log E = \log E_1 - \log E_2 = \log \frac{E_1}{E_2} = 0.2 \text{ 따라서 } \frac{E_1}{E_2} = 1.58$$

한편 거리 역자승 법칙에서

$$\frac{E_1}{E_2} = \frac{1/D_1^2}{1/D_2^2} = \frac{D_2^2}{D_1^2} = 1.5848$$

$D_1 = 45cm$가 되며

$$\frac{D_2^2}{45^2} = 1.5848 \text{ 따라서 } D2 = 452 \times 1.5848 = 56.6(cm)$$

노광계단수들 11계단으로 하면 D_{11}은 위의 식에 의해서

$$\log E_{11} = (0.2 \times 10) = 2 \text{ 따라서 } E_{11} = 100$$

$$\frac{D_{11}^2}{45^2} = 100 \;\; D11 = 452 \;\; \times 100 = 450.0(cm)$$

Ⅳ 2-(2)의 표 11-4, 11-5, 11-6은 이런 방법으로 각 step의 거리를 계산한 것이다.

(참고) 거리법을 자동화한 장치 "sensitometry 이동 controller"의 대차(trolley)를 (사진 11-3)에 나타낸다.

위와 같은 전용장치가 사용되는 의료시설은 거의 없으며 일반적인 측정은 각 단의 거리를 정확하게 바닥위(또는 천정 레일 위에)에 표시해 놓고 cassette와 물 phantom, 납 slit 등을 수직으로 유지, 이동할 수 있는 장치를 이용한다.

② 대차(trolley)를 이용한 장치를 이용한 측정법은 trolley 위에 caseette, 연판, 물 phantom 을 그림 11-11, 11-12와 같이 배치 set[8]하여 X선의 중심속을 slit 중심에 맞추고 거리와 Cassette를 이동시켜 노광한다.

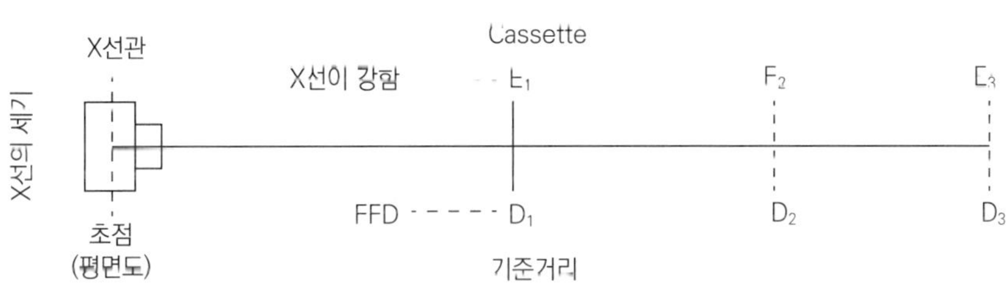

그림 11-10. 거리법(distance)

7) FFD : film focus distance의 약자

8) 그림 11-12에서 X선관을 연판 slit에 대해 직각이 되는 위치로 하는 것은 silt의 길이방향으로 heel effect가 없도록 하기 위한 것이다.

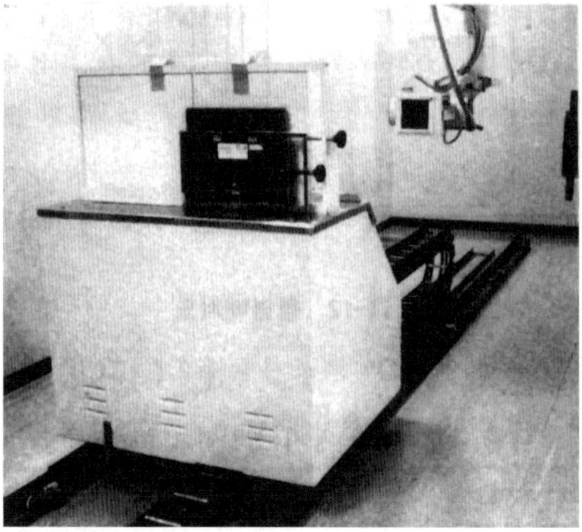

사진 11-3. sensitometer - 이동식 controller

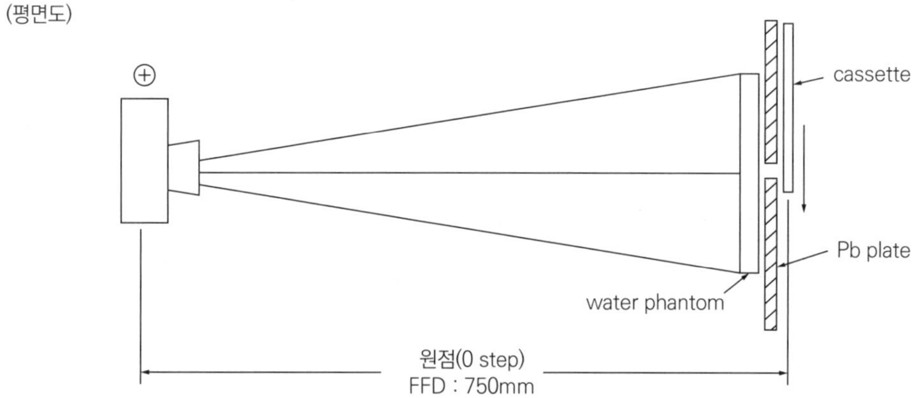

그림 11-11. 촬영배치도

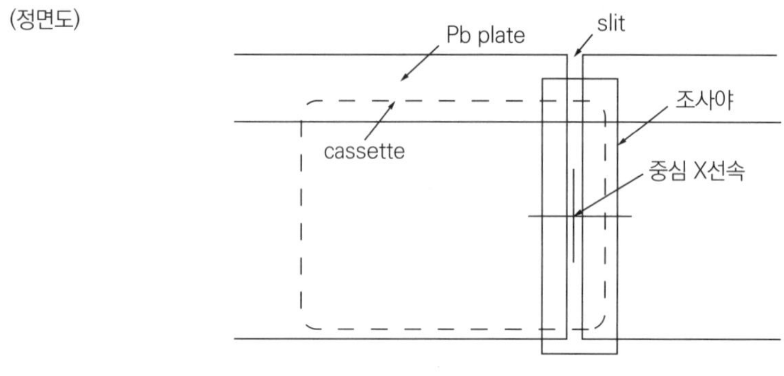

그림 11-12. 촬영배치도

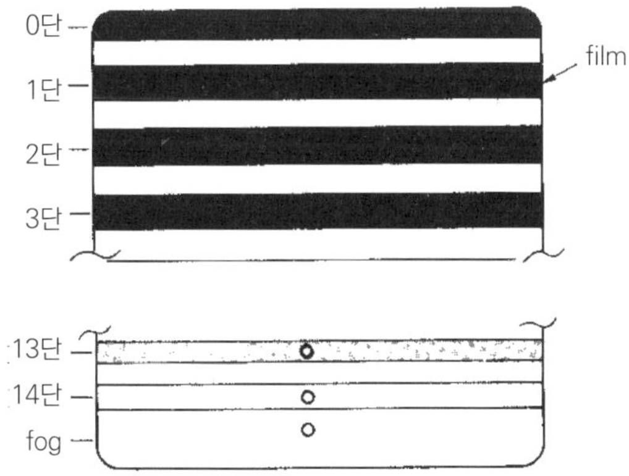

그림 11-13. slit상과 농도측정 위치(14 step)

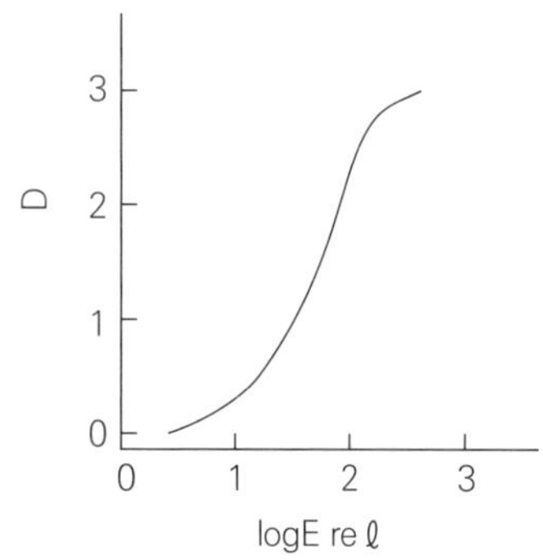

그림 11-14. 특성곡선

③ 전체 step의 노광이 끝나면 측정자료를 동시 현상하고 fog에서 각 step의 농도를 측정한다(그림 11-13).

④ graph용지 종축에 농도 D를, 횡축에 log Erel을 표시하여 간격을 같게 취하고, fog를 짧게 bar로 표시, 약간 떨어진 위치에 최다단 농도에 대해서 △logE씩 떨어진 위치에 각 step의 농도를 plot하여 특성곡선을 작성한다(그림 11-14).

⑤ 비감도, 평균계조도의 계산법

작성된 특성곡선을 이용해서 다음과 같은 순서로 계산한다.

(a) 비감도 ; RS(relative sensitivity)

상대감도라고도 한다. 증감지 사용의 경우는 측정하는 대상(필름, 증감지 또는 현상액)의 어떤 조건하에서의 감도를 기준으로 상대적인 감도를 구해서 비감도를 나타낸다. 비감도는 이 비노광량의 역수로 비교한다.

같은 노광조건으로 작성된 특성곡선이 A, B, 2선으로 표시되었을 때(그림 11-5) A의 감도를 100으로 하여 B의 비감도를 구하는 예에 대해서 설명한다. A에 대한 B의 비감도를 RS B/A로 나타내면 비감도는 비노광량의 역수의 비로 나타나므로

$$RS^{B}/_{A} = \frac{1/E_B}{1/E_A} \times 100 = \frac{E_A}{E_B} \times 100$$

여기서

$\log E_A$: 유효농도[9](U.D.) 1.0을 주는 A의 비노광량의 대수

$\log E_B$: 유효농도(U.D.) 1.0을 주는 B의 비노광량의 대수

위 식의 $\frac{E_A}{E_B}$ 는 $\Delta \log E = \log E_A - \log E_B = \log \frac{E_A}{E_B}$ 가 되므로 $\log \frac{E_A}{E_B}$ 의 진수(眞數)로 구해진다.

---

9) 유효농도(useful density : U.D.)

미세한 계조를 나타낼 수 있는 fog 사의 농도를 말하며, 유효농도 1.0이란(fog+1.0)의 농도를 나타낸다. X선필름에서는 중간농도인 U.D.=1.0을 주는 비노광량을 기본으로 비감도를 구하는 것이 보통이다. 그러나 특히 U.D.의 지정이 있으면 그 U.D.(fog+농도)에서 비감도를 구한다.

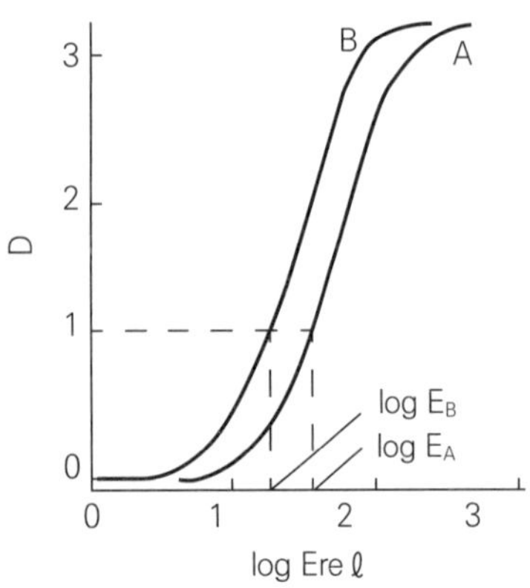

그림 11-15 특성곡선과 비감도 산출점

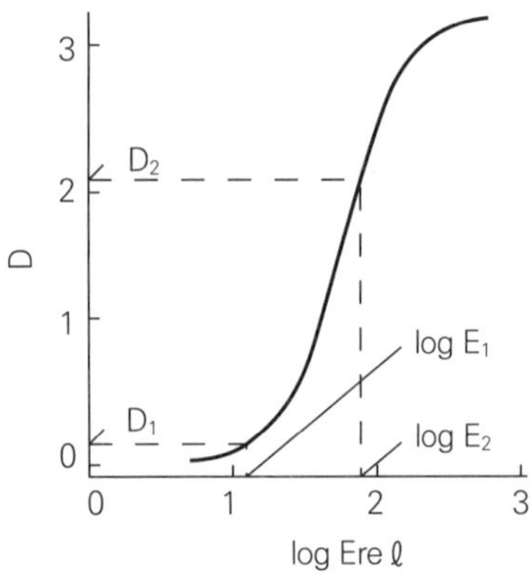

그림 11-16 특성곡선과 G 산출점

앞 식에서 B에 대한 A의 비감도를 구하려고 하는 경우는 △logE값이 (-)가 되므로 절대치의 진수를 구한 다음 그 역수를 취하면 된다.

(b) 평균계조도 : $\overline{G}$(average gradient)

평균경사도 또는 평균 gamma라고도 한다. $\overline{G}$는 비감도를 구할 때와 같이 특성곡선이 2선 이상 있을 필요가 없고, 한 선의 특성곡선으로 구할 수 있다.

그림 11-16의 특성곡선을 이용하여 $\overline{G}$를 구해본다. 처음에 유효 저농도로 D_1, 유효 고농도로 D_2를 다음 값으로 하여 종축 위에 취한다.

D_1 : fog + 0.25

D_2 : fog + 2.0

특성곡선을 이용해서 각각의 농도를 주는 비노광량을 횡축위에 취한다.

log E_1 : D_1의 농도를 주는 비노광량의 점

log E_2 : D_2의 농도를 주는 비노광량의 점

평균계조도 $\overline{G}$는 특성곡선상의 2점을 연결한 직선의 기울기로 나타내므로, 직선이 log E축과 이루는 각을 θ로 하면, $\overline{G}$는 다음 식으로 산출된다.

$$\overline{G} = \tan\theta = \frac{D_2 - D_1}{\log E_2 - \log E_1} = \frac{1.75}{\log H_2 - \log H_1}$$

(2) Boot strap법

wedge법의 하나로 Al step wedge[10](그림 11-17)를 사용하여 동일한 노광량을한편에 대해 2배로 하였을 때의 농도변화를 작도해서 구하는 방법이다. 이 방법은 형광체의 종류에 따라 X선흡수율이 다르기 때문에 선질이 변화되어 감도의 변화가 올수 있으며, 선질이 wedge 두께에 따라 변하는 등의 문제가 있다. 따라서 증감지/필름 system에 대한 sensitometry로서는 적당한 방법이라고 할 수 없다.

10) 1단의 두께가 2㎜에서 20단 정도의 것이 적당하다.

그러나 노광장치가 간단하고 장소가 협소하여도 무방하므로 실제적인 간편법으로 널리 사용된다.

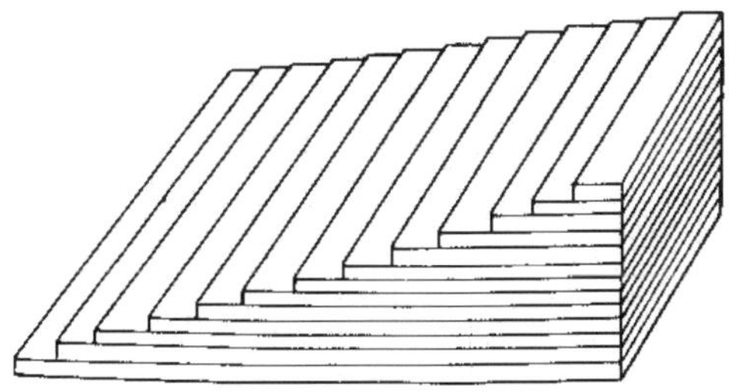

그림 11-17. Al step wedge

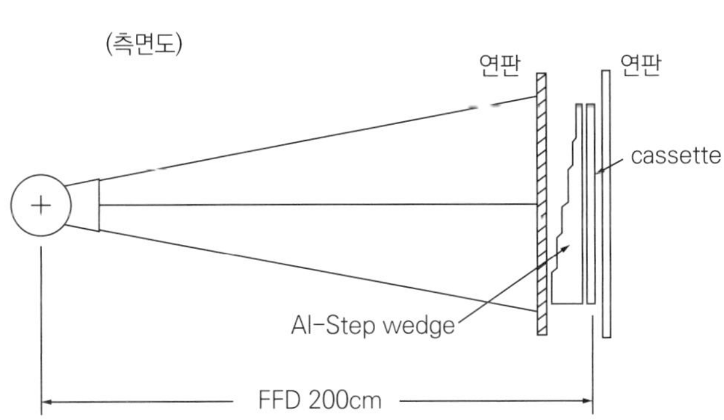

그림 11-18. 촬영배치도

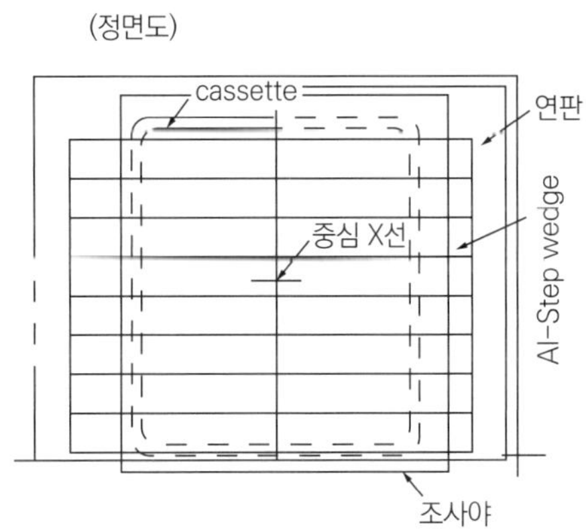

그림 11-19. 촬영배치도

〈측정법 개요〉

① X선관에 대해 cassette, Al step wedge, 연판의 배치는 (그림 11-18, 11-19)와 같이 취한다[11].

② wedge의 가장 두꺼운 부분의 농도가 fog에서 0.2정도가 될 수 있는 조건으로 연판을 그림 11-20과 같이 wedge에 반 정도 가리고 1회 노광한다. 다음에 연판을 떼어내고 같은 조건으로 다시 한번 노광한다.

③ test시료는 동시현상을 한 후 1회 노광, 2회 노광 다같이 경계 안쪽에서 가까운 위치를[12] 그림 11-20와 같이 측정한다.

---

11) X선관의 + - 방향이 step에 평행이 되도록 배치하는 것은 step 방향으로 heel 효과가 나타나지 않도록 하기 위한 것이다.

12) X선관 방향에 대해서 중심속측으로 일정하게 하지 않으면 농도에 반점이 나오기 때문이다.

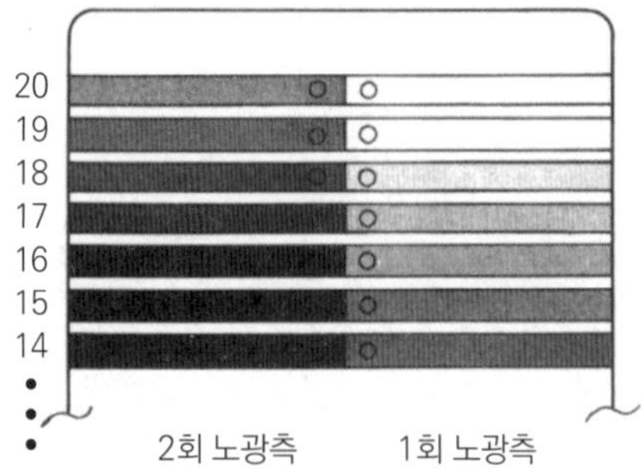

그림 11-20. Bootstrap법에 의한 현상 film

④ graph 용지 횡축의 좌측에서 같은 간격[13]으로 20step에서 1step까지 기입하고 1회 노광 및 2회 노광의 농도차를 각 step마다 plot하여 2개의 농도단수곡선을 그리고 1회 노광의 곡선에서 농도가 0.6 전후의 적당한 단수를 선택하여 기준단수[14]로 한다. 여기에서 종축으로 평행선을 긋고 2회 노광곡선과 교차하면 재차 횡축에 평행이 되도록 차례차례 계단모양으로 선을 긋는다[15](그림 11-21).

⑤ 기준단수의 농도를 logErel축의 일정한 위치에 plot하고 계속해서 2회 노광의 농도를 logErel에서 0.3 우측 위치에 plot한다. 그리고 계속 plot하고 마지막으로 2회 노광의 점까지 plot한다. 기준단수에서 저농도측에 대해서도 logErel에서 0.3씩 좌측으로 취하면서 2회 노광광도를 plot한 후 특성곡선[16]을 그린다(그림 11-22).

boot strap법의 특성곡선은 step에 의해서 선질이 변하므로 선질이 변하지 않는 거리법의 특성곡선과 형상이 다르다. 일반적으로 다리부(족부)가 나와서 고농도부가 약간 낮아지는 경향이 있다(그림 11-23).

따라서 측정법이 다른 경우의 특성곡선이나 data는 그대로 비교될 수 없는 점에 주의하여야 한다.

또한 거리법의 경우는 step차의 노광비(△logE)를 어느 정도 선택될 수 있기 때문에, 예를 들면 단수를 증가시켜, 특성곡선의 다리부(족부)나 어깨부(견부)를 그리기 쉽게 할 수도 있다.

한편 boot strap법의 경우는 2회 노광, 즉 2배 노광 때문에 △logE가 0.3으로 넓어져서 20단의 Alstep wedge로 6점에서 7점의 농도 밖에 얻을 수 없게 된다. 따라서 다리부나 어깨부의 형태를 자세히 그리려면 △logE를 가장 작게 하여야 한다. 이 방법으로는 본래의 boot strap법을 변형해서, 노광비(△logE)을 바꾸는데, 거리법일때와 같이 역제곱법칙을 사용해서 거리를 변화시켜주면 된다.

---

13) step이 20단 전후이면 농도의 0.15에 상당한 간격이면 된다.
14) 기준단수는 0을 쳐서 알 수 있도록 한다. 최다단수에서 계단을 쓰기 시작하는 방법도 있으나, 감도차가 있는 필름을 비교시험하려고 할 때는 저감도의 것이 최다계단에서 1회 노광, 2회 노광에서의 농도차가 나오지 않는 경우가 있으므로, 공통단수를 얻도록, 사전에 농도가 약간 나와 있는 단수를 기준으로 설정해 놓는다.
15) 2종 이상의 시험에서 같은 기준단수를 사용해서 이것으로 계단을 작도하기 시작 하여야 한다.
16) 최초에 그린 농도-step곡선도 11-21는 횡축이 등간격의 Alstep에서 빼앗기게 되어 특성곡선이 아니다. 후에 그린(그림 11-22)가 정식 특성곡선이다.

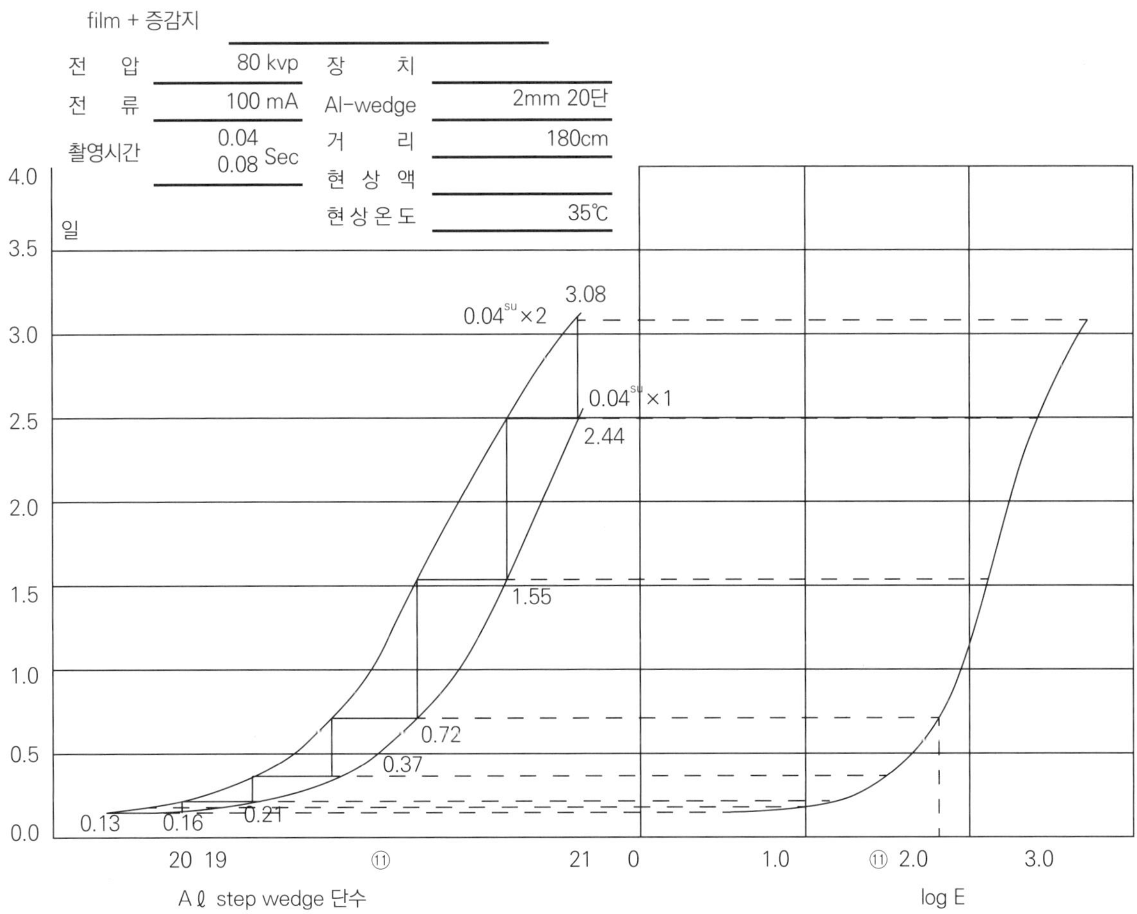

그림 11-21. 농도 step 곡선

그림 11-22. 특성곡선

* 농도 0.37을 주는 노광량의 점

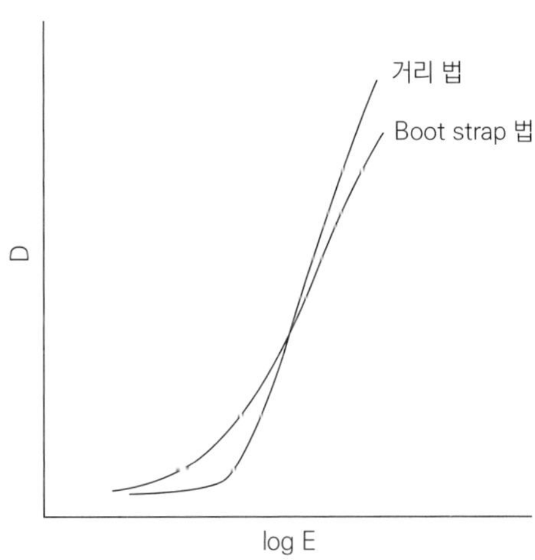

그림 11-23. 측정법에 의한 특성곡선의 형상

(3) Al stepwedge의 보정법

이 방법은 Al step wedge를 일정한 관전압, 아래서 노광량을 변경시켜 촬영하고, 각 step 간의 노광량의 차(△logE)를 구해놓고 측정하는 방법이다.

Al step wedge를 사용하는 점에서는 sensitometry로서의 적성은 boot strap법과 같은 것이며, 엄밀한 sensitometry로서는 적당하지 않다. 다만, boot strap법은 소수의 측정을 그때마다 하는 것이 간편하지만, 보정법은 보정 작성이 복잡하나 한번 작성하면 많은 측정을 동시에 할 수 있어 능률적이다.

〈보정자를 만드는 방법〉

① X선관에 대해서 cassette, Al step wedge, 납 slit를 그림 11-24, 11-25와 같이 배치한다.

② 관전압·관전류, 거리 등의 조건을 일정[17]하게 하고, time scale법[18]법으로 1회마다 cassette를[19] 바꿔가면서 노광한다. 노광시간은 timer로 하는데 0.01초 내지 0.02에서 2초 내지 5초 범위로 15~20회 정도 노광한다. 노광후 현상을 하고 매초, 매 step마다 중심부의 농도를 측정한다. 사진 11-4에 사진예를 표 11-7에 data를 예시한다.

③ 노광초수를 정수로 고친 후, 대수를 취해서 log E_{rel}의 값으로 한다(표11-7).

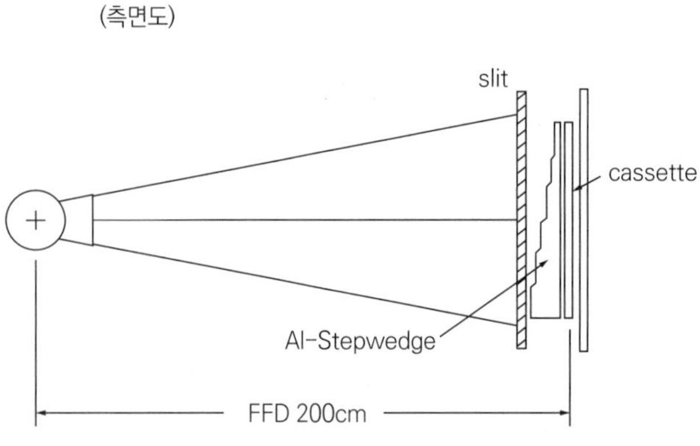

그림 11-24. 촬영배치도

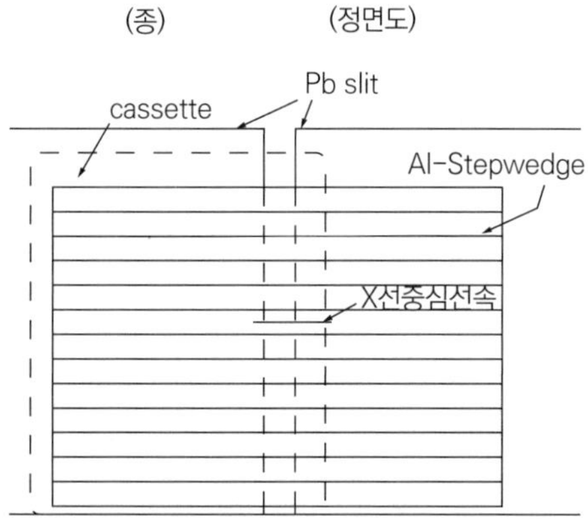

그림 11-25. 촬영배치도

17) 예비실험에 의해서 최단시간에서 step의 5~6단까지 농도가 나오며, 또한 최장시간에도 최다단측 step이 5~6단 정도 중농도에서 끝나게 하는 노광조건을 선택한다.

18) time scale법 대신에 거리법을 사용해도 무방하다. 오히려 노광량의 오차가 적다. 이 때 logE는 0.1~0.15 정도로 한다.

19) 카세트의 이동은 연판 slit폭 보다 약간 많은 것이 좋다.

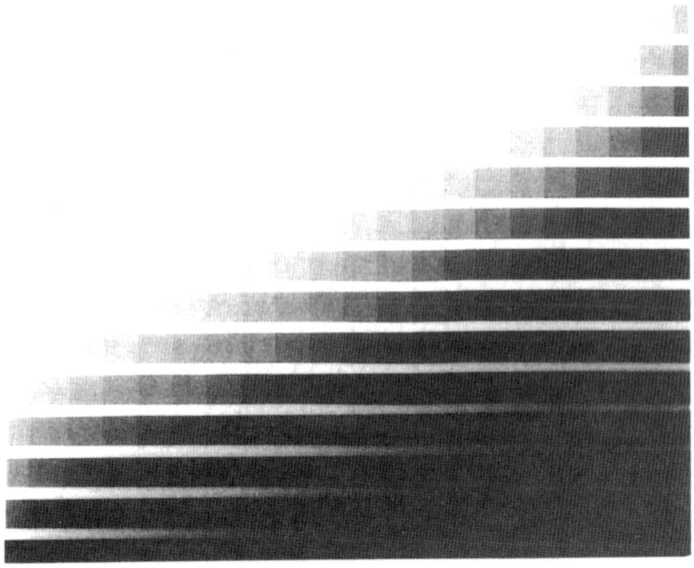

사진 11-4. Al wedge의 노광량 변화에 의한 농도사진

표 11-7 Al wedge 보정작성용 data / Hi-STD + New RX

Al wedge 20 step
time scale 법
60kVP. 100mA. 180cm

단계 / sec	sec×100	log Erel	21	20	19	18	17	16	15	14	13	12	11	10	9	8	7	6	5	4	3	2	1
0.02	2	0.301		0.18	0.18	0.18	0.18	0.18	0.18	0.18	0.18	0.18	0.18	0.18	0.18	0.19	0.19	0.19	0.20	0.21	0.24	0.29	0.38
0.04	4	0.602		0.18	0.18	0.18	0.19	0.19	0.19	0.19	0.20	0.20	0.20	0.20	0.20	0.21	0.22	0.23	0.26	0.31	0.42	0.62	1.00
0.06	6	0.778		0.18	0.19	0.19	0.19	0.19	0.19	0.19	0.20	0.20	0.20	0.20	0.21	0.22	0.24	0.27	0.34	0.45	0.67	1.05	1.57
0.08	8	0.903		0.19	0.19	0.19	0.19	0.19	0.19	0.19	0.20	0.20	0.20	0.21	0.22	0.23	0.27	0.32	0.41	0.58	0.90	1.37	1.91
0.10	10	1.0		0.19	0.19	0.19	0.19	0.20	0.20	0.20	0.21	0.21	0.22	0.24	0.26	0.29	0.35	0.46	0.64	0.95	1.39	1.90	2.34
0.12	12	1.079		0.19	0.19	0.19	0.19	0.20	0.20	0.21	0.21	0.22	0.23	0.25	0.29	0.33	0.42	0.57	0.82	1.20	1.68	2.13	2.51
0.14	14	1.146		0.19	0.19	0.19	0.19	0.20	0.20	0.21	0.21	0.22	0.24	0.28	0.33	0.41	0.56	0.80	1.15	1.58	2.03	2.39	2.74
0.17	17	1.200		0.10	0.10	0.20	0.20	0.20	0.21	0.21	0.22	0.24	0.27	0.32	0.39	0.52	0.72	1.04	1.43	1.88	2.26	2.59	2.91
0.20	20	1.301		0.19	0.20	0.20	0.20	0.21	0.21	0.22	0.24	0.27	0.31	0.37	0.48	0.67	0.95	1.33	1.76	2.14	2.48	2.76	3.05
0.24	24	1.380		0.20	0.20	0.20	0.20	0.21	0.22	0.24	0.26	0.30	0.36	0.46	0.63	0.88	1.21	1.62	2.02	2.35	2.66	2.91	3.14
0.30	30	1.477		0.20	0.20	0.20	0.21	0.22	0.23	0.25	0.29	0.34	0.43	0.60	0.85	1.18	1.52	1.93	2.25	2.48	2.77	3.01	3.21
0.40	40	1.602		0.20	0.21	0.22	0.23	0.24	0.27	0.31	0.36	0.46	0.60	0.84	1.17	1.52	1.90	2.22	2.51	2.78	2.99	3.18	3.31
0.50	50	1.699		0.21	0.22	0.23	0.25	0.27	0.32	0.37	0.47	0.62	0.85	1.14	1.52	1.89	2.19	2.48	2.73	2.92	3.10	3.22	3.36
0.60	60	1.778		0.22	0.23	0.24	0.26	0.30	0.34	0.43	0.55	0.74	1.02	1.35	1.75	2.07	2.35	2.61	2.81	2.98	3.13	3.22	3.36
0.80	80	1.903		0.24	0.25	0.28	0.31	0.37	0.46	0.61	0.82	1.12	1.40	1.83	2.16	2.41	2.62	2.83	2.98	3.10	3.21	3.28	3.37
1.00	100	2.0		0.28	0.29	0.32	0.37	0.46	0.61	0.83	1.12	1.46	1.81	2.12	2.39	2.61	2.81	2.97	3.11	3.18	3.28	3.33	3.42
1.50	150	2.176		0.35	0.39	0.47	0.59	0.79	1.05	1.36	1.71	2.02	2.29	2.53	2.76	2.94	3.07	3.19	3.27	3.30	3.36	3.40	3.42
2.00	200	2.301		0.39	0.47	0.60	0.79	1.06	1.36	1.71	2.00	2.25	2.49	2.72	2.90	3.05	3.14	3.23	3.29	3.34	3.36	3.40	3.42
3.00	300	2.477		0.50	0.75	1.01	1.31	1.65	1.95	2.22	2.44	2.65	2.84	3.00	3.13	3.23	3.28	3.33	3.36	3.39	3.42	3.43	3.43
5.00	500	2.699		0.90	1.21	1.56	1.88	2.13	2.37	2.60	2.78	2.93	3.08	3.18	3.26	3.33	3.37	3.38	3.40	3.42	3.43	3.44	3.44

④ log E_{rel} 위치에 각 step 농도를 plot하여 step마다의 특성곡선을 작성한다(그림 11-26).

⑤ 유효농도의 대표점에서 농도 0.5, 1.0, 1.5, 2.0의 4점에서의 각 step의 차(△logE)를 특성곡선에서 읽어 평균치를 구한다(표 11-8).

⑥ 특성곡선용지 좌측의 적당한 위치에 step20단의 선을 긋는다(step 1단을 기준으로 할 때는 우측위치에 1단의 선을 긋는다). 다음에 19단~20단의 △logE의 평균치만, 우측에 step 19단의 선을 긋는다. 이 방법으로 차례차례 △logE의 간격을 잡고 각 단의 선을 긋고, 마지막에 제일 우측에 step 1단의 선을 그어서, 각각 선의 상부에 단수를 표시한다. 이것이 Al step wedge 보정척도법이다 (그림 11-27).

⑦ 기타 방법으로 보정척도를 만드는 방법
boot strap법에서의 1회 노광곡선과 정규 특성곡선의 관계를 이용해서 각 step의 농도가 정규 특성곡선상에서 어떤 노광량의 위치가 되는가를 도면상에서 구하고, 여기에 선을 그어 단수를 기입하여 보정척도로 하는 것으로, 이 방법은 1개의 data에서 작성한다는 것과, toe part에서 shoulder part에 걸쳐서 다단수의 부분은 읽을 때 오차가 나기 쉽다는 문제가 있으므로, 이 점을 고려해서 실험을 반복하는 것이 필요하다.

〈보정자에 의한 sensitometry〉

연판을 떼어낸 상태에서, boot strap법의 위치조건에 준해서 노광하고 현상 후 각 step의 농도를 측정한다.

보정자와 동일한 용지에 보정자를 밑에 깔고 각 step단수 위에 동일한 단의 농도를 plot해서 특성곡선을 그린다.

보정자를 사용할 때는

- X선장치
- 관전압
- 증감지 형광체의 종류

등이 변경되면 달라지기 때문에 해당된 것을 사용하여야 한다.

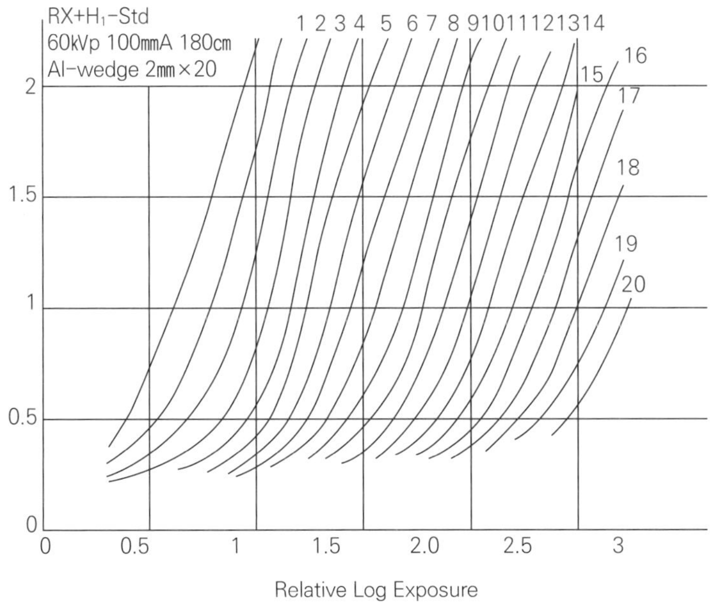

그림 11-26. 보정자 작성용 특성곡선(예)

표 11-8. Δ보정용 log E의 data

단계	Wedge단수 △logE의 data				
	0.5	1.0	1.5	2.0	평균치
1	0.146	0.164	0.150	0.120	0.145
2	0.152	0.160	0.115	0.095	0.131
3	0.145	0.115	0.101	0.119	0.120
4	0.121	0.098	0.102	0.111	0.108
5	0.089	0.083	0.104	0.135	0.103
6	0.089	0.100	0.128	0.122	0.110
7	0.082	0.108	0.114	0.124	0.107
8	0.096	0.115	0.120	0.104	0.109
9	0.090	0.125	0.110	0.096	0.105
10	0.113	0.102	0.090	0.112	0.104
11	0.109	0.097	0.106	0.101	0.103
12	0.105	0.103	0.101	0.130	0.110
13	0.092	0.098	0.119	0.104	0.103
14	0.100	0.110	0.116	0.096	0.106
15	0.096	0.101	0.095	0.127	0.105
16	0.090	0.108	0.105	-	0.101
17	0.088	0.100	0.129	-	0.106
18	0.120	0.120	-	-	0.120
19	0.120	0.120	-	-	0.120
20					

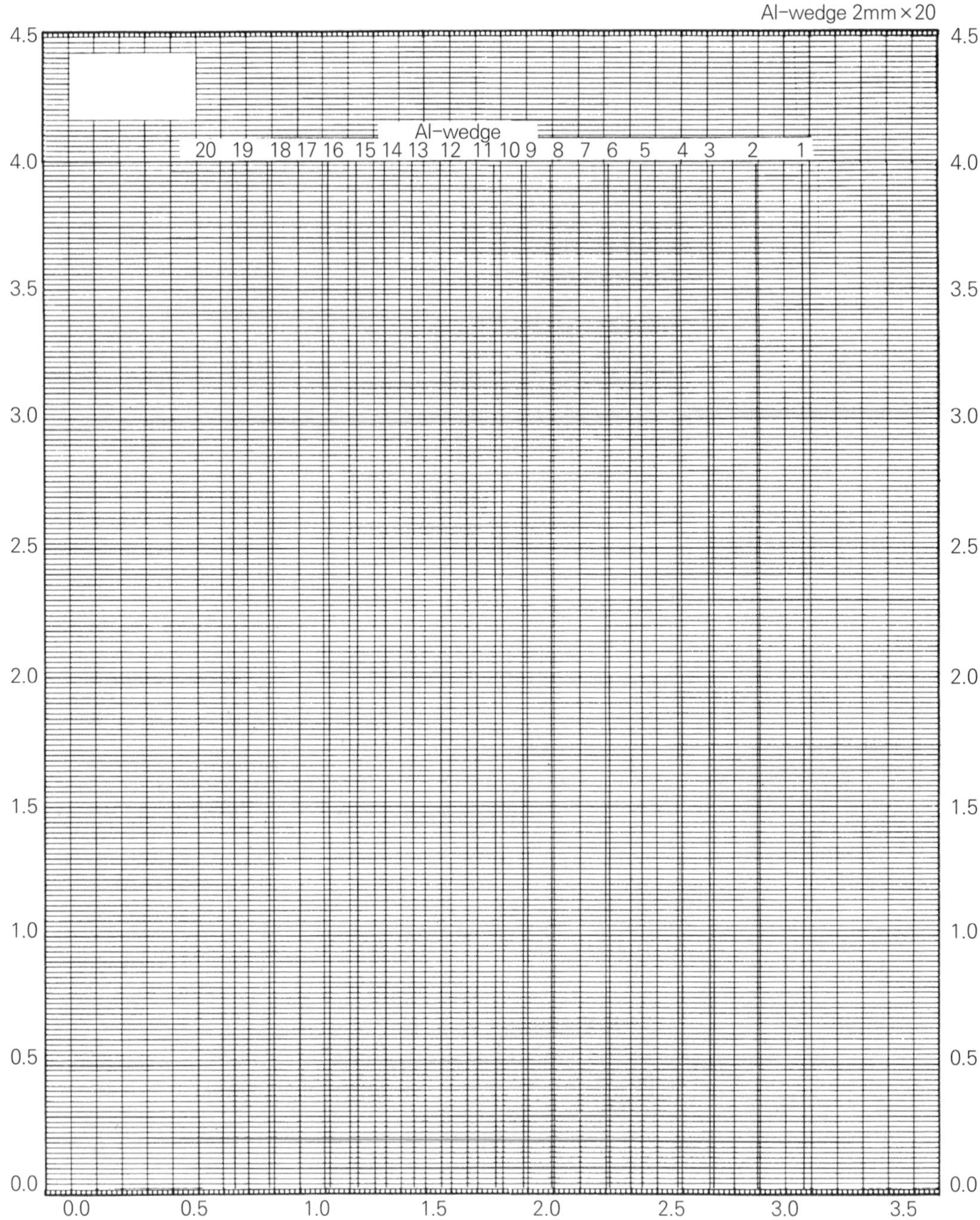

감광계

처리기

처리액

온도

처리월일

품명						
Fog						
$\overline{G}$						

그림 11-27. 보정자의 예

제 12 장 화질평가

Evaluation of Image guality

Ⅰ. 화질(image quality)

사진은 피사체의 모양이나 색, 명암을 기록하여 조명조건과 camera의 lens계, 감광재료의 성질과 현상처리조건 등으로 여러가지 영상이 만들어진다. 사진영상을 피사체의 세밀한 부분까지 정밀하게 기록하며, 명안이 가능한한 넓은 범위에 걸쳐서 재현되며 칼라사진의 경우에는 더욱 피사체의 색을 충실하게 재현시킬 수 있어야 한다.

이와 같이 사진 영상을 심리적으로 평가하였을 때의 종합적인 품질을 화질이라고 한다. 사진의 화질을 지배하는 인자는 tone재현(tone reproduction), 선예도(sharpness), 입상성(graniness), 색재현(color reproduction)의 4가지로 이루어진다.

1. Tone 재현(tone reproduction)

피사체의 명암계조에 대한 영상의 명암계조 재현성을 말한다. 따라서 사진에서는 피사체의 명암을 사진상(像)의 농도로 기록하는 것이 tone 재현이다. tone 재현에는 객관적 tone 재현(objective tone reproduction)과 주관적 재현(subjective tone reproduction)이 있다.

객관적 tone재현은 피사체 각 점의 휘도를 대수치로 나타내서 그 휘도에 대응하는 사진상의 농도 D와의 관계를 나타내고 있다. 농도 D와 피사체 휘도의 대수가 45°의 직선상에 있을 때, 사진상이 피사체 명암을 정확하게 재현하고 있는 것이 된다.

한편 주관적 tone재현성은 피사체의 명도 재현을 취급하는 것이며, 명도란 빛에 의해서 만들어진 주관적, 시각적인 양이며, 피사체 휘도와의 정비례가 안된다는 것을 알 수 있다. 그리니 많은 연구결과로 사진상의 평가에 있어 객관적 tone 재현보다는 주관적 tone재현 쪽이 중요하다는 것이 판명되었다. 좋은 주관적 tone 재현성이란 관찰자가 그 사진을 보고, 피사체를 보고 있으면 똑같은 효과가 주어진다는 것을 말한다.

2. 선예도(sharpness)

사진필름의 선예도란 입사광이 irradiation이나 halation에 의해서 필름 영상이 번지거나, X선에서 발광한 형광이 crossover 효과로 퍼지게 되어 영상에 fog가 나타날 때, 이 fog의 정도를 나타내는 양이라고 말할 수 있다.

다시 말해서 선예도란 영상의 미세부분에서의 기록성과 영상 윤곽부의 명료성등 소위 선예성(sharpness)의 물리적 척도이다. 그래서 사진계를 하나의 정보전달기구로 생각할 경우, 선예도는 신호를 전달하는 능력으로 볼 수 있다.

역사적으로 사진상의 선예성을 평가하기 위해서 해상력을 척도로 하는 많은 연구가 있었다. 그러나 해상력에 의한 방법은 사용하는 chart나 촬영장치, 조명조건에 따라 다르다.

측정치가 시각판단을 요하기 때문에 물리량으로서의 성격을 가지고 있지 않다는 것과 해상력이 높다고 해서, 실제 육안으로 관찰하였을 때 선예도가 좋다고 볼 수 없는 경우가 있는 것 등, 해상력은 점과 선의 분리여부를 나타내는 척도는 될 수 있지만 선예도를 나타내는 척도는 될 수 없다는 것이 지적되고 있다.

이런 결점을 보충하기 위해서 최근에는 response 함수나 acutance가 많이 사용되고 있다.

1) X선사진의 선예도를 형성하는 요인

X선사진상에 fog를 주는 요인은 X선발생장치에서 사진의 관찰장치에 이르기까지 많은 것이 있는데 그림 12-1에 그 요인관계를 나타낸다.

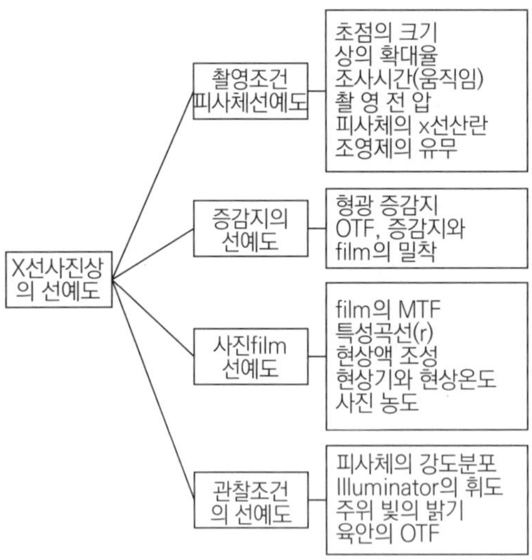

그림 12-1. X선 사진상의 선예도의 인자

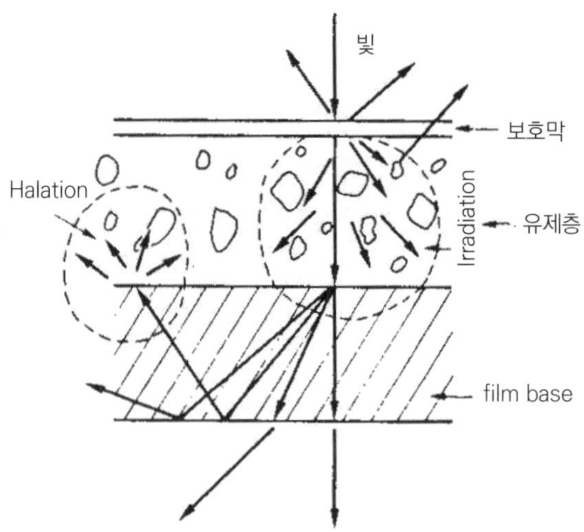

그림 12-2. Irradiation과 Halation

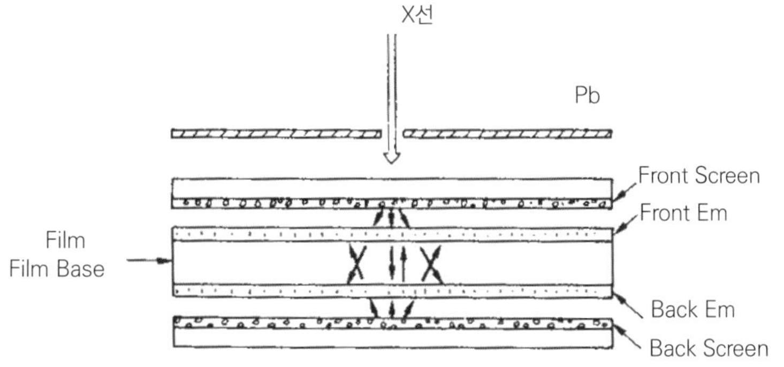

그림 12-3. Cross over 효과

2) 해상력(resolving power)

해상력은 사진상이 피사체의 미세한 부분을 영상으로 기록하는 능력을 말한다. 해상력을 측정하려면 그림 12-4에 있는 해상력측정 chart를 촬영하여 현상한 사진영상을 관찰, chart의 평행선 분리한계를 구해서 그 평행선 1mm당의 선수(線數)로 해상력을 나타낸다. 그림 12-4에서 선폭과 간격이 같은 chart상(像)의 폭 d(mm)의 흑백 pattern이 분리되는 한계에서의 값 R로 나타내서 R=(선/mm)으로 정의된다.

측정시에는 해상력 측정도표를 고해상력렌즈를 사용해서 필름에 촬영한 다음, 영상을 현미경으로 확대관찰하여, 완전히 분해되었다고 간주되는 흑선 백선이 1mm폭에 pair(한쌍)로 몇 개가 되는 것을 판별해서 해상력 갯수(개/mm)를 정하도록 되어 있다.

X선사진의 경우 X선장치로 X선상의 해상력을 판정할 때 사용하는 X선용 testchart가 있다. chart 종류는 도형 치수 및 조합으로 표 12-1와 같은 5개의 방법이 있다. 각 종류는 텅스텐판의 두께, 줄선과 간격치수가 규정되어 있으므로 그림 12-5, 표 12-2와 같다.

사진 12-1~12-5에 chart 사진을 나타낸다.

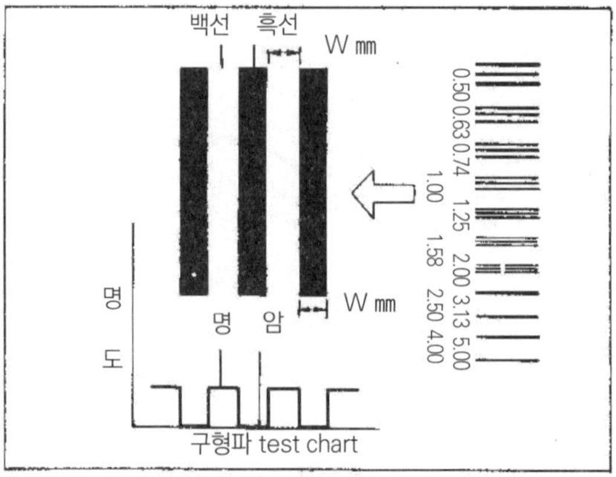

그림 12-4. 해상력 측정 chart

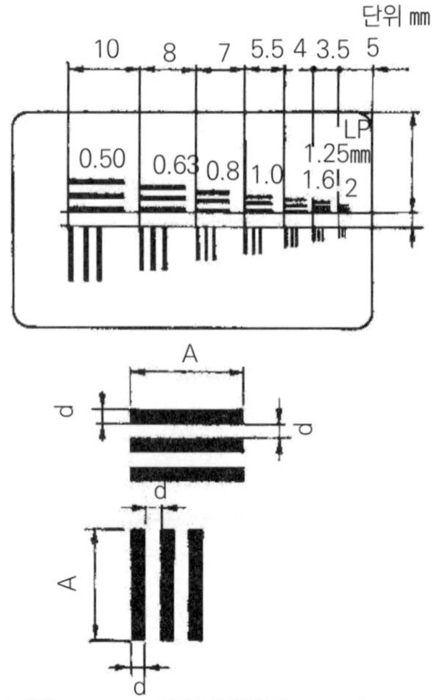

그림 12-5. X선용 해상력 test chart
(R=IW의 예)

표 12-1. X선용 해상력 test chart의 종류

	종 류	치 수	공칭비	계 단
(1)	R-1W	LP/mm 0.5~2.0	1.25	7
(2)	R-2W	LP/mm 2.0~8.0	1.25	7
(3)	R-3W	LP/mm 1.0~2.0	1.12	7
(4)	R-4W	LP/mm 1.0~2.0	1.25	4
(5)	R-5W	LP/mm 0.5~5.0	연속적	-

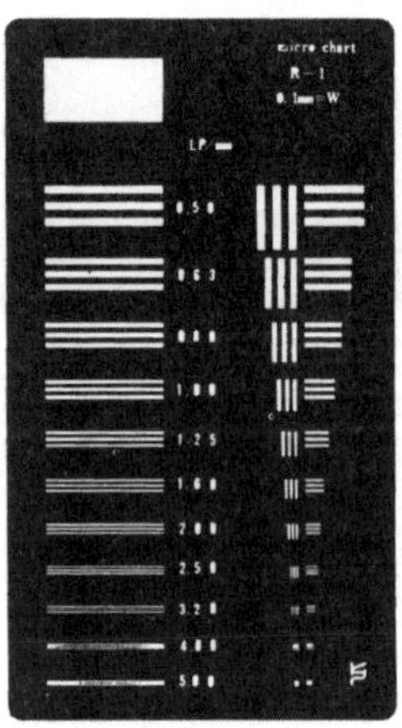

R-1W
(JISR-1W 상당)

R-1W
This chart is generally used and suitable for measurement of X-ray Resplution

- Usage··················for direct Radiography.
- Material···············Tungsten.
- Thickness···············0.1mm
- Atomic Number······74.
- Specific Gravity······19.2
- Sizes ··················88×55mm.
- Variation ············1.25 x.
- Line Pair/mm·········max. 5.0LP/mm-min. 0.5LP/mm.

사진 12-1 높은 contrast용

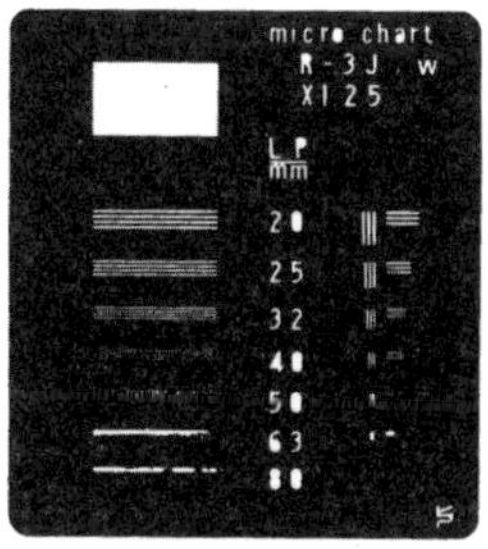

R-3J
(JISR-2W 상당)

R-3J

Usage·········For valuation of Fluorescent Screen, comparative roughness test of x-ray tube focus resolution of Intensifying Screen. alteration of resolution due to the scattered rays in Phantom and Measurement of Modulation Transfer Function(MTF).
Note: Regulate the density to 1.0-1.5, forvaluation of X-ray film.

Stucture ············for Rectangular Wave Measurement.
Material···············Tungsten.
Thickness···············0.5mm
Variation ············1.25 x.
Line Pair mm·········max. 8.0LP/mm-min. 2.0LP/mm.

사진 12-2. 증감지 투시용 형광판용

R-4W

R-4W

Usage ········· to increase Resolution of Fluorescent Screen.Film and Magnification by micro focus X-ray tube.

Material ··············· Gold(Au).
Atomic Number ······ 79.
Specific Gravity ······ 19.3
Thickness ··············· 30micron.
Variation ············ 1.2 x.
Sizes ··················· 20×50mm.
Line Pair mm ········· max. 20LP/mm-min. 3.85LP/mm.

사진 12-3. film 증감지, 확대촬영용

K-2

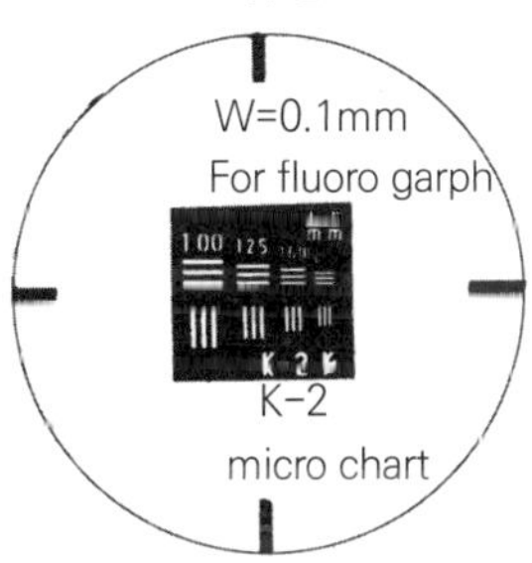

JIS R-4W 상당

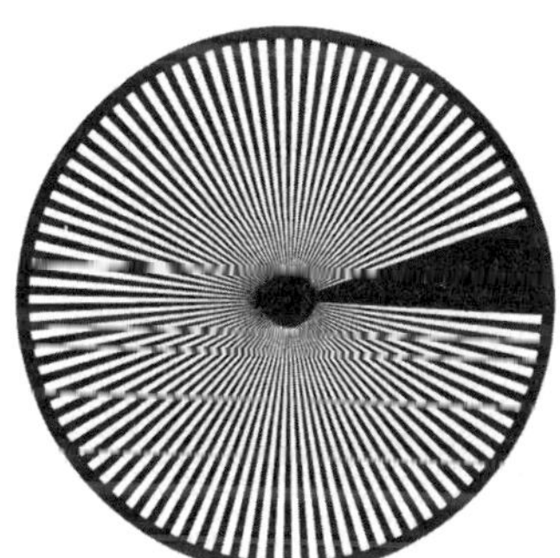

JIS R-5W 상당

K-2
This chart is a patten used for measurement of Rocolution and Camera-Focusing for indirect radiography.
Material ·················· Tungsten. 0.1mm thick or 0.2 thick

사진 12-4. 간접촬영용 camrea pint 조절용

The minimum focal spot Size measurable with R-5W is 0.3mm.

사진 12-5. 방향성의 비교

표 12-2. X선용 해상력 test chart 치수(R-/w의 예)

LP/mm	dmm	Amm
0.5	1.0	8.0
0.63	0.8	6.3
0.8	0.63	5.0
1.0	0.5	4.0
1.25	0.4	3.2
1.6	0.32	2.5
2.0	0.25	2.0

비고 : tungsten판의 두께
: 0.1±0.1mm 치수의 허용차는 ±8%이다.

3) acutance

기록된 사진상의 선예성을 나타내는 양으로서 acutance가 있다. acutance란 감광재료에 knife edge를 놓고 노광, 현상하여 knife edge상(像)의 농도파형에서 계산하여 구할 수 있다. 그림 12-6에서 곡선상의 1점에서 약간 떨어진 △Xi에 대한 농도변화를, △Di로 하면 gradient의 2승평균 $\overline{G}^2$는 다음과 같다.

$$\overline{G}^2 = \sum_{i=1}^{n} (\triangle Di/\triangle Xi)^2/_n$$

i가 1의 경우의 농도 D_A와 i가 n일 경우의 농도 D_B의 차를 DS로 하면 acutance Ac는

$$AC = \overline{G}^2/DS$$

로 정의된다.

A와 B는 4배 확대의 선예성일 때, 경사가 0.005(1 μm당의 농도변화)가 되는 저농도부와 고농도부의 점이다. knife edge상의 농도곡선이 직선일 경우를 생각하면 $\overline{G}$는 DS/L이 되어, acutance는

$$AC = DS/L^2$$

가 된다. 이것으로 영상선예도는 상의 농도차에 비례하고 edge상의 2승에 역비례된다. 다시 말해서 거리로 농도변화가 커질수록 acutance는 크다. 이것은 심리적인 선예도와 잘 대응된다고 말할 수 있다. acutance를 image edge profile acutance: IEP acutance라고도 한다.

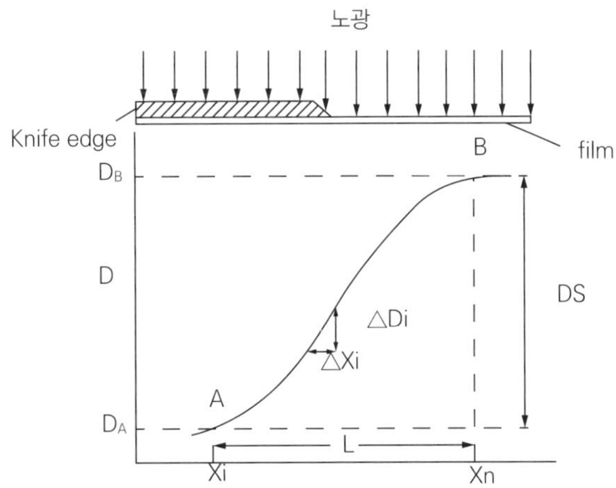

그림 12-6. knife edge상

4) response 함수

response 함수는 원래 전기통신분야에서 발달하여 널리 써왔지만 30여년 전부터 광학계의 fog 평가법으로서의 응용이 연구되어 그 후 사진과 방사선분야에 도입되었다.

광학계 및 감광재료의 response함수는 optical transfer function(OTF), modulation transfer function(MTF), contrast transfer function(CTF) 또는 sign wave response라고 하여 사진렌즈나 감광재료의 선예도특성을 해석하는 수단으로 널리 쓰이게 되었다.

(1) 전기통신계에서의 사용방법

소리의 강도(진폭)이 같고, 소리의 높이(주파수)만이 다른 여러가지 소리를 speaker에 넣으면 출력측에서는 어떤 높이의 소리도 완전히 재상되지 않고 특히 고음과 저음에서 전혀 재생이 안된다(그림 12-7).

횡축에 소리의 고저(주파수)를 표시하고, 종축에 각 주파수의 입력시와 출력시의 진폭비(a/A)를 계산한 다음 plot하여 곡선을 만들면 speaker의 주파수특성이라는 response 함수 곡선이 된다(그림 12-8).

이와 같이 각 주파수별의 입력치와 출력치의 비로, 그 계외 응답도, 재현성을 나타내려고 하는 것이 response함수의 판단법이다.

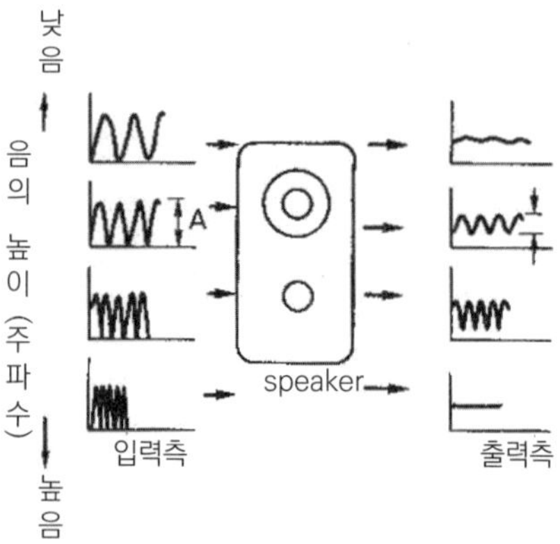

그림 12-7 . 음의 높이에 의한 speaker 재생

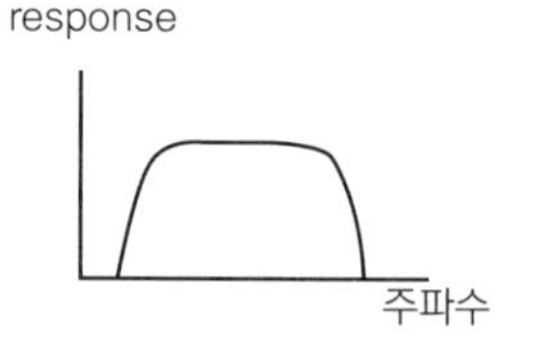

그림 12-8. speaker의 주파수 특성

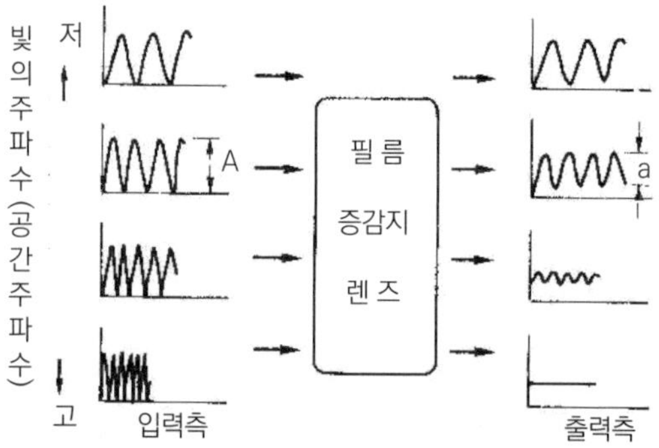

그림 12-9. 공간주파수에 의한 빛의 강도변화

(2) 광학·사진계에 대한 응용

통신계에 대한 소리의 높이(주파수)에 해당되는 것은 빛에서는 강약의 반복밀도이며, 이것을 공간 주파수[1)](spatial frequency)라 한다. 그래서 빛의 강도(진폭)는 같고, 공간주파수만이 틀리는 광학적 pattern을 측정하려고 하는 계(系)에 들여보내면, 출력측에서는 높은 주파수가 될수록, 빛의 강도변화가 적어져서 변화가 안된다(그림 12-9).

이와 같이 통신계의 경우와 광학계의 경우는 많이 흡수한 관계가 있으므로 통신계의 경우와 같이 영상의 관계를 취급하는 일이 가능하여지므로 response 함수가 영상의 재현성, 다시말해서 선예도의 평가법으로서 광학계와 사진계에서 널리 응용하게 되었다.

실제의 표시방법은 횡축에 공간주파수를 표시하고 종축에 각 공간주파수에 대한 입력과 출력의 진폭비(정확하게 contrast비)를 계산한 다음 plot하여 곡선을 만든다. 이것을 response 함수 곡선이라 하며, 사진계의 선예도 평가에 쓰이고 있다(그림 12-15).

---

1) 공간주파수(spatial frequency)
구형파 pattern, 정현파 pattern등, 상 또는 물체를 구성하는 주기적 구조(pattern)의 세밀함을 나타내는 양, 단위길이 당의 주기의 수로 나타낸다. (cycle/mm)

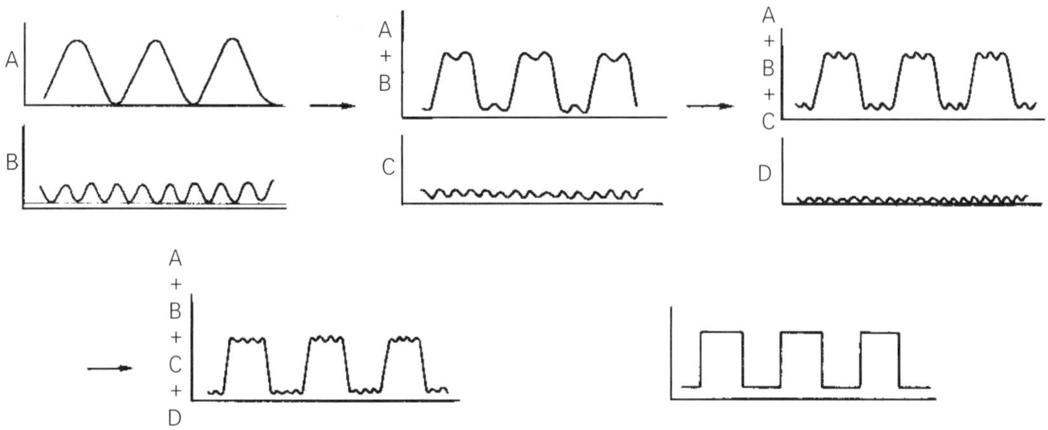

그림 12-10. 주파수 진폭의 조합에 의한 파형의 변환

입력에는 정현파를 사용하는 것이 일반적이지만, 이것은 수학적인 취급이 편리하다는 것과, 모든 파형이 주파수와 진폭이 서로 다른 각종 정현파의 집합에서 온 것이기 때문이다. 다시 말해서 그림 12-10과 같은 구형파는 A, B, C, D와 같은 정현파의 합계에서 이루어졌다.

따라서 구형파와 정현파의 관계는 수식을 이용하면 어느 쪽에도 변환할 수 있으며, 입력을 정현파가 아니고 구형파를 사용해 놓고, 후에 정현파를 사용한 것으로 계산해서 대치시킬 수 있다.

(3) 입·출력파의 진폭과 contrast

response 함수를 나타내는데 지금까지는 간단하게 입·출력파의 진폭이라는 말을 써서 그 비로 나타내도록 하였으나 정확하게는 그림 12-11과 같은 정현파에 있어서 contrast의 정의를 정하여 입력·출력파의 contrast비를 response함수로 하고 있다.

지금 정현파가 가장 높은 부분의 빛의 강도를 a, 가장 낮은 부분의 강도를 b로 하고, 정현파의 1/2 높이까지의 빛의 강도를 A, 진폭의 1/2를 B로 하면 contrast C는

$$C = \frac{B}{A} = \frac{a-b}{a+b}$$

로 정해진다. 여기서 $a \neq 0$일때 낮은 부분의 강도가 전혀 없는 $b = 0$의 경우 contrast가 1이 되어, b가 커지면 진폭이 같더라도 contrast는 1보다 작아진다. 또 파(波)가 없어져서 $a = b$가 되는 경우에는 contrast가 0이 된다.

일반적으로 낮은 공간주파수에서 높은 공간주파수로 됨에 따라 상의 contrast는 감소되어 어떤 공간주파수 이상에서는 출력의 contrast가 0이 된다.

지금 입력파의 contrast를 C, 출력파의 contrast를 C'로 하면 response 함수 R은 그림 12-11, 그림 12-12에서

$$R = \frac{C'}{C} = \frac{\frac{a'-b'}{a'+b'}}{\frac{a-b}{a+b}}$$

로 나타낸다.

(4) response 함수와 위상

광학계의 response를 말할 때, 앞의 contrast외에 위상에 대한 차이가 문제된다. 렌즈나 X선관 등의 response를 fan형 chart로 하였을 때(그림 12-13)와 같이 위상에 차이가 있는 것을 알 수 있다. 공간주파수가 낮은 영역에서는 진폭이 바뀌어도 위상은 바뀌지 않지만 높은 영역에서는 위상 차이가 생긴다.

여기서 위상차이와 절대치의 2개를 같이 사용할 때, 이것을 공간주파수특성이라 하며 그림 12-15의 MTF 곡선과 그림 12-16의 PTF곡선을 함께 작도해서 나타낸다.

이와 같이 response 함수를 종합해서 나타내는 경우와 절대치와 위상을 각각 분리해서 나타낼 때의 용어는 아래와 같이 구별하여 호칭한다.

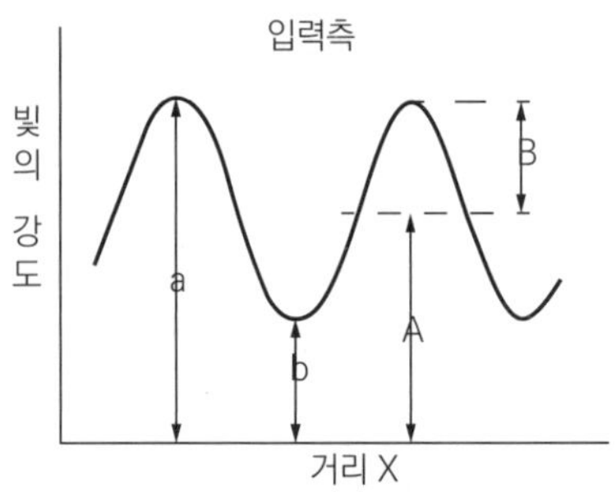

그림 12-11. 입력측 정현파

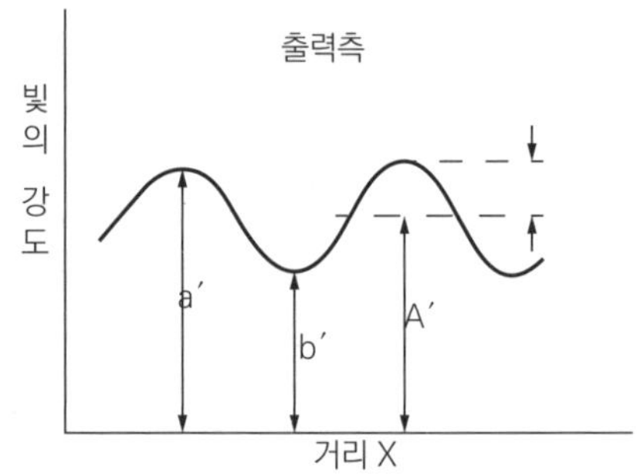

그림 12-12. 출력측 정현파

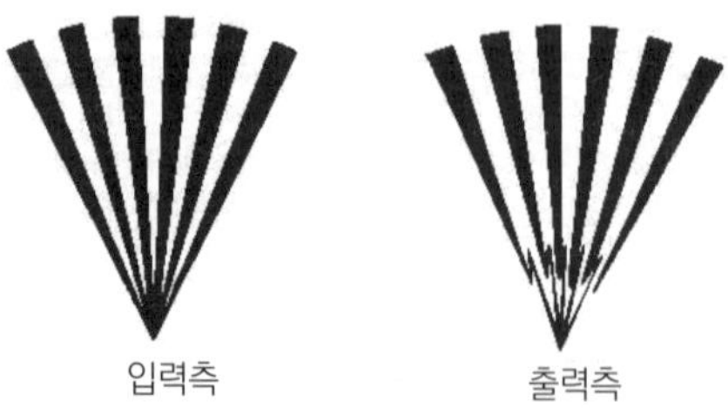

그림 12-13. 고공간주파수의 위상이 어긋남

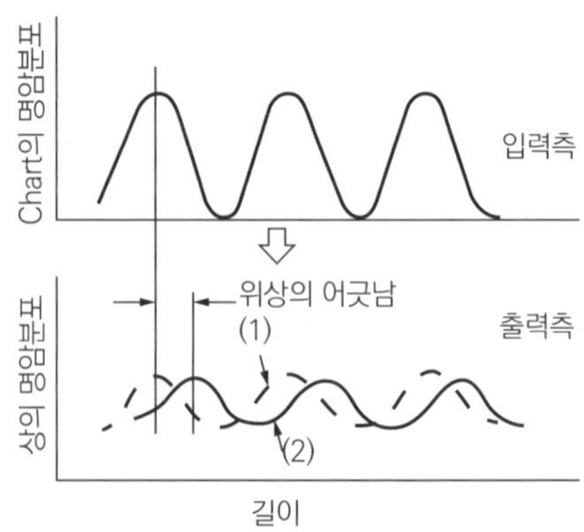

그림 12-14. 위상의 어긋남

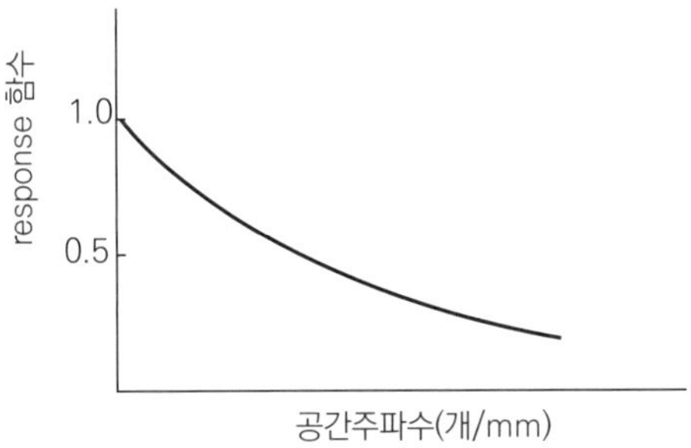

그림 12-15. MTF 곡선

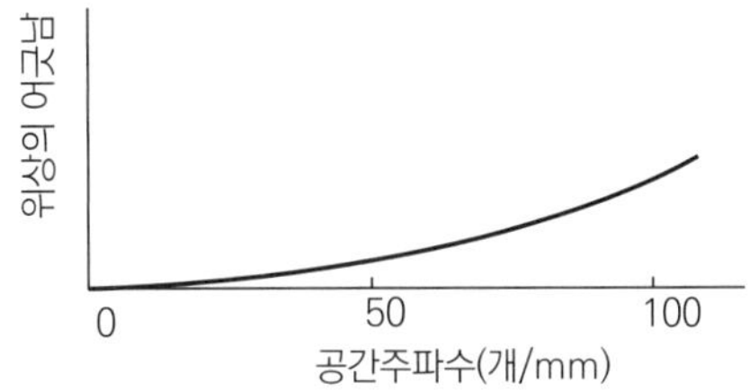

그림 12-16. PTF 곡선

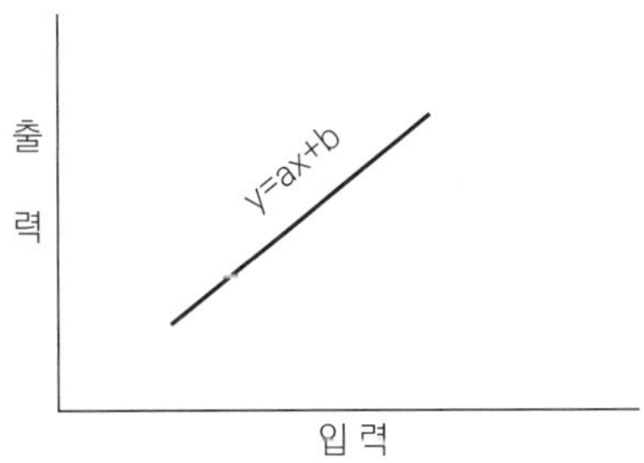

그림 12-17. 선형특성

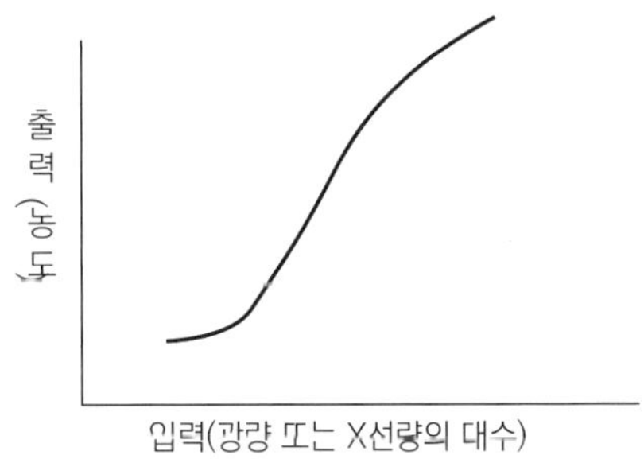

그림 12-18. 특성곡선

① 절대치와 위상을 종합하였을 때…광학(적)전달함수(optical transfer function) OTF로 약칭

② 절대치만을 사용할 때…변조전달함수(modulation transfer function) MTF로 약칭

③ 위상만을 사용할 때…위상전달함수(phase transfer function) PTE로 약칭

감광재료만을 response 함수로 측정하면 통상 위상차이는 거의 일어나지 않는다. 따라서 감광재료분야에서는 contrast의 변화만을 취급하므로, 그 response 함수를 MTF라 지칭하고 있다.

(5) 입출력의 직선성(선형특성)

response 함수를 사용할 때 기본적 조건이 필요하다. 그것은 입력이 정현파이며, 출력과 입력의 관계가 그림 12-17과 같이 직선(1차식)으로 나타내는 선형특성을 갖추고 있어야 한다는 것이다.

그래서 광학계나 사진계의 response 함수를 사용할 때는 그 계(系)의 직선성을 충분히 고려하여야 한다.

그렇지만, 사진의 입장에서 보면 입력이 빛이나 X선량의 대수이며, 출력은 사진농도이므로 이 관계는 특성곡선으로 나타낸다(그림 12-18).

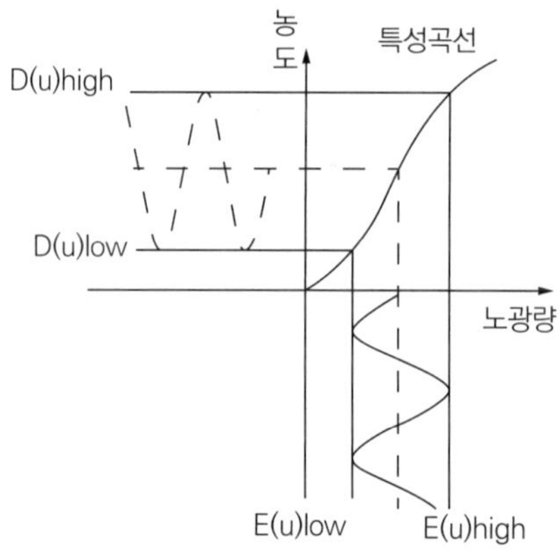

그림 12-19. 유효노광량의 개념

이 경우 특성곡선의 모양에서 알 수 있듯이, 농도와 입력광에너지간의 직선성이 없으므로 MTF는 구할 수 없다. 그러나 출력으로서 농도 그대로가 아니고 그 농도를 주게되는 유효노광량을 취하게 되면 직선성이 성립된다(그림 12-19).

X선계(증감지 병용)에 대해서 말하면 출력인 농도를 microphotometer로 특성곡선에서 노출 X선에너지+형광에너지로 변환시켜주면 입력 X선+형광과 직선성이 있어, response 함수를 쓸 수 있다.

따라서 사진에 대한 contrast는 농도분포 D(u)high, D(u)low에서 직접 구할 수 없기 때문에 변환해서 얻은 유효노광분포 E(u)high, E(u)low에서 다음과 같이 계산한다.

$$C(u) = \frac{E(u)high - E(u)low}{E(u)high + E(u)low}$$

(6) MTF의 표시

각 공간주파수별의 MTF는 앞에서와 같이 각각의 contrast에 대한 출력 contrast의 비율로 나타내는데 통상을 공간주파수 OLP/mm일 때의 MTF로 정규화되어 표시하게 되어 있으므로 결국은 공간주파수 0개의 출력 contrast C'(o)에 대한 공간주파수의 출력 contrast C'(u)의 감약비율로 나타낼 수 있다.

$$MTF = \frac{C'(u)}{C'(o)}$$

M-1W540D·M-1Pb50D·M-1W100D·M-1Pb100D

단위 mm

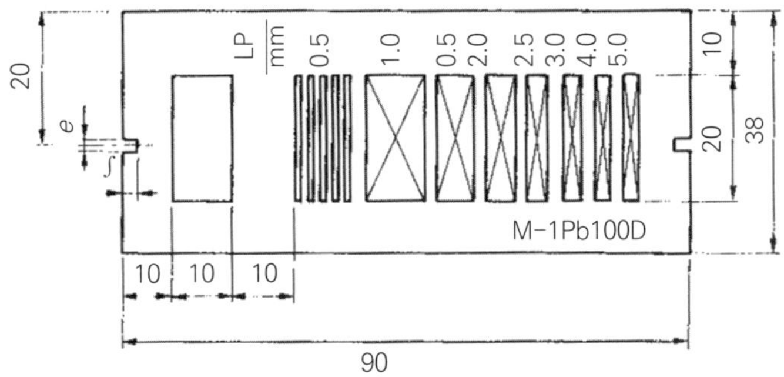

비고 0.5LP/mm의 총수는 5개 1.–~5.0LP/mm는 10개

그림 12-20. Test chart(X선 MFT 측정용 test chart)의 모양과 치수

(7) MTF 측정법

X선사진계에 쓰이는 몇개의 방법 중에서 많이 쓰이는 대표적인 것에 대해서 설명한다.

① **contrast법**

금속박에 새겨진 slit를 통하여 X선을 조사해서 생기는 X선상의 contrat를 측정하여 MTF를 구하는 방식으로 입력파형에 의한 구형파 chart법과 정현파노출법이 있다. 장치가 간편하므로 일반적으로 구형파 chart법이 널리 쓰인다.

㉮ 구형파 chart법

ⓐ 구형파 chart의 종류

보통은 보호판인 plastic판에 공간주파수를 변경한 흡수체(금속박)을 새긴 구조로 종류, 구조, 재질, 모양과 치수가 규정되어 있다.

test chart의 종류에 의한 공간주파수는 표 12-4와 같다. 또한 공간주파수와 선폭 및 선간은 다음 식과 관계된다.

$$U = \frac{1}{2d}$$

u · 공간주파수(LP/mm)

d : 선폭 및 선간치수(mm)

표 12-3. Test chart의 종류

구분	용 도	종 류	공간주파수의 범예 LP/mm	흡수체의 두께 ㎛
1	일반용	M-1W50R, M-1Pb50R M-1W50D, M-1Pb50D	0.5~5.0	50
	고압용	M-1W50R, M-1Pb100R M-1W100D, M-1Pb100D		100
2	저압용	M-2SUS45R, M-2Sn40D	1.0~8.0	45 또는 40
		M-2SUS45D, M-2Sn40D	0.5~10.0	45 또는 40
3	X선 image intensifier용	M-3W100R, M-3Pb100R M-3W100D, M-3Pb100D	0.5~6.3 0.5~6.0	100
4	확대용	M-4Au30R	2.0~20	30

(주) 1. 일반용 : 관전압 50~100kV의 일반투시 및 촬영시
고압용 : 관전압 90kV 이상의 투시 및 촬영에 적응
저압용 : 관전압 50kV 이하의 촬영에 적응

(주) 2. W : Tungsten
Pb : 연
SUS : stainless
Sn : 주석
Au : Gold

표 12-4. Test chart의 공간주파수

종류	공간주파수 LP/mm
M-1W50R, M-1Pb50R M-1W100R, M-1Pb100R	0.5, 0.63, 0.8, 1.0, 1.25, 1.6, 2.0, 2.5, 3.2, 4.0, 5.0
M-1W50D, M-1Pb50D M-1W100D, M-1Pb100D	0.5, 1.0, 1.5, 2.0, 2.5, 3.0, 4.0, 5.0
M-2SUS45R, M-2Sn40R	1.0, 1.25, 1.6, 2.0, 2.5, 3.2, 4.0, 5.0, 6.3, 8.0
M-2SUS45D, M-2Sn40D	0.5, 1.0, 1.5, 2.0, 2.5, 3.0, 4.0, 5.0, 6.0, 8.0, 10.0
M-3W100R, M-3Pb100R	0.5, 0.63, 0.8, 1.0, 1.25, 1.6, 2.0, 2.5, 3.2 4.0, 5.0, 6.3
M-3W100D, M-3Pb100D	0.5, 0.75, 1.0, 1.25, 1.5, 1.75, 2.0, 2.25 2.5, 2.75, 3.0, 3.5, 4.0, 5.0, 6.0
M-4Au30R	2.0, 2.5, 3.2, 4.0, 5.0, 6.3, 8.0, 10.0, 12.5, 16, 20

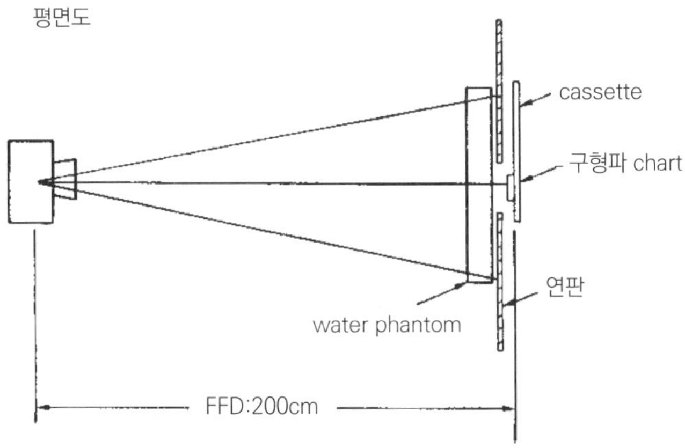

그림 12-21. 구형파 chart 촬영배치도

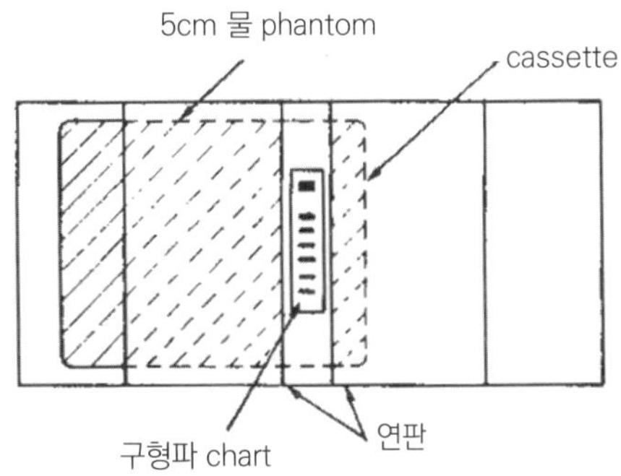

그림 12-22. 구형파 chart 촬영배치도

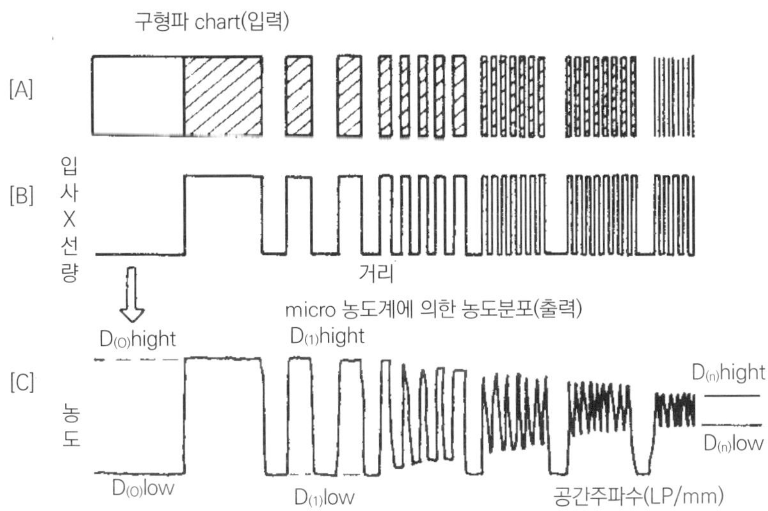

그림 12-23. 구형파 chart에 의한 노광과 공간주파수에 따른 농도파형

ⓑ 구형파 chart의 촬영

그림 12-21, 12-22와 같은 배치로 구형파 chart의 기준창(공간주파수≒0상당부분) 부분의 농도가 1.0~1.5 정도가 되는 노광을 준다(물 phantom은 필요에 따라 chart 앞에 붙인다).

ⓒ chart상(像)의 농도측정과 판독

필름을 현상한 후 microphotometer(micro농도계)로 그림 12-23과 같이 각 공간주파수별의 고농도 평균치 $D_{(u)}$high와 저농도 평균치 $D_{(u)}$low를 판독한다.

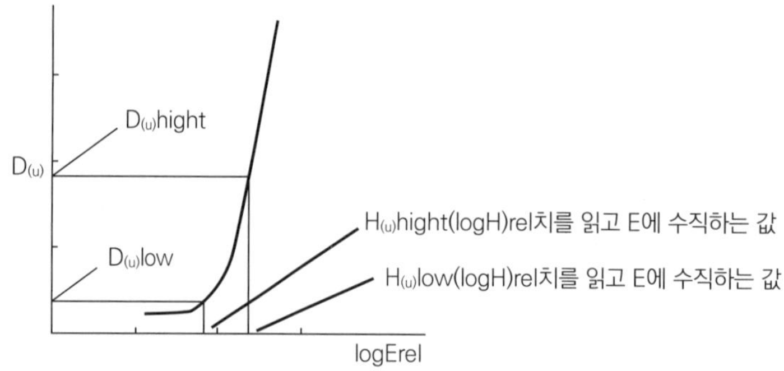

그림 12-24. 농도에 대한 유효 노광량의 변환

ⓓ 특성곡선에 의한 농도의 유효노광량 변화

한편 별도로 sensitometry를 촬영하여 동시현상후, micro농도계로 측정, 작성한 특성곡선을 사용해서 농도 $D_{(u)}$high, 농도 $D_{(u)}$low를 유효노광량 $E_{(u)}$high, $E_{(u)}$low로 변화한다(그림 12-24).

ⓔ Contrast계산

ⓓ에서 구한 $E_{(u)}$high, $E_{(u)}$low을 써서, 다음식으로 각 공간주파수 별로 출력 contrast를 계산한다.

$$C'_{(u)} = \frac{E_{(u)}high - E_{(u)}low}{E_{(u)}high + E_{(u)}low}$$

ⓕ 구형파 MTF(square wave MTF)의 계산

ⓔ에서 얻은 각 공간주파수별 출력 contrast $C'_{(u)}$를 공간주파수 0LP/mm 상당의 출력 contrast $C'_{(o)}$로 나누어 구형파 MTF의 $S_{(u)}$를 구한다.

ⓖ 구형파 MTF곡선 작성

구형파 MTF에서 정현파 MTF를 구하는데는 Coltman 환산식을 사용하는데, 이 경우 각 수정사항의 구형파 MTF는 MTF 곡선에서 구하여야 한다. 그래서 지금까지 구한 각 공간주파수별의 구형파 MTF를 plot하여 그림 12-25와 같은 구형파 MTF 곡선을 작성한다.

그 후 정현파에 대한 MTF로 변환하는 것이 정식이지만 구형파의 MTF라도 충분한 것이며, 다음의 Coltman 환산식으로 변환하지 않고 그대로 사용하는 일도 많다.

ⓗ 구형파 MTF에서 정현파 MTF에 대한 환산

정현파 MTF를 구하는데는 다음의 coltman 환산식으로 한다.

Coltman 환산식

$$R(u) = \frac{\pi}{4}\{S(u) + \frac{1}{3}S(3u) - \frac{1}{5}S(5u) + \frac{1}{7}S(7u) + \frac{1}{11}S(11u) \cdots\cdots\cdots\cdots\cdots\cdots \}$$

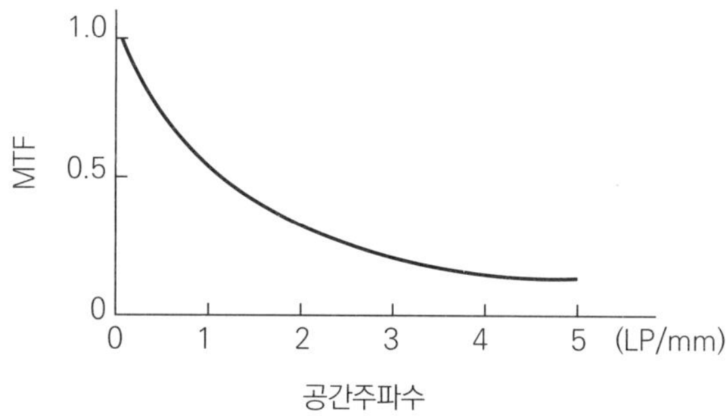

그림 12-25. 구형파 MTF 곡선

여기서 R(u) : 정현파 MTF

S(u) : 구형파 MTF

u : 공간주파수

예를들면 공간주파수 0.5LP/mm의 정현파 MTF를 구하려면 다음 식의 (u)의 위치에 0.5를 대입하여, 각 항의 ( )안 수치를 계산한다.

$$R(0.5) = \frac{\pi}{4}\left\{S(0.5) + \frac{1}{3}S(3\times0.5) - \frac{1}{5}S(5\times0.5) + \frac{1}{7}S(7\times0.5) + \frac{1}{9}S(9\times0.5) + \frac{1}{11}S(11\times0.5)\cdots\right\}$$

$$= \frac{\pi}{4}\left\{S(0.5) + \frac{1}{3}S(1.5) - \frac{1}{5}S(2.5) + \frac{1}{7}S(3.5) + \frac{1}{9}S(4.5) + \frac{1}{11}S(5.5)\cdots\right\}$$

여기서 앞의 구형파 chart를 사용해서 각 항의 작은 괄호안의 공간주파수를 횡축에 취하고 곡선의 해당위치에서 종축의 구형파 MTF의 값을 판독한다.

이 값을 각 항에 대입해서 전체를 계산하여 R(0.5)의 값을 내게 한다.

같은 방법으로 각 공간주파수별 정현파 MTF를 구하고, 그 후 구형파 MTF 곡선에 준해서 정현파 MTF 곡선을 그린다.

ⓘ MTF의 평가법

이상과 같은 방법으로 구한 MTF의 차는 상의 선예도의 차로서 나타낼 수 있다. 이 평가법은 마치 sensitometry일 때에, 특성곡선의 형에서 전체의 특징을 파악하고, 또한 비감도나 γ를 계산한 수치에 의한 비율이나 detail을 안 것과 같이 최초에 MTF곡선의 형을 파악하고, 이어서 response 함수의 일정한 값에 대한 공간주파수를 본다거나, 또는 특정 공간주파수에 대한 response함수의 값을 취한다.

㈏ 정현파 노출법

일반적으로 X선의 정현파 입력파형을 작성한다는 것은 어려운 일이다. 그림 12-26과 같은 X선 강약이 정현파로 변화하는 testchart를 이용해서 노광하는 방법과 알미늄의 wedge를 특수운동으로 투과 X선을 비슷하게 정현파강도로 변조하는 방법이다.

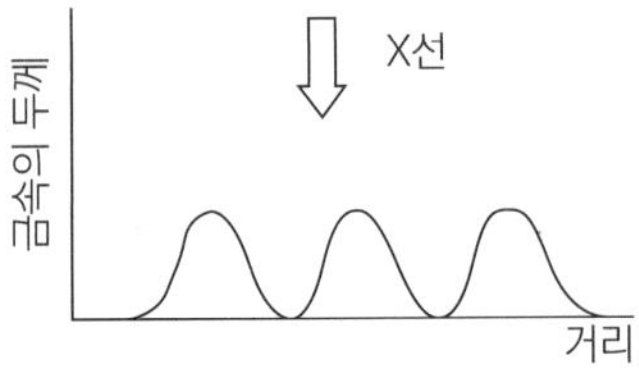

그림 12-26. 정현파 test chart

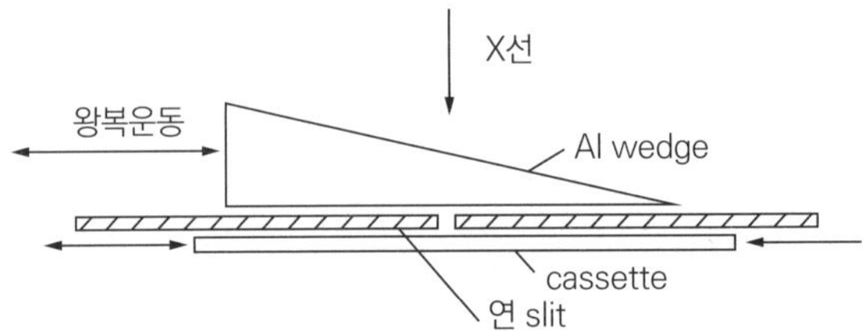

그림 12-27. Al wedge 왕복운동에 의한 정현파 노광방식

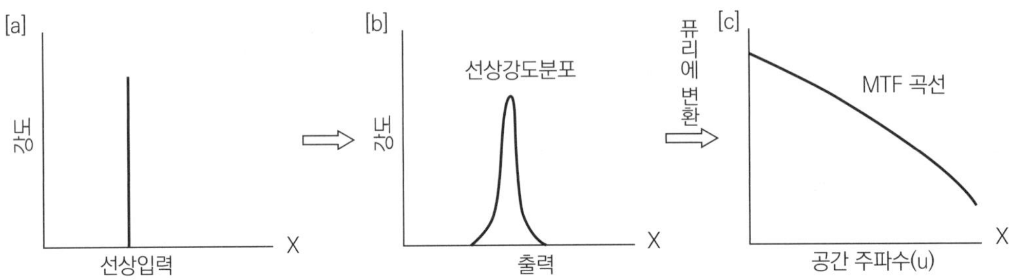

그림 12-28 LSF법

특히 전자는 얇은 금속단면을 정현파 모양으로 가공해야 되므로, 실제는 거의 불가능하다. 후자는 그림 12-27과 같은 장치로 만든다. contrast법에는 앞에서 말한 구형파 chart가 많이 쓰인다.

② **fourier변환법(수치계산법)**

점상 또는 선상의 강도분포를 fourier 적분으로 주파수가 다른 많은 정현파로 분해해서 각 주파수 출력을 구하는 방법이다.

실제는 slit상(像)에서 구하거나(LSF법 line spred function method), edge상(像)에서 구하는 ESF법(edge spred function method)이 있다.

LSF법은 fourier 변환법의 대표적인 방법으로, 대단히 좁은 slit(10㎛~20㎛)의 선상피사체(그림 12-28(a))를 광학계 또는 X선계에서 결상시켜 이것을 micro 농도계로 주사하여 그림 12-28(b)와 같은 선상 강도분포를 구해서 이것을 그림 12-28(c)로 fourier 변환한다. 즉 다음 식으로 나타낸다.

$$R = (\mu) = \int_{-\infty}^{\infty} \gamma(x)\, e^{e-2\pi/\mu x}\, dx$$

$R(\mu)$: response 함수　　$\gamma(x)$: 선상강도분포 함수

e : 자연대수의 저(底)　　x : 거리(횡축)

π : 원주율　　μ : 공간주파수

위의 계산으로 구한 MTF와 앞의 contrast법으로 구한 MTF는 같은 것으로 증명되었다.

3. 입상성(graininess)

사진 필름을 똑같이 노광하여 현상처리된 사진상은 현상은이 유제막 중에서 3차원적으로 random 분포되어 있다. 이 영상을 10배 정도 이상으로 확대하여 관찰하면 현상은이 입상(粒狀)으로 되어 무언가 산만한 느낌을 준다. 은입자가 한개한개 보이는 것이 아니고 3차원적으로 확산된 은입자가 겹쳐진 것과 같이 보인다.

이와 같이 영상에 보이는 소밀한 입상구조에 관해서, 시각적인 감각으로 느끼게 되는 것을 일반적으로 심리적 입상성(graininess)이라 한다. 이에 대해서, micro농도계로 미세농도를 분포측정, 물리적으로 입상성을 평가하는 것은 물리적 입상성(granularity)이라 한다. 본래 사진상은 시각적으로 평가하는 일이 많으므로 심리적 입상성 쪽이 실제로 관찰한 영상감각에 잘 적응되지만, 객관성이나 정밀도 및 물리적 성질을 알 수 있는 면에서는 물리적 입상성이 널리 쓰이고 있다. 더욱 광의적인 견지에서 graininess와 granularity를 총칭해서 입상성이라고도 한다.

1) 일반사진의 입상에 관한 인자

사진상(像)의 입상이 거칠은 것과 거칠지 않는 차이에 관한 인자에는, 감광재료의 유제입자 size, 유제막 두께, 현상처방과 현상시간 등이 있다. 고감도 필름은 일반적으로 큰 할로겐화은 결정을 함유하고 있으므로, 현상은의 입상성도 거칠어지기 쉽고 알카리성이 강한 현상액에서는 현상이 촉진되므로, 많이 거칠어진다. 또 현상시간이 길어지면 입상이 한층더 눈에 띠게 된다. 한편 농도에 의해서도 입상이 나타나는 방법이 달라져 비교적 저농도영역(0.3~0.6 정도)에서 특히 입상이 많아지는 것을 볼 수 있다.

2) 은입자의 분상상태와 입상성

은입자가 필름·유제막 중에서 random으로 분산된 상태에서 육안으로 식별될 수 있는 이상의 크기로 모여서 나타난 경우, 이것이 거칠어 보인다. 그러나 정연하고 균일하게 분산된 상태에서는 예를 들면 개개의 입자가 집합이 커져도 거칠거나 mottle[2)]로 보이지 않는다.

그림 12-29에 사진인쇄의 dot(망점)에 의한 농도의 분포와 입상성을 나타내고 있다.

3) X선사진의 입상성에 관한 인자

X선사진의 경우에는 수많은 인자가 입상성에 크게 영향을 주고 있다. 주요인자에는 X선양자, 형광증감지, 사진필름과 관찰조건이 있다(그림 12-30). K. Rossmann에 의하면 X선 사진상의 입상구성은 입사 X선양자가(통계적 dispersion으로) screen을 조사하여 여기서 screen의 response 함수에 따라 흐릿하게 된 random 분포로 발광하는 양자 mottle을 만든다. screen 자신의 입상이 여기에 가담해서 균일하지 않게 발광하는 screen의 구조 mottle을

2) 사진의 경우, 은입자나 색소운(色素雲)이 random으로 평면내에 흩어져 있을 때는 국소적으로 은입자나 색소운의 집락(반점)이 된다. 이 집락(반점)을 mottle이라 한다.

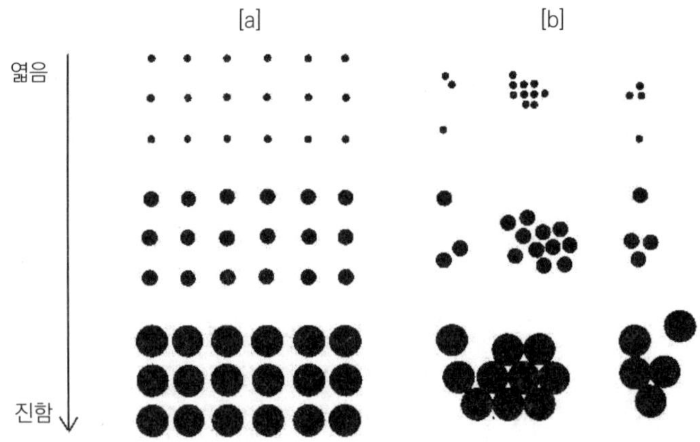

그림 12-29. 농도의 분포와 입상성

(a)는 dot, (b)는 집합의 model

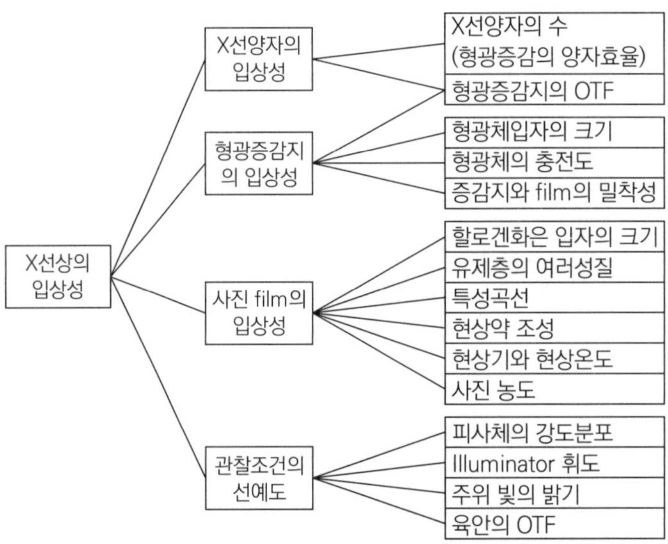

그림 12-30. X선 사진의 입상성 요인

만들어 이 mottle에 필름의 입상이 추가되어 X선사진상의 입상이 형성되는 것이다(그림 2-45 참조).

4) 심리적 입상성(graininess)

영상을 구성하고 있는 입상구조의 세밀한 지각과 또는 이것을 심리 물리적인 수치로 나타낸 양이다.

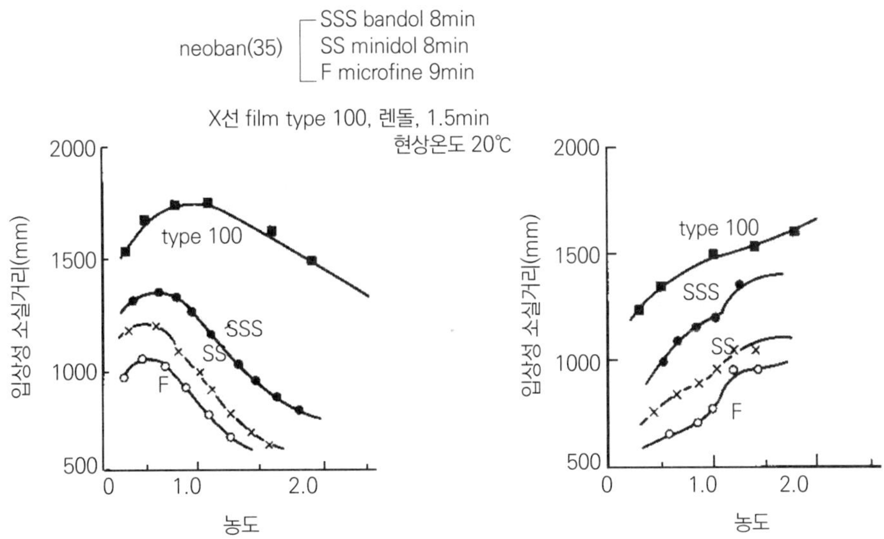

(a) 일정시료 조영 (b) 일정시야 휘도

그림 12-31. 심리적 입상성 측정의 예

(1) 심리적 입상성의 측정방법

사진상(像)의 심리적 입상성은 다음의 방법으로 측정한다.

① 입상소실 확대율법 : 시료의 입상 pattern을 확대 투영하여, 그 확대배율을 변화시켜, 입상을 볼 수 없을 때의 확대배율(blending magnification)의 역수를 구하여 영상의 입상성으로 하는 방법

② 입상소실거리법 : 시료의 입상 pattern을 투영해 놓고, 관찰자와 screen과의 거리를 변화시켜서 입상을 볼 수 없는 소실거리(blending distance)를 구하여 입상을 나타내는 방법

③ 기준이 되는 입상도의 견본을 만들어 이것을 보며 지각적으로 평가판정하는 방법

(2) 심리적 입상성의 관찰방법

① 일정 시료조명법

일정한 빛의 강도로 시료를 조명해 놓고 관찰하는 방법, 시료농도가 높으면 시야가 어두워져서 고농도에서 입상이 잘 보이지 않는다. 이때의 입상성은 영상농도가 0.6~0.8로 최대가 되는 변화를 나타낸다.

② 일정 시야휘도법

관찰시야가 일정한 휘도가 되도록 시료의 조명을 변화시켜, 관찰하는 방법으로, 이 때의 입상성은 시료의 농도가 높아짐에 따라서 단조롭게 증가한다. 그림 12-31(a), (b)에 위의 두가지 방법의 입상성변화를 보인다.

위의 두가지 법중의 선택여부는 필름의 용도에 따라 정해진다. 예를들면 X선필름, 영화용 posi필름은 전자에 적합하고 nega 필름에는 후자가 적합하다.

5) 물리적 입상성(granularity)

영상의 입상을 물리적으로 측정된 수치로 나타낸 것으로, 예를들면 영상에서 볼 수 있는 입상구조의 밀도에 관해서 그 미세농도를 micro 농도계로 측정하여 그 data를 통계적으로 처리하여 구한다.

이것은 심리적 입상성이 감각적, 주관적인데 비하여 물리적, 객관적인 값이다.

표시방법에는 RMS 입상도, Selwyn의 입상도, Wiener spectrum외에 자기상관계수와 Q계수 등이 있다.

(1) 물리적 입상성의 측정방법

① **RMS 입상도(root mean square granularity)**

RMS는 일반적으로 많이 쓰이고 있는 입상도표시법이며 측정법도 비교적 간단하다.

㉮ RMS의 의미

RMS란 통계에서 쓰이는 표준편차를 말하며 측정치의 집단의 분산(dispersion)을 나타내는 값이며, 분산의 평방근으로 나타낸다.

Sample 총수를 X_1, $X_2 \cdots\cdots X_n$

평균치를 X로 하면

Sample 표준편차 S[3]는

$$S = \sqrt{\frac{\sum_{i=1}^{n}(X_i-\overline{X})^2}{n-1}} = \sqrt{\frac{(X_1-\overline{X})^2+(X_1-\overline{X})^2+\cdots(X_n-\overline{X})^2}{n-1}}$$

으로 나타낸다.

여기서 측정치의 집단이 정규분포를 취할 경우, 그 분포(산의 모양)는 모(母) 표준편차 σ의 값으로 정해진다. 그림 12-32에서 평균치로 부터의 분포확산과 σ의 관계를 보면

$x \pm \sigma$의 분포 내에 들어오는 확률은 68%

$x \pm 2\sigma$의 분포 내에 들어오는 확률은 95%

$x \pm 3\sigma$의 분포 내에 들어오는 확률은 99.7%

이다.

---

3) sample에서 추정된 모집단의 표준편차는 S자로 표시되지만 모집단의 모든 것을 data로 하여 표준편차를 구할 때는 σ(시그마)로 표시한다.

$$\sigma = \sqrt{\frac{\sum_{i=1}^{n}(x_1-X)^2}{n}}$$

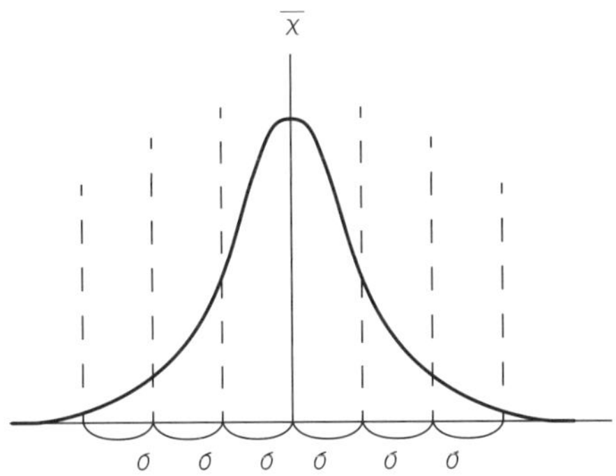

그림 12-32. 정규분포와 σ

따라서 σ 즉 s의 값이 작을수록, 측정치의 분산이 작아진다. 그래서 micro 농도계를 사용하여 측정목적에 알맞는 aperture size[4]로 농도가 똑같은 사진영상을 주사해서 미세한 곳의 농도 data를 취하여 표준편차를 구히므로써 입상성의 대소를 수치화시켜 나타낼 수 있다. 이 방법으로 얻어진 RMS값은 심리적 입상성의 결과와도 관계된다는 것이 확인되었다.

그림 12-33에 은입자의 분상태를 micro 농도계에 의해서 주사한 모델곡선을 나타낸다[5].

㉯ RMS(입상도) 측정개요

㉠ 시료의 작성

강도변화와 time scale 등으로 노광하여 농도를 변화시킨 시료(4~5개)를 만든다. 측정하는 시료농도는 산광농도에서 0.3~1.5 정도의 사이로 잡아, 측정방향에 큰변동, 농도얼룩과 농도의 치우침이 없는 것을 선택한다(그림 12-34).

㉡ 미세농도의 측정

micro 농도계의 aperture size를 적당하게 선택하여 기록지의 speed를 필름주사 speed의 약 50배로 설정, 운동시킨 다음, 일반적으로 aperture size를 최소 sampling pitch로 하여 미세농도 data가 60점 이상(가능하면 100점 이상)되는 길이를 주사한다(그림 12-35).

RMS 측정을 계산기(calculator)로 계산할 때는 n수를 1000개 이상 취하게 하고, 또한 필름과 기록지에 보내는 속도를 1대1로하여 사전에 graph로 농도의 큰 변동이나 치우침의 유무를 확인하는 것이 필요하다.

---

4) E. K사에서는 Ø48㎛의 aperture를 사용하고 있다. 일반적으로 필름이나 system에 따라서 심리적인 입상성과의 관계가 좋은 size가 사용된다. X선 필름의 경우, 50~300㎛정도가 많이 쓰인다. aperture size가 커질수록 가는다란 진폭이 없어지며, RMS 치가 작아진다. 측정 data에는 반드시 aperture size를 부기하여야 한다.

5) 실제의 graph에서는 미세한 noise 때문에 그림 12-35와 같은 graph로 된다.

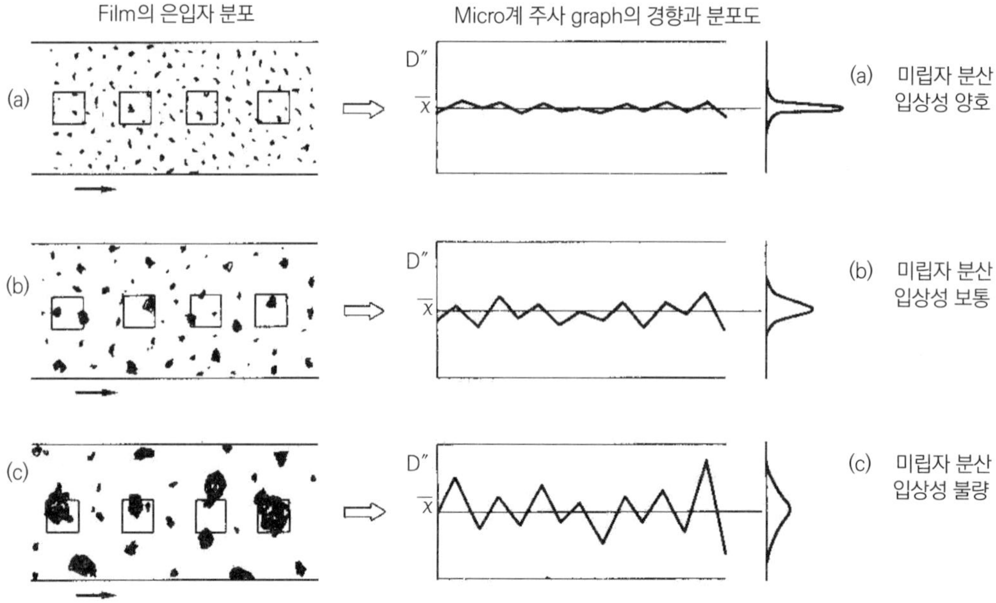

그림 12-33. Micro 농도계에 의한 주사 model 곡선

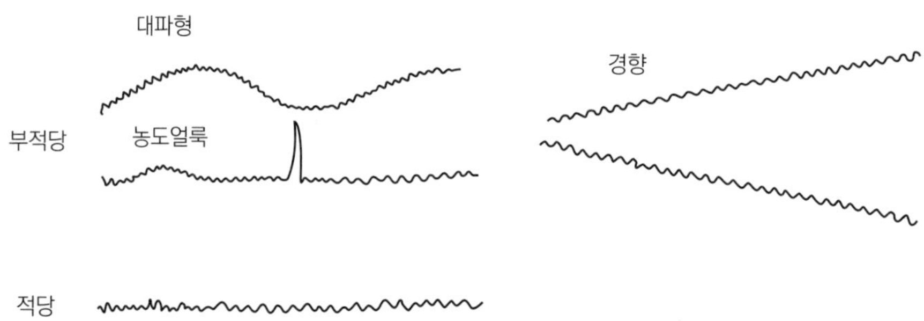

그림 12-34. 시료농도의 예

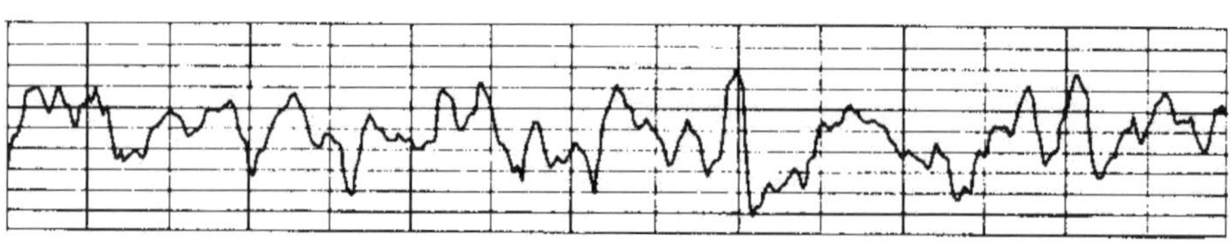

그림 12-35. Micro 농도계에 의한 주사곡선

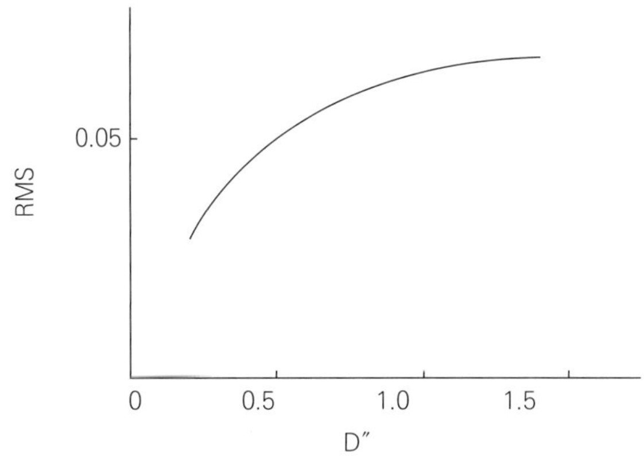

그림 12-36. RMS 곡선

㉢ graph판독과 RMS의 계산, 작도

graph에서 미세농도를 random sampling하기 위해서 기록지에 같은 간격으로 인쇄되어 있는 선과 graph의 파형이 교차되는 점의 농도를 소수점 이하 2자리까지 판독 기록한다. 앞의 식으로 RMS를 계산한다.

보통은 이 RMS의 값으로 입상도를 나타내는 일이 많지만, 그대로는 소수점 이하의 작은 값이 되므로 RMS를 1000배까지 올려 정수로 하여 RMS 입상도로 호칭하여 나타내기도 한다.

계산된 RMS는 횡축에 산광농도, 종축에 RMS를 취하고 각 시료의 산광농도에 대응하는 RMS의 값을 plot하여 이것을 연결해서 RMS 곡선으로 한다(그림 12-36).

RMS 입상도는 aperture size에 의해서 다른 값을 나타내는데 Selwyn 입상도는 흑백필름영상의 경우 aperture size에 의하지 않고 거의 일정한 값을 나타낸다(selwyn의 법칙). 그러나 aperture size에 비해서 입자면적이 클 때는 일정한 값을 나타내지 않기 때문에, aperture size의 선정이 중요하다. 최근에는 Selwyn 입상도 그 자체는 사용도가 적어졌지만, 다른 aperture의 RMS를 비교할 때의 aperture 보정에 쓰이고 있다.

③ **Wiener spectrum**

정보이론분야에서 쓰이는 power spectrum을 말하며, 사진분야에서는 wiener spectrum로 알려져 있다. 오늘날 널리 쓰이고 있는 RMS 입상도는 편리하며 정밀도가 좋은 평가치라고 하지만, 농도의 변동과 크기의 변동(입자의 두께와 크기에 대응)이 융합되어 있으므로 이것을 분리평가하려고 할 때가 있다. 예를 들면 감광재료나 screen의 입상도 개량에 있어서 이 정보가 중요하게 활용되어지는데 바로 wiener spectrum이다. 다시말해서 공간주파수(입자크기에 대응)별의 농도변동의 분산(RMS의 평방)을 micro 농도분포에서 구한다는 것이다.

측정법에서 가장 실용적인 것으로 입상 모양을 micro 농도계로 고속 주사하여 투과율변화를 광전관에서 전기적 파형으로 변환해서 이것을 주파수분석기에 걸어 wiener spectrum을 구하는 방법이 있다.

Ⅱ. X선사진용 관찰대의 특성과 관리(X-ray Film illuminator)

인간의 눈은 시간과 공간에 산재해 있는 빛의 형태를 감지하고 이를 분석할 수 있는 고도로 발달된 감각기관이다. 어두운 밤에도 물체를 희미하게 나마 볼 수 있고 화창한 날씨에는 도심지에 형형색의 입간판이나 물체를 또렷이 관찰할 수 있는 것은 눈이 대단한 광학적 적응(Visual adaptation) 능력을 갖고 있기 때문이다.

의료용 X선 사진 관찰대인 View Box는 X선 필름에 담긴 영상정보가 빛을 투과하여 이를 나타내는 영상의 음영 정보를 효율적으로 얻기 위한 것임에도 불구하고 비교적 소홀히 취급되고 있다. 더욱이 근래에는 레이저 필름 등을 많이 이용하고 있어 이것은 필름 Base면의 Density가 종래의 필름 보다도 Dark한 현상이 나타나고 있어 무엇보다도 관찰면의 밝기가 상승되어야 Low Density부분과 Hig Density 부분의 식별이 용이하다.

View Box의 구조 및 기능은 편리성과 다양성이 모두 겸비되어야 하나 무엇보다 중요한 것은 적정한 조도(Lux)유지와 눈의 피로감을 배제할 수 있어야 하며, 2매용 이상의 경우 칸과 칸 사이에서 발생되는 빛의 차단과 보다 정확한 정보를 얻기 위한 관찰요령 및 설치요령도 요구된다.

1. 빛의 단위와 성질

빛은 인간의 눈으로 감지가 가능한 유일한 방사 에너지(radiant energy)로서 물리학적으로 볼 때 하나의 에너지 형태로 이를 다른 에너지와 같이 그 양을 말할 수 있으나 우리의 관심은 에너지량 보다도 그 빛이 우리 눈에 얼마나 밝게 보이는가에 더 관심이 있다. 얼마나 잘 보이느냐 하는 것은 빛의 양과 색깔 즉 파장의 길이(wavelength)에 직접적인 관계가 있다. Luminance(brightness)란 발광체를 말하며 어떤 물체의 표면이 받는 빛의 양을 말한다.

따라서 Candela는 luminance의 단위이고 조도의 단위가 meter를 사용할 경우에는 Lux를 사용하고 foot로 사용할 때에는 Foot candle를 쓴다. 즉 1 Lux라 함은 1 candela(보통 양초 1개의 밝기)로 부터 1 meter 떨어진 곳에 있는 큰 공의 안쪽면의 1 ㎡면적에 비치는 빛의 양을 말한다. 빛의 성질 중 하나로 반사작용(reflection)이 있는 섬광(glare)은 반사작용에 의한 것으로 빛이 표면에 닿은 각도와 같은 각도로 반사하는 것을 말하며 표면의 형태 보다는 빛을 낸 물체를 보여 주기 때문이다. 따라서 View box의 구조도 반사작용 현상이 직접 관찰자의 눈에 들어오지 않도록 차단되어야 하며 필름을 관찰하거나 판독할 경우 관찰자는 이를 막을 수 있는 구조나 보조 수단을 겸비하여 사용할 필요가 있다. 이것에 대하여는 관찰요령에서 열거한다.

2. View Box의 구조

일반형(conventional type)의 View box를 구성하는 각 단위 제원으로는 외형몸체를 이루는 케이스, 빛을 발광하는 형광램프, 필라멘트에 전원을 공급 시키는 안정기, 필름을 관찰하기 위한 관찰 표판 그리고 필름을 걸 수 있는 Film grip 및 전원코드와 전원을 켜고 끌 수 있는 스위치 등을 들 수 있다. 이들 각 제원들 가운데 View box 성능 관리와 관련된 항목에 대하여 알아 보기로 한다.

1) 형광램프(Fluorescent lamp)

View box 14″×17″ 1매용 사진 관찰대를 기준으로 15 watt 직관형 형광램프의 경우 3~4개를 내장하며, 환형 형광램프를 사용할 경우에는 32 watt 1개 또는 32 watt와 20 watt를 각 1개씩 복합하여 사용하는 경우도 있다.

형광램프는 백열등에 비해 약 1/4의 소비 전력으로 비교적 넓은 면적을 균일하게 밝은 빛을 내고 발열 또는 1/4 정도에 지나지 않는 등 여러 장점 때문에 가장 널리 사용하고 있다. 형광램프의 점등 원리는 형광램프의 양단 텅스텐 필라멘트에 전압을 가해 열전자를 방출시켜 이때 방출된 열전자는 약 2.5 Torr의 유리관 내 진공중에 주입된 Argon gas에 산재해 있는 수은 원자에 전자를 자극하여 자외선을 발산하고 이렇게 발산된 자외선은 유리관 내면에 도포된 형광물질(phosphor)에 의해 흡수되면서 여기에서 가시광선이 발광한다.

이때 발광되는 형광램프의 광원색은 유리관 내면에 도포되어 있는 형광물질에 따라 빛의 파장이 다르므로 발광색도 달라진다. 우리 생활에 주로 많이 접하게 되는 주황색(Daylight color)의 형광램프는 푸른색 계열을 띄며 파장(550 nm)의 분포가 그림 12-37(a)에서와 같이 비교적 낮고 넓게 분포되는 반면 자연빛에 가까운 백주(White color)의 형광램프는 핑크색을 띄며 파장(570 nm) 분포는 그림 12-37(b)에서와 같이 주광색 보다 파장의 폭이 좁고 높게 분포되어 발광량도 증가한다.

참고로 형광램프의 색상별 사용 용도를 구분하여 보면 주광색은 청결감을 느끼게 하고 싶은 장소, 백색 램프의 경우에는 온화하고 편안감을 갖추고 싶은 장소에 주로 많이 사용한다.

형광램프의 구비조건으로는

① 형광램프의 내면에 형광물질이 고르게 도포된 것으로 밝기가 균일하며

② 불빛이 밝아야 하며

③ 불을 켰을 때 빨리 점등하고

④ 사용 시간이 지속되며

⑤ 발광색은 자연 빛에 가까운 것이 좋은 형광램프라 할 수 있다.

한국공업규격 KSC 7601(일반조명 형광램프)에 규정된 형광램프의 평균 수명을 30 Watt 이하의 것은 6,000시간 40 Watt이 경우에는 7,000시간 이상으로 정하고 있다. View box에 많이 사용되는 시판용 직관형 형광램프의 외형치수는 표 12-5와 같다 표 12-5에서 “FL”은 Fluorescent lamp의 머리글자를 나타내고 “10, 15, 20, 30, 40”은 램프의 정격을 표시하며 형광램프의 광원색 표기는 “D” 또는 “W”로 표시하며, 여기에서 D는 주광색(Daylight)을 뜻하며 W는 백색(White)을 나타낸다.

삼파장 형광램프란 인간의 눈이 색깔을 가장 잘 그리고 강하게 느끼는 빛의 삼원색(청색-454 nm, 녹색 544 nm, 적색-611 nm)을 집중시켜 희토류 형광물질을 일정비율 혼합시켜 광원색을 내도록 개발된 램프를 삼파장 형광램프라 한다.

삼파장 형광램프는 주광색 램프에 비하여 밝기가 약 24~32% 향상되며 물체의 색을 아름답게 재현시켜 주는 효과가 높기 때문에 시각적으로도 더 밝게 느끼게 되며 또한 눈의 피로를 경감시켜준다. 다만, 아직 까지는 일반 형광램프 보다 가격이 비싼 것이 흠이라 할 수 있다.

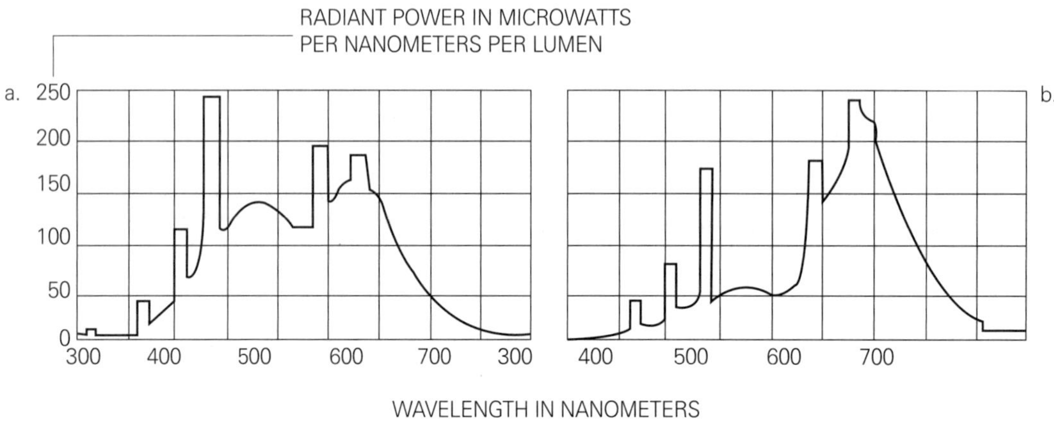

그림 12-37(a). 주광색 형광램프　　그림 12-37(b). 백색 형광램프

표 12-5. 직관형 형광램프의 외형치수(mm)

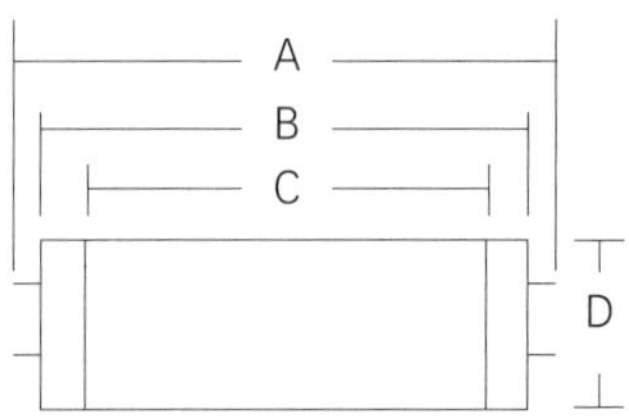

모델 \ 구분	A	B	C	D
FL 10-D W	345	330	305	26
FL 15-D W	450	435	410	
FL 20-D W	595	580	558	28
FL 30-D W	910	895	870	26
FL 40-D W	1210	1200	1173	32

2) 안정기(Ballast)

형광램프를 점등하기 위한 안정기는 일반형 쵸크트랜스 방식과 인버터 회로방식의 전자식 안정기가 있다. 흔히 사용하고 있는 쵸크트랜스 방식의 안정기(고전압 저전류방식-예열후 점등)는 starter lamp에 의해 1~수초 도안 형광램프의 필라멘트가 예열되어 스타터 램프가 끊어진 다음 초크트랜스에 고전압이 발생(약 1,000V) 형광램프가 점등되는 원리로 전원 주파수 및 전압 변동으로 인해 불빛이 깜빡거리(flickering)는 현상을 종종 접하게 된다.

그러나 최근에 많이 보급되어 있는 Inverter회로방식의 전자식 안정기(저전압 저전류-평시 예열점등)는 그림 12-38과 같이 교류전압을 직류 전압으로 변환시켜 이것을 IC제어에 의한 20,000Hz의 평활 고주파 전압으로 변환시켜 전원 스위치 "ON"과 동시에 형광램프의 필라멘트가 예열되고 LC 공진회로에 의해 고전압 펄스가 발생 램프가 점등된다.

따라서 전자식 안정기는 주파수 및 전압 변동의 영향을 받지 않기 때문에 쵸크트랜스 방식의 결점인 ① Flickering 현상을 배제함으로써 장시간 사용에 의한 눈의 피로를 경감시켜 주며 ② 고주파 점등에 의한 효율 향상으로 밝기를 증대하며 ③ 스위치 "ON"과 동시 점등되고 ④ Starter lamp의 불필요로 형광램프의 수명연장과 약 15% 이상의 절전 효과를 얻을 수 있다. 그림 12-38은 전자식 안정기의 동작 원리이며 그림 12-39는 일반형 안정기의 파형이며, 그림 12-40은 인버터 방식의 전자식 안정기의 출력파형을 나타낸 것이다.

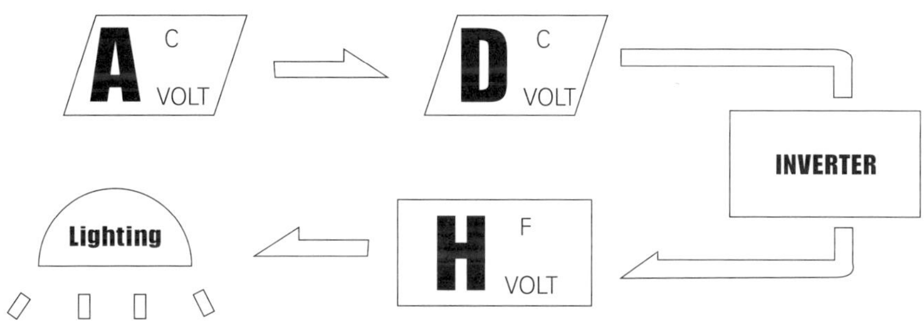

그림 12-38. 인버터 방식의 전자식 안정기 동작원리

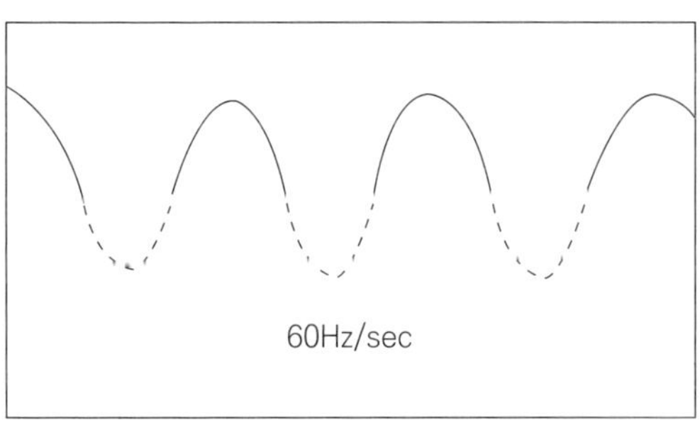

그림 12-39. 일반형 안정기의 파형

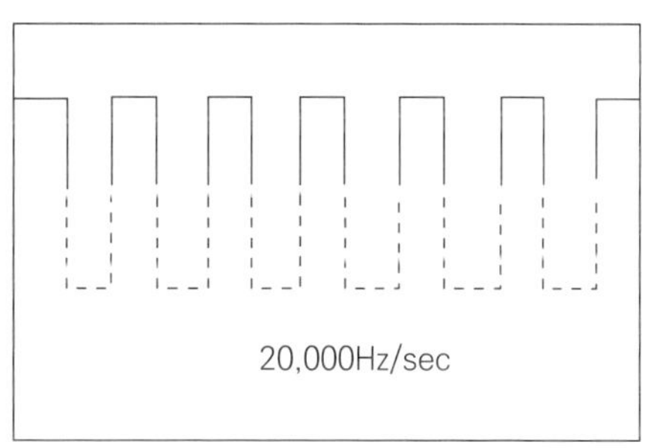

그림 12-40. 전자식 안정기의 파형

표 12-6. 전자식 안정기 대 쵸크트랜스식 안정기의 중량(kg) 비교

구분 \ 칸수	1매용	2매용	3매용	4매용	5매용
전자식 안정기	0.16	0.32	0.48	0.62	0.80
쵸크트랜스식 안정기	2.10	4.20	6.30	8.40	10.50

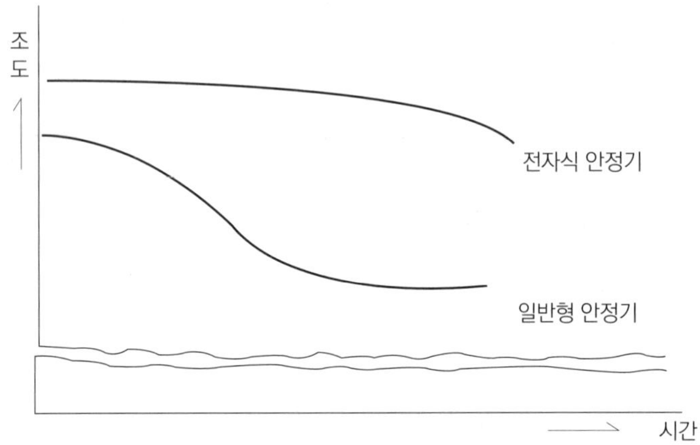

그림 12-41. 전자식 안정기와 일반형 안정기의
시간 경과에 따른 형광램프의 휘도변화

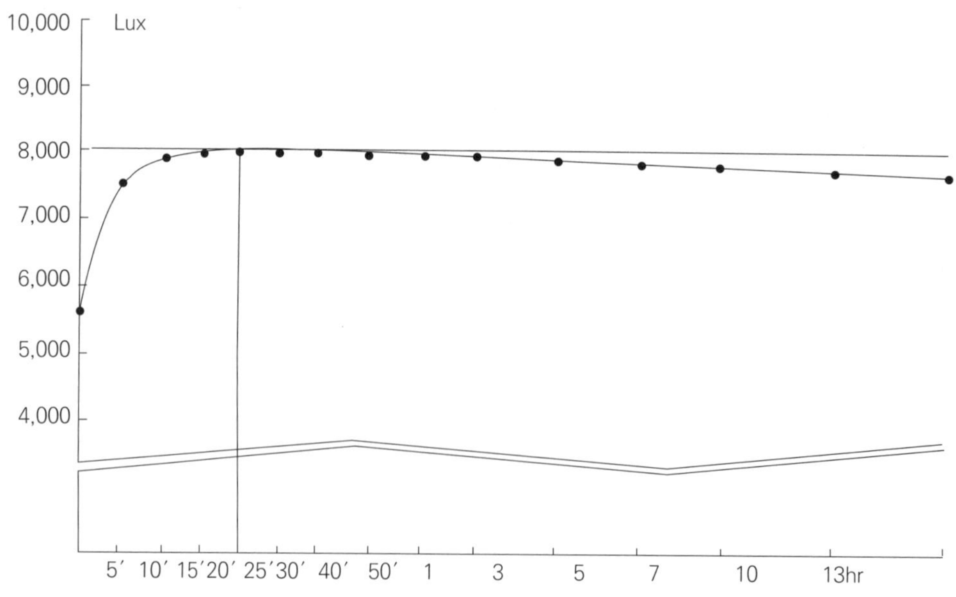

그림 12-42. 시간 경과에 따른 형광램프의 휘도 변화

또한 일반형 쵸크트랜스 방식의 안정기는 형광램프 1개에 안정기 및 Starter lamp를 각 1개씩 사용하게 되므로 View box의 중량이 표 12-6에 나타낸 것과 같이 전자식 안정기에 비하여 상당히 가중되며 더욱이 장시간 사용에 따른 형광램프의 휘도 변화도 더욱 감소 현상을 보이게 된다.

그림 12-41은 전자식 안정기와 일반형 안정기의 시간 경과에 따라 휘도변화를 나타낸 것이며, 그림 12-42은 전자식 안정기를 사용한 View box에 대하여 전원 투입시 점으로 부터 최대 조도에 도달하는 형광램프의 휘도변화를 나타낸 것이다.

3) 관찰표판(Viewing panel)

관찰표판으로는 투명유리에 유백색을 코팅 처리한 것이나 아크릴 소재에 유백색 화학 색소를 혼합처리하여 빛의 Scattering을 이용하여 반투명하게 만든 것으로 형광램프 및 안정기에 못지않게 사진관찰대 성능 유지에 중요하다.

아무리 우수한 형광램프 및 안정기를 사용하여도 관찰표판에서 많은 양의 광에너지(radiant energy)를 흡수하거나 형광램프의 음영(spot light)이 현저하게 생겨 이로 인한 균등한 조도가 유지하지 못한 것은 바람직한 관찰표판이라 할 수 없다.

유백색의 아크릴은 두께가 일정하고, 균등한 탁도를 유지하며, 빛의 흡수가 가능한 적고, 내열성이 있어 쉽게 변형 변질 및 변색 등이 없는 재질을 사용하여야 한다. 그러나 아크릴의 단점은 플라스틱 계열로 정전기를 수반하게 되며 이로 인한 실내 먼지 및 그을음 등이 관찰표판에 달라 붙어 조도를 저해하는 요인이 된다. 더욱이 날카로운 물체에 의한 표판이 쉽게 상처를 입을 우려도 있다. 최근에는 이를 보완하기 위한 정전기 방지용 아크릴을 사용하거나 관찰 전면에 투명 유리를 장착 함으로써 앞에서 언급한 단점을 보완한 제품이 사용되기도 한다.

4) 필름 그립(Film grip)

Film grip은 관찰면에 필름을 장착시키는 구조이외에 근래에는 점등 스위치의 기능을 겸한 것도 있다. Grip은 필름 착탈이 용이하며 또한 표면 손상(Scratch, tearing)을 주어서는 안된다.

더우이 필름은 grip에 걸었을 때 과도하게 가리지 말아야 하며 grip은 관찰면 어느 부분에서든 필름 두께에 상관없이 견고면서도 부드럽게 착탈이 용이한 구조이어야 한다.

3. 인접 대조도(Border Contrast)

View box의 성능에 관한 언급에 앞서 사용할 용어 중 인점 대조도(border contrast 또는 match band)에 대하여 간단히 기술한다. 사람이 사물을 관측할 때 반쪽은 어둡고, 다른 반쪽은 밝은 면을 볼 때 그 경계선에 가까운 밝은 쪽은 다른 부위보다 더 밝고 어두운 쪽은 더 어두워 보이는 현상을 말하며, 이는 신경심리과정(neural mechanism)으로 자세한 이유는 아직까지 확실히 밝혀져 있지는 않다.

이 현상은 View box를 통해 영상을 볼 경우 항상 접하게 되는 것으로 필름에 가려지지 않는 부분의 관찰면에서 나오는 빛에 인접한 영상의 식별은 현저히 떨어진다. 따라서 필름 관찰대를 제조하는 업체나 필름을 판독하는 관계자들은 이러한 현상을 최소화 할 수 있는 방법에 대해 보다 깊은 관심을 보여야 할 것이다.

4. View box의 성능

지금까지 View box에 관련된 각 단위 구성 제원에 대하여 검토하여 보았다. 지금부터는 이들 단위 구성 제원이 조합된 상태하에서 ① View box의 구비조건 ② 조도를 저해하는 요인, 관찰요령 및 설치시 유의사항 등에 대하여 알아본다.

1) View box의 구비조건

사람은 태어나면서 부터 태양 빛에 익숙하여 왔다. 따라서 관찰면의 발광 색깔은 자연 빛에 가장 근접한 빛을 사용하는 것이 좋으며 밝기는 일반적으로 7,000Lux 이상(보건복지부 고시 제88-72호 X선 사진 관찰대의 시험기준 및 시험 방법)으로 규정하고 있으나, 5,000Lux 정도면 필름을 판독하는데 별지장이 없으며 그 이하가 되었을 때는 어두운 영상의 식별이 어렵게 된다.

관찰면의 밝기를 측정할 때는 관찰면 중심과 주변부의 조도가 고르게 밝은지 측정해야 한다. 이때 어느 부분의 밝기도 평균치 보다 5% 이상 밝거나 15% 이하로 어두우면 좋은 View box라 할 수 없다.

짙게 노광된 필름을 관찰하기 위한 hot light는 약 5,000~10,000 Lux의 밝기로 조절될 수 있는 것이 좋으며 백혈등 보다는 빛의 질이 형광램프와 유사한 할로겐(halogen) 램프를 사용하는 것이 좋으며, 조리개 기능이 갖추어진 것으로 View box 내부에 설치하면 좋다.

이상 사진 관찰대의 구비조건으로 위에서 언급된 내용을 요약하면 ① flickering 현상이 없어야 한다. ② 관찰면이 고르게 밝아야 한다. ③ 장시간 사용으로 인한 눈의 피로가 없어야 한다. ④ 스위치 작동 동시에 점등되고 ⑤ 부품 교환이 용이하고 ⑥ 필름 착탈이 용이하며 ⑦ 관찰면의 변형 및 변질이 없고 쉽게 손상되지 않는 재질 ⑧ 비영상 빛이 최소화 될 수 있게 설비되어야 한다.

2) 조도를 저해하는 요인

조도를 저해하는 인자는 여러 요인에 기인될 수 있으나 실제 사용에 따른 경련 변화에 의한 원인으로는 ① 장시간 사용으로 인한 형광램프의 소화 및 과도한 측화현상의 출현 ② 관찰표판의 경련변화에 의한 변질 및 변색 ③ 관찰면 내부 반사판의 반사율 저하 ④ 형광불량 등을 들 수 있다.

5. View box의 관찰요령

14″×17″ 필름 4매용(4bank) View box에 필름이 걸리지 않은 상태에서 모두 불을 켰을 때 관찰자의 눈에 비치는 조명과, 1개의 View box 14″×17″ 복부촬영필름 1장을 통해 나오는 빛을 Lux meter로 측정할 때 약 100배 정도의 조도 차이를 보이며, 또한 4매용 View box에 모두 불을 킨 상태에서 그 중 한칸에만 10″×12″ 필름을 걸었을 경우에는 약 80% 정도의 조도 차이를 보이고 더욱이 영상의 어두운 부분과 밝은 빛의 차이는 약 1,000배 이상된다.

필름을 통하지 않고 직접 관찰자의 눈에 들어오는 빛은 다음의 이유로 판독에 장해가 되는 빛이된다. 즉 비영상 빛은 ① dark adaptation을 방해하고 ② border contrast를 일으켜 밝은 빛(비영상 빛)에 인접한 어두운 빛(영상빛)을 더욱 어둡게 함으로써 low density의 영상이 거의 보이지 않게 되며 ③ 이로 인하여 실내의 조명을 밝게 함으로써 이 불빛은 다시 관찰면을 조명하여 관찰하고자 하는 영상의 contrast를 저하시키게 된다.

따라서 border contrast 및 비영상 빛을 최소화 하기 위해 특정한 film, 예를 들어 8″×10″ 또는 10″×12″ size를 사용하는 mammography의 경우 관찰면의 크기가 film size에 맞는 View box를 사용함이 바람직하다. 그러나 현실적으로 View box의 크기를 film size별로 각기 사용할 수 없거나 내부에 각 칸마다 칸막이가 설비되어 있지 않고 또한 개별 점등 스위지가 구비되어 있지 않을 경우 관찰요령은 다음과 같다.

대체적으로 작은 필름이거나 Collimator 또는 Cone 등을 사용하여 부분 확대하거나 필름 size 보다 현저하게 축소 촬영한 필름을 관찰할 경우 관찰면에 여러 크기별로 잘라 놓은 비영상 및 border contrast mast(감광된 필름 또는 두터운 흑표지)를 활용 함으로써 관찰면에서 투광되는 빛에 인접한 영상의 식별을 보다 확실히 관찰할 수 있다.

6. View box

View box 내부에는 밀폐된 공간에 많은 형광램프 및 안정기가 내장되어 있기때문에 장시간 사용으로 인한 내부온도 상승을 고려하지 않을 수 없다. 온도가 과도하게 상승하라 경우 아크릴의 변형 및 각종 전자부품의 노화를 촉진할 우려가 있다.

수술실 벽내에 몰입시킨 매몰형(Recessed type)의 경우를 제외하고는 건열기나 온방기구와 근접된 장소를 피하고 진찰실에는 환자와 의사가 상담하기 편한 동풍이 집되는 위치에 설치함이 바람직하다.

View box의 설치 높이는 그림 12-43에 나타낸 것과 같이 벽면에 부착하던가 책상 위에 올려놓을 경우 관찰면의 수평 방향 중심이 관찰자의 눈높이(eye level) 보다 약간 아래로 향하게 설치 함으로써 관찰시 피로감을 덜 느끼게 하며 grip에 필름을 착탈하거나 전원 스위치를 작동하기에 편리한 높이로 한다. 상·하 2단으로 사용할 경우 상단부는 수직으로 설치하고 하단부는 10~20° 경사각을 조정할 수 있는 구조로 하며 상·하단부의 전원 스위치는 한 곳에 집결시켜 손쉽게 작동시킬 수 있는 위치에 설비한다.

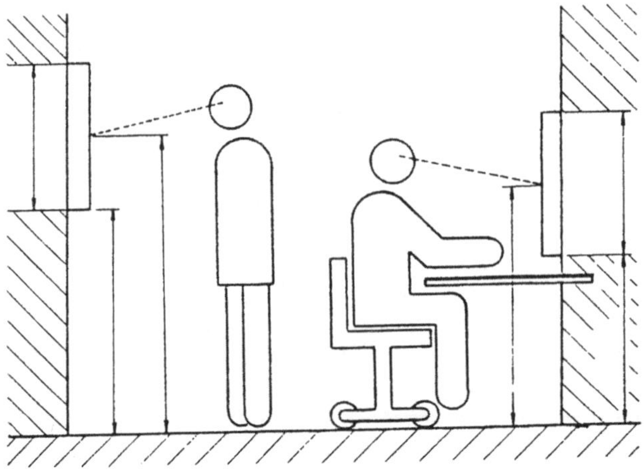

그림 12-43. View box의 최적 높이

관찰실(reading room)은 외부로부터 유입되는 직사광선을 차단하기 위해 창문 등에는 blind 또는 curtain을 활용하여 실내 조명을 조절할 수 있고, 천정의 불빛은 조절할 수 있고, 천정의 불빛은 직접 관찰면에 닿지 않도록 하며 가능한 실내 조명은 조절할 수 있는 dimmer 기능을 갖추면 관찰시 많은 도움이 된다.

지금까지 빛의 성질, View box의 각 단위 제원에 관한 구조, 성능, 관찰 요령 및 설치시 유의사항 등에 관하여 살펴 봄으로써 이미 필름에 담겨진 영상정보를 보다 정확한 판독과 신속한 진단에 도움이 되고자 한다.

제 13 장 사진의 복제, 양화처리, 특수영상기술

Duplicating film, Positive image and Special imaging process

Ⅰ. X선 사진의 복제

촬영한 X선 사진은 병원에서 진단에 쓰여지는 외에 교육용, 전시용, 인쇄원고용, 병력기록용 등 여러가지 목적에 이용되기도 한다. 이러한 경우 손상이나 분실 등을 피하기 위해 original 사진을 사용치 않고 dup film에 복제하든가 인화지에 프린트하든가 하여 사용하는 것이 보통이다.

1. dup film에서의 복제(duplicating film)

dup film은 유제의 반전효과를 이용한 film으로 1회 노광현상에 의해 original 사진과 거의 같은 농도력을 재현하는 복제사진을 얻을 수가 있다. 통상 시판되는 전용 printer(medical film 복사기)의 노광면에 original 사진을 놓고, 그 위에 dup film의 유제면을 밀착시켜 적정노광을 하고, 자동현상기에 현상하면 간단히 복제사진이 얻어진다.

1) dup film의 특성

dup film은 보통의 X-ray film과는 달라 노광량의 증가와 함께 농도가 감소하는 특성을 갖고 있다. 그림 13-1에 dup film의 특성곡선의 예를 나타낸다. 지지체는 X-ray film과 같이 PET의 blue base가 사용되며, 편면에는 반전유제를 도포하고, 이면에는 halation 방지층이 도포되어 있다. 감색성은 regular type으로 감도는 다소 낮고 γ는 거이 1.0으로 original의 계조가 충실히 재현되도록 만들어져 있다. 현상은 자동현상기, 수동현상 다같이 가능하다.

2) 복제의 기구

그림 13-2는 print시에 original 사진에서 dup film에 투과하는 노광량과 사진농도의 관계를 특성곡선으로 표시한 것이다. 그림에서 original 사진의 고농도부를 투과하는 광량은 적고, 저농도부를 투과하는 광량은 많다.

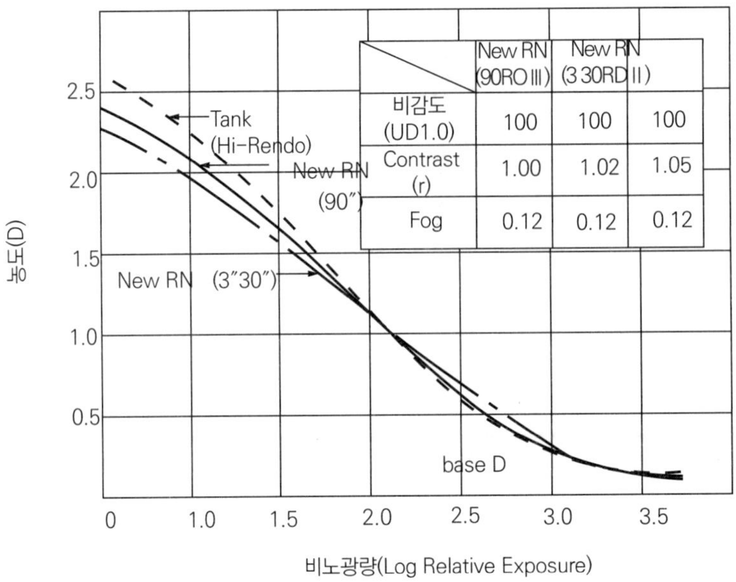

그림 13-1. Dup film의 특성곡선

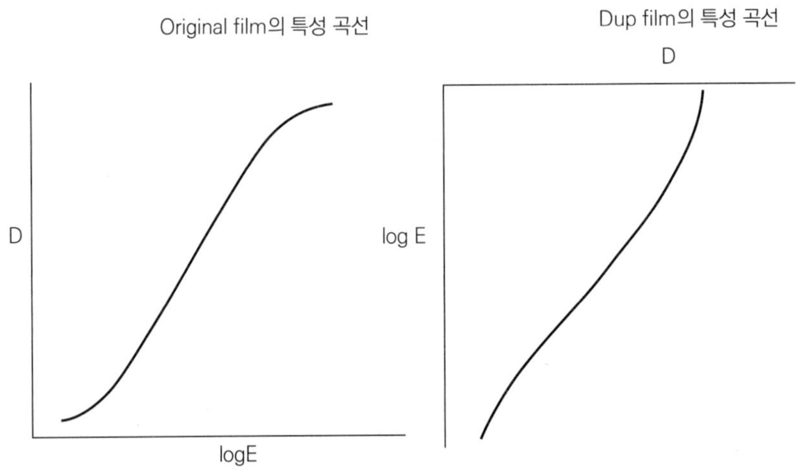

그림 13-2. Original 사진과 Dup 사진의 관계

3) 복제방법

전용 printer를 이용하는 것이 편리하나 없을 경우에는 전등 밑에서 될 수 있는 한 거리를 두고 평탄한 판 위에 암흑색의 플란넬등의 색이 있는 두꺼운 포를 깔고 그 위에 dup film의 유제면을 위로 오게 한다.

여기에 original 사진을 보는 상태로 포개고, 위에서부터 두께 2mm 정도의 편평한 glass판으로 눌러서 잘 밀착되게 한 후에 노광한다. 적정노광시간은 시도방식에 의하여 정해지나, 현

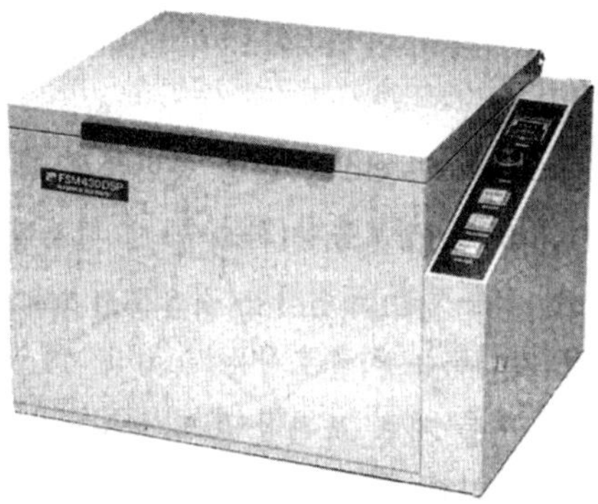

사진 13-1. 전용 printer

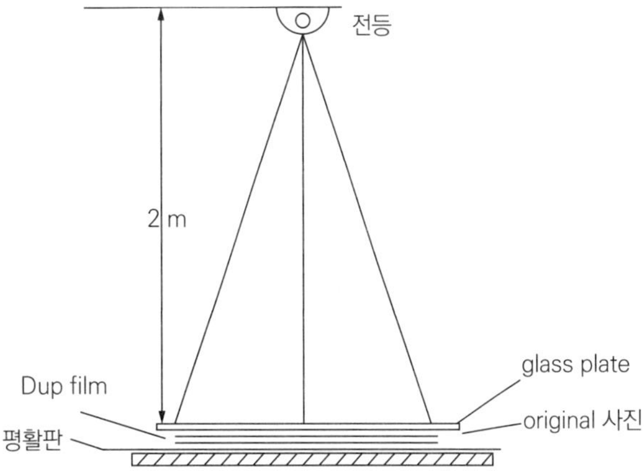

그림 13-3. 전등 빛에 의한 복제 배치도

상 후 농도가 과부족으로 노광을 조절하는 경우에는 보통의 film과는 반대가 되는 점을 주의해야 한다. 즉 농도부족일때는 노광과도의 결과이기 때문에 노광시간을 짧게 하지 않으면 안된다.

반대로 농도과도의 경우는 노광시간을 늘려주는 것으 로조절된다. 광원이 형광등의 경우는 점등하기까지의 time rack이 있기 때문에 그 점을 고려할 필요가 있다. 사진 13-1에 전용 printer 일례를 그림 13-3에 전등광에 의한 복제배치 예를 나타내고 있다.

2. 인화지에 복제

인쇄원고를 위해 X선 사진의 인화가 필요한 경우에 행하여진다. 단지 X선 사진의 농도역은 매우 넓기 때문에 그대로 농도역이 좁은 인화지에 인화하면 전농도역이 재현이 되지 않고, 만족할만한 인화를 얻지 못한다. 이것을 보충하는 방법으로서, 인쇄에서 쓰고 있는 masking의 기술을 응용해, X선 사진의 농도역을 압축하는 방법이 있다. 그것은 original의 X선 사진을 그라비아 film에 밀착인화해, 농도보정 mask를 만든 후에 mask film과 original X선 사진을 겹쳐서, 인화지에 인화하는 방법으로 오리지날 사진의 계조에 가깝게 복제할 수가 있다. 그러나 일반적으로 충분히 만족할만한 인화는 얻기 어려운 것이 보통이다.

Ⅱ. Micro 사진

micro 사진을 이용하는 micro system은 많은 분야에서 관심을 기울이고 이용범위도 넓어지고 있다. 그것은 micro film의 정보용량(화소수)가 디지탈적인 정보용량에 비해 크기 때문이다. micro film에 관한 모든 것을 표현하는 것으로서 micrographics라 불린다.

micrographics가 관심을 갖게하는 이유로서는

① space serving : 도서실, 서류·자료 보관실 등의 space가 절약

② labour serving : 사무의 합리화, 능률화

③ brain serving : 컴퓨터 등과의 결합에 의한 필요한 정보의 신속한 이행 등을 들 수 있다.

1. micro 감광재료

micro 사진촬영용 film은 높은 해상력과 대조도(contrast) 그리고 농도를 기록할 수 있어야 한다. 또한 유제는 미립자로서 halation 방지대책이 강구되어 있다. micro film의 특성곡선은 일반 nega용 film보다 고 농도이나 감도는 낮고, 또 최고농도도 높은 것이 있다(그림 13-4). 미립자 size 분포(그림 13-5)의 특성곡선을 나타낸다.

2. 의료용 micro 감광재료

의료기관의 진료기록(X선사진, 차트, 심전도, 뇌파 등)은 영구보존을 원칙으로 하는 시설이 많다. 그러기 위해 많은 보존용 공간이 필요로 하게 되었다. 특히 X선 사진은 양도 많고, 무겁고, 큰 size이면서 각과와의 관리하는 점도 있어 보관이나 검색방법에 대하여는 과제가 되어 있었으나, micro system의 도입으로 이런 문제점은 해결이 가능하게 되었다. 한편 micro 사진의 측면에서 화질의 재현성이 문제가 되었으나 현재는 감광재료의 발달에 의해 충분히 cover되고 있다.

1) 의료 정보와 micro system의 종류

의료 정보는 용도나 data 형태에서 분류가 되나, 각 system과 능력인자별료 표 13-1에 나타낸다.

2) X선 사진의 micro system

촬영·현상되어진 X선 사진은 일반적으로 그림 13-6의 process에 따라서 마이크로화 되어 이용된다. 처음에는 nega, posi 방식이 주가 되었으나, 최근에 고감도, 고화질의 reversal type의 micro film 개발과 함께 촬영, 현상기구도 일체화된 기기가 개발되었고, 고정밀도, 고화질의 micro 사진이 picture film으로서 기록된다.

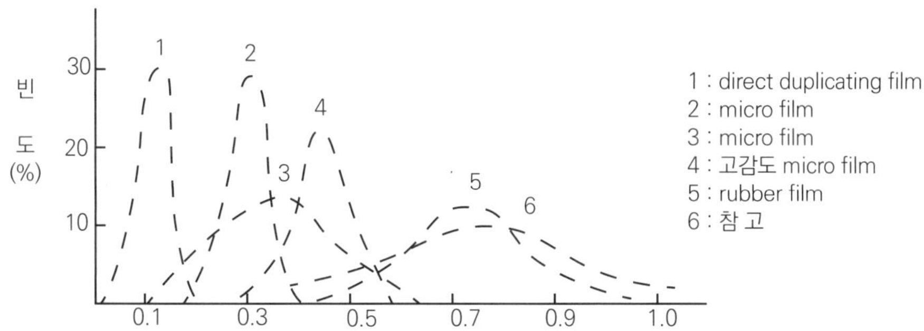

그림 13-4. Micro film의 입자 size분포

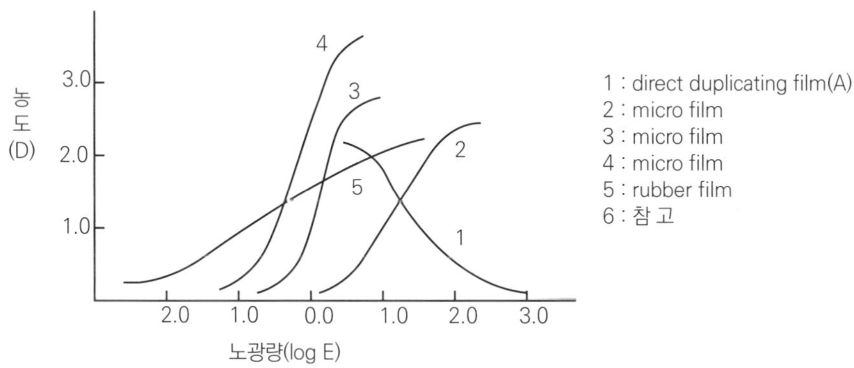

그림 13-5. Micro film 특성곡선

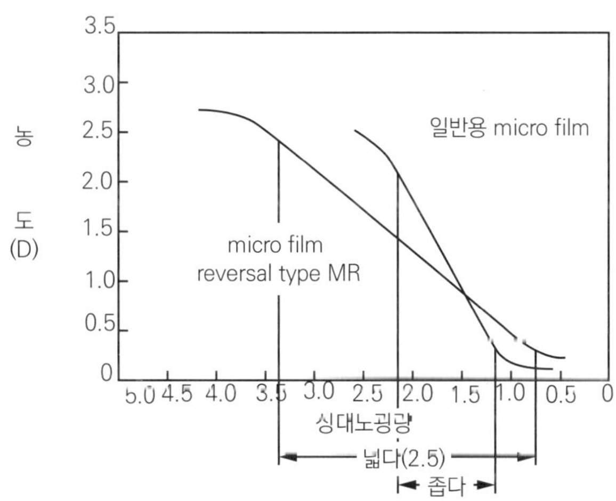

그림 13-6. Micro film의 특성곡선

사진 13-2는 camera processor의 예를 나타낸다. picture 필름은 여러가지의 검색방법에 응하여 보관되고, 필요할 때는 확대해서 볼 수가 있다. 사진 13-3에 마이크로 picture의 예를 나타낸다.

Ⅲ. 양화의 작성

1. 인화의 작성

일반사진의 경우 흑백, color 모두를 negafilm으로 촬영한 후, 인화지에 인화해서 양화로서 보는 경우가 많으나, 그중에서 slide용이라든가, 상업사진용으로서 reversal film을 사용하여 투명양화로서 사용하는 경우도 있다. 또 X선 사진과 같이 촬영 film이 그대로 reading에 사용되기도 한다. 이 경우는 인쇄원고라든가 표시용으로서 인화를 만드는 것이다.

1) 인화지의 종류

대별해서 흑백과 color로 구분되나 이 장에서는 흑백인화지에 대해서 설명한다. 먼저 인화지는 할로겐화은의 구성별, 프린트 이외 종이의 두께, 표면상태 등의 물리적성질과 감도, 상태, 색조등의 사진적 성질에 의해 구분된다. 또한 원지 가공에 따라 baryta지, polyethylene laminate지(RC paper, WP paper, PC paper 등)로 구분된다.

2) 구성 할로겐화은과 프린트별

할로겐화은	종별	프린트
염화은(AgCl)	gaslight paper	밀착용
염취화은(AgCl, AgBr)	chlorobromide paper	밀착용, 확대용
취화은(AgBr)	bromide paper	확대용

표 13-1. 의료정보 system과 능력

	film	data	축소율	해상력
영상정보	10.5×15cm reversal type MR	10영상/sheet	1/8~1/14	250개/mm
진료록정보	10.5×15cm minicopy film HR·II	60 or 98/sheet	1/18~1/26	660개/mm
뇌파정보	16mm×30.5m roll film minicopy film HR·III	약 30건 평균 30m/건의 경우	1/26~1/28	850개/mm

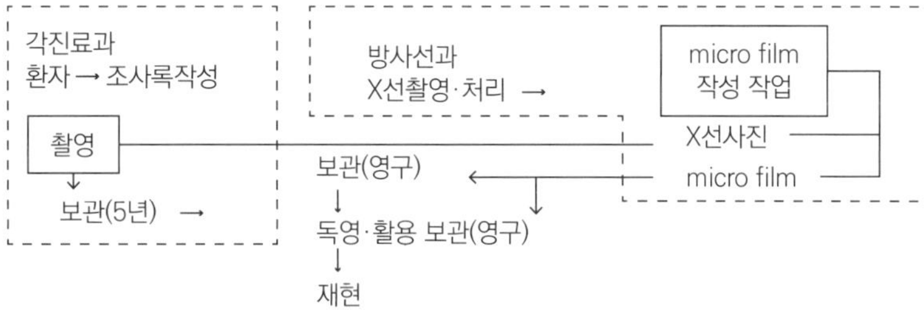

그림 13-7. X선 micro system의 flow

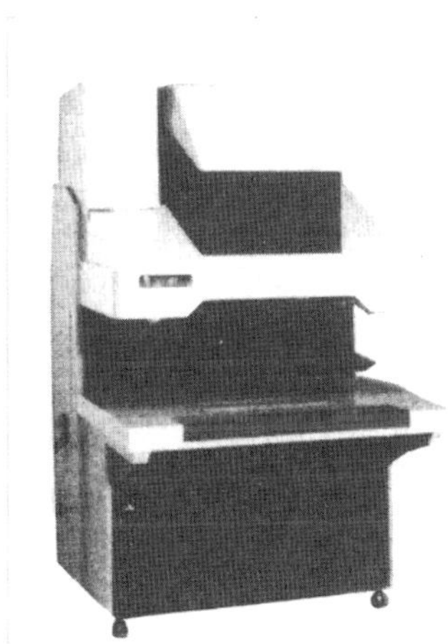

사진 13-2. camera procesor

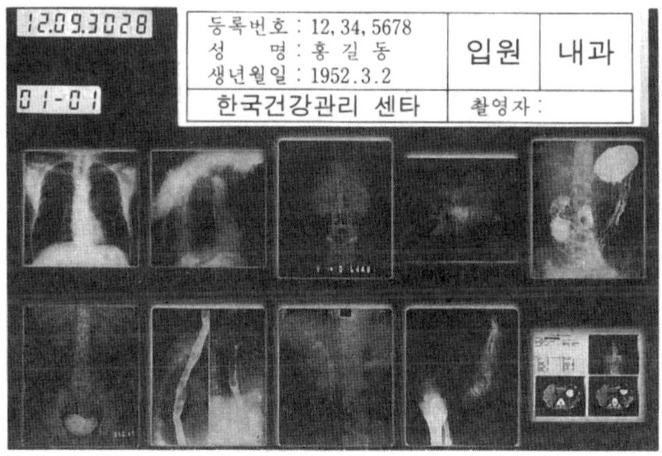

사진 13-3. Micro Picture

3) reversal type의 film의 특성

재현농도역이 넓고 wide latitude type이기 때문에 여러가지 계조나 농도의 X선 사진도 저농도역에서 고농도역까지 충분히 재현할 수가 있다. 그림 13-7에 일반 micro film과의 재현농도역의 비교예를 나타낸다.

4) 원지의 두께

보통, 두꺼움, 약간두꺼움, 얇음, 극히얇음으로 구분된다. 숫자로 나타낼 때에는 $1\,m^2$당의 g수로 불린다. 인화지에는 baryta층(RC지에는 titan층) 이외에 유제층등이 추가되는데 중량으로서는 그 만큼 증가하는 것이 된다. 표 13-2에 원지의 두께를 나타낸다.

표 13-2. 인화지용 원지

명 칭	두 께(mm)	1㎡의 중량(g)
두 꺼 움	0.26~0.30	240~270
중 간 두 께	0.20~0.24	190~210
얇 음	0.14~0.18	135~150
아 주 얇 음	0.04~0.12	40~110

5) 종이의 표면상태

활면(smooth)이라 불리는 평활면이 많이 사용되나, 조면(lustre) 또는 금형으로 표면에 여러가지 凹凸를 붙인 견(silk)이나 미립면(grained lustre) 등도 있다. polyethylene laminate지와 baryta지, color 등이 달라서 없는 것도 있다.

표면이 평활하고 광택이 있을수록, 원판의 농도, 계조등이 잘 표현되기 때문에 기록사진이나 소형인화에는 활면 광택지가 사용된다. 감상용의 사진으로는 표면의 모양이 미적가치를 높이는 경우도 있다.

큰 size의 확대 인화는 흐림이나, 입자의 거치름, 작은흠 등이 눈에 띄지 않기 위해서 미립면, 조대면 등이 좋아지는 경향이 있다.

6) 원자의 색상

바라이타지의 경우 표면의 순백도가 높을수록, 반사율이 높아지며 인화의 농도역이 증가하기 때문에 일반적으로 표백도가 펄프를 사용, 형광염료를 더해서 순백도를 높이고 있다.

흑백의 일반용이나 기록사진용의 인화지는 약간의 푸른빛을 띤 백색이나, 인물용이나 감상사진용의 인화지로서는 다소 크림색으로 되어 있다. 칼라용으로서는 물론 순백으로 만들어졌다.

7) 광택

광택은 일반적으로 광택(glossy), 반광택(semimatte), 무광택(matte)의 3종으로 나누어지나 polyethylene laminate지와 baryta지 등의 차이에 따라 없는 것도 있다. 인화지의 광택과 사진적 성질의 관계는 표 13-3과 같다.

또 인화지의 contrast란, 노광역과 농도역의 쌍방에 따라 정해지기 때문에 농도역이 큰 광택인화지는 전부 같은 노광역을 갖인 원판의 인화에 적합한 무광택 인화지보다 contrast는 크다. 동일유제를 광택이 다른 종이에 도포했을 경우 특성곡선은 그림 13-8과 같이 된다.

표 13-.3 인화지의 광택과 사진의 성질

인 화 지	최대농도	최고 밝은 부위와 최고 어두운 부위와의 밝기 비율	비 고
광 택인화지	1.7~2.0	1 : 50~1 : 100	
반광택인화지	1.4~1.6	1 : 25~1 : 40	
무광택인화지	1.1~1.4	1 : 13~1 : 25	baryta지
신문지	(0.8)	(1 : 6)	
Art 지	(1.3)	(1 : 20)	

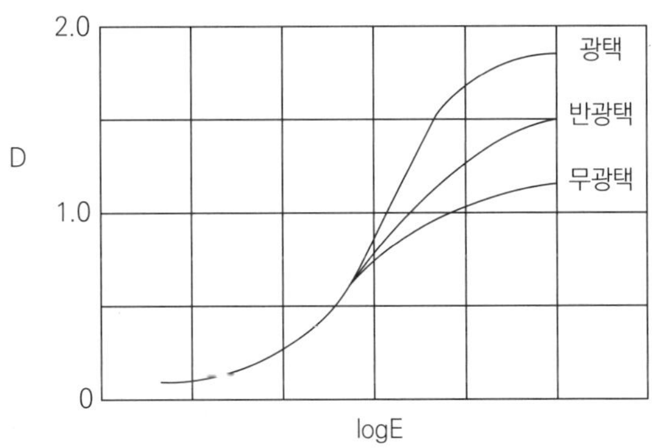

그림 13-8. 광택에 따른 인화지의 특성곡선

8) 계조(gradient)

시판의 흑백인화지는 계조의 경조·연조를 번호로 나타내고 있다. 같은 호수의 인화지라도 메이커에 따라 또 상품에 따라 계조에 많은 차이가 있다. 호수와 계조의 대략의 관계를 표 13-4에 나타낸다.

호수나 노광역이 같더라도 gaslight paper와 chlorobromide paper와는 특성곡선이 틀리고, 또 인물용 인화지는 같은 호수의 일반용인화지보다 γ치가 적어 노광역이 넓다. 각종인화지의 특성곡선을 그림 13-9에 나타낸다.

인화의 상태는 현상조건에 따라서 어느 정도 변하게 할 수가 있으나, 그 조절범위는 좁아 nega에 적합한 호수의 인화지를 선택하는 것이 중요하다.

9) 상의 색조

영상을 형성하고 있는 금속은의 색조를 갈색이나 olive색을 띤 것으로 온조(溫黑調), 청색을 띤 것을 냉조(冷黑調)라 부른다. 일반적으로 할로겐화은입자가 미세한 만큼 온조영향이 되어, 입자가 거칠어짐에 따라서 회색을 띠는 경향이 있다. 일반적으로 기록용이나 학술용 그 외 실용적으로는 냉조가 좋고, 인물용이나 감상용에는 온조가 좋다.

표 13-4. 인화지의 호수 및 계조

호수	계 조	γ치	노 광 량
1	연 조	1.3~1.6	1.5~1.8
2	중간조	1.6~2.2	1.1~1.5
3	경 조	2.1~2.8	0.8~1.2
4	극경조	2.6~3.6	0.6~0.9
5	초경조	3.6~4.6	0.4~0.7

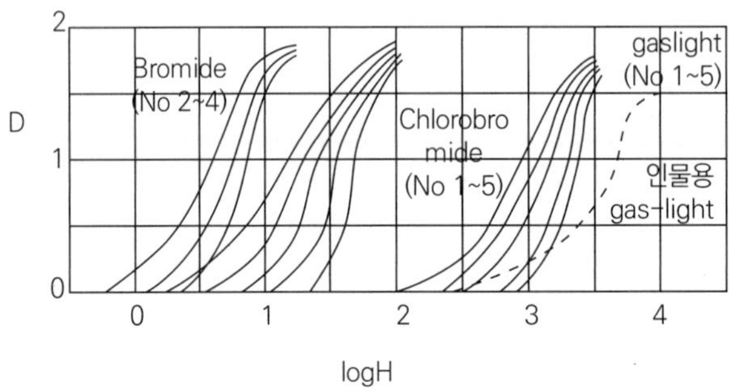

그림 13-9. 각종 인화지의 특성곡선

10) 인화

(1) 밀착인화

밀착인화는 nega와 같은 size를 만들 경우에 행하여지는 방법으로 printer의 glass면에 nega의 막면을 위로 놓고 그 위로 인화지의 막면을 밀착시킨 후, 시험인화를 행하여 적정노광 시간을 결정하고 인화를 한다.

(2) 확대인화

작은 nega에서의 확대를 행하는 경우로 확대기를 이용하여 nega상을 확대하여 인화지에 확대투영해서 인화한다. 확대기에는 사진 13-4에 나타낸 예 이외에 여러가지 종류가 있다.

(3) 적정노광

nega상의 대략의 확대율을 정한 후, 핀트를 맞추어 시험 인화를 행하고, 적정노광을 정한다. 시험인화로는 현상조건을 실제 인화시와 같이 고정되게 놓는다.

(4) 현상

인화지용의 현상액으로 행한다. 본질적으로 nega의 현상과 같으나 유제입자가 미세하여 현상속도가 빨라지는 등 다소의 차이가 있다. 또 일반적으로 감색성이 좋기 때문에 오렌지 또는

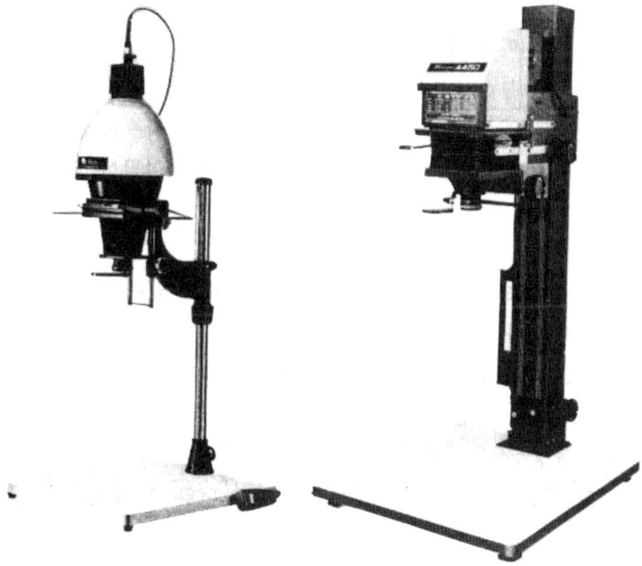

사진 13-4. 인화기기

적색의 safe light가 사용되기 때문에 영상의 모양이나 상태의 확인이 용이하게 된다. 사진농도가 과부족의 경우, 현상조건을 변동시키지 않고 확대시의 노광조건으로 수정하는 것이 좋은 인화를 만드는 point이다.

2. Slide의 작성

양화를 인화지가 아닌 slide로서 이용하는 대상, 분야로서는 학술사진이라든가 시청각교육용 사진, 상업사진, 예술사진, 일반사진 등이 있다. 피사체에 따라서 분류하면 다음과 같이 된다.

① 그림, 표, 문자 등

② 방점인쇄물, 선화, 문자 등

③ 자연, 풍경, 농식물, 정물, 자연과학 현상 등

④ 일반사진영상 등, 또 film의 종류에 따라 nega, posi 방식과 reversal 방식으로 구분된다.

1) slide의 치수와 화면크기

slide의 치수는 film size나 projector와 관계가 있어 보통은 다음의 2종류로 나누어진다. 첫째는 slide 마운트가 5cm angle, 화면치수가 35mm판(34.2×22.9mm) 또는 half판(17.5×23mm)이고, 또 하나는 slide 마운트가 82×100mm, 화면치수가 6×6판(54×54mm)의 것이 있다. 일반적으로 35mm 반전용의 projector가 많이 쓰여지고 있다.

2) 피사체에 의한 film의 선택

slide의 원고에 의해 사용하는 film을 선택할 필요가 있다. 바람직한 구성의 예는 표 13-5와 표 13-6과 같다.

표 13-5. Nega·Posi

원고 \ film	monochrom film			color film	
	일반용	Copy용	Dup용	일반용	Dup용
수기 원고		○		○	
인쇄물 원고		○		○	
일반 피사체	○			○	
수명 양화 원고	○		○	○	○
사진 인화 원고		○		○	○

표 13-6. Reversal

원고 \ film	monochrom film		color film	
	일반용	Dup용	일반용	Dup용
수기 원고	○		○	
인쇄물 원고	○		○	
일반 피사체	○		○	
수명 양화 원고		○		○
사진 인화 원고		○		○

Ⅳ. Subtraction

subtraction이란 감산 또는 감법이라 해석되나 X선 사진 분야에서는 영상에 중복해서 기록된 음영상중에, 독영상 방해가 되는 것을 소멸시키어 목적하는 영상의 식별성을 높이는 것을 말한다.

1. Subtraction의 기법

예를 들어서 복강동맥조영상에 있어 골음영상과 조영 되어진 혈관상의 농도가 거의 같기 때문에 contrast가 낮아, 진단이 곤란한 상태가 된다. 이 조영상을 복부상과 조합해서 subtraction

기법에 의한 print로서 조영혈관의 contrast를 높인다. 사진 13-5에 subtraction의 방법을 나타낸다.

이상의 subtraction을 특성곡선으로 보면 그림 13-10 orginal 사진의 특성곡선 A와 그 사진에서 인화된 posi상(subtraction mask)의 특성선을 포개놓고 다른 film에 인화한 결과는 곡선 c에서 나타내고, 여기에서 얻어진 곡선(subtraction print)는 original상이나 posi상과 비교해서 contrast가 저하한다. 만약 original 사진과 posi상과의 공통되지 않는 부분(조영상)이 있으면, 그 부분만 contrast가 강조되는 것이 된다.

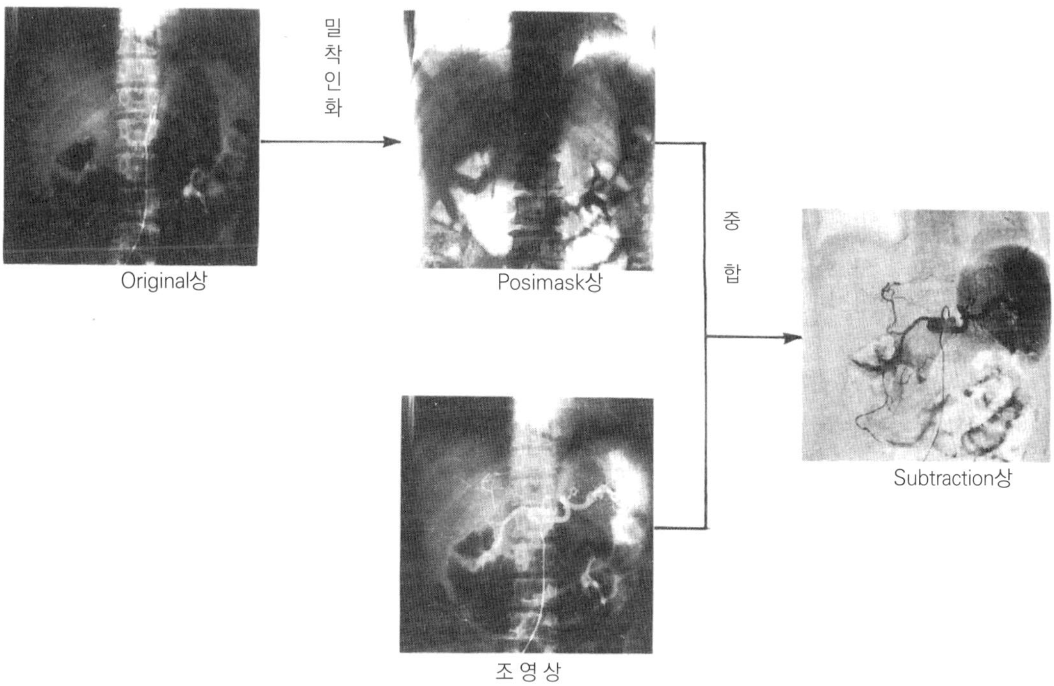

사진 13-5. Subtraction상

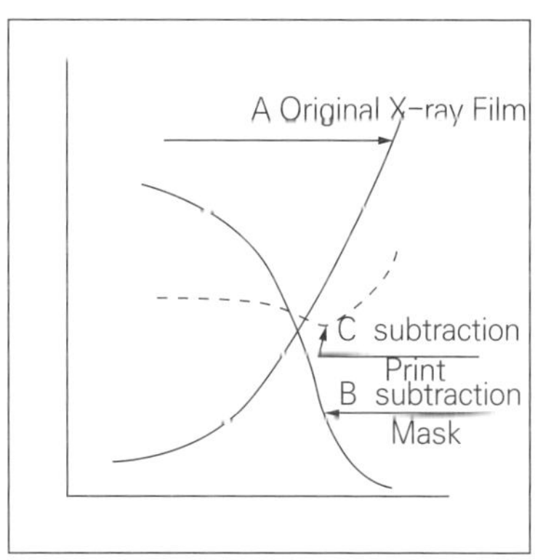

그림 13-10. subtraction 효과

2. Subtraction에서의 주의

subtraction을 행하고자 할 경우의 중요한 것은 단순촬영과 조영촬영때의 촬영위치가 일치해야 할 것과 posi상은 양호한 농도, 계조하에 마무리 할 것, 조영사진과는 겹칠때 영상이 정확히 잘 맞을 것 등이다. 인화용의 복사 film으로서는 그라비아 필름이 적당하다.

1) nega, posi 방식과 reversal 방식의 비교

(1) nega, posi 방식

1장의 slide를 만드는 데에는 nega와 posi의 2종류의 film이 필요하다는 점으로 1매의 slide를 만들려면 경제적이 못된다. 단지 posi를 몇장을 촬영할 경우에는 유리하다.

(2) reversal 방식

일반적으로 처리조작이 복잡한 점과 필요한 slide수만 촬영하지 않으면 안되는 점이 단점이나 1매만을 촬영할 때에는 경제성도 있고 유리하다.

2) slide에 대한 규격

slide 원고에 관한 규격은 대체로 다음과 같다.

① slide의 크기 : 35mm film(slide 마운트 5cm 각)

② 원고문자 : 영문, 국문 다같이 될 수 있는대로 고딕체로서 크기는 A4판에 대해서 높이 6~10mm, 두께 0.6~1.2mm로 한다.

③ 내용 : 화학식이나 수식은 4~5행, 곡선의 수는 3~4선이 적당

④ 기타 : slide는 contrast를 높게 작성한다. 흑백 nega에 의한 그림, 표, 문자의 slide는 보기 싫기 때문에 금지

Ⅴ. Autoradiography

autoradiograph는 방사성동위원소(radio isotopes, 약해서 RI)를 포함한 시료를 감광재료(autoradiograph용)에 밀착시켜 RI가 방사하는 α선, β선, proton 등의 하전입자, 중성자, X선 또는 γ선 등의 방사선에 의해 국소적으로 발생하는 fog로서 방사성물질의 분포나 위치를 기록하는 방법이다.

이 사진을 autoradiography라 한다. 방사성동위원소를 tracer(추적자)로 해서 여러종류의 원소 또는 원소를 포함한 화합물의 움직임을 그 방사능을 눈아름으로서 추적할 수가 있다. autoradiography는 검출능력이 높을 것, 방사선량을 적산해서 기록이 되게 할 것, 표본과의 대조가 있는 RI 분포도가 얻어져야 하는 외에 특별한 장치를 필요로 하지 않는 이점이 있다.

RI의 위치와 양을 결정하기 위한 척도로서는 육안으로 흑화도에 의한 것, 현미경하에서 관찰했을 때의 은입자에 의한 것, 입자선비적에 의한 것인가에 따라 구별이 생겨서 적용하는 감광재료도 변하게 된다.

1. Autoradiography의 형식

취급하는 시료의 크기에 따라 다음과 같이 구분된다.

① macroautoradiography
물, 금속재료, 기기부품, 농식물시료, paper chromatogram 등의 시료중의 RI의 분석을 육안관찰로서 조사하는 방법

② microautoradiography
생물조직, 금속재료 등에서 RI 분포를 현미경적으로 조사하는 방법

③ 전자현미경 autoradiography(electron microscope autoradiography)
시료중의 RI 분포를 전자현미경에 의해 조사하는 방법

④ 비적 autoradiography(track autoradiography)
사진유제중을 통과한 입자선에 의해 생기는 현상은의 비적을 해석하는 RI의 분포와 함께 RI에서 방사되어진 입자선의 성질을 아는 방법

2. Autoradiography에 쓰여지는 RI

RI는 시료중의 종류나 관찰할 현상에 대하여 입수되어진 RI중에서, 적절한 것을 선택하는 것이 필요하다. 표 13-7에 잘 이용되는 autoradiography용 RI를 나타내고 있다.

3. Autoradiography에 쓰이는 감광재료

하전입자선의 기록에는 건판 또는 건판에서 벗겨낸 유제막등을 이용한다. 사용하는 감광재료의 구분은 다음표와 같다(표 13-8).

4. Autoradiography의 해상력

autoradiography의 해상력에 영향을 주는 인자를 들어보면, 시료와 유제의 밀착(양호), 시료의 두께(얇음), 유제층의 두께(얇음), 노출시간(짧음), RI의 종류(저에너지), 유제의 종류(미립자), 현상처방(용해물리현상), 현상시간(짧음) 등이 있다. 위 인자의 ( )안은 해상력을 높게 하는 것이다.

5. Autoradiography에 있이 감광재료의 취급 시의 주의

하전입자선이나 방사선에 의해 만들어지는 사진상이외, 목적외의 사진 효과로서, 흑화가 일어나지 않게 특히 주의를 기울일 필요가 있다.

특히 위 사진효과라고 일컫는 압력효과, static효과, 목재, 기름, 혈액, 환원성약품 등에 의한 흑화, 연마된 금속면과의 접촉에 의한 흑화등은 유해하다. 이와같이 유제가 직접닿는것을 방지하기 위해, 시료위에 얇은 젤라틴막 등을 만듬으로서 유해작용을 방지한다.

표 13-7. Autoradiography에 이용되는 RI

RI의 종류	반감기	입자선	입자선 energy(keV)	γ선
^{45}Ca	165일	β	250	무
^{14}C	5760년	β	155	무
^{36}Cl	3.03×10^{5}년	β	715	무
^{57}Co	270일	전자	14(83%)	유
^{125}I	60일	전자	35	X선 유
^{131}I	8일	β	250(3%) 230(9%) 610(87%)	유
^{39}Fe	45일	β	270(46%) 460(53%)	유
^{32}P/	14.2일	β	1710	무
^{22}Na	2.6년	Positron	540(89%)	유
^{30}Sr	28년	β	540	무
^{35}S/	87년	β	167	무
^{3}H	12.3년	β	18.5	무

표 13-8

구 분	감 광 재 료
macro autography	X선용 film, Process film
micro autography	미립자, autography용 건판, process film
전자현미경 autoradiography	미립자전자현미경, autoradiography
비적 autoradiography	미립자 원자핵용 건판

6. Autoradiography의 응용

autoradiography의 sensitometry, 고사진인화의 부활, 반전사진법, 영상의보력 사진유제층을 모체로하는 전기영동, 박층 chromatogram의 고감도, autoradiography 유전자의 sequence 등 많은 응용예의 보고가 있다.

Ⅵ. 특수사진 처리

1. 확산전사법(DTR법) B/W

확산전사법이란 영어로 diffusion transfer reversal process로 략해서 DTR법이라 부른다. 원리는 노광되어진 nega 감광재료와 수상층(posi층)과를 밀착해서, 용해물리현상액으로 처리하면 nega상이 현상되는 것과 함께, 미감광부의 미현상은염이 용해되어서 수상층에 확산해서 수상층의 물리현상핵의 촉매작용으로 물리현상에 의해 posi상을 형성하는 것에 의한다.

수상층은 nega가 떨어지게 되어서 posi 영상이 사용된다. 넓은 의미로는 확산물질로서 색소, instant color나 현상주약(경화현상을 이용한 방식) 등도 포함되나 통상 DTR이라 함은 은착염을 확산시키는 앞의 방법 즉 은염확산전사법을 일컫는 것이 많다. DTR 방식은 용도에 관계없이 다음과 같은 조건을 갖추지 않으면 안 된다.

① nega의 노광부의 할로겐화은은 미노광부의 할로겐화은이 용해되기 전에 먼저 현상되어야 할 것(posi상에 fog가 생기지 않기 위해)

② 물리현상핵으로 은착염의 환원속도를 빠르게 할 것(반전영상을 sharp하게 하기 때문에)

1) 확산전사법의 종래 사진과의 비교

종래의 사진방식과 비교하면 다음의 이점이 생기게 된다.

① 직접 posi상이 얻어진다.

② 조작시간이 짧다.

③ 복사해서 곧 사용된다.

④ 여러 가지 종류의 copy가 얻어진다.

그러나 이런 확산전사법 이외에 여러 가지 방식이 연속개발되어 현재는 사무용 복사분야로서는 제록스 방식의 전자사진이 주류를 이룬다.

2) 공업복사에의 이용

공업복사분야에서는 도면등 통상, 큰 size의 것이 많기 때문에 nega와 posi층이 한층 현상액중에서 겹치게 하여 전사되는 방식으로는 불편하기 때문에 수상층 위에 nega 유제층을 설치, 현상전사 후 nega층을 세척하는 방식이 쓰여지고 있다. 그러나 camera 촬영, 밀착반사인화는 경상(reflected image)이 되기 때문에 완성된 영상은 투명 film base의 뒷쪽에서 볼 수 있게 되어있는 것도 있다.

3) 경인쇄재로서의 이용

경인쇄의 분야에서는 옵셋 인쇄의 마스타로서 사용되고 있다.

4) 인스탄트 사진에의 이용

1949년 E.H. Land에 의해 소위 Land camera가 발표되고 이미 흑백관계로 발전하고 다시 1963년 polar color가 발명되면서부터 각사의 경쟁도 심해지고, 아마추어 뿐만 아니라 연구용, 공업용의 방면으로 폭넓게 사용되고 있다.

2. 반전현상처리(reversal development) B/W

대체로 사진촬영으로는 현상 nega를 posi 재료에 인화하여 posi상을 만들고 있다. 이 nega·posi의 과정을 밟지 않고, 한번에 posi상을 만드는 것이 반전현상처리이다. 반전현상법은 대체적으로는 최초의 현상에 의해 되어진 nega 영상은을 표백액으로 산화 해, 가용성은염으로서 용해제거하고 다음에 감광재료에 남아있는 미감광의 할로겐화은에 균일하게 노광해서 감광시킨 후, 다시 현상을 행하여 posi영상(반전상)을 할 수 있는 처리법이다. 반전현상법의 공정은

제 1 현상 - (수세) - 표백 - (수세 - 청정 - 수세) - 제2노광 -

‖ ‖ ‖

보통의 nega현상 nega은상 산화 잔존 할로겐화은 감광

제 2 현상 - 정착 - (수세) - (건조)

‖

nega 현상과 같다.

의 순으로 행하여진다.

여기에서 제1현상으로는 티오아신 산염과 같은 할로겐화은 용해제가 첨가되어지는 것이 많다. 이유는 제1현상으로는 저감도극미립자의 유제입자가 현상되어지지 않고 남기 쉬워 할로겐화은 용해제가 존재하지 않으면, 반전 posi상의 highlight부의 도움이 나빠진다. 표백에서는 과망간산칼륨, 중크롬산칼륨 등을 함유한 표백액을 쓴다. 이것에 의해 영상은은산화, 가용성은염으로 되어 용해 제거된다. 제2현상은 보통의 현상액으로 하고, 정착, 수세를 거쳐 건조 마무리한다.

또다른 반전현상법으로서, 표백처리를 제2현상후에 행하는 방법도 있다. 공정은

제 1 현상 - (수세) - 반전노광 - 제2현상 - (수세) - 표백·정착 -

‖ ‖ ‖ ‖

nega현상 잔존할로겐화은의 노광 표백억제제→posi nega은상을 표백·제거

(수세·청정-수세)-건조

이 처리의 특징은 제2현상때, 표백억제제(PMT : 1-페닐·5-멜카프트테트라졸)를 쓸때가 있다. 이것에 의해 영상은이 억제제를 흡수해서 표백액의 작용을 억제하는 것이 보고되고 있다.

따라서 posi 영상만이 표백을 받지 않고 남게 된다. 이 방법은 micro film의 반전현상을 이용할 때도 있다. 이상 설명한 반전현상처리는 posi상이 1장만 있더라도 족할 경우에는 간편하게 posi가 얻어진다. 불필요한 nega를 생기게 하지 않고 미립자도 선예도가 양호한 외에 상이 밝아진다는 등의 장점이 있다.

한편 다수의 posi를 만들때에는 처리의 복잡함이 있고, 또 영상농도의 조절이 안되는 등의 불리한 점도 있기 때문에 용도에 의한 선택이 필요하다.

3. 일욕현상정착처리(monobath processing or combined developing and fixing bath)

현상과 정착처리를 1번에 할 수 있는 단일처리방법으로 현상액과 정착액이 함께 구성되어 현상처리가 1회로서 종결되는 이점이 있다. 여러가지 type의 일욕현상정착액처방이 발표되고 있으나, 감광재료의 선택성이 강하기 때문에 감광재료 하나하나에 적절한 처방을 선택하는 것이 중요하다(표 8-7, 표 13-9를 참조하기 바람).

표 13-9. 일반용 film의 1회 현상액의 처방예

	A사	B사
water	750ml	
Hydroquinone	15g	15g
Sodium sulfate	40g	40g
Phenidone	2g	2g
Potassium alumn	–	
Sodium carbonate	40g	40g
Potassium thiocy anate	90h	10g
Mercaptobenzo thia zole	0.1g	
Benzotriazol(결정)	–	
Potassium bromide(결정)	–	
Sodium thiosulfate(결정)	25g	74g
water	1,000ml	1,000ml
처리조건	Neopan F film 20℃ 20℃, 38초	SS film 8분

1회현상 정착 처리에서는 현상 fog, 특히 2색 fog가 일어나므로 유기 엘카프트 화합물의 첨가가 유효하다.

일욕현상정착액은 현상액에 하이포나 티오시안산 칼륨, 티오그리콜 등의 할로겐화은 용해제(정착제)를 첨가한 것으로, 감광재료는 현상을 받는 동시에 할로겐화은이 가용화되어, 현상중의 유제층중에 확산한다. 확산된 가용성은염은 대체로 강력하여 유도기가 짧은 것이 이상적이며 PQ처방이 많이 쓰여지고 있다.

PQ 처방으로는 일욕처리에 따른 감도저하가 아주 적은 것이 유리하다. 더욱 일욕현상정착으로는 현상과 정착이 온도계수가 틀려, 처리온도의 변화는 현상결과에 영향을 주고, 저온에서는 현상작용의 불활성화가 정착보다 현저하기 때문에 정착반응이 진행된다.

고온에서는 역으로 현상반응이 진행되는 것으로 알려져 있다. 일반적으로 일욕현상정착액은 pH차가 비교적 높은 경우도 있어 통상 현상액에서의 처리에 비하여 화질은 좋지 않은 경향이 있다.

4. Thermography

Thermography는 체표면의 온도분포를 적외선검출에 의해 무침습적으로 계측하는 것이다. 따라서 형태를 나타내는 것 보다 오히려 기능을 나타내는 영상이다. 그림 13-11에 체표면 온도 및 적외선 방사검출에 영향을 주는 인자를 나타내고 있다.

다음의 moire법과 같은 screening 진단에 사용하고 또한 생체기능의 경시적 변화를 객관적으로 표시하는 monitor용 검사에 적합하다.

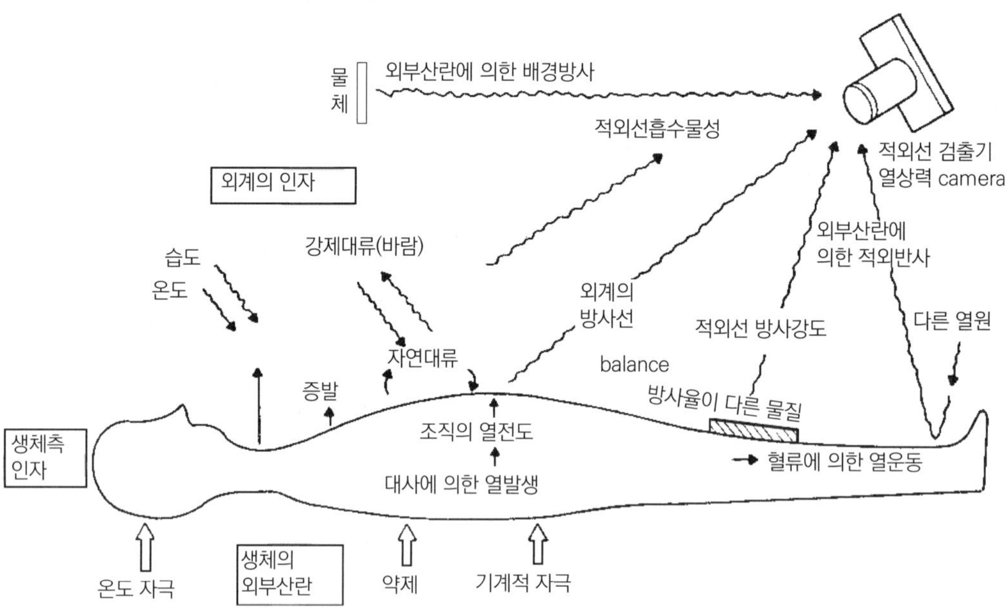

그림 13-11. Thermography의 영향인자

5. Moire 영상

2종류 이상의 무늬를 중첩시키고 있을 때 생기는 무늬를 moire 현상이라 한다. moire 등고선법은 물체의 凹凸을 moire 무늬에 따라 등고선으로서 나타내는 방법이며 물체와 접촉되지 않고 복잡한 형태라도 측정이 될 수 있다(그림 13-12). moire 등고선법은 인체에 무해한 것이기 때문에 초등학생, 중학생들을 대상으로 척추측만증의 screening진단에 일부 이용되고 있다.

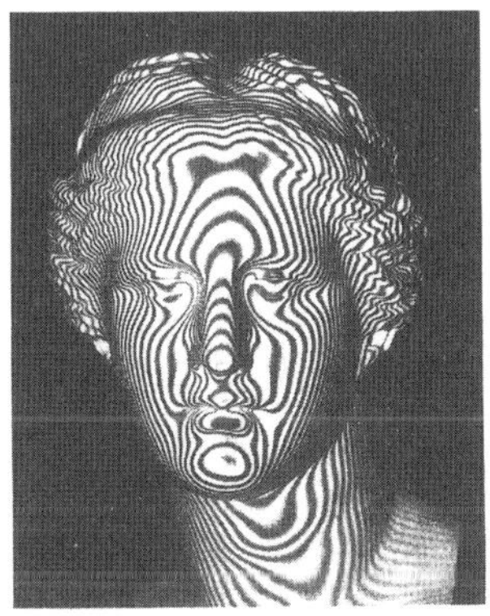

사진 13-6 Moire 상

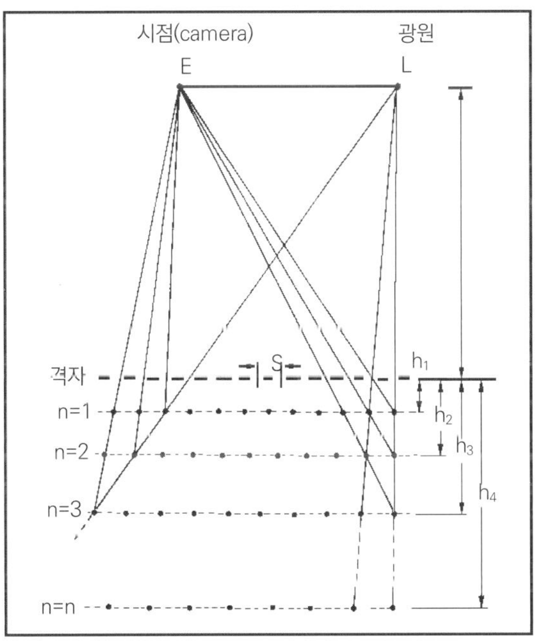

N : 교차수
S . 격자신 간격(pitch)
e : 격자와 광원(시점사이의 수직거리)
d : 광원·시점 간의 거리
hn : 제 N차의 등고선과 격자와의 거리
hn의암, 등고섭은 hn=
등고선간격(?hn)는 ?hn=hn+1-hn =

그림 13-12 Moire 등고선법의 원리

제 14 장 디지털 의료영상

Digital Radiography

Ⅰ. DR영상

1. 개요

Digital radiography는 넓은 의미로는 digital 영상을 얻는 CT, MRI, 초음파 및 투시영상도 포함되나, 좁은 의미의 digital radiography는 단순촬영의 digital화에 관한 것이다. 때로는 digital radiography가 매우 좁은 의미로서, TFT(thin film transistor)를 이용한 평판형 검출기 방식의 단순촬영만을 의미하기도 한다. 이러한 매우 좁은 의미로서 "DR"이라는 약자를 사용하여 "CR", 즉 Computed Radiography과 대조적인 의미로 사용하기도 한다.

1) 기본개념

Digital radiography에서는 인체를 투과한 X선의 강약에 따른 정보를 전기신호로 변환시킨 후, 아날로그-디지털 변환 과정을 거쳐 pixel의 그레이 스케일 값을 얻는다. 이렇게 얻은 초기 상태의 데이터를 적절한 영상처리과정을 통해 noise나 불균일성을 제거하고 이를 다시 아날로그 신호로 변환하여 필름으로 출력시키거나(이를 hardcopy라 한다) CRT 등의 모니터에 표시(이를 softcopy라 한다) 하게 된다.

2) Gray scale(계조역)값

디지털 영상은 pixel들의 2차원적 matrix로 정의될 수 있는데, 각 pixel들은 위치 정보(즉, 좌표)와 함께 각 pixel의 gray scale값을 갖는다. 각각의 pixel이 가지는 gray scale 값의 범위는 "bit depth"로 나타내는데, 예를 들어 8 bit의 경우 0(most bright) - 255(most dark)까지 2^8(=256)단계의 값을 가진다. 사람의 눈으로 인지할 수 있는 gray scale의 단계는 약 2^8(=256)단계로 알려져 있으나 인체를 투과한 X선은 강도의 차이가 매우 커서 수백-수천 배에 이르기 때문에 8bit로는 수용할 수가 없고 이보다 넓은 gray scale이 필요하다.

최소한 10 bit(1,024)의 gray scale이 필수적이며, 최근에는 12 bit(4,096)가 많이 사용되고 있다.

3) Spatial resolution(공간해상도)

Digital radiography에서 spatial resolution은 pixel 크기에 의해 좌우된다. 대부분의 필름 스크린 시스템의 spatial resolution은 8lp/mm(line pairs/mm)인데, 이는 pixel의 크기가 0.1mm에 해당한다. chest image 경우, pulmonary interlobular septal line(흉부 폐엽간 격벽선)이나 미세한 pneumothorax(기흉) 등을 display하기 위해서는 pixel 크기 0.2mm(2.5lp/mm)이상의 resolution이 필요하며, 이는 1,760×2,140 pixel의 matrix에 해당한다. 현재 4K pixel resolution(5lp/mm)을 가지는 시스템이 이미 개발되어 digital radiography에서 spatial resolution의 문제는 사실상 해결되었다고 볼 수 있다. 한편, spatial resolution이 2배로 증가될 경우 영상 data양은 4배로 증가하므로 data storage와 display monitor의 가격 상승의 요인이 된다.

4) 기본 필름 - 스크린 시스템과 digital radiography의 차이

단순흉부X선 촬영을 예로들면, 좋은 영상은 X선의 감쇠가 거의 없는 폐 내부의 공기로부터 X선 감쇠가 많은 가슴 중앙부의 종격동 구조물까지 단 한번의 촬영으로 적합한 콘트라스트를 유지하면서 나타내어야 한다. 기존의 필름-스크린 시스템에서 필름 characteristic curve는 S자 모양으로서, 투과된 X선 강도의 매우 좁은 범위 내에서만 필름의 optical density가 직선적 반응을 보인다. 즉 필름-스크린 시스템은 dynamic range가 좁아, 폐의 미세구조를 잘 보이게 촬영할 경우 종격동과 겹쳐있는 폐는 under penetration(저투과)되고, 반대로 종격동과 겹쳐있는 폐를 잘 보이게 촬영할 경우 폐는 over penetration(과투과)되어 역시 콘트라스트가 저하된다. 이에 반해 digital radiography는 다이나믹 레인지가 필름-스크린 시스템보다 매우 넓고 직선 반응을 보이므로, 항상 일정한 화질의 영상을 얻을 수 있다(예를 들어 폐와 종격동 모두를 잘 보이게 할 수 있다).

필름-스크린 시스템에서 필름은 영상의 획득, 표시, 저장의 기능을 동시에 가지므로 가격이 싸고 휴대성이 뛰어난 장점이 있다. 반면에 단 하나의 필름만 존재하므로 진료과정의 필름 흐름에 동맥경화를 일으키는 요인이 되며, 필름의 소재를 알 수 없는 경우가 흔히 발생한다. 또한 복사 시에도 원래의 필름보다 화질이 떨어지게 된다. 이에 반해서 Digital radiography는 영상의 획득, 표시, 저장 기능들을 분리함으로써 각각의 단계를 최적화하여 진단율의 향상을 기대할 수 있으며, 다이나믹 레인지가 넓어 재촬영율을 1/10이하로 줄일 수 있다. 또한 복사 시에도 화질의 저하가 없는 동일한 영상을 얻을 수 있고, 필름 흐름의 장애가 없다.

표 14-1. 필름 스크린 시스템과 Digital radiography의 차이

	Digital radiography	필름 스크린 시스템
Dynamic range		〉
재촬영율		〈
Portability		〈
Acquisition, display, storage	서로 분리되어 있어 각 step을 optimize 할 수 있다.	필름 하나가 세 기능을 동시에 가진다.
영상정보의 흐름	빠르다	느리다
복사본의 화질	원본과 동일	〉

표 14-2. Digital radiography의 종류

방식		상품명	회사
Film digitizer			다수
Storage phosphor radiography(CR)		FCR	Fuji
검출기		Thoravision	Philips
CCD형	간접형		다수
TFT방식의 평판형 검출기 (DR)	간접형	Pixium	Trixell
	직접형	DirectRay	Direct Radiography

2. Digital radiography

일반X선 촬영분야에 디지털 방식이 도입되기 시작한 것은 일본 Fuji사가 1983년 최초로 상용화된 Computed Radiography(CR) 시스템을 공급하고 부터이다. FCR로 알려진 Fuji의 CR기술은 오랫동안 일반촬영의 디지털 영상장비분야에서 독보적인 위치를 점해왔으나 오랜 기간의 연구끝에 드럼방식의 셀레늄 검출기를 이용한 digital radiography(Philips사의 Thoravision)가 출현하게 되었고, 뒤를 이어 TFT(thin 필름 transistor) 방식의 평편형 검출기(Direct Radiography사)가 출현하여 차세대 digital radiography의 유망기술로 인식되고 있다. 최근에는 형광판과 CCD 카메라를 결합한 간접형 digital radiography도 사용되고 있다.

이미 촬영한 필름으로부터 필름 디지타이저를 이용해 디지털 데이터를 얻는 방법도 digital radiography의 일종으로 볼 수 있다. 현재 전세계적으로 가장 많이 보급된 시스템은 필름 디지타이저와 CR류이다.

1) Film digitizer

기술적으로 가장 먼저 개발된 방식으로 이미 촬영한 필름으로부터 디지털 영상을 얻는 유일한 방식이다. Resolution의 측면에서 보면 1㎛ pixel 크기의 digitizer가 이미 개발되어 있어 해상도 면에서는 단연 최고라고 할 수 있으나 진단 방사선과에서 사용하기 위한 것으로는 화소 크기가 80~200㎛ 범위의 레이저 또는 CCD 방식의 digitizer가 사용된다.

2) Computed Radiography(CR, Storage phosphor radiography, Fuji사의 FCR)

가장 처음 개발된 digital radiography 시스템으로서, europium activated barium fluorohalide crystal 성분의 photostimulable storage phosphor(광 여기성 저장형 형광물질)로 코팅된 "imaging plate"를 사용한다. Imaging plate는 마치 필름-스크린 시스템에서 필름 카세트와 같이 이루어 졌으며 반복해서 사용할 수 있다.

필름-스크린 시스템에서 필름 카세트를 놓고 X선 사진을 촬영하는 것처럼 imaging plate를 놓고 촬영하면, 인체를 투과한 X선은 storage phosphor에 흡수되어 8시간 후에도 75% 정도의 X선 에너지가 그대로 저장된다. 필름 스크린 시스템에서 필름 카세트를 자동 현상기에 넣은 것처럼 imaging plate를 "reader"기에 넣으면 storage phosphor를 집광된 헬레늄 레이저로 주사하면서 phosphor에 흡수되었던 X선 에너지가 빛으로 전환되어 나오는데, 이때 나오는 빛의 강도는 미리 흡수되었던 X선 에너지에 정비례한다. 변환된 빛은 증폭되어 전기신호로 바뀌며 아날로그-디지털 변환기에서 디지털 데이터로 변환된다. 레이저 스캔이 끝나면 reader기는 imaging plate를 백색광에 노출시켜 기억되었던 정보를 지우며, 이렇게 지운 후 image plate는 재사용한다.

CR시스템에서 matrix의 크기는 14×17inch의 경우 1,760×2,140pixel(0.2mm pixel 크기)이며 그레이 스케일 값은 10bits 또는 12bits이다. CR 시스템에서 spatial resolution이 제한되는 것은 storage phosphor의 phosphor grain의 크기에 기인하는 것이 아니고 레이저 스캔시의 spot크기와 이동시의 기계적인 문제에서 기인한다.

Storage phosphor에 저장된 dynamic range는 실제로 display에 필요한 range보다 훨씬 넓다. Reader기는 우선 낮은 에너지의 레이저로 예비 스캔을 하여 히스토그람 분석을 하고, 인체 부위에 따라 이미 정해진 parameter로 다시 스캔하여, 자동으로 contrast를 조절하여 최종 영상을 만들어 영상처리를 한다.

CR의 dynamic range는 필름 스크린 시스템보다 넓고 직선 반응을 보이므로 항상 일정한 화질의 영상을 얻을 수 있어 재촬영율을 1% 이하로 줄일 수 있어 특히 portable촬영에서 추천된다. 또한 CRT 모니터로 영상을 볼 경우 CT에서와 같이 window width/level을 조절하며 볼 수 있다. 또 하나의 장점을 환자에 조사하는 방사선 양을 줄일 수 있다는 점인데 실제로는 방사선 양을 줄일 경우 noise가 증가하여 화질이 저하된다.

CR의 단점은 noise가 많은데, 이것은 gadolinium과 같은 희토류 phosphor에 비해 barium fluorohalide나 baium fluorobromide의 k-absorption edge가 낮기 때문에 주로 발생하고, 카세트에 납으로 된 backing material을 사용하지 않음으로 발생하는 back scatter가 증가함에 기인한다. 또 다른 단점은 가격이 비싸고 storage phosphor의 수명이 상대적으로 짧다는 것이다.

3) Drum형 셀레늄 검출기(상품명 : Thoravision)

검출기로 비정형 셀레늄 층을 이용하며, X선을 비로 전기적 신호로 변환시킨다. 먼저 고압의 전기를 셀레늄 표면에서 방전시켜 강한 전기장을 형성시키고, 촬영을 하면 X선 광자가 셀레늄에 흡수되면서 자유전자를 방출하고 방출된 자유전자는 이미 형성된 전기장의 영향으로 셀레늄 등 표면으로 이동하여 중화시키고 국소적인 표면 전기장의 변화를 초래한다. 셀레늄 층으로부터 100㎛ 떨어진 거리에서 표면 전하의 크기를 읽어 전기신호를 포착하고 증폭, 아날로그-디지털 변환 후 영상처리를 하면 영상을 얻게된다.

Storage phosphor 시스템과는 달리 흡수된 X선 광자의 에너지를 바로 전기적 신호로 변환하므로 noise가 적은 것이 장점이다. 반면에 한번 촬영한 후 다음 촬영을 할 때까지 소요되는 시간을 표면전하의 변화로부터 전기적 신호를 얻는 단계이므로 여러 개의 probe를 동시에 사용하고 원통형의 알루미늄 판에 셀레늄을 발라 빠른 속도로 회전시킨다(그림 14-1). 단점은 기계적 장치가 추가로 필요하므로 이동 시스템에서는 이용할 수 없는 점과 기존의 시스템을 이용할 수 없는 점을 들 수 있다.

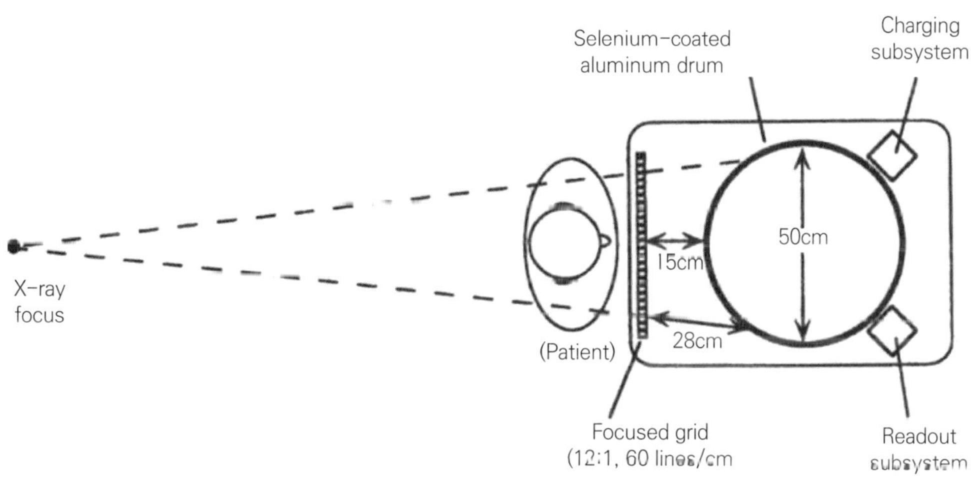

그림 14-1. Drum형 셀레늄 검출기의 촬영 모식도

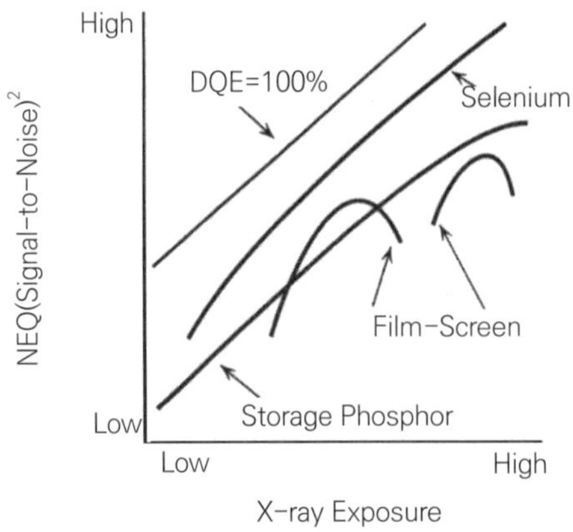

그림 14-2. Detective quantum efficiency

4) 평판형 검출기(DR)

X선 검출기의 기술이 빠르게 발전함에 따라 Digital radiography은 가까운 장래에 급격히 변화하리라 기대된다. Self-scanning, direct-readout digital 검출기는 30년 전 charged-coupled device(CCD)가 도입된 후 이용되고 있지만, 최근 제조 기술이 발달함에 따라 새로운 세대의 TFT 검출기의 생산이 가능해졌다. 이러한 새로운 기술이 비상한 관심을 불러일으키는 원인은 기존 X선 장비를 갖춘 곳에서는 쉽게 설치할 수 있다는 점과, 영상의 질이 기존의 필름 스크린 시스템이나 CR 시스템보다 우수하다는 기대 때문이다. 검출과정에서 X선의 흡수율을 나타내는 detective quantum efficiency는 TFT 시스템이 65% 이상인데, 이는 CR 시스템(20~35%)이나 필름 스크린 시스템(25%)보다 우수하여 같은 X선 조사량에서 신호대 잡음(S/N)비가 높은 영상을 얻을 수 있음을 알 수 있다(그림 14-2).

DR은 조사된 X선이 전기신호로 변환되는 과정에 따라 직접방식(indirect DR)과 간접방식(direct DR)으로 나뉜다.

Indirect DR은 조사된 X선을 형광물질을 사용하여 일단 가시광선으로 변환한 후에 광검출기를 사용하여 이를 다시 전기신호로 변환하는 방식을 말한다. 이에 반해 direct DR은 조사된 X선에 의해 electron-hole pair를 생성시키는 물질(예를 들어 비정형 셀레늄)을 사용하여, 조사된 X선으로부터 직접 전기신호를 얻는 방식이다(그림 14-3).

(1) Indirect DR

간접방식은 TFT의 맨 위층이 scintillator와 광검출기로 이루어진다. X선이 scintillator에 부딪히면, 들어온 X선 양에 비례하여 가시광선이 발생하게 된다. 가시광선은 광검출기(amorphous silicone성분의 photodiode 혹은 CCD)에 의해 전기 신호로 바뀌게 되고, 이 전기 신호는 디지털 수치로 바뀌게 된다. 전통적인 scintillator는 가시광선이 주위 pixel로

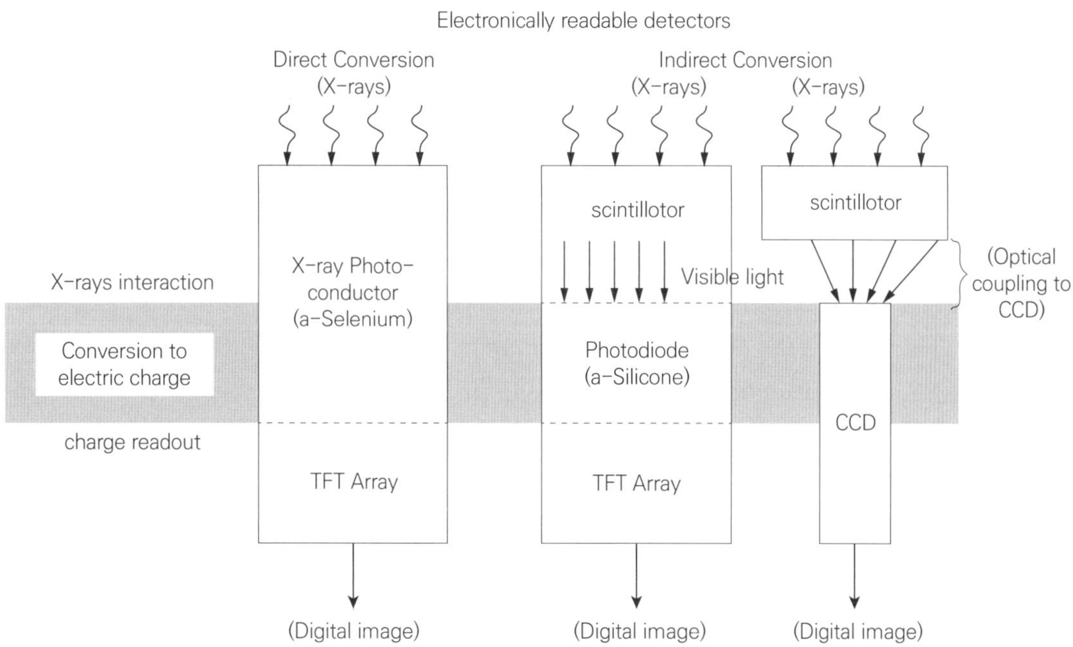

그림 14-3. Direct DR과 indirect DR의 원리

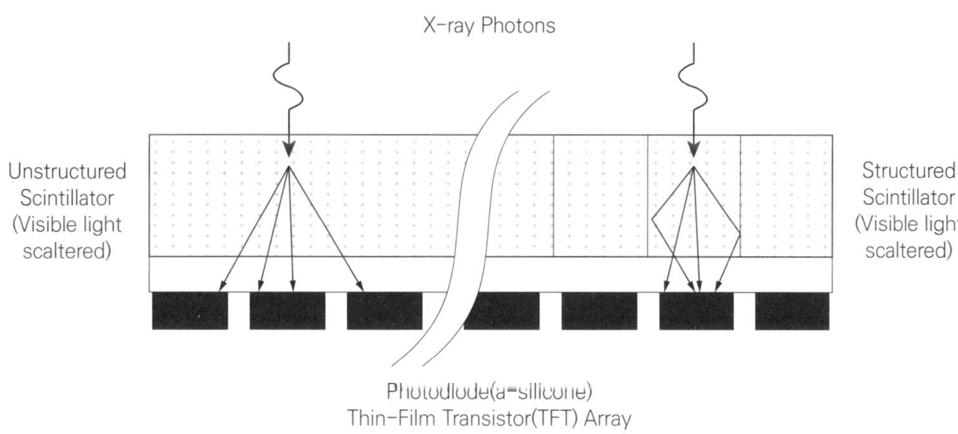

그림 14-4. Structurecd Scintillator의 원리

퍼져나가 resolution을 감소시킨다. 이러한 문제를 제거하기 위하여 cesium iodide 성분의 crystal로 이루어지는 structured scintillator를 사용한다(그림 14-4). 결정구조는 light pipe의 묶음처럼 행동하므로 가시광선의 퍼짐이 감소하기 때문에, scintillator 층을 더 두껍게 만들 수 있어, 에너지 변환효율을 높일 수 있다.

(2) Direct DR

직접방식으로 사용될 수 있는 물질로서는 a-Se(amorphous 셀레늄), CdTe, CdZnTe 등이 있으나 현재 전세계적으로 a-Se을 사용하는 DR에 대한 연구가 집중되고 있다. 이는 a-Se이 xeroradiography와 복사기 등에서 널리 사용되어 오면서 물리적 특성에 대해 많이 알려져 있고 관련기술이 발전되어 있기 때문이다.

X선 에너지에 대한 a-Se의 에너지 변환 특성곡선은 진단용 X선 범위에서 희토류계의 형광물질에 비해 전반적으로 우수한 에너지 흡수율을 나타낸다.

검출기는 크게 두부분, 즉 a-Se판과 TFT matrix가 서로 맞대어 붙어있다. a-Se판의 제일 앞면에는 top electron-hole pair로 변환되며, electron은 top electrode로 흡수되고 hole은 하층부 TFT로 흡수된다. TFT matrix는 이 전하를 축전기에 축적하였다가 각 pixel에 대한 스캔 신호가 왔을때 이 전하를 실어보내는 역할을 한다.

직접방식으로 X선을 검출하기 때문에 resolution의 손실이 거의 없고, pixel크기에 의한 한계 resolution(Nyquist frequency)인 2.6lp/mm에서도 MTF가 이론상의 한계치에 육박하는 수준을 나타낸다.

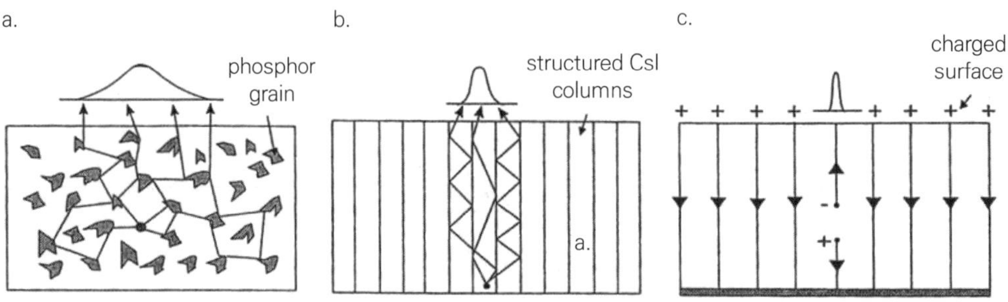

그림 14-5. Phosphor screen(a), cesium iodide(b), amorphous 셀레늄(c)을 이용한 검출기의 신호형성 과정의 비교

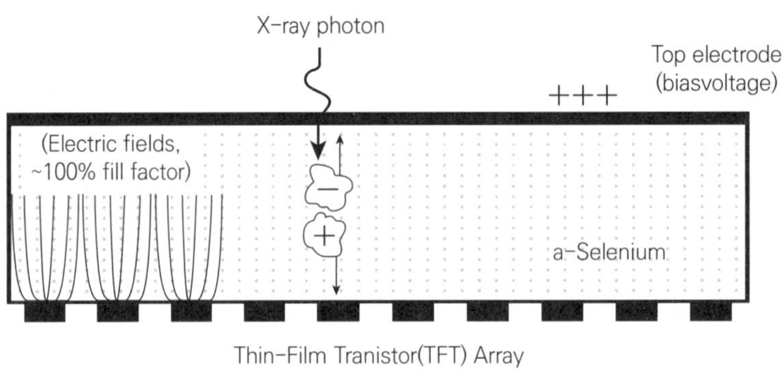

그림 14-6. Amorphous 셀레늄을 이용한 검출기의 신호형성 과정

표 14-3. Indirect DR과 direct DR의 비교

	indirect	direct
에너지 변환	X선 → 가시광선 → 전기신호	X선 → 전기신호
에너지 변환효율	<	
resolution	<	
기계를 만들기에	더 쉽다	더 어렵다

(3) Indirect DR과 direct DR의 비교

간접방식은 쉽게 제조할 수 있는 반면 "X선 → 가시광선 → 전기신호"의 변환과정을 거치므로 이 과정에서 가시광선의 산란이 일어나게 되어 resolution의 저하가 따르고, 에너지 변환효율도 떨어지는 단점이 있다. 직접방식은 "X선 → 전기신호"의 직접적인 에너지 변환이 일어나므로 에너지 변환효율이 우수하며 resolution도 뛰어나다. 에너지 변환효율이 높다는 것은 그만큼 적은 X선 조사량으로도 우수한 영상을 얻을 수 있다는 것을 의미한다.

직접방식에 있어서 한가지 문제점은 비정형 셀레늄의 반응 회복 특성으로 인해 촬영과 촬영 사이에 일정한 시간 간격이 필요하다는 것이다.

(4) CR과 DR의 비교

사용자 입장에서의 CR과 DR의 가장 큰 차이점은, 이전에 필름 스크린 시스템에서의 필름 대신에, CR에서는 imaging plate를 사용하고, DR에서는 평판형 검출기를 사용한다는 점이다. 즉, CR에서는 X선 사진을 촬영한 후 imaging plate를 reader기에 넣어야 imaging plate에 저장된 영상을 digital 영상으로 볼 수 있으나, DR에서는 이런 과정 없이 평판형 검출기로부터 직접 digital 영상이 얻어진다, 그러나 이렇게 번거롭게 보이는 'imaging plate를 reader기에 넣는 과정'이 오히려 CR의 장점이 될 수도 있다. 즉, CR의 경우에는 imaging plate와 X선 발생장치만 있으면 촬영이 가능하고 reader 기계는 몇 개의 촬영실이 공유할 수 있다. 따라서, 각 촬영실마다 고가의 평판형 검출기가 있어야만 촬영이 가능한 DR에 비해서, CR은 경제성이 높고 portable X선 촬영도 가능하다.

표 14-4. CR과 DR의 비교

	CR	DR
에너지 변환효율	<	
Imaging plate	사용	사용 않음
Readout	Imaging plate를 reader에 넣어야 함	immediate readout
Portability	>	
촬영실이 여러개인 경우 경제성	>	one-room-at-a-time

3. TFT 평판형 검출기를 이용한 DR의 현황 및 전망

DR이 일반 상품화되기 위하여 풀어야 할 가장 중요한 기술적 사항은 고품질 TFT-평판형 검출기의 대량 생산이다. 현재 이를 안정적으로 대량 공급 할 수 있는 기술을 확보하고 있는 회사는 희귀하며, 이 때문에, 당시 Sterling사(후에 DirectRadiography사로 바뀜)가 1996년 말에 최초로 DR 시제품을 공개한 이후로 여러 회사들이 경쟁적으로 좀더 손쉬운 간접 방식을 채택한 자사의 DR 시스템을 개발하고 있는 실정이다.

TFT 방식의 DR은 일차적으로 흉부X선에 적용될 것이나 향후 유방촬영술, 투시, 및 혈관조영술에도 적용될 가능성이 매우 높은데 그 가장 중요한 이유는 해상력에 있다.

4. 통합시스템

DR 시스템이 방사선 진료에서 그 효과를 발휘하기 위해서는 방사선 진료환경이 디지털 네트워크 환경으로 갖춰져 있어야 한다. 즉 디지털 데이터가 필름 없이 직접 PACS로 전송되고 PACS 환경에서 판독과 저장관리가 이루어져야 하는 것이다.

따라서 PACS와의 통합을 위한 DICOM 전송기능이 필수로 요구될 뿐 아니라 방사전 정보 시스템과 환자정보, 검사정보 등을 주고 받을 수 있는 기능 또한 요구된다. 빠른 기술적 진보 추세로 미루어 볼 때 이와같은 디지털 방사선과의 도래는 그다지 먼 장래의 일이 아니며 그중에서도 DR의 도입은 방사선과의 디지털화 과정을 가속화 시키는 중요한 요인이 될 것이다.

Ⅱ. CR영상(Computed radiography)

1. CR의 기본개념

CR system(CR system을 최초로 개발한 Fuji film에서는 FCR이라는 명칭을 사용)은 X선상을 축적기록하는 IP(BaFX;Eu, x=Cl, Br, I), X선상을 He-Ne 레이저빔으로 읽어내는 영상해독기, digital 영상처리기, 처리된 영상을 film에 담는 영상기록기로서 구성되어 있다(그림 14-7).

이 system은

① Wide latitude로 인한 1회 exposure로 다각적인 진단이 가능하다.
- 1회 촬영으로 골부에서 연부까지 진단이 가능하다.
- 고감도 IP에 기록된 X선 영상을 초정밀 laser로 주사하여 미소한 X선 흡수차를 검출하여 정밀하게 보기 쉬운 영상정보를 제공한다.

② VIPS에 내장되어 있는 auto processing에 의해 항상 안정된 최적의 균일하고 선명한 영상을 제공한다.

③ Portable unit같은 저용량의 장비로도 고도의 영상을 제공한다.

④ 명실작업으로 인한 업무의 효율을 높일 수 있다.

⑤ X선 조사선량이 감소한다.
- 기존의 필름식 보다 1/5~1/20 감소(산부인과, 소아과, 장기추적환자, 특수촬영) 부하의 경감으로 장비의 수명이 증가한다.

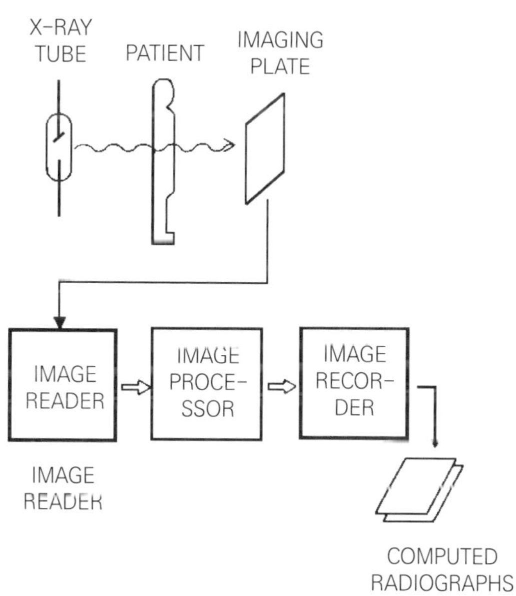

그림 14-7. CR system의 기본구성

⑥ Image processing을 통해 좋은 영상을 얻을 수 있어 정확도를 높일 수 있다.
⑦ Digital data보관으로 film 분실시에도 환자의 기록이 보관된다.
⑧ PACS에 대비할 수 있다.
⑨ Under/Over exposure에 의한 재촬영을 방지한다.
⑩ Film을 보관하는 장소, 암실이 필요하지 않다(환경위생개선).

1) IP

X선상을 축적기록하는 원리는 휘진발광현상(photo-stimulated luminescence) 즉 형광체가 에너지 자극을 받아서 그 에너지 정보를 축적한 후 가시광 또는 적외광을 작용시키면 그 빛에서 단파장의 빛을 발광하는 현상이다.

X선상을 빛으로서 변환시킨 후 IP내에 잔존하는 X선상은 백색광을 받는 것에 의해 소거되기 때문에 IP는 반복해서 몇번이라도 사용할 수가 있다. 그림 14-8 IP의 취급은 극히 간단해서 촬영직전까지 백색광 아래에서 취급할 수가 있다.

2) Image recording

한 방향으로 IP를 이동시키면서 직각방향에 주사 mirror를 써서 laser광을 편향시키는 주사기구에 의해 IP에 축적되어진 X선 정보를 읽어낸다.

이 주사에 의해 얻어진 휘진발광빛은 lightguide를 통해 광전자증배관에 유도되어 전기신호로 변환된다. 이 신호는 아나로그 신호이며 디지탈 신호로 변환되어서 영상처리기에 보내진다.

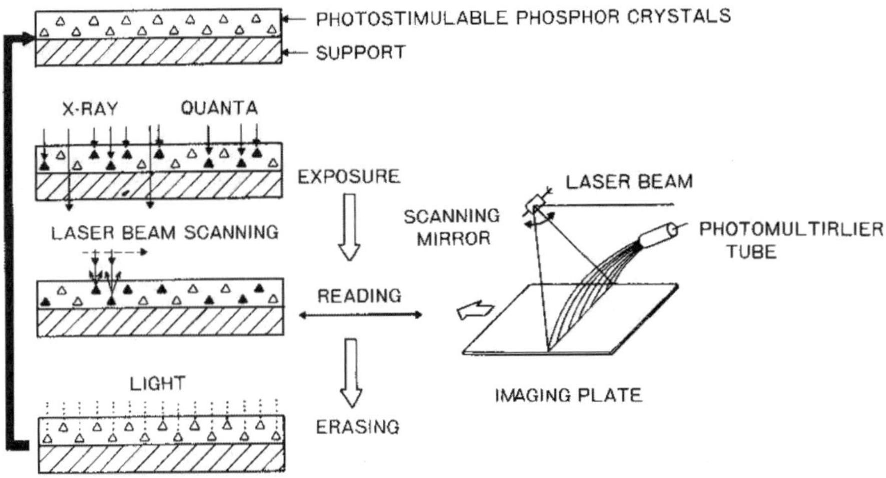

그림 14-8. X선 조사, 해독, 소거의 원리

3) 영상처리

보내어져 온 영상신호를 X선 사진으로서 간단하기 쉽게 하기 위해 연산을 디지털로 하는 것이다. 영상처리의 내용은 다음과 같다.

① 계조처리 : 영상농도 및 contrast의 최적화(표시사진 등)
② 주파수처리 : 비선예 mask 처리에 의해 고선예도화
③ 중첩처리 : 복수매의 IP를 겹쳐서 한번에 촬영하여 얻어진 영상을 동시에 1매의 사진에 재구성하고 S/N비를 향상시킨다.
④ subtraction 처리 : X선 energy, 촬영시간이 다른 2장의 영상을 연산하는 것에 따라 time subtraction 및 energy subtraction을 얻을 수 있다.

4) 영상기록

처리된 영상신호에 의해 AD 변환기를 제어하여 laser광량을 제어한다. 이 laser를 2차원적으로 주사하여 사진 film에 노광, 현상처리해서 최종적인 사진이 얻어진다. 최종 사진의 format는 사용되고 있는 현행 system size에 비해 축소화되어 있다.

2. CR의 구성

CR system은 X선 촬영장치와 detector 역할을 하는 영상판 (I.P)이 있으며, 광신호를 전기신호로 변환시켜 digital화 하는 image digitizer, data storage unit(데이터 저장장치), laser printer(필름), monitor로 구성되며, 환자 정보 및 영상처리 data를 입력 할 수 있는 ID-station이 있다.

1) PSL이란

자외선등에 의해 자극되어 발광한 물질이 그 후에 적외선등을 조사하면 다시 빛을 내는 현상을 Photo Stimulated Luminescence(PSL)라고 한다. PSL현상이란 최초의 자극(1차여기)의 정보가 그 물질 중에 기억되며, 그 후의 자극(2차여기)에 의해 최초의 정보(1차여기)를 내는 현상이다.

최초에 X선으로 자극하여 정보를 축적하고 후에 레이저광으로 자극하여 정보를 내는 형광체를 Photo stimulated성 형광체라고 한다.

2) Image Plate(IP)

1 mm 이하의 두께를 가진 유연한 판으로 형광체층의 미세 크리스탈이 코팅되어져 있다. 이것은 X선, 전자, 자외선 등에 의해 여기 되어질 때 준에너지 상태에서 흡수된 에너지를 저장할 수 있다. 가시광선 또는 자외선에 의하여 자극을 받으면 흡수된 에너지에 대응되는 에너지를 발광하는 능력이 있는데 laser에 의해 scan 되어질때 PSL 방사선을 방출하고, 구성성분은 BaSrFbr : Eu로써 dynamic range가 넓어(633~ 680 nm) 광범위한 방사선 노출의 수용을 가능하게 한다.

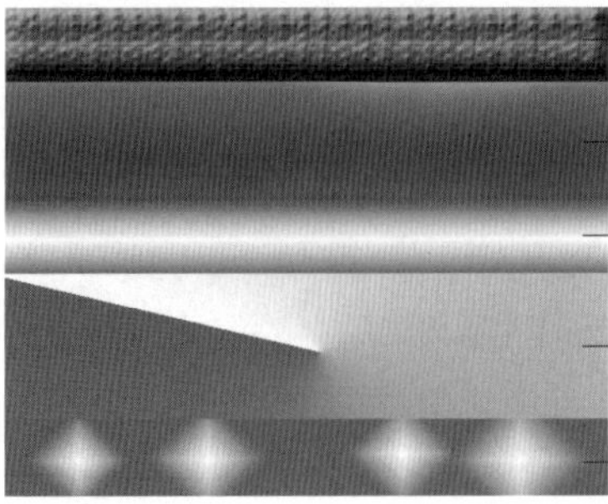

그림 14-9. IP의 구조

(1) 보호층

① 온도나 습도의 변화로 인한 소멸, 연장, 수축, 파손을 방지한다.
② 빛 또는 X선로 인한 질의 저하를 방지한다.
③ 운반 시 구부러짐과 마모를 방지한다.
④ 영상특성면에서 보호층은 얇을 수록 빛을 많이 통과시킬 수 있다.

(2) 형광체층

① BaSrFBr : Eu라는 고분자 무기화합물의 미립자가 경합체로 분산되어 지지체 위에 고밀도로 충전 도포 되어있다.
② X선이 조사되면, 조사된 X선 energy를 저장한다.
③ 가시광을 조사하면 X선 energy와 비례하는 빛을 발산한다.

(3) Anti-Halo층

① 입사한 X선의 2차 산란선의 영향을 방지하는 층이다.
② 2차 산란선으로 인한 화질의 저하를 방지한다.
③ 형광체 주변의 laser light반사를 방지한다.

(4) 지지체층

① IP에 대한 외부의 힘과 충격으로부터 형광체층을 보호한다.
② 평평하게 기계적인 압력에 대해 신축성이 있다.
③ Carbon을 함유한 PET Film사용
④ 형광체 주변의 laser light의 반사를 방지한다.

3) Image Plate의 구성

보통 CR 플레이트는 보호층, 형광체층, 지지체라는 3층으로 형성되어 있다. 보호층은 외계에서의 물리적 충격이나 손상으로부터 형광체층을 보호하기 위하여 필요하다. 한편 이 보호층은 레이저의 휘진 여기광이 통화할 때 산란이 생겨서 선예성이 저하하는 경우가 있다. 보호층의 두께를 얇게 만들어 여기광 산란을 줄일 수 있지만 그 경우 외계로부터의 손상을 막지 못하고, 형광체 특성에 영향을 미치게 된다.

그래서 여기광 산란과 반사를 억제하는 기능층으로서 종래의 플레이트층 구조에 덧붙여 여기광 산란 방지층과 여기광 흡수층을 설치함에 따라 화질의 고선예화를 도모하였다(그림 14-10).

여기광 산란 방지층을 보호층과 형광체층 사이에 도입한 결과 선예성 유지효과가 인정되었다. 구체적으로는 고분자 필름보다 굴절율이 낮은 물질을 충전함으로서 실현되었다. 이것에 의해 판독 레이저광이 보호층 계면에 반사하여 형광체면에 재입사하기 어렵게 되었다. 나아가 여기광 산란 방지층을 도입한 플레이트에 관하여 보호층 두께와 선예성 관계는 층 두께에 상관없이 선예성을 유지할 수 있음은 밝혀지게 되었다(그림 14-11).

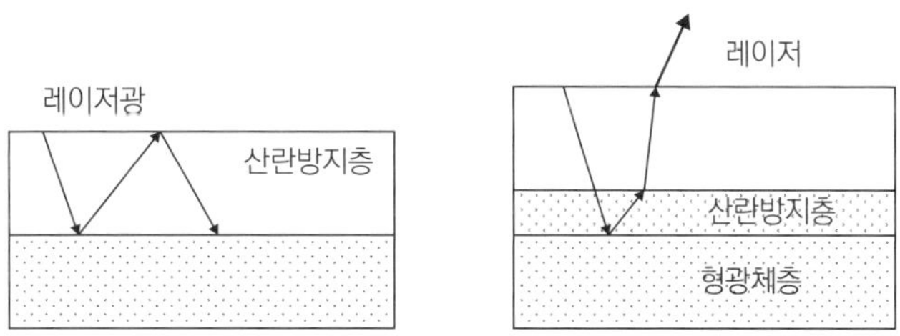

그림 14-10. 산란방지층의 유무에 의한 레이저 빛의 거동

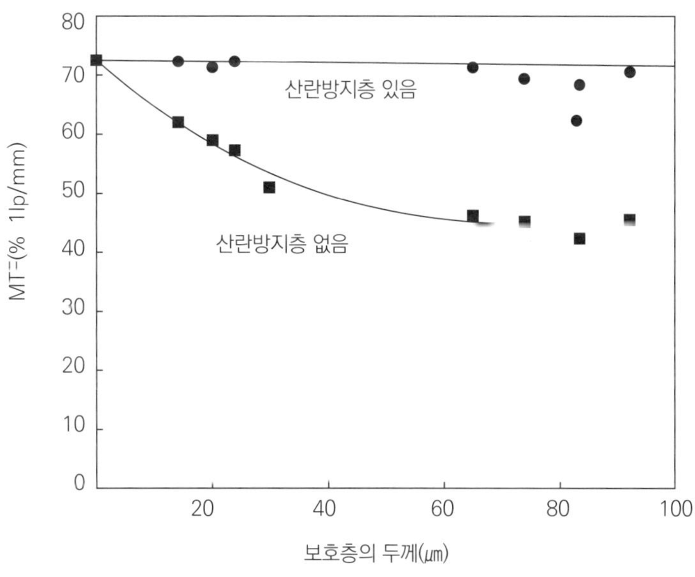

그림 14-11. 보호층의 두께와 선예성의 관계

3. IP의 고화질화

CR시스템의 화상 기록과 출력을 담당하는 휘진성 형광체 플레이트는 그 CR시스템의 심장부라고 할 수 있다. CR플레이트라고 하면 이제까지 형광체 발광 재료로서 BaFBr라고 하는 조성으로된 형광체를 이용하는 것이 일반적이다. 합성이 비교적 간단하였던 것이 많아 사용된 이유의 하나라고 생각된다.

한편 광섬유와 같은 형상을 가진 증착결정을 이용한 형광체 플레이트도 개발되었다. 종래의 형광체에 비하여 투명한 기둥모양 결정을 형성하는 RbBr 형광체는 휘진 발광의 효율이 크고 화질 향상에 크게 기여하는 것이 장점이었다.

최근에 종래의 BaFBr의 브롬원소 대신에 요오드 원소(I)를 함유한 BaFI 플레이트가 새로 등장하였다. X선 흡수가 큰 요오드 원소를 함유한 BaFI 형광체를 카세트형 CR이나 입위·와위형 CR의 detector 재료로서 실용화 할 수 있었던 것이다. BaFI 형광체는 오랜 세월 X선 흡수가 큰 것은 알고 있었으며 X선 입력 기기를 개발한 연구자의 검토대상 재료였다. 그러나 합성이 어렵고 미지의 물성 재료라는 이유로 충분히 검토되지 않았다. CR의 고화질화에는 그 발광을 담당하는 휘진성 형광체의 특성이 중요하다.

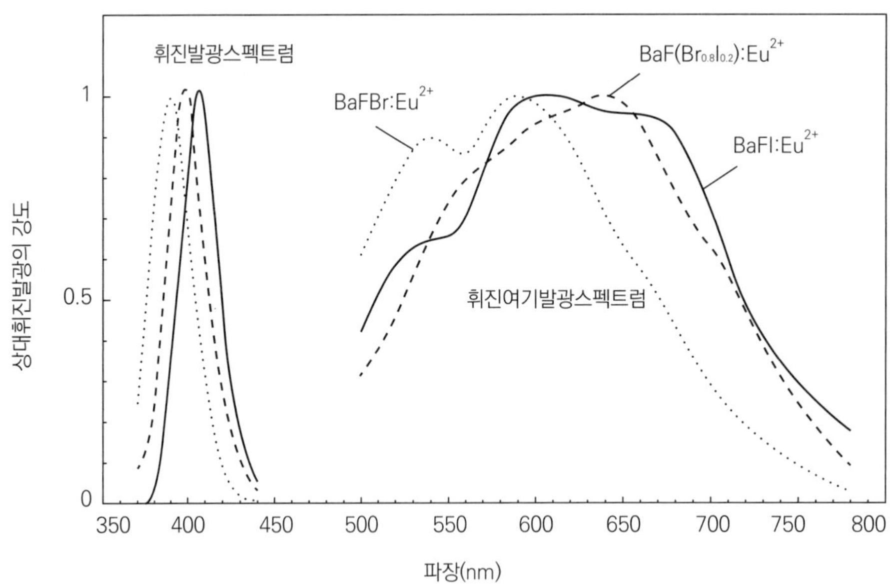

그림 14-12. 휘진발광스펙트럼과 휘진여기스펙트럼

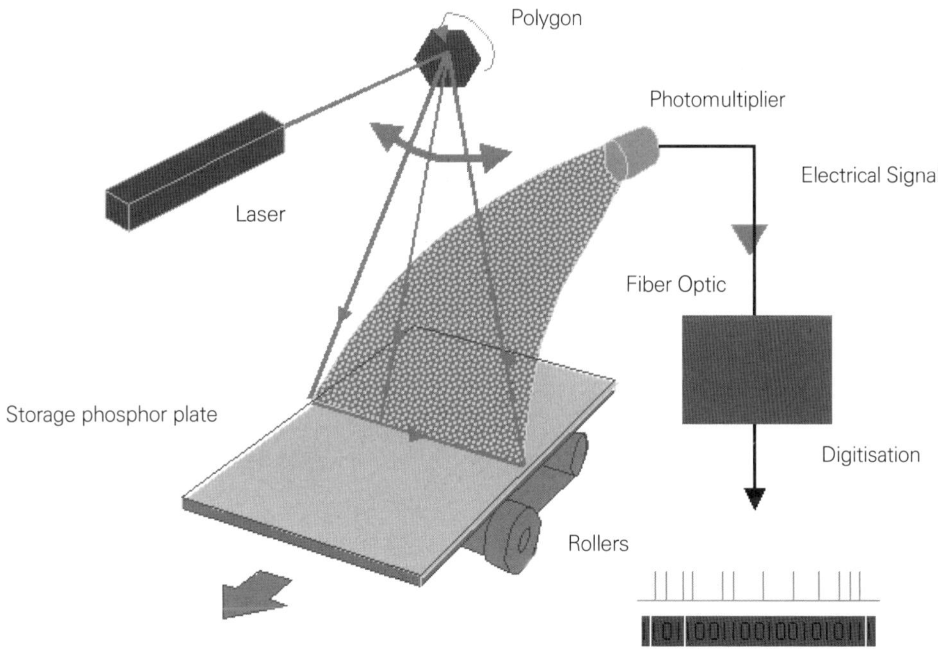

그림 14-13 영상정보획득 과정

4. Read of Image

영상정보의 획득은 잠상이 형성된 영상판(IP)에 laser beam(680nm)이 주사되면 영상판(IP)에 저장된 X선 정보는 beam을 받는 동시에 빛을 발하고, 그 빛을 fiber optic으로 모아 광전자 증배관(PMT)으로 보내면 광전자 증배관에서 광 신호를 전기신호로 변화시키고 증폭기에서 증폭시켜 A/D 변환기를 통해 analog signal을 digital signal로 변환시킨다.

5. CR System 구성

1) Identification(ID) Station

ID-Station은 ID-tablet, Monitor, Computer(본체), Cassette rack으로 구성되며, 기능 다음과 같다.

① ID-tablet : Cassette를 삽입하며, 환자정보 및 촬영정보를 입력할 수 있다.
② Monitor : RIS(Radiology Information System), 병원정보를 연동하며, 촬영한 영상을 preview할 수 있다.
③ Cassette rack : Cassette를 보관 및 정리
④ Computer(본체) : System 구동

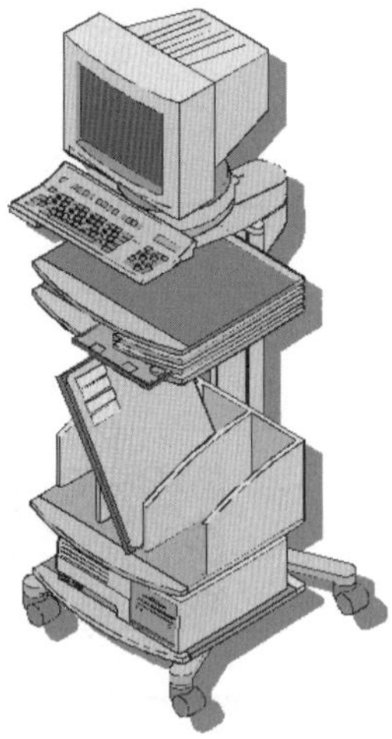

그림 14-14. Identification Station

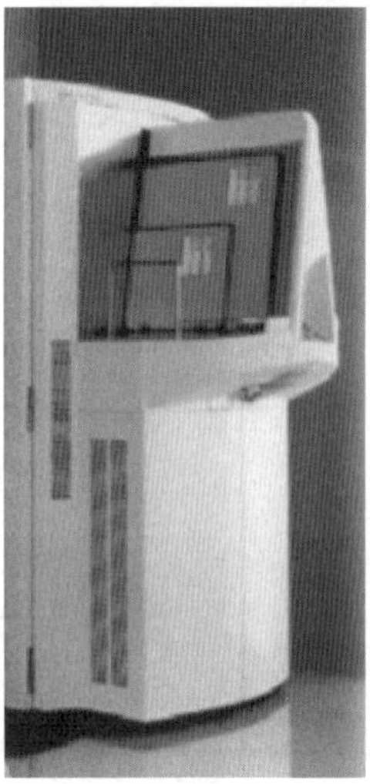

그림 14-15. ADC Compact Plus Digitizer

2) Digitizer

Digitizer 종류는 Compact Plus(Multi Type), Solo(Single Type) 두 종류가 있다.

(1) ADC Compact Plus Digitizer

① Cassette buffer 방식으로 입·출력 buffer가 각각 10개 있어, 업무에 효율적이다.
② 완전 자동처리로 수 작업이 필요치 않다.
③ 고 생산성을 보장한다(100pl/hr).
④ 12 bit image data로 자료전송 하므로 고화질 구현한다.
⑤ DICOM 3.0 format

(2) Solo Digitizer

① 최소 면적으로 공간 효율성이 뛰어나며, I.C.U(중환자실), O.P(수술실), 검진센터 등 원거리에 위치한 경우에도 사용 가능하다.
② 생산성은 시간당 50pl/hr 가능하다.
③ 12 bit image data로 자료전송
④ DICOM 3.0 format

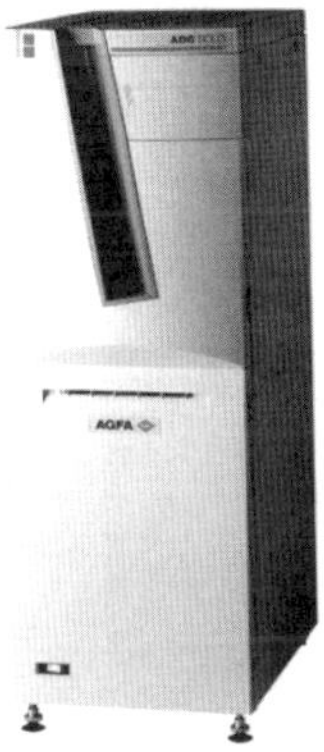

그림 14-16. Solo Digitizer

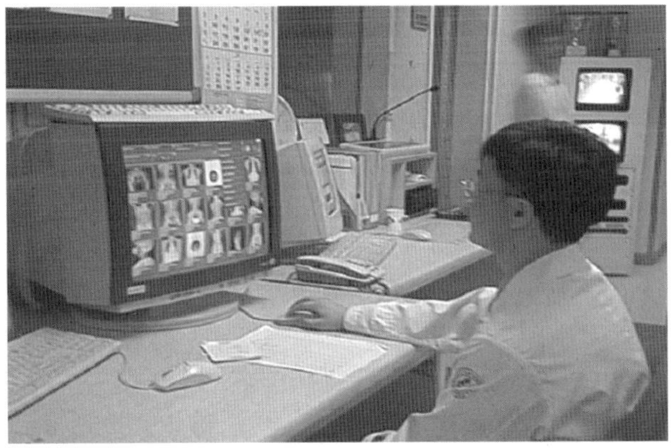

그림 14-17. Workstation

3) Workstation

① Digitizer에서 수신된 image data를 monitor 할 수 있다.
② Under/Over exposure image에 대한 modify가 가능하며, 재 촬영률을 줄일 수 있다.
③ Window/Leveling, MUSICA parameter, LUT 적용 및 조정하여 최적의 Image를 구현한다.
④ PACS(Picture Archiving and Communica-tion System) server에 image archiving 또는 film printing을 할 수 있다.

6. MUSICA

1) MUSICA(Multi-Scale Image Contrast Amplification)란?

초기 digitizer를 통과한 image plate(IP)에서 관심 영역 내(ROI)에 영상을 user가 원하는 image quality에 맞게 여러 parameter 통해 쉽고, 빠르게 안정된 영상 품질을 최적으로 구현할 수 있는 post-processing 프로그램이다. 특히 연부조직과 뼈, 종격동 내 node, 유선조직, 요로 조영술 등에서 한 차원 높은 image resolution을 표현한다.

MUSICA program의 구성은 다음과 같다.

① Musica contrast : 영상의 contrast를 증가 시켜, 향상된 영상대비를 구현한다(그림 14-18)
② Edge enhancement : 연부조직과 뼈, 흉부내의 node, 주변조직과 경계면을 구별, 선예도를 증가시킨다.

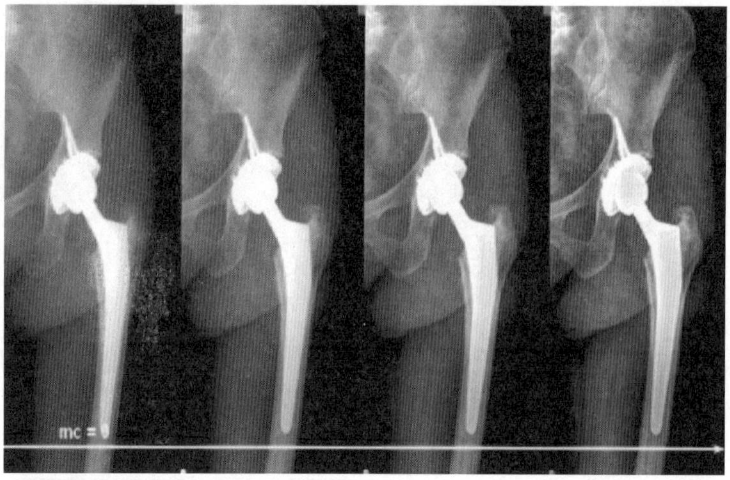

mc = 0　　mc = 2.5　　mc = 5　　mc = 7

그림 14-18

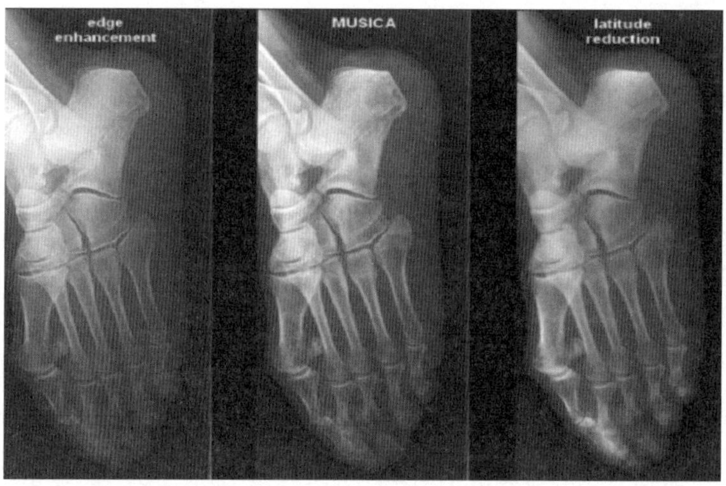

그림 14-19

그림 14-19에서 보는 것 같이 edge enhancement parameter 조절로 기존 X선 시스템에서 놓칠수 있는 선형골절(linear fracture), 미세골절에 대한 진단을 용이하게 한다. 특히, 성형외과(PS), 정형외과(OS) 등에서 수술 시 한단계 높은 양질의 화질구현으로 좋은 결과를 얻을 수 있다.

③ Latitude reduction : 과도한 노출로 인한 영상에서 관용도를 증가시켜 넓은 관심영역(ROI)을 구현한다.

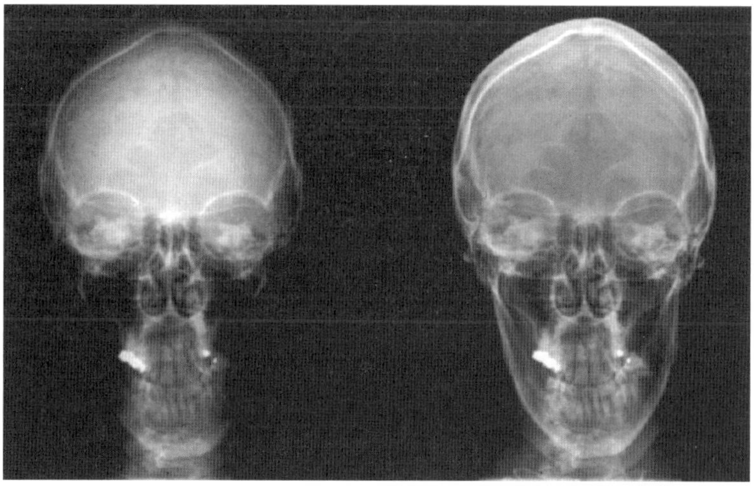

그림 14-20

a.

b.

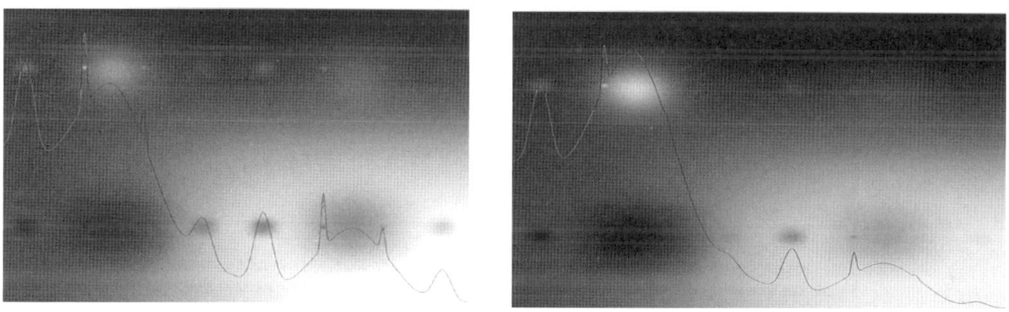

그림 14-21 a. Original signal(Before) b. Noise reduction(After)

Under exposure/Over exposure에 영향으로부터 안정되고, 향상된 영상을 구현하며, 연부조직(soft tissue) 혹은 뼈(bone)를 보기 위한 X선 선량조건으로부터 자유롭게 적용할 수 있다.

단계별로 영상의 가시영역 또는 관심영역(ROI)이 넓어지는 것을 볼 수 있다.

④ Noise reduction : 영상내 불필요한 잡음 신호로 인한 화질저하를 방지(그림 14-21, 22)한다.

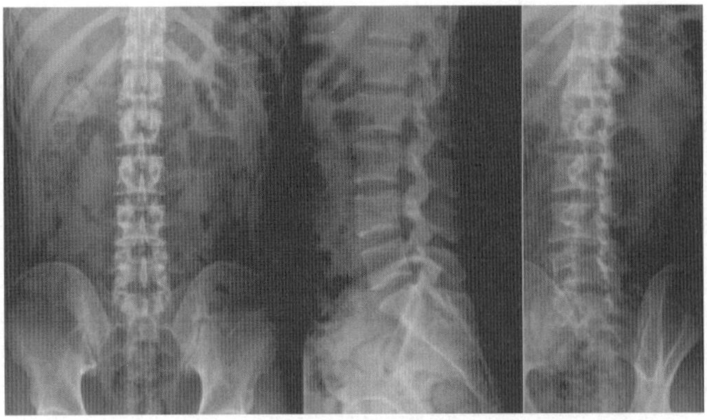

그림 14-22. spine Image 변화

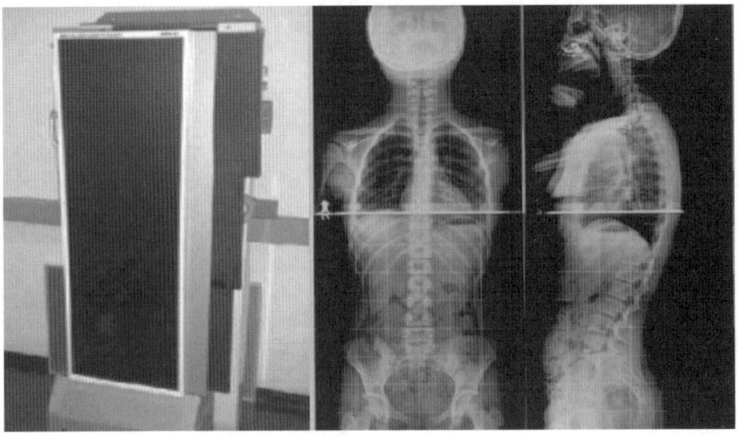

그림 14-23. Full leg/Full spine

7. Softwares

1) Full leg/Full spine

① 기하학적으로 정확한 full body 영상을 생성하는 자동화 software이다.

② 원리는 cassette holder에 두 개 이상의 cassette를 삽입하여, overlap된 영상을 회전, 반전, 축소 등 다양한 방법으로 정렬하여 stitching을 통해 영상을 구현한다.

③ 기존 X선 촬영에 발생될 수 있는 영상의 왜곡, 확대, 축소 등의 문제에 안정성 높다.

④ 특히, 정형외과(O.S), 신경외과(N.S), 재활의학과(R.M) 등에서 유용하게 사용된다.

2) Dental Software

① Dental software는 extra-oral 치과용 image를 최적화 하는 software이다.
② 15×30cm 카세트로 촬영하며, 영상 processing은 여러 구강 parameter setting을 할 수 있다.
③ 부분적으로 생긴 고/저 노광에 의한 진단정보 손실을 없애 준다.

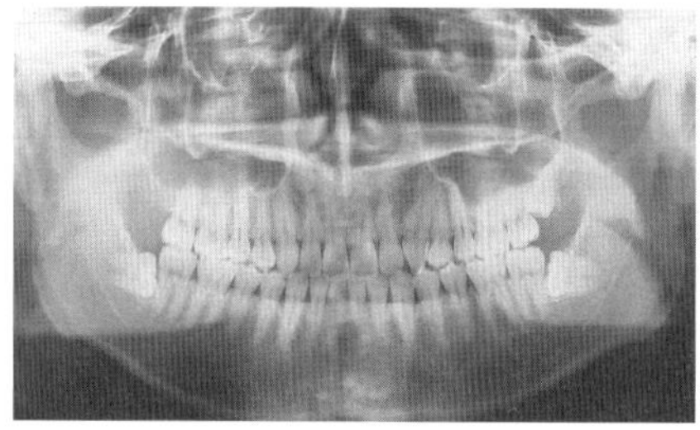

그림 14-24

3) Uro/Tomo Software

① Uro/Tomo Software는 요로촬영에 적합한 software이다.
② 안정된 image quality로 artifact를 줄 일 수 있으며, 고해상도로 작은 돌(small stone) 등 진단에 향상된 기능을 지원한다.
③ 조영제(contrast agent) 사용유무에 관계없이 뛰어난 해상도를 구현한다.
④ Musica contrast 증감은 넓은 관심영역(ROI) 분해능을 지원한다.

4) Pediatric Software

① Pediatric software는 강화된 algorithm으로 최적의 소아 영상을 구현한다.
② MUSICA parameter setting으로 넓은 진단 영역을 표현 할 수 있다.
③ 나이와 체중으로 분리된 카테코리는 12개월 미만, 1~5세, 6~12세, 13세 이상까지 체계적인 구분으로 한 단계 높은 영상을 구현한다.
④ 적용부위는 소아의 뇌, 사지, 척추, 골반, 어깨, 흉부, 복부 등 특히 미숙아, 신생아 촬영에도 유용하다.

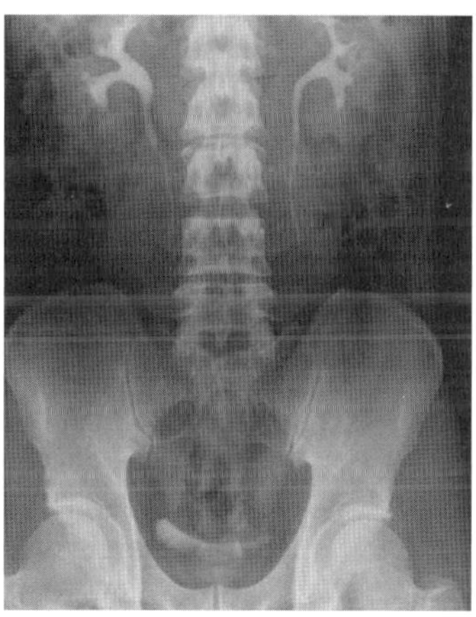

그림 14-25. 경정맥신우조영상

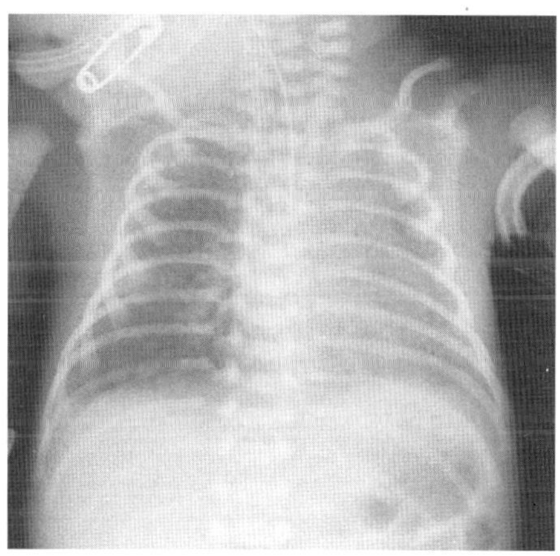

그림 14-26. 흉부 정면 X선영상

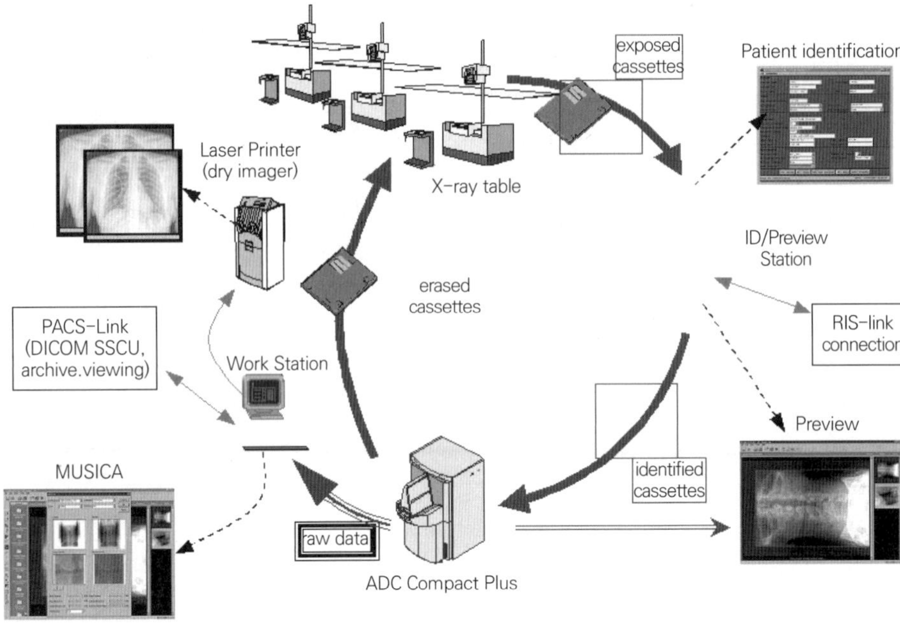

그림 14-27. Workflow

8. Workflow

ADC CR system을 임상에서 사용하는 경우 다음과 같은 작업 흐름도에 따른다.

① Exposure가 안된 cassette로 X선 촬영을 한다.

② ID-tablet에 cassette를 삽입한 후 RIS/HIS(병원 정보 시스템)통해 환자 정보 및 검사 정보를 IC chip에 입력한다.

③ 정보가 입력된 cassette를 digitizer의 Input buffer 올려 놓는다.

④ ID-station monitor에서 촬영된 영상을 preview한다.

⑤ Workstation에서 Image program을 통해 최적 영상 조절한 후 PACS server 또는 laser printer로 전송한다.

⑥ 영상 소거(erased)된 cassette로 다시 촬영한다.

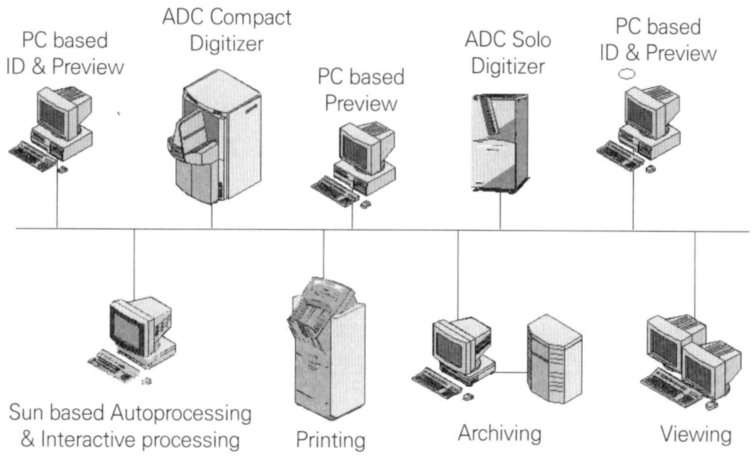

그림 14-28. Scalable Configuration

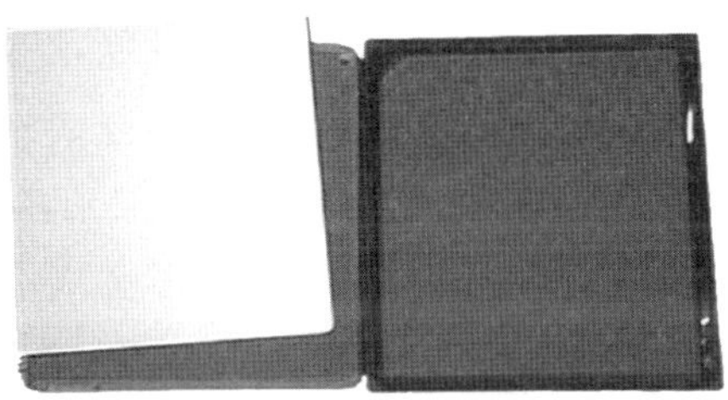

사진 14-1. 카세트 모양의 IP

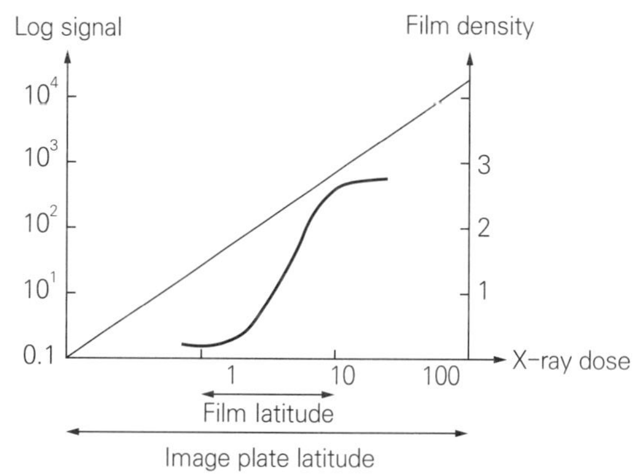

그림 14-29. 특성 곡선의 비교

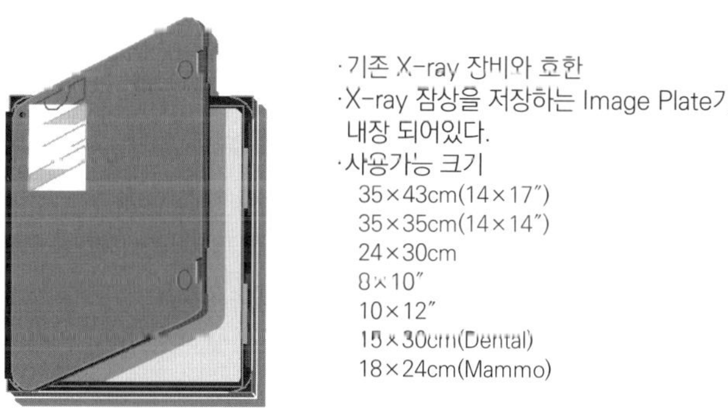

사진 14-2. ADC Cassette / Image plates

Ⅲ. Digital Radiography의 특성곡선

CT(computed radiography), DSA(digital subtraction angiography), CR(digital radiography)등 computer를 이용한 digital X선 촬영장치가 X선 진단을 위해 많이 사용되고 있다. PACS(picture archiving and communication system, 영상관리전송시스템)과 관련해서 이와같은 digital radiography system의 도입이 날로 증가하고 있다. 따라서 종래의 대표적인 analog X선 수광계인 증잠지-필름계의 특성곡선은 DR의 도입과 함께 필요성이 있는가에 의문을 던지고 있으나 digital system에 있어서도 입출력 특성으로서의 특성곡선은 필요하며 digital 영상해석과 평가시에 중요한 역할을 다하게 된다.

1. DR의 특성곡선

X선 사진에서는 증감지-필름계의 입력으로서 상대조사선량, 또는 상대노광량(횡축에 대수눈금)과 그 출력으로서의 사진농도(종축에 평등눈금)와의 관계를 나타내는 곡선으로서 특성곡선을 정의한다.

한편, digital system에서는 computer를 사용하고 영상 data의 정량해석을 할 때에는 pixel값(디지털 값)을 이용함으로서 그 값을 digital system의 특성곡선의 출력으로서 이용하는 것이 기본이다. 단, 입력으로서의 횡축은 바뀌지 않고, 상대조사선량(노광량)으로 된다. 즉, DR시스템 고유의 입력 특성을 좌우하지 않는 쪽이 좋기 때문이다.

이와 같은 생각에 기초해서 1986년에 Fujita와 Doi는 상대조사선량과 Pixel값과의 관계를 나타내는 곡선을, 디지털계의 특성곡선이라고 처음으로 정의하고 DSA와 같은 특성곡선을 측정하였다. 또한 Fujita는 CR의 여러 가지 물리적 특성의 평가도 그와 같은 특성곡선을 측정하고 이것을 digital 특성곡선(digital characteristic curve)라고 하였다. 디지털영상 data를 multiformat camera와 laser printer에 의해서 film상에 출력하고 영상을 투영한다. 즉, 상대조사선량의 입력에 대해서 그와 같은 사진농도를 출력하는 시스템의 입출력 특성도 필요로 한다. 이때는 입력상대조사선량에 대한 출력사진농도의 관계를 직접 별개로 측정하면 좋다. 이와 같은 곡선은 Overall Characteristic Curve라고 한다. 또는 pixel값과 사진농도와의 관계를 나타내는 곡선(calibration curve)을 별도로 측정하고 위에서 정의한 특성곡선에 더해서 이용하는 것도 좋다. 본래 영상정보학에서는 횡축에 입력의 대수, 종축에 출력의 대수를 잡고 입출력의 관계를 나타내는 특성을 변환특성(transfer characteristic)이라 부른다. 이러한 관점에서 생각하면 DR시스템에 대해서도 어떤 component에 변환특성이 존재하고 그 가운데서 필름의 특성곡선과 같은 역할을 하는 것을 디지털계의 특성곡선이라 한다.

2. DR의 특성곡선의 예

DR system의 특성곡선의 측정 예로서 휘진성형광체 plate(Imaging plate)를 쓴 CR system의 입출력 특성을 그림 14-30에 나타낸다. 그림 14-30은 CR시스템의 3가지 중요한 component(a, b, c)각각의 입출력특성이 서로 연관되어 있음을 나타낸다. a는 X선 검출기에 있는 Imaging plate의 입출력특성을 나타내고 있다. 대단히 넓은 범위에 걸쳐서 직선성이 있는 것을 알 수 있다. b는 4개의 다른 촬영조건이 조합되어 구해진 digital 특성곡선이 plot되어 있다. 여기서 상대빛강도(상대노광량)은 상대X선강도 즉, 상대조사선량으로 바꾸어진다. "L값"의 변화에 의한 dynamic range(Latitude)의 변화(곡선의 기울기변화)나 "E값"(현재는 S값)의 변화에 따른 감도의 변화(곡선의 기울기변화)를 잘 알 수 있다. 곡선의 모양에 대해서 보면 L=1.0과 L=2.0에서는, film 특성곡선의 "fog"나 "shoulder part"에 해당하고 곡선은 거의 직선적이다. 이에 대해서 L=3.3에서는 pixel값이 크므로 직선성을 잃고, 최대 pixel값인 255보다 적은 값에서 포화현상을 보인다. 이것은 system의 전기전자 부품(광전자 증배관)의 특성에 기인하고 있다. 즉, Laser beam주사로 발광한 빛(Luminescence)은 광전자 증배관에서 전기신호로 변환하고, Pream-plifyier나 Log Amplifyier에서 증폭시킨다. A/D변환기에서 digital값으로 변환하지만 이 과정에 존재하는 전기계의 특성을 digital 특성곡선이 나타낸다고 바꾸어 말할 수 있다. 여기에 계조처리 등이 digital 영상처리가 가해지면, b에서 나타낸 특성은 더욱 변화된다. c는 Laser print부에 대한 입출력특성(calibration curve)으로서 pixel값과 사진농도와의 관계이다. 이 부분에 관해서 Laser강도와 사진농도와의 관계를 나타내는 출력용의 CR film의 특성곡선이 존재한다. d의 곡선은 상대조사선량과 사진농도와의 관계를 나타낸다. 즉, CR system 전체의 입출력특성(영상재생특성)을 나타내며 Overall특성곡선이다.

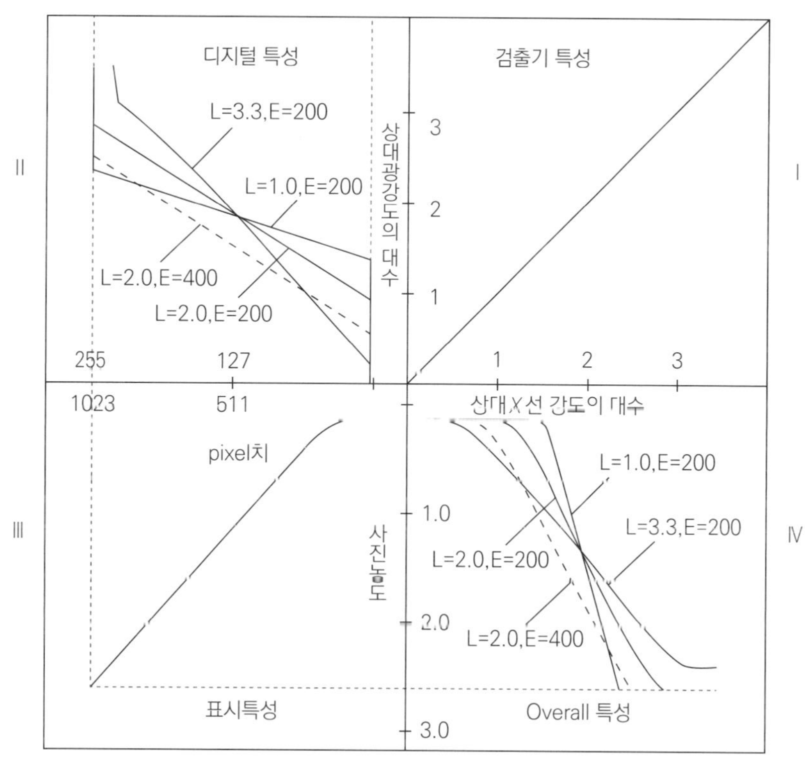

그림 14-30. CR system의 입출력 특성

기타 DR 시스템의 특선곡선 예를 다음 2가지를 예시한다. 그림 14-31은 DR등장의 초기에 개발된 흉부전용 digital system의 digital 특성곡선이다. 그림 14-32는 57Cm 대구경 Image Intensifyier(I.I)/TV digital system의 digital 특성곡선이다. 이것은 필름을 반전현상처리 한 것과 같은 특성곡선의 모양(기울기가 반대로)이다.

3. DR의 특성곡선과 영상해석

DR의 특성곡선은 많은 것을 나타내고 있다. 곡선의 모양과 기울기에서 ① dynamic range (Latitude), ② Gradient 특성(System Contrast)을 각각 알 수가 있다. 곡선의 위치로부터는 ③ 상대감도를 측정할 수 있다. 촬영조건이 다른 특성곡선이나, 각 component의 입출력특성에서 ④ 복잡한 DR system의 동작특성을 이해할 수 있다. 나아가서 ⑤ system의 일상의 monitor로서도 특성곡선을 사용할 수 있다.

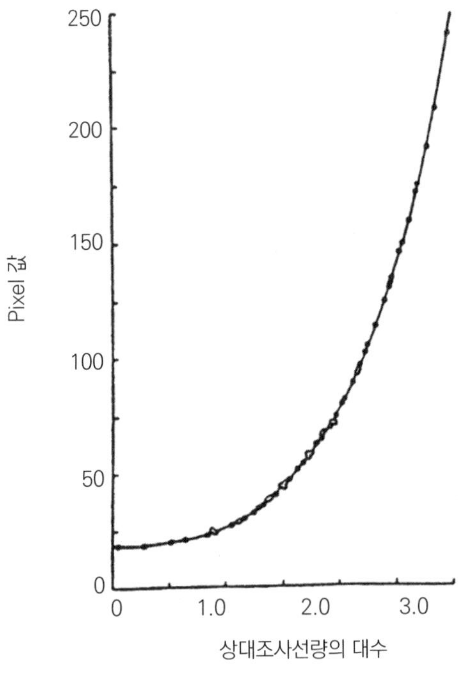

그림 14-31. DR 등장의 초기에 개발된 흉부적용 DR의 digital 특성곡선

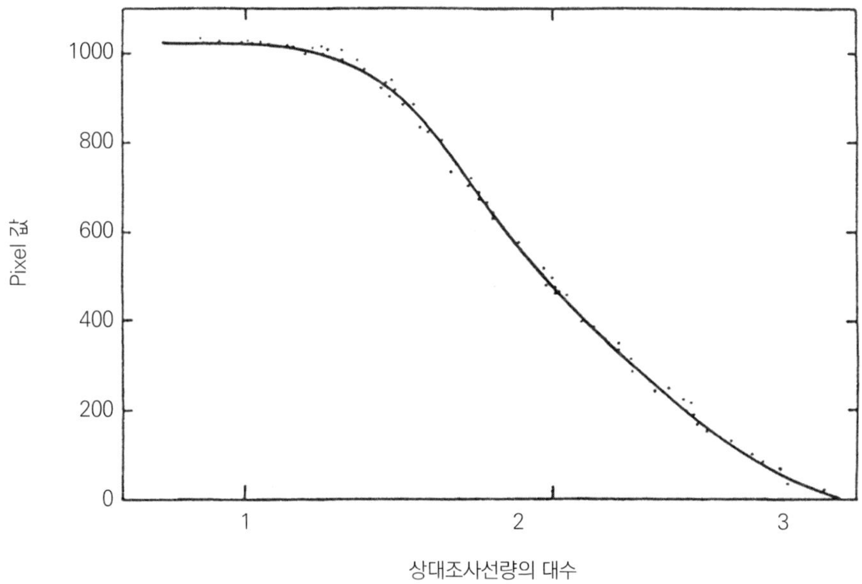

그림 14-32. 57cm 대구경 I.I.-TV 방부의 DR digital 특성곡선

또한 DR의 특성곡선은 Analog system에서의 특성곡선과 같이 선형화의 수단으로 사용할 수 있다. 예를 들면, ① DR영상에서 피사체 대조도(subjective contrast)의 계산을 할 때, ② DR system에 있어서 고유한 해상특성을 나타내는 presampling MTF(modulation transfer function)의 계산을 할 때, ③ DR영상의 해석 시에(예로서 DSA상에서 영상system의 fog효과를 보정 시에, 유효혈관직경의 측정 시에), 선형화 한 data로 변환하여 계산처리할 때 등으로 특성곡선이 필요하게 된다. 또한 ④ DR system의 noise 특성을 나타내는 Wiener spectrum을 구할 때 pixel값에서 계산한 spectrum으로부터 상대 조사선량으로 계산한 spectrum으로 변환한다. 기타 system과의 비교를 할 시에도 특성곡선이 유용하고 gradient를 이용하면 좋다. 따라서 Analog영상 시스템에서의 영상해석의 첫걸음은 특성곡선의 측정이라 할 수 있다. 이것은 digital 영상시대에서도 원리는 변함이 없다. DR system의 입출력특성을 나타내는 특성곡선은 analog system의 특성곡선과 같이 같은 개념과 같은 목적으로 사용할 수 있다. DR system의 도입 증가와 함께 DR 특성곡선은 그 중요도가 더욱 증가할 것으로 기대된다.

4. DR system의 특성곡선 측정법

1) CR system의 특성곡선 측정

CR system에서 입출력 응답을 측정하는 것은 중요하다. 특히 물리적 특성을 측정할 때는 입력과 출력관계를 선형화해야 한다.

CR system은 여러 가지 component로부터 구성되므로, 특성곡선도 각각에 존재하고, 개별로 측정해야 한다. 그림 14-33은 FCR-101의 각 component와 특성곡선과의 관계이다. digital 특성곡선은 입력X선과 pixel값과의 관계를 가리킨다. Calibration curve는 pixel값과 출력하는 사진농도와의 관계를 나타낸다. CR film 특성곡선은 Laser빛 강도와 사진농도의 관계를 나타낸다. Overall 특성곡선은 CR system에 입력한 X선량과 출력한 사진농도의 관계를 나타내고 있다.

2) Digital 특성곡선

Digital 특성곡선은 Pre sampling MTF(modulation transfer function)의 측정등에 이용되며, digital system의 물리측정에 중요하다.

CR system의 검출기에 있는 휘진성형광체(Imaging plate)는 cassette에 들어 있는 증감지/Film system과 같은 방법으로 사용되고 있다. 그러므로 특성곡선 측정도 기본적으로 증감지/Film system과 같은 방법을 적용한다.

첫 번째 방법은 거리법이다. 이 system에서는 1회 측정에서 X 선량을 10^2의 범위로 조절할 수 있도록 한다. 그러나 CR system은 dynamic range가 넓으므로(최대 $10^{3.6}$), 1회만으로는 특성곡선 전체를 측정할 수 없을 수 있다. 이 때는 조사조건을 10배이상 변화시켜서 2개의 특성곡선을 측정하고, 이것은 graph상에서 평행이동해서 특성곡선 전체를 작성한다.

두 번째 방법은 Time scale법이다. 증감지/Film system에서는 이 방법을 이용하면 상반칙불궤의 영향이 있으므로 일반적으로 사용하지 않는다. 그러나 CR system에서는 검출기로 하고, film을 사용하지 않으므로 상반칙불궤를 일으키지 않는다. 그 때문에 Time scale법을 사용하고 넓은 dynamic range를 갖는 특성곡선에서도 간단히 측정할 수 있다. 이 방법을 채용

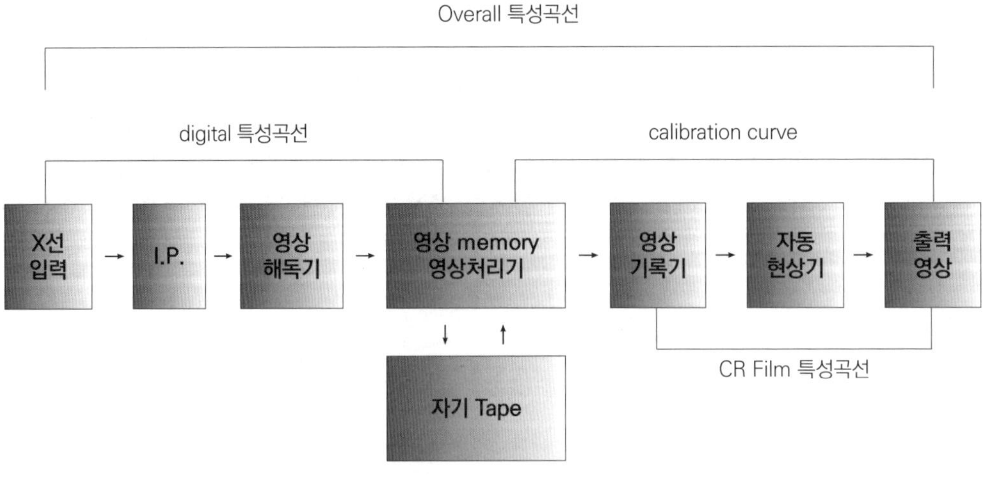

그림 14-33. CR System의 각 componont와 특성곡선의 관계

하기 위해서는 먼저 X선 장치의 표시시간과 X선 출력관계를 조사할 필요가 있다. 출력의 재현성이 좋은 X선장치라면 Time scale법이 간단하고 넓은 dynamic range를 cover하는 최적의 방법이다. 이와 같은 방법으로 조사한 Imaging plae은 CR system 내에서 Laser빛에 의해 발광, 영상은 8bit(Pixel값 0~255)의 digital data로서 memory내에 넣을 수가 있다. 여기서의 최대 문제점은 CR system에 digital data를 취급하는 soft가 일반적으로 장비되지 않고 있는 점이다. 그러므로 data 보존용으로서 장비되어 있는 Kit에서 자기 tape에 data를 전송하고, 이 tape의 data를 별도의 Kit에서 읽고, personal computer등으로 data를 처리해야한다. Tapc의 format의 해석이나, 실험용의 program은 독자적으로 개발해야 한다. 이하에 나타낸 측정에서는 pixel값의 sampling 영역을 50× 50pixel(0.5㎝×0.5㎝)로서 2,500개의 data를 평균하고 있다. CR system에서는 dynamic range(L값으로 표시)와 감도(S값으로 표시, FCR 1이하에서는 E값이라 부름)가 촬영한 영상에 맞추어 자동적으로 변화하도록 되어 있다.

그림 14-34는 L값과 S값이 변화되었을 때의 digital특성곡선이다. L값이 2.0일 때는 digital 값이 255로 포화할 때까지 직선성이 좋은 것을 알 수 있다. 그러나 L값이 3.0일 때는 최고 pixel 값이 245부근에서 포화하고, dynamic range도 표시값(L값 3.0=103.0)보다 좁게 되는 것을 알 수 있다. 이것은 photomultiplier등의 전기계에 원인이 있는 것으로 생각된다. S값은 거의 표시값에 가까운 값으로 된다. 이들의 측정에서는 maintenance용의 영상획득 mode를 사용하고, S값, L값을 고정한 상태에서 시행하고 있다.

Digital 특성곡선의 측정에서는 pixel값을 자유로 취급할 수 있는 장치를 갖고 있을 필요가 있다.

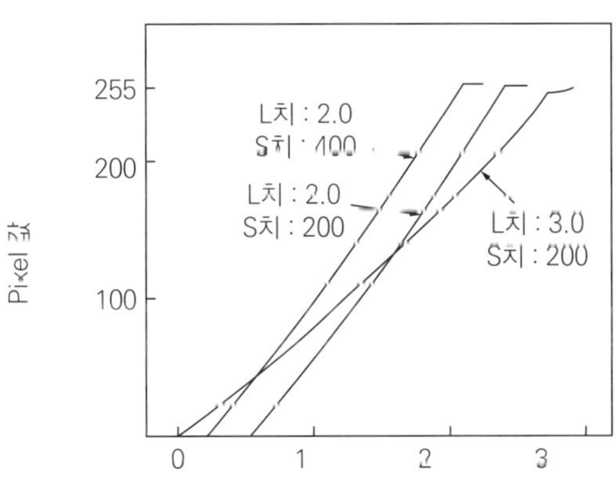

그림 14-34. Digital 특성곡선

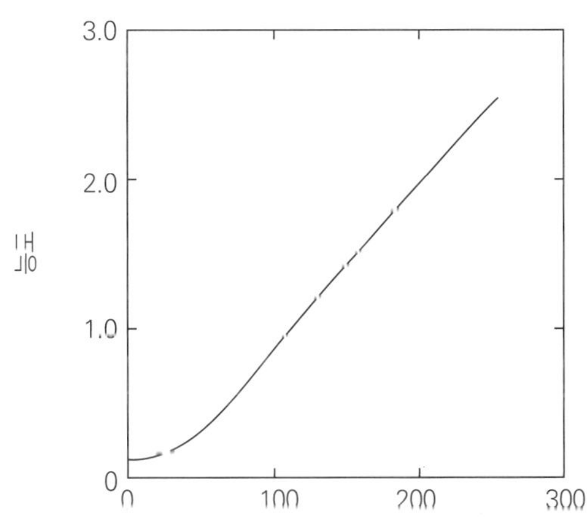

그림 14-35. Calibration curve

3) Calibration Curve

CR system의 영상표시기록은 Laser printer와 자동현상기로서 구성되어 있다. Digital영상은 D/A 변환 후 analog양으로 되어 Laser printer에서 빛의 파장에 감도를 가진 CR film에 기록되고, 현상처리하여 최종적인 film상이 된다. 이와 같은 과정중에 존재하는 입출력응답곡선의 하나는 pixel값과 사진농도와의 관계를 나타내는 calibration curve이며, 또 하나는 CR film 자체의 특성곡선이다. 그림 14-35는 Calibration curve이다. 측정법은 FCR에 내장되어 있는 0~255의 pixel 값을 16씩 16단의 gray scale에서 출력하고 CR film상에 기록된 gray scale의 사진농도를 농도계로 측정한다. Calibration curve의 목적은 자동현상기에 의해 농도의 변동을 check하고, pixel값과 출력한 사진농도와의 사이에, 1대 1의 대응관계를 가지며, 일상의 monitoring으로서 사용한다.

4) CR film의 특성곡선

그림 11-36은 CR film의 특성곡선을 측정하는 방법이다. 일반적으로 CR film의 특성곡선을 직접 측정하는 것은 대단히 곤란하다. 그러나 Calibration curve와 pixel값 대 laser 빛 강도의 관계를 각각 측정하고 얻어진 2개의 곡선에서 간접적으로 구할 수 있다.

여기서 pixel값과 laser 빛강도와의 관계는 pixel값을 직접 laser printer에 입력하고, 이때의 laser빛의 강도를 Optical power meter(Laser 빛의 강도를 측정하는 검출기)로 측정하면 좋다. 측정한 CR film의 특성곡선은 그림 14-37과 같다. 이와 같이 측정한 CR film의 특성곡선은 display MTF(영상표시기록계의 response함수)를 측정할 때, system의 선형화에 이용되는 중요한 곡선이다. CR film의 특성곡선은 기타 X선 film과 같이 sigmoid형의 곡선이며, 특성곡선의 족부나 견부가 보인다. 그러나 Laser printer는 이 비선형을 보정하는 기능(γ보정)을 갖추고 있다. γ보정을 하면 그림 14-35와 같이 pixel값과 사진농도의 관계는 농도 0.4이하에서 CR film의 특성이 남아있고, 0.40~2.64까지 넓은 농도영역에서 직선성을 갖게 된다. CR에서 최고농도는 2.64로 규정하고 있으며, 이 이상의 농도는 필요 없는 것으로 판단하고 있다.

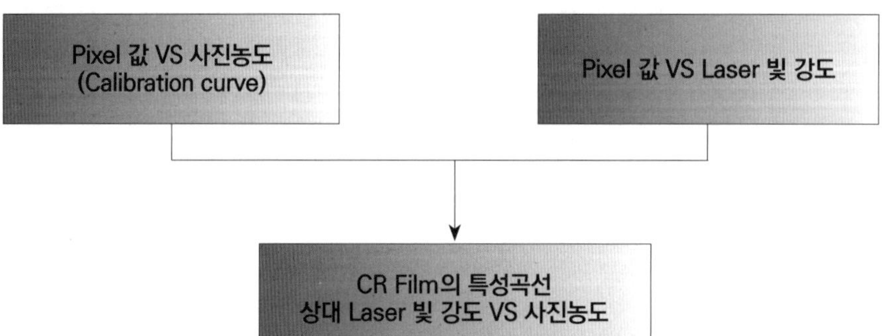

그림 14-36. CR Film의 특성곡선의 측정법

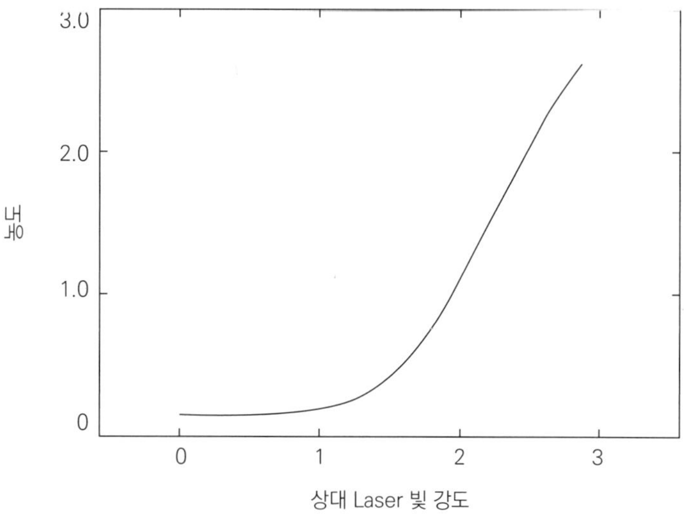

그림 14-37. CR Film의 특성곡선

5) Overall 특성곡선

Overall 특성곡선은 입력 X선량에 대해 사진농도의 관계를 나타내는 것이다. 따라서 측정은 digital 특성곡선과 같은 방법으로서 노광한 후 출력한 CR영상의 사진농도를 측정한다.

CR system의 특징은 영상처리기능을 가지고 있으며, 계조도의 형태, 기울기, 농도를 변화시킬 수가 있다. 그림 14-38과 같이 Overall특성곡선에서 A는 생 data를 처리 않고 출력한 것이며(직선계조), E는 흉부용의 계조로서 출력한 곡선이다. 참고로 RX film의 특성곡선을 참조한다.

5. CR system의 감도측정법

CR system에는 digial system의 특징으로서 영상처리기술이며, 이것을 사용해서 영상농도를 자유로이 변화시킬 수 있다. 따라서 CR system은 증감지-film계와 같으며, 고유의 감도라고 하는 개념은 없다. 그러나 CR system에서도 system에 입사하는 X선량은 화질에 크게 영향을 미치는 것을 고려하며, X선 선량과 화질에 관계하는 인자를 알고 최적화해야 한다. 최적화는 가능한 한 저선량에서 가급적 고화질의 영상을 작성해야 하며, 이것은 CR system에 한하지 않고, 다른 digital 영상 system에서도 같다.

CR과 같은 복잡한 기구를 가진 system에서 감도는 크게 나누어 ① 각 component의 고유감도, ② system 전체로서의 종합적인 감도로 2가지 측면이 있다.

①과 같이 CR system을 각 component로 나누어 생각하면 각각의 component에 대해서 감도를 정의할 수 있는 가능성이 있다. ②와 같이 생각하면 CR에서는 농도를 자유로이 변화시키는 것으로부터 촬영시의 감도를 생각할 수 있다. 여기에서 CR system이 표시하는 S값을 적게 할 수 있으나, 촬영시의 system감도를 잘 포착해서 하는 편이 좋다.

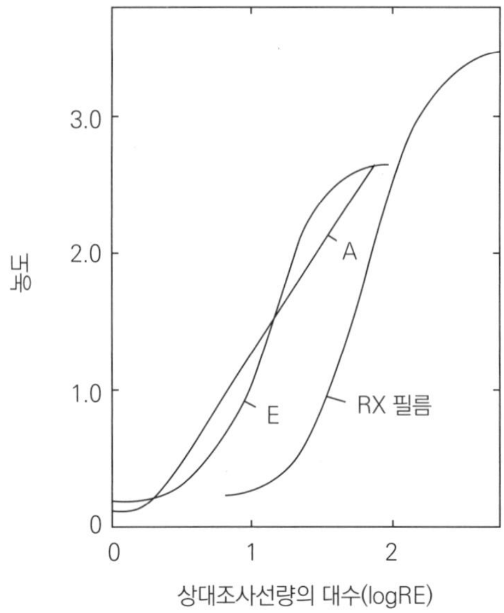

그림 14-38. Overall 특성곡선
A : 직선계조 E : 흉부용계조

CR system에서 화제가 되고 있는 CR system의 환자피폭선량 증대의 문제가 있으면, 촬영시의 감도 check(피폭선량 check)도 필요하다.

1) Component별의 감도

CR system에서 입사X선량은 영상농도에는 관계하지 않고 주로 영상 noise를 좌우한다. CR영상의 noise특성에 영향을 주는 인자는 그림 14-39와 같이 영상을 작성하는 과정의 각 component에 존재한다. 최대의 인자는 입사X선량에 역비례하는 양자 noise에 있지만, X선량에 영향이 없는 system고유의 noise에 대해서도 무시할 수는 없다. 그 이유는 system개발에서는 각 과정의 noise를 저하시키는데 따라서 입사X선량을 감소할 수 있다. 이들 noise특성에 영향을 주는 인자, 각각에 대해서 측정하고, 그 특성을 아는 것이 각 component 감도의 개념이다.

(1) 검출기

① IP(imaging plate)의 X선 흡수율과 휘진발광량

CR에서 감도에 관계하는 최초의 component는 X선검출기에 있는 imaging plate(IP)이다. IP에는 Ⅱ형까지는 형광체로서 BaFBr:Eu를 사용하며, Ⅲ형이후에는 요-드를 가하고 있다. IP가 증감지와 크게 다른 점은 Lase빛의 조사에 의해서 휘진성발광을 하는 것이며, 입사X선량과 휘진발광량의 사이에는 거의 직선관계가 있다고 알려져 있다. 증감지-필름계와 달라서 발광강도 자체가 영상의 농도와 관련은 없고 입사선량이 수백배 변화해도 적정한 농도의

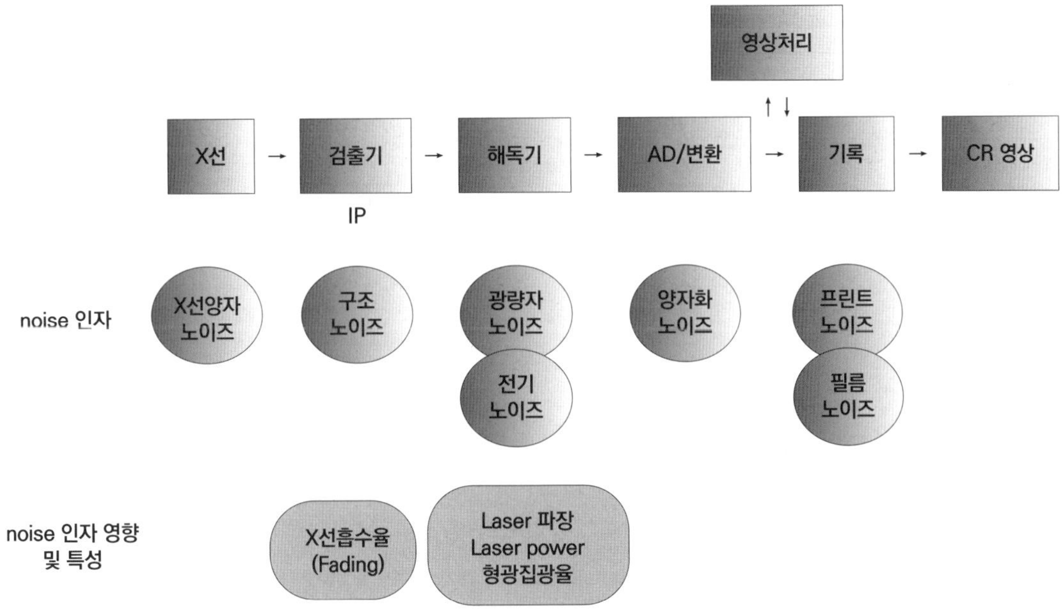

그림 14-39. CR system의 영상 process와 noise 인자

영상을 얻을 수가 있다. 그러나 진단에 있어서 방사선의 이용은 적지 않은 X선량으로 진단능력이 높은 영상으로 만들 수 있다는 것을 전제로 하고 있다. 그러므로 우리들의 관심은 검출기가 높은 효율의 X선을 흡수하고, 보다 많은 휘진성형광을 발광하는가에 있다.

여기서 지금까지 개발된 IP의 X선흡수효율은 표 14-4와 같다. 측정은 증감지의 X선 흡수율과 같은 방법으로 하였다. 일정의 X선량을 조사하여 IP가 있을 때와 없을 때의 선량을 측정하고 양자의 차이에 따른 X선흡수율을 구한다. 이 때 조사X선량에 변화가 없는가, 다른 선량계를 형광량계로 monitor해야 한다. 또한 휘진발광량은 IP에 일정한 X선량을 균일하게 조사하고 CR system의 mode를 FIX(Photomultiplier의 감도와 Amp의 Gain을 고정한 상태)로서 처리한다. 그 후 digital화한 data를 읽고, 중심부 범위의 data를 평균한다. digital data는 초기의 system에서는 자기 tape에서, 최신의 장치에서는 직선계조로 출력한 영상의 농도로부터 해독하는 방법도 있다. 이 방법에서는 현상기의 변동이 없도록 주의할 필요가 있다. 종래의 증감지-필름 system에서는 보통 X선흡수율의 높은 쪽이 발광량이 많고, 감도도 높다. 그러나 표 14-4의 data에서 CR은 새로운 IP는 거의 휘진발광량이 많도록 개량되었다. STⅡ형과 STⅢ형을 비교하면 Ⅲ형의 X선흡수율은 Ⅱ형보다 저하되고 있으나, 휘진발광량은 반대로 1.78배로 많다.

② Imaging plate(IP)의 감도

이상과 같이 IP의 감도를 단순히 X선흡수율만으로 정의하기에는 무리가 있다. 휘진발광량을 IP의 감도로 정의하면 좋으나 형식이 다른 해독 기구를 갖춘 system에서 처리하면 IP에서의 발광량도 다르게 된다. 이것은 해독 laser의 파장이나 출력이 다르기 때문이다. 같은 종류

표 14-4. Imaging plate(ST형)의 X선 흡수율과 휘진성 발광량

Type	I	II	III	III_N	V
X선 흡수율(%)	56.0	56.0	49.0	44.9	49.5
상대휘진성 발광량	1.0	1.23	2.20	2.20	2.36

측정의 성질은 80kV, 20mmAl 부가
III형은 초기형

의 형광체이면 형광체층을 두껍게 할수록 X선흡수율이 높아진다. 그러나 두꺼울수록 발광량이 많다고 볼수는 없다. CR에서는 영상을 laser에서 읽어낼 때 형광체가 두꺼우면 laser빛이 형광체층의 심부에 도달하기 어려우며 휘진성형광의 발광효율이 저하된다. 또한 발광한 형광도 IP의 표면까지 도달하기 어렵게 된다. 그리고 해상특성의 점에서 생각하면 두꺼운 검출기는 불리하며 간단히 X선흡수가 높은 IP를 만들기는 어렵다. 그러므로 X선흡수가 높고 양자 noise가 감소되는 것이 검출기의 특성으로 먼저 고려되어야 할 사항이다. 현재 IP는 ST와 고선예도형의 HR의 2종류밖에 준비되어 있지 않으나, 선예도를 희생하더라도 X선흡수가 높은 IP가 개발되는 것이 반드시 좋다고는 볼 수 없다.

IP의 개발경과를 보면 형광체의 미립자화나 충진율을 올려서 해상특성이 열화되지 않고 noise특성을 개량하였다. 형광체의 미립자화에 의한 IP의 구조 noise특성의 향상도 커다란 시야에서 보면 감도를 높이는 것과 같다. 동일화질의 영상을 얻기 위하여 종래보다도 낮은 X선량으로 system의 고감도화는 필연적이다. 이밖에 해독에 앞서 관계하는 인자로서는 fading이 있다. 이것은 X선을 조사한 시점에서 여기된 IP내의 전자가 시간의 경과와 함께 해방됨으로서 휘진성형광이 적게 되는 형상이며, 사진과정에 있어서 잠상퇴행에 해당된다. 최신의 IP는 이와 같은 점이 크게 개선되었다.

(2) 해독과정

① Laser 파장과 출력

해독과정에서 감도를 고려하면 IP에서 많은 빛을 잡아낼 수가 있게 된다. 휘진성 형광은 Laser의 자극에 의해서 발광하므로 Laser의 출력과 파장이 발광량에 관계한다. IP가 같은 X선량을 받아도 조사하는 Laser빛의 파장과 출력이 다르면 발광량도 다르게 된다. IP에 사용하고 있는 형광체의 휘진여기 spectrum에 대응한 파장의 빛이 충분한 출력을 가지고 있지 않으면, 흡수한 X선에너지를 효율이 좋은 빛으로 얻어내지 못한다. Laser관은 초기는 He-Ne gas laser를 사용하였으나 최근에는 고속처리하기 위해 반도체 laser를 사용하고 있다. 이에 따라서 IP의 휘진여기 spectrum도 이 반도체 laser의 파장에 맞추도록 변경하고 있다. 따라서 old type의 IP를 최신의 CR system으로 처리해도 충분한 성능은 얻지 못하나, new type의 IP는 old type의 IP system에도 대응할 수 있는 성능을 가지고 있다. 동일파장의 laser이면

출력이 높은 쪽이 발광량은 많지만 Laser빛의 직경이 크면 해상특성이 저하되므로 무턱대고 laser의 출력을 높이는 것은 어렵다.

② 휘진형광의 집광

IP의 발광을 어떻게 좋은 효율로서 집광할 수 있는가, 아닌가에도 감도에 관계한다. IP표면에 나올 수 있는 형광은 집광 guide로 부르는 아크릴판을 사용하고 확산한 빛을 가급적 많이 모으도록 한 구조로 되어 있다. 휘진성형광의 몇 %가 집광하고 있는가는 현재로서는 발표된 것이 없다.

③ photomaltiplier의 입력

다음으로 집광한 빛은 photomaltiplier에 입력된다. CR system 독특의 pre reading 기구(최신의 system에서는 이 기구가 다르다)에 의해서 각 영상의 발광을 잡아서 photomaltiplier의 감도와 Amp의 gain을 자동으로 조정하고, 효율이 좋은 data를 받을 수 있는 연구가 되고 있다. 이 기구에 의해서 CR system은 넓은 dynamic range를 가지게 된다. 이 때 사용자는 S값이라 부르는 지표로서 이 gain의 상태를 알 수가 있다. 그림 14-40에 CR system에 있어서 photomaltiplier의 감도의 자동설정구조를 나타낸다. 영상을 미리 대충 해독하고 그 히스토그램에서 각 영상이 가진 신호의 range를 인식하며 필요한 range만의 data를 만들어내도록 한다. S값은 영상의 해독과정에서 결정된다. CR101에서는 관전압 80kVp에서 선량 0.5mR을 IP에 균일하게 조사했을 때, S값이 400이라는 값이 되도록 설정하고 있다. 이 400이라고 하는 값은 FS증감지와 RX film을 조합한 system의 거의 4배의 감도에 해당한다.

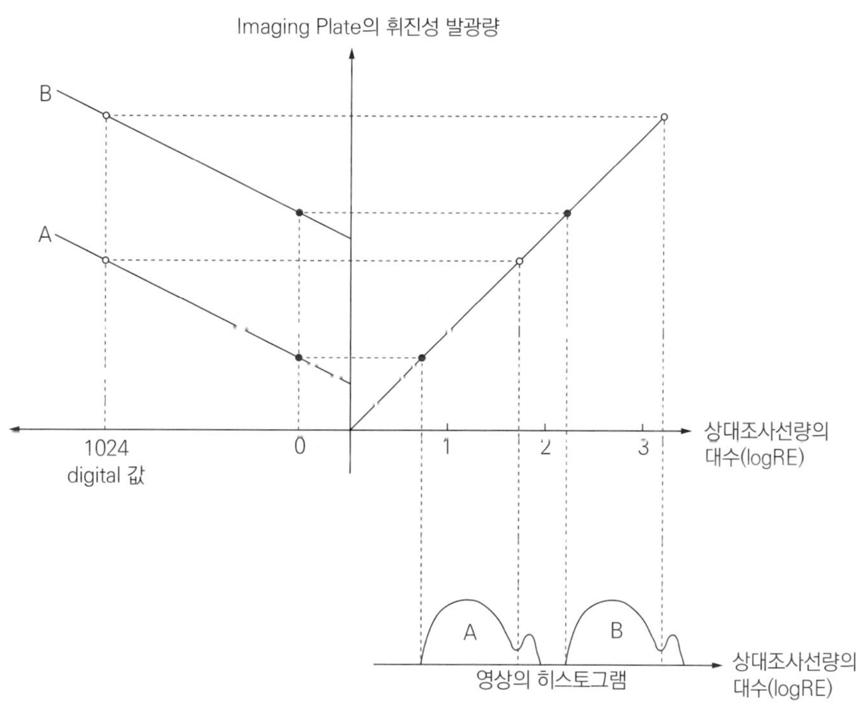

그림 14-40. CR system에 있어서 photomaltiplier의 감도자동설정 구조

(3) 영상처리(Imaging process)

CR system에서 영상처리의 과정은 영상의 농도와 가장 관계가 깊으나, system의 감도라고 하는 의미에서는 특별히 관련이 없다. 영상처리에 따라서 저선량촬영이 가능하면 감도와 관계하고 있다고 본다.

(4) Recording 과정

최종적인 영상의 농도를 결정하는 것은 recording과정이며, 실제의 현상과정에서 변화가 있으면 증감지/film system에서도 절대감도는 변화된다. CR system에서는 현상과정의 변동을 feedback하고 recording 기구의 조정을 할 수 있도록 설계하고 있으며, 이 부분의 변동이 영상의 농도에 주는 영향을 최소화시키고 있다. Recording 기구에 대해서는 기타 modality로부터의 data도 출력가능하며, system의 감도와는 달리해서 생각하는 편이 좋다.

6. System 전체의 감도

CR system은 automatics한 image system이며, 거의 감도를 의식하지 않고 사용할 수 있다. CR에서는 적당한 선량을 조사하면 안정된 영상을 제공한다. 그러나 촬영조건의 설정은 거의 100년간에 결쳐서 구축되었던 촬영조건론(촬영부위와 목적에 맞추어 설질과 선량의 제어)의 의미가 사라지게 되었으며, 나아가서 환자피폭선량의 증대를 가져올 수도 있다. 출력영상으로부터 IP로 입사한 정확한 조사선량을 알 수가 없으나, 유일하게 S값이 입사X선의 조사선량을 아는 지표가 된다. 이것은 CR system에 있어서 가장 감도를 의식한 기구로 언급된다. CR은 넓은 dynamic range를 가지고 있으므로 필요이상의 선량을 주면 안된다는 위험성도 있다. 그러나 S값을 이용하면 영상의 최적화를 이룰 수 있으므로, 환자피폭선량을 제한하는 것도 가능하다.

CR system전체로서 감도를 정의하는 것은 어려우나 S값을 가지고 감도지표로 밖에 하지 않고 있다.

제 15 장 PACS의 구성

PACS system

Ⅰ. Concept

PACS(Picture Archiving and Communication System)는 각종 영상 촬영장치(modality)로 촬영한 영상들을 CR(Computed Radiography)를 통해 디지털화하여 하드 디스크와 같은 저장매체에 저장, network를 통해 각 단말기로 전송하여 진찰실, 병동 등의 workstation이 있는 곳이면 어디에서든 실시간으로 환자의 영상을 조회할 수 있는 시스템이다.

Filmless의 구현으로 필름의 저장, 관리에 따른 공간, 인력, 시간을 감소하고, 정보화 시대에 걸맞는 network작업으로 의료정보시스템-HIS(Hospital Information System)와 연계하여 병원의 의학영상, 관련 임상정보, ADT(입퇴원, 전과)를 컴퓨터화하여 효율적으로 통합 관리한다. 따라서 PACS는 단순한 viewing software가 아닌 총체적 SI(System Integration) 기반의 solution이다. Picture archiving and communication system의 용어적 의미에 대해 설명한다.

Picture는 의료기관에서 발생 하는 모든 의료 영상을 의미한다. 의료영상은 과거에는 CR, MR, DSA, 초음파, 핵의학 검사 등의 진단방사선과의 정지 영상을 의미하였으나, 최근 들어 심혈관에서 사용되는 동영상은 물론, 핵의학 검사, 내시경 검사, 관절경 검사, 조직병리 검사, 안저 검사 등의 대부분의 임상에서 사용하는 영상들을 모두 포함한다.

PACS에서는 의료장비에서 발생되는 영상의 화질내지는 그 이상의 영상 화질을 보장할 필요가 있다. 만일 PACS의 화질이 필름보다 떨어진다면 PACS를 도입하는 것이 오히려 오진을 일으키는 등 진료의 질을 저하시키게 되므로 PACS 도입의 의미가 없어진다.

Archiving은 의료 영상들을 디지털 상태로 획득하여 컴퓨터에 저장하는 것을 의미한다. 저장에는 archiving과 backup의 개념이 있다. 저장장치는 조회빈도와 저장기간에 따라 단기, 장기 저장장치로 구분된다. 장기 저장장치는 주로 광디스크와 디지털 테잎 주크 박스를 사용한다. Archiving과 backup은 모두 같은 저장장치를 사용하므로 외견상으로는 분별이 안된다. 그러나 소프트웨어적으로 업무 흐름을 달리 하고 있으며, 기술적으로 archiving과 backup은 큰 차이가 있다. Archiving은 의료영상이 발생되면 소프트웨어적으로 자동으로 데이터 베이스를 갖고 장기 저장장치에 차례로 저장되며, 의료진이 필요할 경우 조회를 원하면 중간에 인의적 조작의 필요 없이 자동으로 단기저장장치나 workstation으로 옮겨와 조회되는 것을 의미한다. 반면에 backup은 기술자나 관리자가 일정기간이 되어 쌓인 영상들을 한번에 모아서 장기저장 장치로 복제하는 것을 의미한다. 따라서 backup을 사용할 경우는 일정기간 이전의 영상들을 의료진이 workstation에서 자동으로 조회할 수 없고 반드시 중간에 기술자나 관리자가 backup 저장된 영상들을 찾아 미리 단기 저장장치나 workstation에 옮겨 주어야 하므로 빠른 시간내에 자동처리가 불가능하다. 따라서 조회하려면 수십분에서 수시간 심지어는 하루를 넘기는 경우도 발생한다.

PACS 용어에서 정의하듯이 archiving 개념은 매우 중요하며, backup과 분별하여 시스템을 구매하여야 한다.

Communication은 의료영상의 network적인 Data 상호전송 및 수신을 의미한다. 이러한 의미에서 의료영상에서는 DICOM 을 지원하는 통신 프로토콜을 준수하여야 한다. 1982년 ACR-NEMA(American College of Radiology National Electronic Manufacturing Association) 위원회가 발족되어 이에 대한 연구가 진행되어, 1985년 1차 표준안이 나온 이후 1993년에 3차 표준안인 DICOM이 발표되어, 현재 이 표준안을 채택한 PACS, tele radiology 시스템이 보편화 되었다. 그 러나 DICOM은 정지된 표준안이 아니고 기술발달과 더불어 계속 빠르게 진화하는 프로토콜이므로 많은 연구와 개발이 필요하다.

DICOM을 지원하지 않는 영상 장비들에 대해서는 컴퓨터, video capture card, Network Card, DICOM 전환 S/W로 구성된 DICOM Gateway, 즉 Secondary capture(초음파류와 같은 video signal 출력을 디지털 데이터로 전환), digital Gateway(장비의 컴퓨터에 저장되어 있는 데이터의 디지털화) 또는 film digitizer(일종의 성능 좋은 스캐너)를 통해 영상자료를 communication 한다.

System이란 의미는 PACS는 단순히 의료장비와 같이 하드웨어 장비들을 네트웍으로 연결한 제품군이 아니고, 소프트웨어와 서비스, 타기종과의 인터페이스는 물론 프로젝트 관리 등을 요구하는 시스템임을 뜻한다.

Ⅱ. PACS의 장단점

1. 장점

- 최근 영상은 수초 이내에, 1년 이상의 과거영상은 수분 이내에 조회 가능
- 동시에 다른 장소에서도 같은 영상을 조회
- 화면 밝기, 측정, 확대 등 다양한 정보와 편의성 제공
- 필름관리에 소요된 의료 인력을 효율적으로 재배치
- 영상데이터 복사 보관시 분실 또는 훼손없이 영구적인 보관 가능
- 필름보관 장소, 암실, 관리인력 절감
- 공기오염, 폐기물 처리 문제의 해결
- 신속하고 정확한 정보검색으로 진보된 교육 및 연구 환경을 제공
- 타 병원과의 정보 교환 용이

2. 단점

- 임상용 관찰대의 화질의 상대적 저하
- 영상자료 보안
- 장기간의 정전 등에 의한 전체시스템 마비시의 진료 업무 지장
- 병원간의 프로그램의 표준화 미비에 의한 의료전달 체계의 어려움
- 컴퓨터 사용 미숙자 교육
- 높은 초기투자비용
- 지속적인 재투자
- 재해 예방 대책(화재, 수해)

Ⅲ. DICOM의 이해

DICOM(Digital Image and Communication in Medicine)은 의학 영상 분야의 표준 형식이다. DICOM은 영상 저장 방법의 표준일 뿐 아니라 통신 방법의 표준이기도 하다. 그 시초는 표준이 없는 각 영상 장비들을 하나의 system으로 연동하기 위해 제안되었으며, 1985년 최초 제정 당시에는 American College of Radiology와 National Electrical Manufacturers Association 이라는 두 단체의 협약에 의해 제정되어 ACR-NEMA 표준이라고 불렸다. ACR-NEMA는 1991년 3.0 version을 발표하면서 DICOM으로 그 이름을 바꾸었다.

1) 하나의 촬영장비, 하나의 client

CT가 처음 나왔을 때를 생각해보자. CT가 어차피 digital image였기 때문에 필름으로 출력할 필요 없이 모니터에서 보면 더 편할 것이란 생각이 들었을 것이다. 당연히 console만 한 개 더 놓으면 판독자도 영상을 볼 수 있었을 것이다.

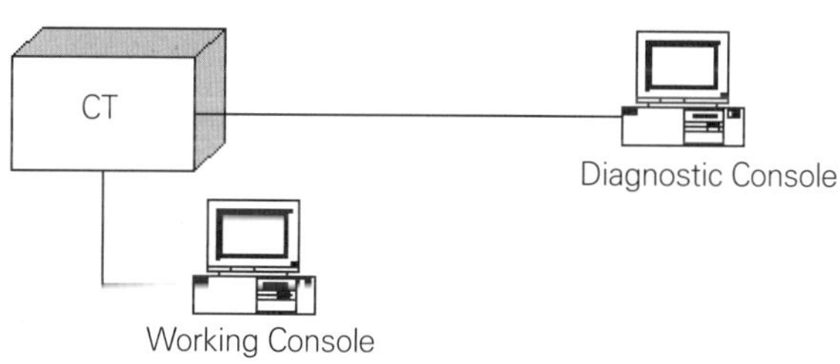

그림 15-1

2) 두개의 촬영 장비, 하나의 client

MR이 도입되었다고 가정해 보자. 판독자는 이번에도 마찬가지로 console의 추가 도입으로 판독 업무를 편리하게 하고 싶었을 것이다. 이를 위해서는 판독실에 diagnostic console이 두개가 필요해 진다. 판독자는 방이 약간 좁아졌지만 업무의 편리로 인해 견딜만하다는 마음을 가질 수 있다.

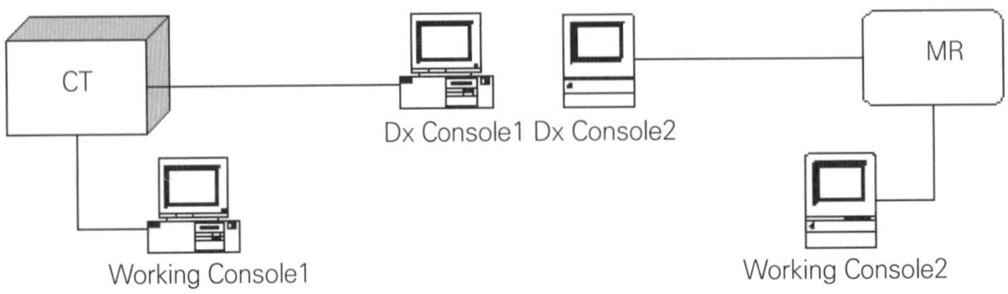

그림 15-2

3) 여러 개의 촬영 장비, 하나의 client

촬영장비의 종류가 다양해지고, 같은 종류의 장비도 여러가지 타입이 있다면 문제는 좀 심각해 진다.

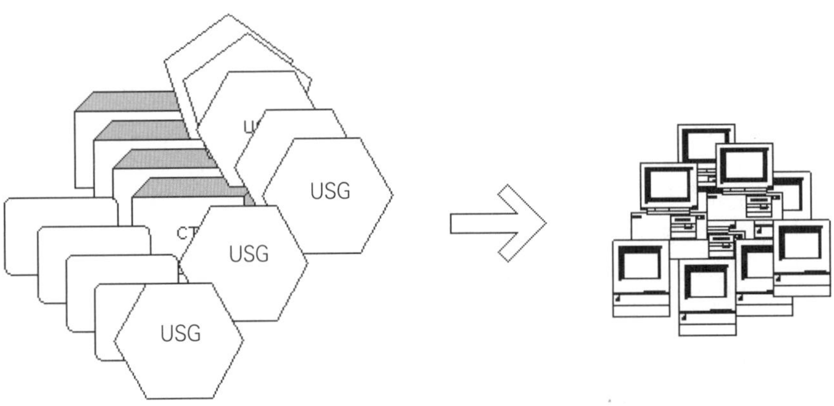

그림 15-3

4) 표준의 필요성, 영상 format 의 표준

위와 같은 문제를 해결하기 위해서는 각 촬영 장비가 모두 공통적인 format의 영상을 출력해야만 하는데, 이 공통의 format이 바로 DICOM 표준이다.

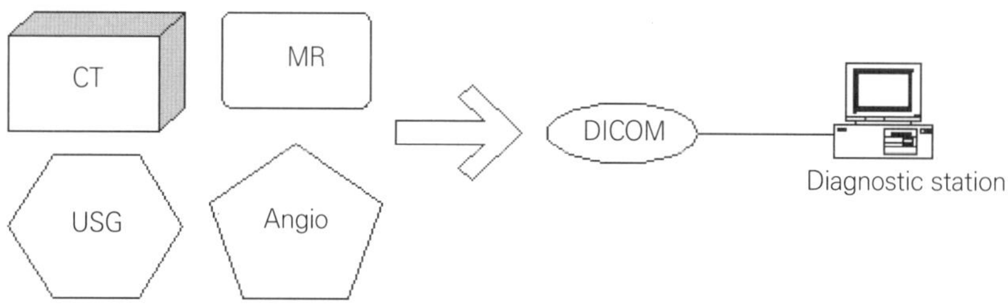

그림 15-4

5) 또 하나의 표준 통신 protocol

영상 format의 표준만을 해결하는 것으로는 문제가 완전히 해결될 수는 없었다. 장비 간에 통신하는 방법, 즉 통신 protocol이 맞지 않으면 표준 format의 영상이라 할지라도 전달을 할 수가 없었기 때문이다.

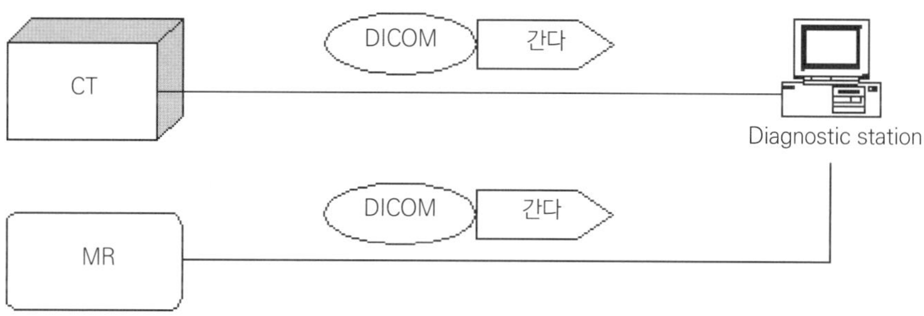

그림 15-5

따라서 DICOM에서는 통신 protocol에 대한 표준도 제공해야만 했다.

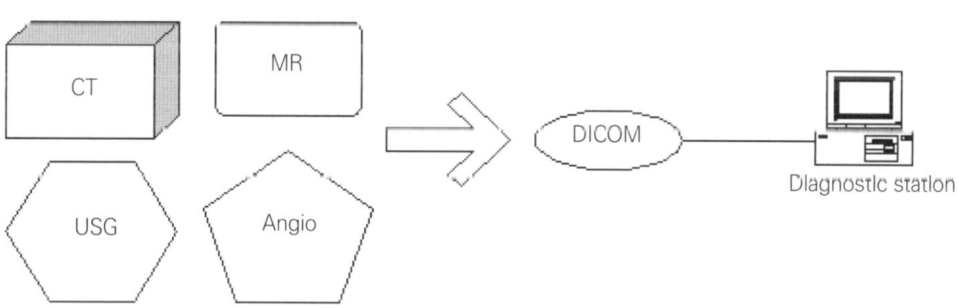

그림 15-6

6) DICOM의 기본단위 ; SOP

결국 DICOM은 영상 정보와 명령어(예를 들어 "간다")가 짝을 이루어야만 한다는 것을 이해했을 것이다. DICOM은 영상 정보를 "Information Object", 명령어를 "Service Class" 라고 규정하였다. 좀더 어려운 용어로 Information Object를 Information Object Definition(IOD), 그리고 Service Class를 DICOM Message Service Element(DIMSE; '딤씨' 라고 읽음)라고 한다.

7) IOD

Information object definition이란 영상 정보에 대한 규정이다. IOD는 환자의 이름, 검사 종류, 날짜, 조영제를 사용했는지 아닌지 등의 text data와 실제 영상 data를 포함한다. IOD는 마치 이력서 양식과 같이 자료를 입력할 수 있는 형식과도 같은 것이다. 즉 data 형식만 나열되어 있고 실제 data가 들어갈 자리는 빈칸으로 남아 있다는 뜻이다. 만일 이 형식에 실제 data가 입력되면 이는 information object instance라고 부른다.

표 15-1

Information Object Definition	
환자이름	
생년월일	
성별	
영상종류	
영상 data	

Information Object Instance	
환자이름	심정석
생년월일	661014
성별	남자
영상종류	CT
영상 data	

IOD와 Information Object Instance; IOD는 정보에 대한 규정만 되어있는 형식이고(이력서의 형식), Information Object Instance는 형식에 맞추어 입력되어 있는 특정 data를 의미하는 말이다(예; 심정석의 이력서).

8) Service Class; DIMSE

DIMSE는 명령어 들이다. Information object instance인 "심정석의 CT DICOM data"를 가지고 할 수 있는 일들은 많다. 전송, 복사, print 등의 일을 수행할 수 있을 것이다. 이 하나 하나의 일들이 모두 DIMSE에 해당한다. DICOM이 규정하고 있는 service class들은 다음과 같다(물론 아래에 열거한것 보다는 훨씬 많다).

저장하라 c-store	찾아라 c- find
가져와라 c- get	전송하라 c- move
Verify하라 c-echo	삭제하라 n-create
갱신하라 n-set	복하라 n-notify

이상의 예를 요약하면 다음과 같다. DICOM은 영상정보뿐 아니라 통신 명령어도 포함하고 있는데, 영상정보에 해당하는 IOD는 명사에 해당하고 통신 명령어 에 해당하는 DIMSE는 동사에 해당하는 것이다.

9) 다수의 Modality, 다수의 Client

ACR-NEMA 2.0에서는 촬영장비와 판독용 work station 을 point to point 방식으로 연결하도록 규정하고 있었는데, 장비와 client의 숫자가 모두 늘어나면서 이 방식의 한계에 부딪치게 되었다. 아래의 그림과 같이 장비와 client를 일일이 point to point 연결을 하려면 아주 복잡해 질 수 밖에 없다. 따라서 network의 개념이 필요해 졌다.

DICOM이 3.0으로 개정되면서 network를 지원하게 되었고 이것은 DICOM이 방 사선 영상의 표준으로 자리잡는 큰 계기가 된다.

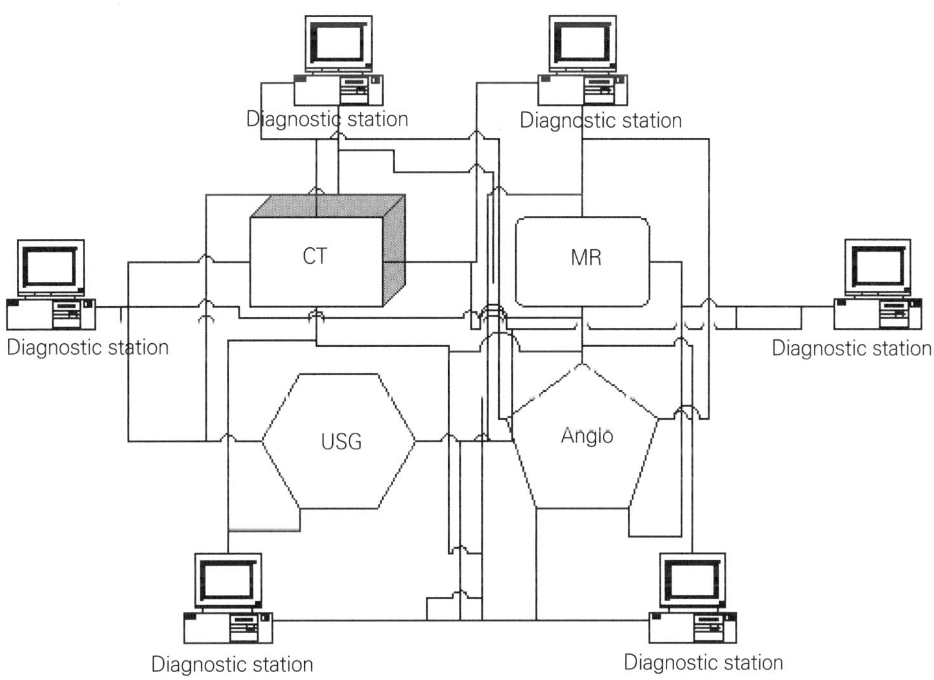

그림 15-7. Point to Point 방식 연결

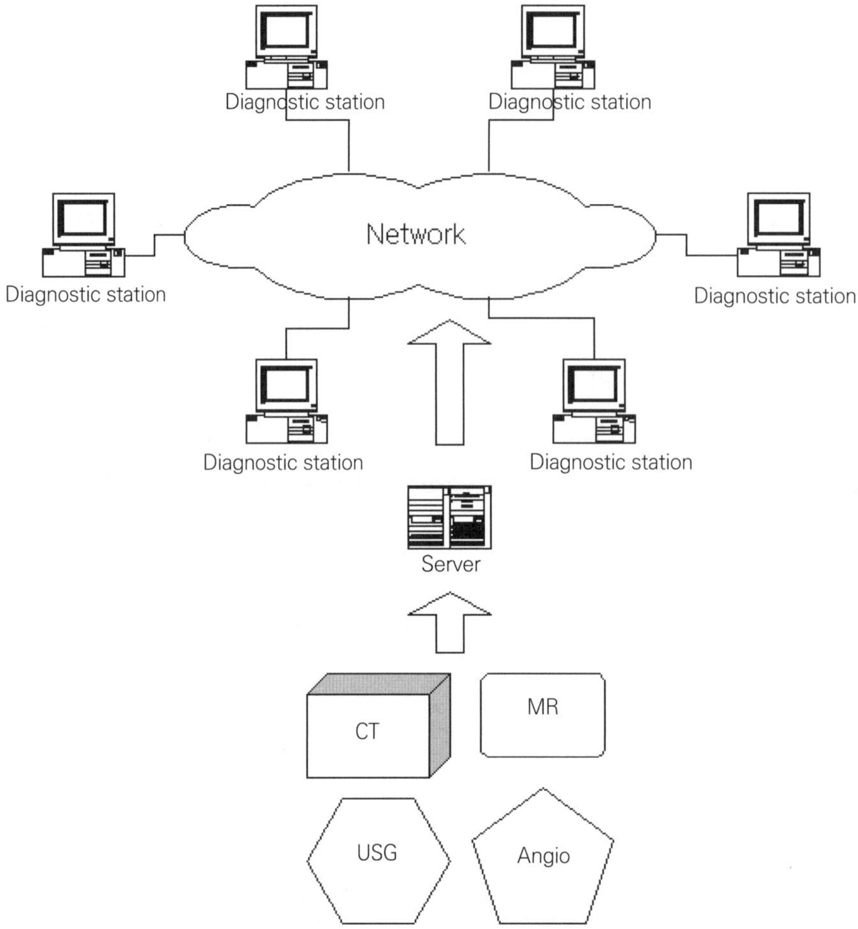

그림 15-8. Network 개념의 연결

10) 정리

이상의 내용을 정리하면 DICOM은 영상정보(IOD)와 명령어(DIMSE)에 대한 규정이며 3.0부터는 network를 지원하게 되었다로 요약할 수 있겠다.

DICOM은 방사선 영역의 영상을 서로간에 주고 받을 수 있도록 고안된 영상 정보 및 통신의 표준이다. ACR-NEMA에서 고안된 표준이 network 시대를 거치며 DICOM 3.0으로 진화하였고 현재는 방사선 영상 전송의 확고한 표준으로 자리잡았다.

현재 DICOM은 방사선 영역에서의 표준이지만 이미 대부분의 핵의학장비들이 DICOM표준을 따르고 있으며 앞으로는 내시경이나 병리 사진 등 의학과 관련한 모든 영상들이 DICOM 표준을 따르게 될 것이다.

Ⅳ. 영상압축

1. 영상압축의 필요성

영상이 디지털화 되어 산업에 응용되기 시작하면서부터 많은 양의 영상데이터의 보관, 전송을 용이하게 하기 위하여 여러 가지 영상압축기술이 개발되기 시작했다. JPEG, GIF, PCX, ZIP, Wavelet, Fractal 등 여러 가지 압축방식이 주변에서 쓰이고 있다.

의학영상은 일반영상에 비해 높은 정밀도와 해상도가 요구 될 뿐만 아니라 CT, MRI 등과 같이 한번에 수십장 이상의 영상이 만들어지기도 하여 데이터량이 많으므로 영상압축의 필요성이 높다. CT의 예를 들면 512×512 화소의 매트릭스와 화소당 12bit를 가지므로 영상당 512kbyte 의 데이터량을 가지며 한 검사에 50장의 영상이 만들어졌다면 약 25Mbyte의 데이터량을 갖게되는 것이다. 이와같은 검사가 하루에도 수백 또는 수천건씩 저장되고 전송되어야 하는 디지털 의료영상 환경에서 영상압축은 매우 필요한 기술요소임에 틀림이 없다.

영상압축은 우선 저장매체의 비용을 절감시켜준다. 병원의 규모에 따라 다르지만 full PACS를 하는 경우 저장장치의 비용은 수억원 이상에 달한다. 영상압축 기술을 적용하지 않는다면 그 비용은 몇배로 증가 할 수밖에 없을 것이다. 영상압축은 또한 데이터의 전송에 소요되는 시간을 줄여준다. 제한된 대역폭을 갖는 LAN 환경이나 인터넷을 통해 영상을 전송하게되는 경우 압축은 곧 시간의 단축을 의미하며 이는 시각을 다투는 의사결정에 중요한 역할을 할 수 있다. 또한 많은 영상을 빈번히 조회해야 하는 방사선과나 임상진료과에 있어서 압축은 의사의 대기시간을 단축 시켜 줄 수 있으며 이는 보다 많은 시간을 진료에 할애할 수 있게 하는 역할을 한다.

요약하자면 PACS 와 같은 디지털 의료환경에서 영상압축은 경제적 효과와 더불어 진료의 질을 개선하는 역할을 하고 있는 것이다.

2. 영상압축의 원리

포토샵과 같은 프로그램에서 방금 스캔한 수 Mbyte 크기의 영상을 JPEG 압축으로 저장하여 수십 Kbyte로 만들어 한 장의 플로피 디스크에 충분히 담아본 경험이 있다면 압축의 신기함을 느낀바가 있을 것이다.

압축프로그램은 어떤 원리로 그 많은 량의 데이터를 압축시키는가? 그것은 바로 영상데이터에 들어있는 중복성을 제거하는 원리이다.

중복성이란 무엇인가?

중복성이란 쉽게 표현하자면 군더더기이다. 다이어트로 군살을 빼서 날씬한 몸매를 만들 듯이 내용전달에 꼭 필요한 데이터만 남기고 나머지는 빼어 버리는 것이 영상압축의 원리이다 실세계에서 정보전달의 수단으로는 영상뿐 아니라 음성 문자 기호등 여러 가지 수단이 사용되지만 그 배후에 공통적으로 있는 원리가 있는데 그것은 정보의 전달이다. 무엇인가 전달하고자 하는 실체가 있을 때 이를 효과적이고도 안전하게 전달하기 위해 적당한 포장을 하게 된다.

소포를 전달할 때와 마찬가지로 내용물과 속포장, 겉포장 등으로 잘 싸서 필요한 곳에 정확히, 그리고 안전히 도착하게하는 포장이 포함되는 것이다.

영상데이터는 궁극적으로 사람의 눈에 도달되어서 포장이 끌러져서 정보전달이 되어지는 것인데 사람의 눈은 전후 좌우간의 밝기 비교를 통해 정보를 뽑아낸다.

따라서 영상데이터에는 전달되어야 할 정보외에도 사람의 눈이 인지하기 편하게 하기위한 포장역할을 하는 데이터가 포함되어 있기 마련이다. 따라서 영상데이터 중에서 포장역할을 하는 부분을 빼내버리고 정보전달에 필수적인 부분을 추출해내면 곧 영상압축이 이루어 지는 것이다.

정보전달에 필수적인 부분은 다름 아닌 이전부분과의 상대적 차이이다. 우리가 어제 신문을 다시 보지않고 새 신문을 찾는 이유는 어제와 달라진 사실을 알고싶어 하기 때문이며 이 달라진 부분으로부터 정보를 얻기 때문이다.

영상압축에서도 이전 라인, 이전 화소와 비교해서 달라지는 차이가 정보전달에 필수적인 부분이다. 이 차이를 효과적으로 추출해내는 것이 영상압축의 원리이다.

3. 무손실압축의 종류

영상압축은 크게 무손실(lossless) 압축과 손실(lossy) 압축으로 나뉜다. 무손실압축은 다른 말로 가역(reversible)압축, 손실압축은 비가역(irreversible) 압축으로 각각 불리기도 한다. 여기서의 손실, 무손실이란 수학적인 의미에서의 데이터의 손실 여부를 나타내는 것으로서 진단적인 정보가 손실된다는 뜻과 직결되는 것은 아니다. 아래의 그림에 영상의 압축, 복원과정을 다이어그램으로 나타내었다.

즉 무손실 압축이란, 복원영상이 수학적으로 완벽하게 원영상과 일치하게되는 압축기법을 뜻하며 손실압축이란 수학적으로 약간의 차이를 가지게되는 압축기법을 뜻한다. 가시적 무손실압축(visually lossless)이라는 말도 쓰이는데 이는 수학적으로는 손실이 있으나 육안적으로는 그 손실을 감지할 수 없을 정도의 화질이 좋은 압축방법이란 뜻이다.

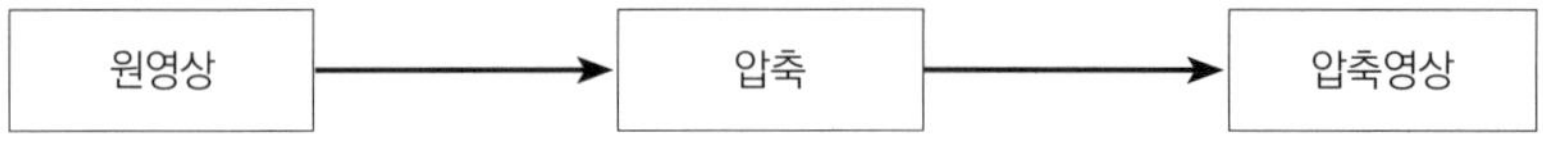

그림 15-9. 영상의 압축 과정

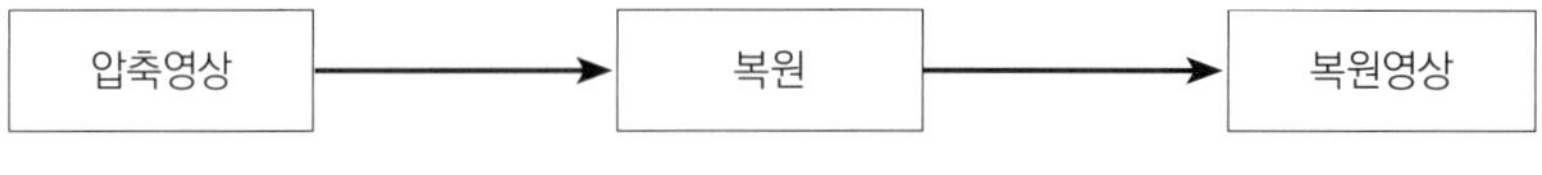

그림 15-10. 영상의 복원 과정

1) 무손실압축의 종류

(1) Run-Length 압축법

무손실 압축기법중에서 가장 간단하고 오래된 기법이다. 이 기법은 반복되는 pixel의 블럭을 하나의 값과 그 값의 반복회수로 나타내는 것이다. 예를들어 아래 그림과 같은 수열에서 '0'이 7번 반복되기 때문에 '0'과 반복회수를 나타낼 수 있는 플래그(n)와 반복회수 '7'으로 나타내는 것이다.

압축할 데이터	7	3	0	0	0	0	0	0	0
압축 후 데이터	7	3	0	n	7				

그림 15-11. Run-length coding 기법의 원리를 나타내는 그림

위와 같은 방법을 사용하면 9byte 크기의 데이터를 5byte 크기의 데이터로 압축할 수 있다. 이 방법은 반복되는 횟수가 클 때 큰 효과를 낼 수 있으며, 단순히 2번 반복되는 경우에는 사용하지 않는 것이 좋다. 보통 4번 이상 반복되는 데이터에 있어서 이 방법을 사용하는 것이 좋다. 또한 이 방법은 컴퓨터로 만든 영상, 만화, 그래픽 등에서 좋은 압축률을 보인다.

Run length 압축법은 의학영상에서는 그 효율이 별로 좋지 않아서 2:1을 넘지 못한다.

(2) 예측압축기법(Prediction)

영상 압축에 있어서 인접하는 pixel값의 차이가 일반적으로 크지 않고, 인접 프레임간의 pixel값이 큰 차이를 보이지 않는다는 특성을 이용한다. 즉 현재 pixel값을 기록할때 직전 pixel값과의 차이만을 기록하는 것이다.

가장 간단한 예측 압축기법은 pixel 레벨에서 이루어지는 DPCM(differential PCM)이다 DPCM에서는 직전 pixel과 비교하여 둘 사이의 차이만을 전송하는 것이다. 이웃한 pixel들은 종종 동일하기 때문에 또는 이웃한 pixel들 사이의 차이가 적을 확률이 높기 때문에 새로운 pixel값 전체를 전송하는 것보다 더 적은 비트를 가지고 안전하게 전송할 수 있다. 예를 들어 8bite pixel을 압축할 때 우리는 차이값으로 4bite만 사용하는 경우 이웃한 pixel들 간의 16난세 이상의 변화가 없는 한 문제가 없게 된다.

(3) 엔트로피 부호화법(Entropy Coding)

엔트로피 부호화는 간략히 말하자면 기호의 출현빈도를 알아내어 출현빈도에 따라 가변적인 길이를 할당함으로써 압축을 하는 방법이다. 마치 시장에서의 매매원리와도 같아서 가장 흔한 물건은 값싸게 교환되고, 희귀한 물건은 비싸게 교환되듯이 출현빈도가 가장 흔한 기호에는 가장 짧은(비용이 적게 드는) 부호를 붙이고, 가장 희귀한 기호에는 가장 긴(비용이 많이 드는) 부호를 붙임으로써 의미전달에 소요되는 비용과 노력을 최소화 시킬 수 있게 하자는 것이다.

표 15-2 대표적인 영문자의 출현확률

문자	출현확률	문자	출현확률
A	0.0642	E	0.1031
B	0.0127	Q	0.0008
C	0.0218	Z	0.0005
D	0.0317	Space	0.1859

이와 같이 출현빈도에 따라 비용을 할당하는 것은 컴퓨터 자판의 알파벳 배열에서도 볼수 있는데 자주나오는 문자는 손가락 움직임을 덜가는 위치에 배열하고 덜 나오는 문자는 먼쪽에 배열한 것이 그것이다.

엔트로피 부호화법은 현대 정보사회를 성립하게 한 정보이론에 직접적인 연관이 있다. 정보이론에서 정보량은 어떤 기호가 출현할 확률과 직접적인 관계가 있다.

확률이 높은 것일수록 정보량이 적고, 확률이 적은 것은 정보량이 많다는 것이다. 이는 상식적으로도 알고 있는 것이지만 Shannon이란 사람은 이를 다음과 같이 구체적인 식으로 정의하여 정보이론의 기초를 세웠다.

$$H(x) = -\Sigma P_i \mathrm{Log} P_i$$

대표적인 엔트로피 부호기법으로는 Huffman 부호법이 있다.

(4) 예측압축과 엔트로피 부호법의 결합

실제의 경우에 있어서 대부분의 압축 알고리즘은 압축률을 높이기 위해 예측 압축과 엔트로피 부호법을 결합해서 쓰고 있다. 즉 예측 압축으로 인접 화소간의 중복성을 제거한 다음, 중복성이 제거된 차이 값들에 대해서도 그 분포를 구해서 빈도에 따라 다른 길이를 갖게끔 부호화 함으로써 최대한의 압축률을 얻고자 하는 것이다.

대표적인 압축기법으로 잘 알려진 JPEG에서 무손실 압축모드의 경우 DPCM과 엔트로피 부호법을 결합한 압축방법을 사용한다. 이와같이 두 가지를 결합함으로써 복잡한 의학영상에서도 2.5:1 - 4:1의 비교적 높은 무손실 압축이 가능하다. CT, MRI 의 경우는 2.5 - 3.5:1, CR이나 투시의 경우는 3:1 - 4:1의 압축률을 얻을 수 있다.

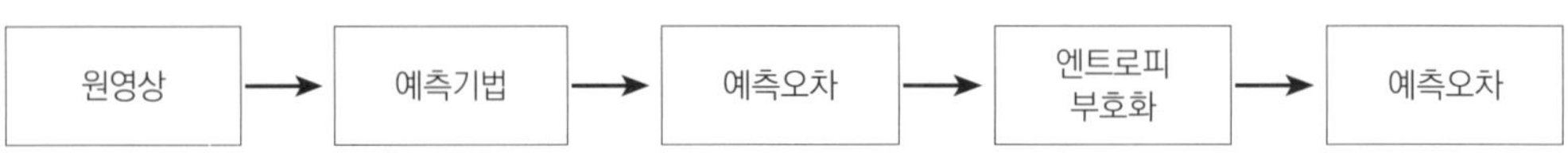

그림 15-12. 영상의 복원 과정

4. 손실압축의 종류

손실압축에 쓰이는 기법은 수학적으로 조금 더 복잡하다. 손실압축은 기본적으로 정보전달에 중요한 순서대로 데이터를 정렬시킨 후에 중요도가 낮고 양을 많이 차지하는 부분을 잘라버림으로써 보다 높은 압축을 얻는 것이다. 이와같이 정보전달에 중요한 순서로 데이터를 정렬하기 위해서는 수학적 과정을 거쳐야 하는데 여기에 쓰이는 방법이 변환(Transform)이다.

변환이란 어떤 특정한 파형의 집합을 잘 조합함으로써 주어진 영상의 모습을 만들어 낼 수 있다는 이론을 이용한 것이다. 오디오 기기에서 소리를 주파수 대역별로 뽑아내어 표시하고 조절도하는 밴드 이퀄라이저의 원리와 마찬가지로 영상신호도 주파수 대역별로 뽑아낼 수 있는데 이 가운데서 중요도가 높은 밴드만을 골라내어 부호값을 적용하면 효율적인 압축을 할 수 있다는 것이다.

1) 코사인(cosine) 변환법

변환법중에서 비교적 역사가 오래되고 손쉬운 방법이다. DCT(Discrete Cosine Transform)이 대표적인 예이며 JPEG 의 손실모드에서 DCT가 쓰인다.

그림 15-13에 코사인 변환에 쓰이는 기본 파형의 예를 보였다. 그림과 같이 여러 가지 주기의 코사인 파형의 위상과 신폭을 조합하면 영상의 모양을 조합해낼 수 있는데 이를 통해 주어진 영상의 주파수 성분 분석이 가능하다. 그중에서 주기가 긴 파형은 구성비가 커서 영상의 구성에 매우 큰 영향을 미치지만, 주기가 짧은 파형일수록 대부분의 경우 무시해도 좋을 만큼 구성비가 매우 작다. 따라서 적정한 문턱값을 주어 크기가 일정치 이상인 것만을 골라서 부호화를 하면 매우 압축률이 높으면서도 실제 복원영상에서 육안적으로는 손실이 적은 영상압축을 할 수 있다.

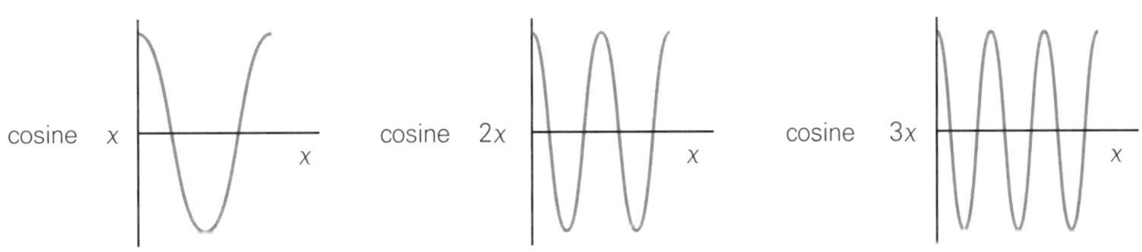

그림 15-13. Cosine Transform에 사용되는 기본 파형의 예

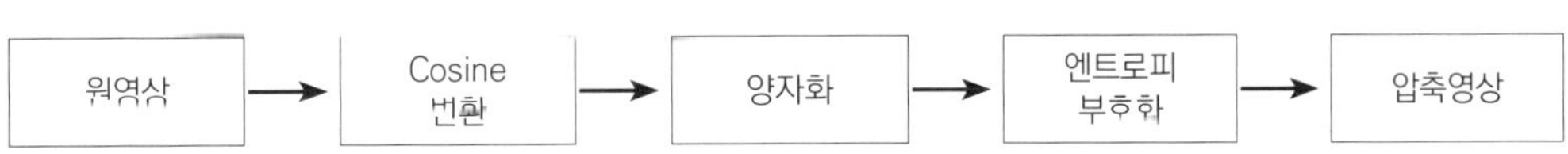

그림 15-14. 영상의 복원 과정

2) 웨이브릿(Wavelet) 변환법

웨이브릿 변환법은 코사인 변환법과 달리 연속적인 파형이 아니라 그림 15-15와 같이 짧은 파형을 사용하여 그 조합으로 영상을 표현한다. 또한 변환을 한 번만 하지 않고 다단계에 걸쳐 한다는 점도 차이가 있다.

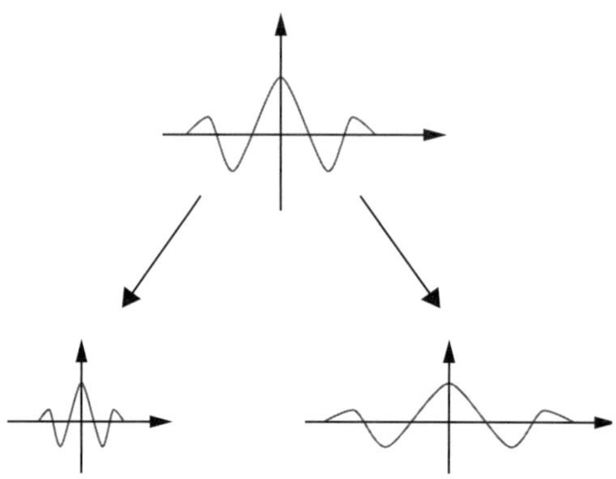

그림 15-15. 웨이브릿 변환에서 사용되는 기본 파형의 예

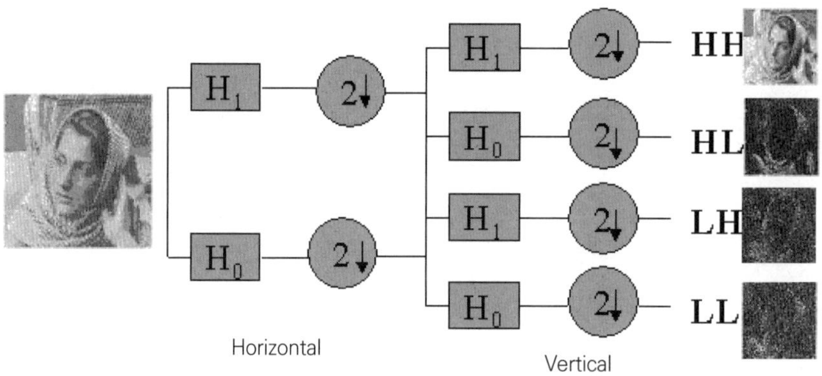

그림 15-16. 웨이브릿 변환의 과정

3) endif

웨이브릿 압축기법에서도 코사인 변환 압축기법과 마찬가지고 변환을 한 뒤에 양자화를 하고, 그 결과값을 다시 엔트로피 부호화함으로써 압축률이 높은 영상을 얻는다.

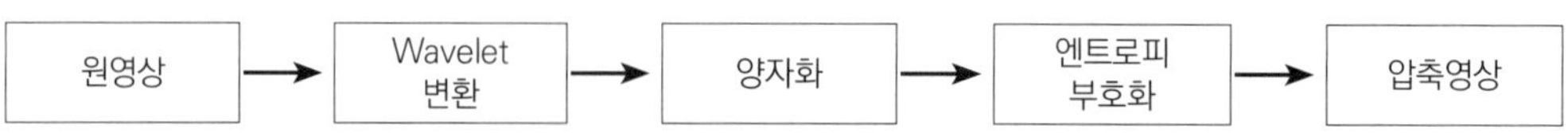
원영상
Wavelet
변환
양자화
엔트로피
부호화
압축영상

그림 15-17 웨이브릿 변환에 의한 영상 압축 알고리즘의 다이어그램

4) JPEG 압축법

JPEG 압축법은 현존하는 압축방법중에 가장 널리쓰이는 국제 표준압축방법이다.

JPEG는 Joint Photographic Experts Group의 줄임말로 컬러 정지화상의 압축과 복원에 대한 표준화를 추진하는 ISO(국제표준화기구)와 ITU-TS(구CCITT; 국제전기통신연합 전기통신표준화센터)의 산하에서 결성된 국제표준화 그룹의 이름을 말한다. 사용자들이 압축된 디지털 영상을 쉽게 교환하기 위해서는 표준화된 algolithm 형태가 필요하다. 이러한 필요성에 따라 대표적인 국제표준화 기구인 ISO 와 ITU의 국제전문가들이 모여서 제정한 압축표준이 JPEG인 것이다.

JPEG이란 2진 화상을 제외한 그레이 레벨에서부터 컬러 화상에 이르는 거의 모든 종류의 정지화상의 압축 및 부호화를 위한 국제 표준을 정의하고 있고 멀티미디어 표준도 이 단체에 의해 제정되었다. 90년 제정당시 유럽의 DCT 방식과 일본의 VQ(vector quantization)방식, 미국 IBM 산술부호화 방식(arithmatic coding)등이 첨예한 대립을 이루었으나 유럽과 미국방식의 절충안이 채택되었다.

일반적으로 JPEG은 8bite 흑백 또는 24bite 컬러영상의 압축에 적용되는 것으로 알고 있으나 그것은 기본 모드이고, 확장모드에서는 12bite 흑백영상까지 지원하게 되어있어 의학영상의 압축에 적합하다.

JPEG에는 그외에도 무손실 압축기법과 손실압축기법은 물론이고 순차 재생과 점진 재생을 모두 지원하는 등 매우 폭넓은 압축기법이 망라되어있는 압축기법이다.

① 순차적 부호화(sequencial encoding) : 각각의 영상 요소가 스캔되는 순서대로 부호화된다. 즉, 영상의 처음부터 끝까지 순차적으로 한 번에 완전히 부호화하는 방식이다

② 점진적 부호화(progressive encoding) : 영상 전체가 낮은 화질로부터 높은 화질까지 점진적으로 나타날 수 있도록 부호화하는 방법이다. 영상 중 처음에는 잘 보이지 않다가 차차 선명하게 보이는 영상이 점진적 부호화 방식으로 압축된 영상이다.

③ 무손실 부호화(lossless encoding) : 압축기법에서 설명한 무손실 기법과 마찬가지로 본래의 영상과 동일하게 영상을 복원할 수 있도록 부호화하는 방식이다.

④ 계층적 부호화(hierarchical encoding) : 영상을 사용자가 원하는 대로 지원할 수 있도록 여러 해상도로 부호화 한다. 이 방식은 높은 해상도의 영상을 복원할 때 buffer가 필요하게 되는데, 이러한 buffer가 없는 낮은 해상도 시스템을 통해 높은 해상도의 영상을 복원할 때 유용하다

5. 압축영상의 화질 평가

무손실 압축의 경우에는 육안적으로는 물론 수학적으로까지 완벽히 원본 영상과 일치하므로 화질에 대한 의구심을 품을 이유가 없다. 그러나 손실압축의 경우에는 압축률이 커짐에 따라 손실의 정도가 커지면서 육안적으로도 화질의 열화를 감지하게 된다. 특히 JPEG에서 사용되는 DCT 압축의 경우에는 일정 압축률이 넘어서게 되면 블록 음영이 눈에 띄게 나타나기 시작한다. 따라서 진단에 영향을 주지 않는 적정 압축률을 찾아내는 것이 매우 중요한 문제로 제

기된다. 웨이브릿 압축에서는 JPEG에서처럼 블록 음영이 나타나지는 않으나 압축률이 너무 높아지면 전반적으로 영상이 뭉개지는 듯한 효과가 나타나므로 역시 같은 문제가 제기된다.

손실 압축된 영상에 대한 화질 평가문제는 PACS 와 tele radiology 기술이 관심을 끌기 시작한 80년대 초반부터 일찍이 대두되었다.

1984년에는 미국방성과 보건성에서 지원한 tele radiology 프로젝트에서 36명의 방사선과 의사가 참여하고 7000 예가 넘는 영상을 가지고 6개월간에 걸쳐 평가가 이루어졌는데 이때 데이터는 X선 필름을 디지타이즈 한것을 사용했다. 1000×1000 pixel 매트릭스와 8bit의 해상도로 디지털화 했고 cosine 변환을 이용한 손실압축을 5:1 - 20:1 범위로 했는데 이 실험에서의 결론은 16:1까지의 압축에서도 영상진단에 지장을 주지 않는 것으로 보고되었다.

1986년에는 UCLA의 H.K. Huang 등이 2048, 1024, 512 등의 해상도에서 full-frame DCT(discrete-cosine transform) 방식의 압축기법에 대한 평가실험에서 각각 25:1, 20:1, 10:1이 적절한 압축률임을 보고하였다.

1990년에는 일본에서 흉부 CR 영상을 가지고 압축평가가 이루어졌으며 여기서는 10:1이 적절하다고 하였으며, 개선된 version의 DCT 기술을 사용하였을 때 20:1 까지도 사용 가능하다고 결론지었다.

1991년도에 시카고 대학 연구팀의 발표에서는 흉부영상에 대한 압축실험결과 25:1 도 진단용으로 수용할 수 있다고 하였다.

1992년에 UCLA 연구팀은 방사선영상에 대한 압축평가에 ROC 평가기법을 도입하였는데, 5명의 방사선과의사가 참여 하고 71예의 손의 방사선영상을 가지고 행한 실험에서 20:1로 압축한 영상에서도 통계적으 로 유의한 진단능의 차이를 나타내지 않았다고 보고하였다.

1994년도의 또다른 연구에서는 압축된 흉부 CR 영상에서 결절, 기흉 등에 대한 ROC 실험결과 원본과 10:1, 15:1, 20:1, 25:1 로 압축된 영상들간에 어떤 차이도 보이지 않았다고 보고하였다.

1993년의 UCSF 팀의 연구에서는 디지털 흉부영상에서 20:1, 그리고 흉부 CT 영상에서 9:1의 압축률에서 진단능의 차이를 보이지 않았다는 보고가 있었다.

1996년에 일본에서는 요로의 CR 영상을 25:1로 압축하여 원 영상과 나란히 표시한 상태에서 원 영상과의 차이를 발견할 수 없었다고 하였다.

1997년에는 미국 Brooke Army Medical Center에서 PACS 환경에서의 압축률 평가 실험을 보고하였는데 CR로 얻은 소아의 미세 골절 영상을 10:1 압축이전과 이후영상으로 비교한 결과 어떤 진단능의 차이도 발견할 수 없었다고 결론 지었다.

1999년에 일본에서의 실험에서는 표준 JPEG으로 10:1로 압축된 복부 CT 영상에서 간병변이 있는 예에 대한 ROC 진단능평가를 소프트카피와 하드카피로 비교한 결과 소프트카피와 하드카피 모두에서 압축된 영상이 오히려 진단능이 높았다는 보고가 있었다.

국내에서는 97년과 98년에 PACS 환경에서 CR 로 얻은 흉부와 골 영상에 대해 JPEG 으로 25:1 까지 압축한 영상에서 화질의 열화를 느끼지 못하거나 진단에 영향을 주지 않는다는 연구결과가 있었다.

최근에는 wavelet 압축방법이 관심을 끌면서 이에 대한 연구결과가 제시되고 있는데 JPEG보다 인공음영(artifact)이 눈에 띄는 정도는 덜하지만 진단에 사용할 수 있는 압축률의 범위는 JPEG의 것과 그다지 차이를 보이지 않는 것으로 보고되고 있다.

요약하자면 JPEG과 wavelet에 있어 진단에 영향을 주지않는 허용치는 흉부, 복부, 근골격의 CR영상의 경우 연구자에 따라 다소 차이는 있으나 대체로 25:1 부근으로 보고되고 있으며, CT, MRI, 초음파등의 경우는 7:1 - 9:1인 것으로 보고되고 있다.

Ⅴ. Hardware 관리

1. PACS의 하드웨어 구성

데이터베이스 서버는 환자, 검사, 영상 정보에 관련된 정보를 저장하고 제어하는 서버이다. 만약 OCS에서 PACS로의 전달경로에 오류가 있거나 정보의 무결성이 보장되지 않으면 매칭되지 않고 잃게 되는 이미지가 생길 수 있으므로 transaction 관리기능(즉 전송상태를 원할하게 해주는 기능), fault tolerance 기능(만약 오류 발생 시 오류를 찾아내고 수정할 수 있는 기능), 부하분산기능(한 곳에만 부하가 걸리지 않게 나누어주는 기능) 및 보안관리 기능 등이 있어야 한다.

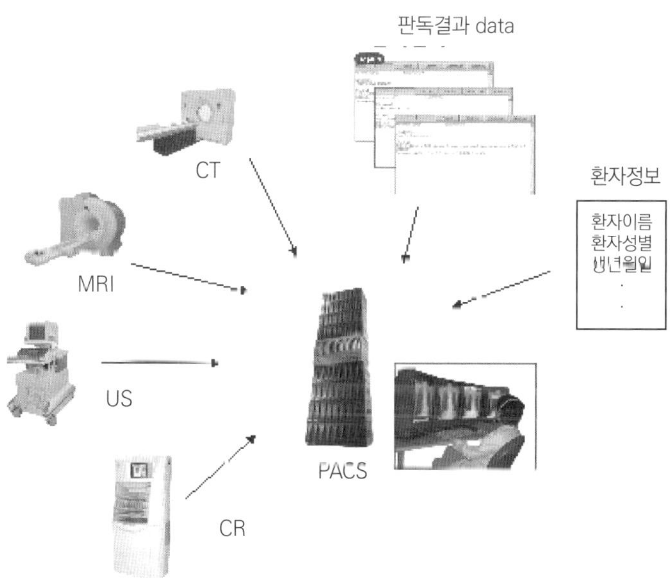

그림 15-18. PACS가 영상정보 및 환자정보를 획득하는 그림

DICOM(Digital Imaging and Communications in Medicine)이란 의학영상분야의 communication을 위한 표준방식을 이야기 한다.

DICOM gateway는 표준 DICOM을 지원하지 못하는 구식 촬영 장비의 영상 데이터를 디지털로 변환해 주는 역할을 하는 장비를 말한다. 보통 초음파와 같은 video signal 출력을 디지털 데이터로 만들어 주는 secondary capture류와 장비의 컴퓨터에 저장되어 있는 디지털 데이터를 표준 DICOM으로 변환시켜 주는 digital gateway류의 두가지가 주를 이루고 있다. 거창한 이름의 DICOM gateway는 실제로는 PC급의 컴퓨터와 video capture card, 네트워크 카드가 장착되어 있고 DICOM 전환을 위한 특별한 소프트웨어가 설치되면 그 기능을 할 수 있게 된다.

PACS 데이터는 크게 두가지 나뉜다. 하나는 영상정보이고 또 하나는 이들 영상에 대한 환자, 검사 정보들이 정리되어 있는 DB정보이다. PACS 회사에 따라 이 영상정보와 DB정보를 같이 저장하는 경우도 있고 영상정보와 DB정보를 따로 저장 하는 경우도 있다. 네트워크를 통해 online으로 바로 단말기에서 조회할 수 있도록 하는 영상 파일을 저장해 두는 곳이 단기 저장 장치이다. 단기저장장치에는 금방 찾아 볼 가능성이 큰 환자, 즉 병동 입원 환자나 외래 약속이 된 환자 등의 영상정보를 저장하게 된다.

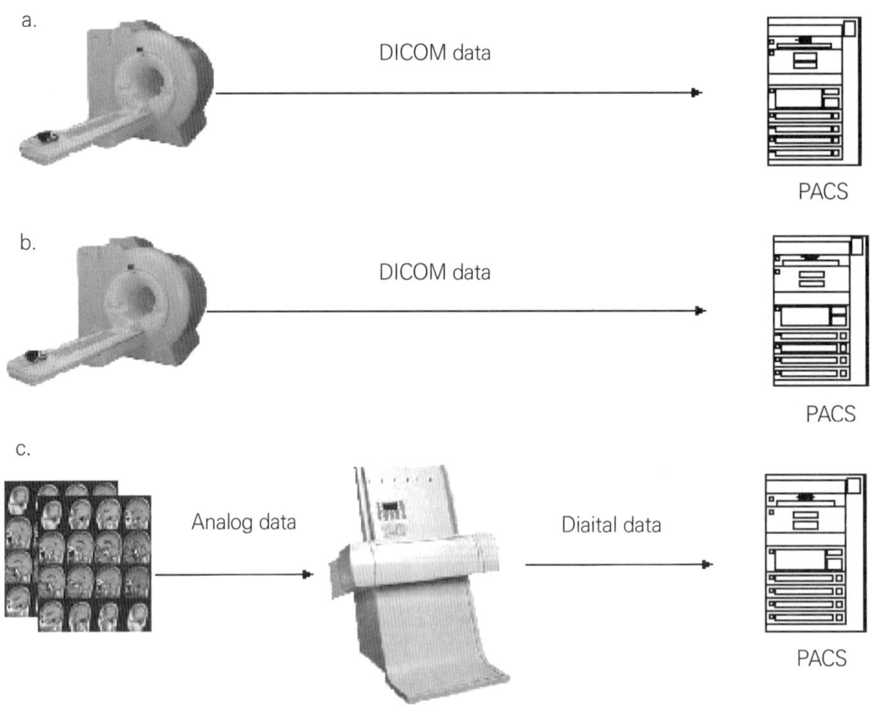

그림 15-19. 여러 가지 경우에 있어서의 영상획득 방법

a. DICOM 지원이 되는 경우

b. DICOM gateway를 지원하는 경우

c. Film digitizer를 이용하는 경우

단기저장 장치는 일반적으로 DISK array라는 일종의 하드디스크를 사용하며 RAID라는 기법을 이용하여 기계적인 disk 오류에도 데이터 무결성을 유지하도록 하고 있다. "RAID 5"라고 하는 기법이 가장 일반적으로 많이 사용되고 있는데 예를 들면 환자등록 번호 1254658-9 라고 하는 번호가 있을때 그 중 하나의 번호를 모른다고 하더라도 해당 환자번호를 제대로 찾을 수 있는 것처럼 데이터일부가 소실되어도 그 주위의 데이터를 이용하여 소실된 데이터를 유추할 수 있는 기법이다.

한편 퇴원해 버린 환자, 완치된 환자와 같이 앞으로 영상정보를 볼 일이 많지 않은 경우 장기저장장치에 저장하게 되는데 많은 양의 데이터를 저장하면서 가격이 비교적 저렴한 저장 매체를 사용하는 jukebox나 library류의 장기저장장치를 이용한다. 이 장기저장장치는 직접적인 online은 아니지만 요청 시에만 단기저장장치로 데이터를 불러내어 영상을 보여지게 한다. 장기저장장치류로는 전통적으로 MOD jukebox가 가장 많이 사용 되었고, 최근에는 DLT library, DVD jukebox, CD jukebox 등이 많이 사용되고 있다.

PACS용 모니터는 판독을 위한 특수 모니터와 임상을 위한 일반 모니터의 두 종류로 나뉜다. 판독용은 방사선과 의사가 판독을 전문으로 하기 위한 모니터인데, 아주 높은 해상도(2K×2K, 혹은 4K×4K)와 100flb 이상의 밝기를 가지는 모니터 이다. 대개의 경우 portrait 형(세로가 가로보다 더 긴 모양)의 흑백 모니터를 이용하게 된다. 한편 임상용은 외래나 병동에서 환자의 영상이나 판독결과를 조회하기 위한 모니터이다. 부피가 크고 열이 많이 나는 판독형 모니터 보다는 일반평면 컬러 모니터나 LCD 모니터를 이용하는 경향이 있다. 특히 LCD 모니터는 도입 단가가 비 싸지만 일반 컬러 모니터에 비해 수명이 길고 열이 발생하지 않으며 부피가 작기때문에 비좁은 외래나 수술장과 같이 협소한 공간에 설치하기 쉽다.

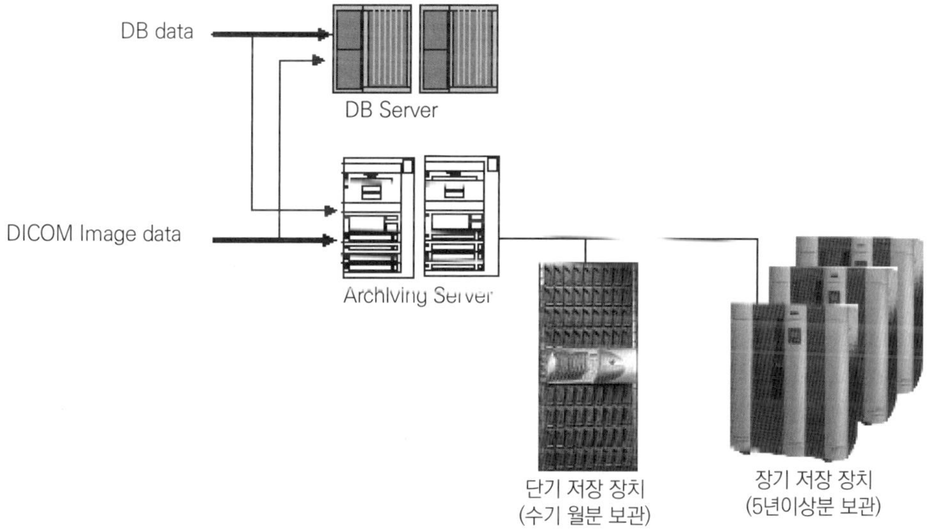

그림 15-20. PACS 저장장치 구성도의 예

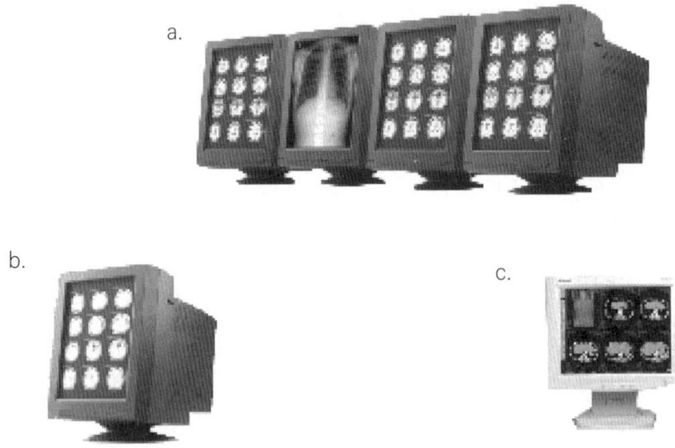

그림 15-21. 용도에 따른 workstation의 실제 사진

a. 판독용 Workstation(4 Head)
b. 임사용 Workstation(1 Head)
c. 개인용 Workstation

영상정보와 같은 큰 용량의 데이터를 빠르게 전송하기 위해서는 네트워크가 잘 구성되어 있어야 한다. PACS를 위한 네트워크는 그 규모와 기능에 따라 backbone networke, workgroup 네트워크, sharing hub 등으로 나눌 수 있다.

Backbone networke란 말 그대로 서버와 서버 등의 아주 대용량의 데이터를 전송하게 되는 네트워크이다. backbone을 어떻게 구성하는가에 따라 ATM 방식 또는 gigabit ethernet 방식으로 크게 구분된다. 각 방식에 따라 장단점이 있지만 ATM의 경우 fault tolerance 기능, 장거리 데이터 전송, 대역폭 차이가 큰 multimedia data 전송에 유리한 QoS(Quality of Service) 등의 기능이 뛰어나고, gigabit ethernet의 경우 기존 Ethernet 환경에서의 호환성 및 확장성이 뛰어나다고 알려져 있다. 인체에 비유하면 신경망이라고 할 수 있을 정도로 중요한 역할을 하므로 백본 스위치는 1개가 아니라 2개로 clustering을 하여 한 개의 backbone 스위치가 기능을 못하는 경우에도 다른 한개 그 기능을 보완해 주도록 한다.

Backbone을 무슨 방식으로 하든 대개의 경우 PACS의 단말기는 흔히 우리가 랜카드라고 부르는 ethernet card를 통한 네트워크를 이루게 된다.

현재의 경우 실제적인 전송 속도는 6~7M bytes/sec 정도의 fast ethernet switching hub가 임상용 PACS 단말기에 적합하다고들 한다. 요즘 초고속 인터넷인 ADSL이나 cable modem의 최대 속도가 10M bps이하인 점을 생각하면 상당히 넓은 대역폭을 가지게 되는 것이다. 판독용은 이보다 빠른 155M ATM 또는 gigabit ethernet이 적합하다.

지금까지 환자가 실제로 병원에서 방사선검사를 하면서 거치는 PACS의 구성에 대해서 설명해 보려고 하였다. 이상의 내용을 종합해서 정리해 보면 PACS는 디지털로 저장되어 있는 고해상도의 의료영상을 네트워크와 컴퓨터를 이용해서 조회할 수 있는 시스템을 말하며 기능적으로는 영상획득, 영상저장, 영상분배, 영상조회, 영상출력 등으로 나누어 볼 수 있다.

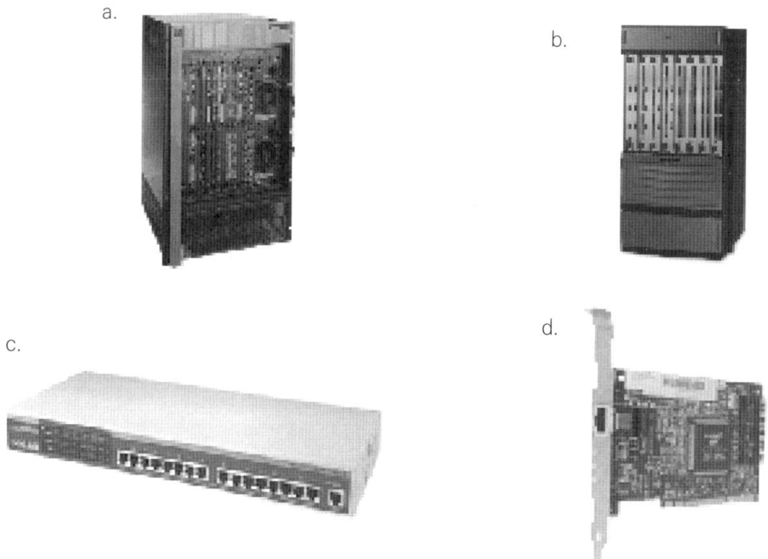

그림 15-22. 네트워킹 구성장비의 실제 사진

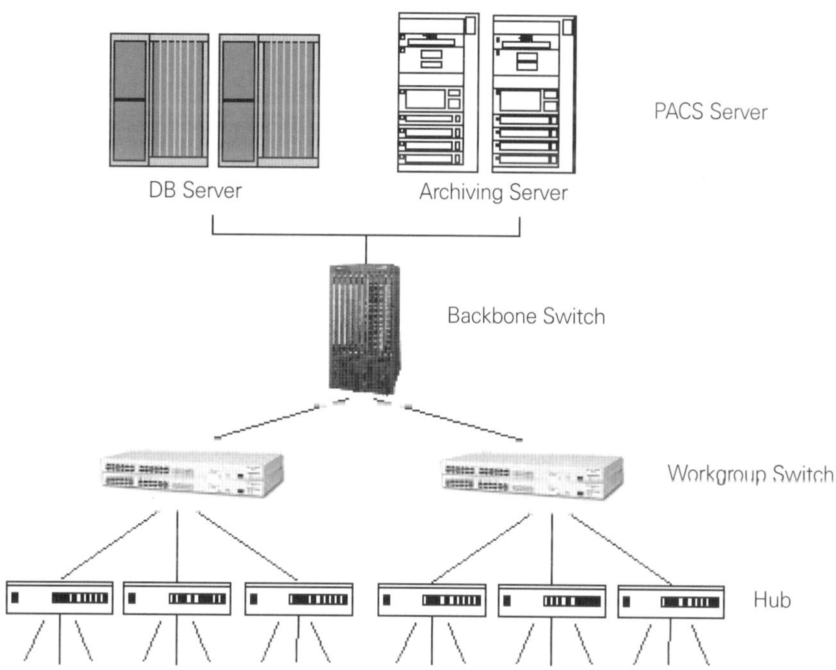

그림 15-23. PACS 네트워크 구성도의 예

영상획득에는 영상획득 서버, 필름을 스캔하여 디지털화 시키는 film digitizer, 영상정보를 DICOM화 시키는 DICOM gateway 등이 있고 영상저장에는 단기 혹은 장기 저장장치, 영상분배에는 백본 스위치, workgroup 스위치 등을 포함하는 네트워크 장비, 영상조회에는 컬러 및 흑백 모니터 및 workstation, 그리고 영상출력장치에는 laser printer 등이 있다. 그리고 이렇게 눈에 보이는 하드웨어 외에 각 서버에 설치되는 프로그램, 무정지 상태를 구현하기 위한 clustering program, 단말기에서 영상을 조회하기 위한 viewing software, 그리고 환자 정보 등의 DB를 관리하는 DB engine 등이 있다. 이러한 하드웨어와 소프트웨어의 기능에 대해서 자세히 알고 효과적으로 운용한다면 각 병원에서 효과적이고도 경제적인 PACS를 운용할 수 있으리라 생각된다.

2. HIS(MIS)-PACS interface

그림 15-24는 종합의료정보시스템에 대한 변경없이 PACS와 인터페이스를 구축할 수 있는 장점이 있다. 하지만 대부분의 정보시스템은 그 속성을 나타내는 정적 구조와 행위를 나타내는 동적 구조로 구성되어 있는데, 그림 15-24는 환자 정보와 검사 정보 및 예약 정보 등을 PACS에 자체적으로 갖지 않고 필요할 때 마다 종합의료정보시스템에서 조회하여 요구된 기능을 수행하게 되며, 이 경우에는 정적인 정보만이 전송되고 동적인 정보를 전송하기 어려운 문제점이 있다. 즉, 환자 정보의 경우, 환자는 입/퇴원이나 전과/ 전동 등의 사건에 의해 끊임없이 그 위치가 변동될 수 있는데, 그림 15-24의 방법은 이런 동적인 정보를 얻기가 어렵게 된다.

그림 15-25는 PACS에 요구되는 여러 기능을 수행하기 위해 필요한 데이터 만을 종합의료정보시스템에서 능동적으로 전송하는 구조를 나타낸다. 또한 그 역으로, PACS에서 발생하는 여러 정보를 종합의료정보시스템으로 전송할 수 도 있다. 전송된 데이터는 자체의 데이터베이스에 저장되어 활용된다. 이러한 구조의 인터페이스는 PACS 구축 시 종합의료정보시스템의 변경을 요구하는 단점이 있다. 하지만, 정보의 발생이나 변경과 같은 동적인 상태 정보를 능동적으로 상대시스템에 알릴 수 있으므로 다양한 기능과 사용자 환경을 제공하기가 수월하다는 장점이 있다.

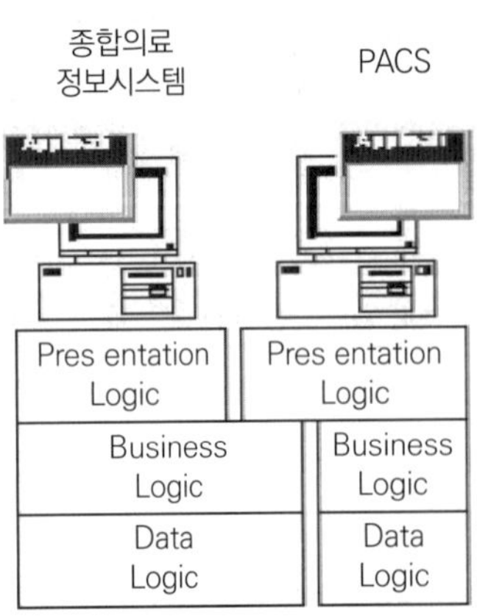

그림 15-24. MIS에 종속된 PACS

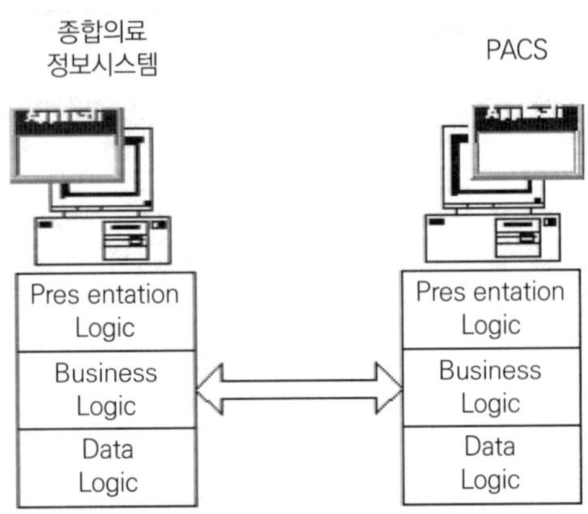

그림 15-25. 독립적으로 구축된 PACS

1) HIS에 종속된 PACS의 경우

(1) 장점

·종합의료정보시스템의 변경 없이 인터페이스를 구축할 수 있다.

(2) 단점

·동적인 정보를 알리기 힘들다.
·폐쇄적인 시스템이 구성될 가능성이 크다.
·확장성이 없다.

2) HIS와 독립적인 PACS의 경우

(1) 장점

·동적인 정보를 활용하여 편리한 사용자 환경을 제공할 수 있다.
·개방적인 시스템 구성이 가능하다.
·재사용성이 뛰어나다.
·확장성이 있다.

(2) 단점

·종합의료정보시스템에 변경이 요구될 수 있다.

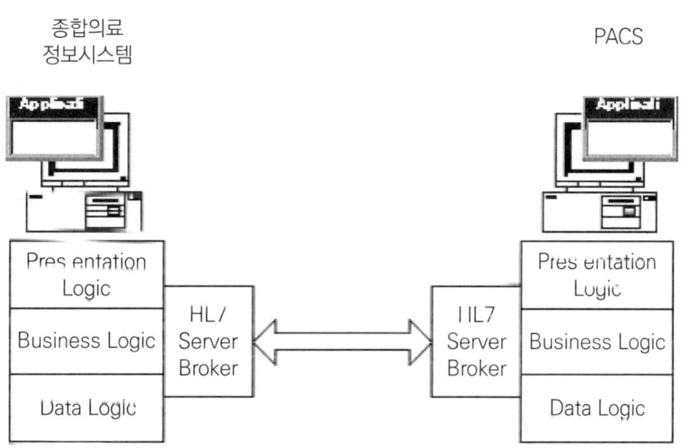

그림 15-26. HL7을 이용한 인터페이스 시스템

제 16 장 과학 사진 기술

Ⅰ. 자외선사진

분광사진, 천체사진, 현미경사진, 감정, 과학사진 등에서 자외선사진이 사용된다. 자외선 사진에는 자외선의 사진작용을 이용하여 촬영을 하는 자외선사진(ultraviolet photography)와, 피사체에 자외선을 조사하여 생기는 형광을 촬영하는 형광사진(fluoresence photography)이 있다.

1. 광원과 광학계

자외선은 가시광보다도 파장이 짧은 전자파로 자외선의 영역을 파장에 의하여 다음과 같이 부른다.

① 근자외(near ultraviolet) : 파장 380 ~ 320 nm
② 중자외(middle ultraviolet) : 320 ~ 200 nm
③ 진공자외(vaccuum ultraviolet) : 200 ~ 1 nm
④ 슈만역(schumann region) : 200 ~ 120 nm
⑤ 극자외(extreme ultraviolet) : 100 ~ 1 nm

자외선 광원으로서는 태양은 첫째로 들 수 있는데, 태양광중의 자외선은 대기 중에서 흡수 또는 산란되어 지표에 달하는 량은 적고, 해면에 있어서 태양광 energy 중의 자외선은 4% 정도라고 한다. 이 때문에 태양광에 의해서 먼쪽의 자외선 사진 촬영을 하는 예는 비교적 적고, 인공광원에 의한 근거리의 촬영이 많다.

자외선의 인공광원으로서는 tungsten 선구(NBS의 표준광원), 수은등, arc, gas 방전광등이 사용된다. 수은등의 광은 그림 16-1에 나타내는 바와같이 선 spectrum으로 탄소 arc의 광은, 연속 spectrum을 나타낸다. 또 gas 방전관의 Xenon lamp도 거의 연속 spectrum을 나타낸다.

자외선 사진 촬영에 사용되는 광학계로서는 사용되는 자외선의 파장에 따라 lens 재료의 자외선 투광성에 주의를 할 필요가 있다. 여러 가지 재료의 자외선 투과율은 표 16-1에 나타낸 바와 같으며 유리는 약 320 nm 이하의 파장의 자외선을 투과하기 곤란하며, 이보다 더 단파장의 영역에서는 석영유리, 불화 calcium 등 특별한 재질인 lens가 필요하게 된다. 최근에 자외선사진용 lens가 각 회사에서 만들어지고 있는데, 표 16-2와 같다.

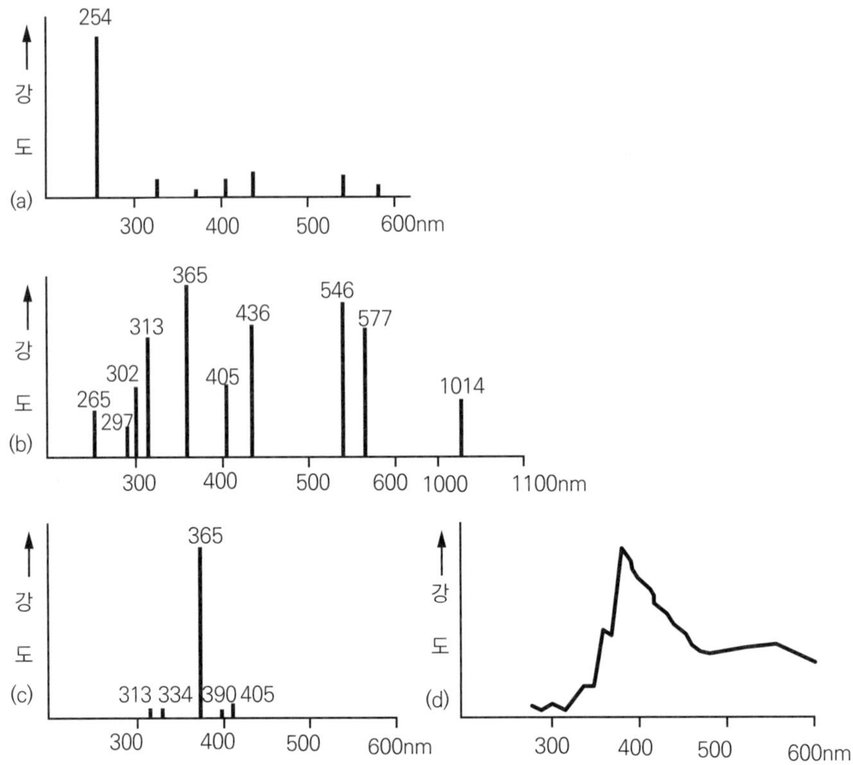

그림 16-1. 수은등과 탄소아크의 spectrum
(a) 저압수은등 (b) 고압수은등 (c) 브랭크 lamp (d) 탄소아크

표 16-1. 재료의 자외선 투과율

재 료	투과파장 한계	재 료	투과파장 한계
창 glass	320~340nm	불화리티움	110nm
광학 glass	320~380	캐나다 발삼	300
silica glass	220	오존	295
용융 silica	200	산소	190
석영	185	물	170
불화 calcium	120	gelatin	250

사진건판이나 film은 자외영역으로부터 가시역의 광에 감광하는데, 자외선으로 촬영을 하는데는 그 자외선을 투과하고, 가시광을 차단하는 filter를 사용할 필요가 있다. 이와같은 filter를 자외선투과 filter(ultraviolet trasmmission filter)라고 한다. 자외선 투과 filter는 그림 16-2에 나타낸 바와 같은 분광투과를 한다.

표 16-2. 자외선 사진용 렌즈

명 칭	초점거리(mm)	밝기	사용파장범위	사용 camera
코시타쿠마	85	3.5	200~400nm	아사히 펜탁스
ultra achromatic	85	4.5	254~862	〃
UV Planar	50	2	200~400	콘타렉스
UV Planar	69	4	320~450	〃
UV 니시콜	55	4	300~400	니콘
UV Sonnar	100	4.3	210~650	헛셀브라드
LiF	75	–	200~520	–
LiF	105	–	200~520	–
LiF	150	–	200~520	–

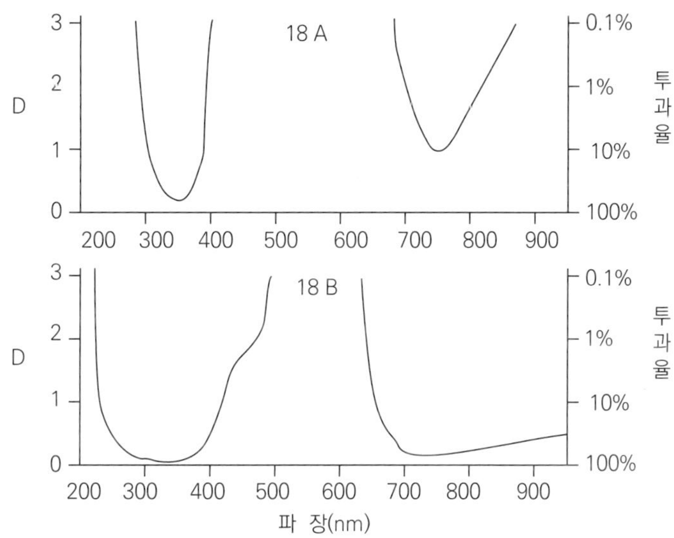

그림 16-2 자외선 투과 filter

18A라고 표기되어 있는 것은 Wratten 18A이며, 이 filter의 파장 360 nm에 있어서의 투과율은 85%이다. 이외에 Schott UGI, Schott UG5, 간섭 filter도 제조되고 있다. filter로서 자외선을 흡수하고 가시광을 투과하는 Wratten 2A, 2B, 2E와 같은 filter는 형광사진 촬영에 사용된다.

2. 자외선사진의 감광재료

은염유제의 사진감광재료로서 파장 300 nm 부근까지의 자외선으로 촬영되며, 표 16-1에 나타낸바와 같이 사진유제중의 gelatin은 단파장의 자외선을 흡수하므로 단파자외선 사진에는 gelatine 함유량이 적은 재료가 사용된다. 이와 같은 type의 건판을 Schumann 건판(plate)이라고 한다.

표 16-3에 시판되고 있는 자외선사진용 감광재료의 예를 나타낸다. 자외선사진의 촬영에 있어서는 감광재료의 감도나 contrast가 파장에 따라 변화하고, 특히 단파장에 있어서 영상 contrast가 저하되는 경향이 있다. 분광사진용 건판에서는 파장에 따른 영상 contrast 변화가 적도록 설계된 것도 있다.

G.C. Farnell팀은 Iodide silver 유제의 자외선역의 광흡수 변화가 비교적 적으므로, 단일분산 Iodide silver 유제에 의하여 파장 250~425nm의 범위에서 감도 및 contrast가 거의 일정한 감광재료를 만들었다. 그림 16-3은 Iodide silver 유제의 감도 및 contrast에 대한 파장의존성을 나타낸 것으로 자외선역에서 일정한 특성을 갖는 감광재료로서 주목되고 있다.

자외선사진용 감광재료중에서 표 16-3에 열거한 것은 형광층이 있는 재료이다. Kodak의 분광사진용 건판으로는 파장 100 nm 이하의 자외선에 의하여 파장 290~350nm의 자외선으로 형광을 발생하는 물질이 사용되며, 형광성 물질로서 광유 및 salicylate sodium은 파장 340~600 nm의 사이에서 형광을 발하고, 초증감의 기술에 의하여 건판을 증감할 수 있게 된다. (舊)소련에서도 salicylate sodium으로 증감한 자외선용 감광재료를 만들었다는 보고가 있다.

표 16-3. 자외선용 감광재료

종 류	파 장 범 위	γ	해상력
Kodak B 4 Plate	230nm	6	150 1/mm
B 10 Plate	210nm	4.2	130
B 40 Plate	230nm	2	80
Scientific III D	형광층		
Ilford Q Plate	90nm		
Agfa-Gevaert Schumann Plate	90nm		
ORWO UV_1	형광층		
ORWO UV_2	4nm		

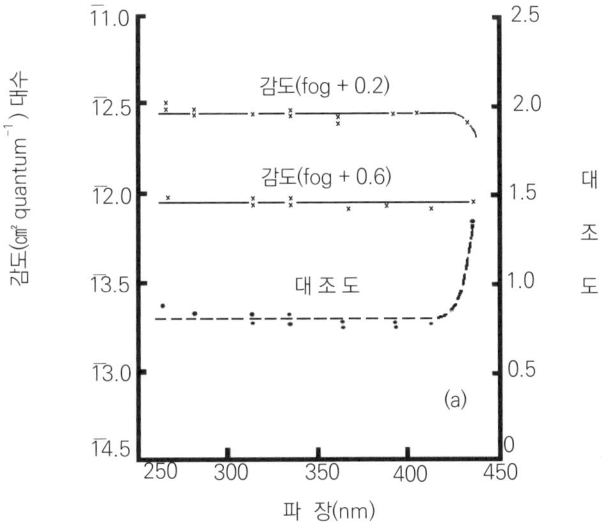

그림 16-3. 자외선영역의 특성(유제)

3. 형광사진

광물, 염료 및 기타 유기화합물, 각종 형광물질을 포함하는 시료에 자외선을 조사하고, 시료로부터 방사되는 형광을 사진촬영하는 경우가 형광사진이다. 가시역의 형광에 의하여 사진촬영을 하는데는 감광재료에 자외선이 이르지 못하도록 UV 흡수 filter를 사용한다. 이 경우에 사용되는 감광재료는 일반 negative 촬영용 film 및 각종 color film이다.

4. 자외선사진의 응용

자외선사진에 의하여 보통 풍경사진을 촬영하면, 자외선의 산란때문에 안개가 낀것 같은 영상이 얻어지는데 이것을 이용하여 운무효과를 내는 자외선촬영을 한다.

자외선사진으로 원거리 촬영한 예로서는 1971년에 F.J. Wobber가 해면의 기름·오염을 측정함에 의하여 자외선사진을 사용하였다는 보고가 있다. 자외선사진과 열원에 의한 기록을 합해서 해석하면, 효과가 있고 해면의 기름용적도 추정된다는 것이다. 이외에 NASA에서는 천공빛중의 파장 120~160 nm의 발광 spectrum을 촬영한 일이 있으며, 또 1974년에는 우주 station skylab로부터 kohoutek혜성의 자외부분 spectrum 사진이 촬영되었다.

이 실험에서는 film상에 자외선으로 직접 영상이 만들어지는 것이 아니고, 凹면경의 초점면에 취화칼륨의 결정을 놓고, 자외선 조사에 의한 광전자를 전자선감도가 높은 film면상에 결상시켜 촬영을 하였다. 파장 105~160 nm의 범위에서 수소의 휘선(1216 Å)와 산소의 휘선(1304~1356 Å)을 촬영하고, 보통의 자외선촬영의 10~20배의 감도로 촬영한 것이다.

자외선사진을 화학적 실험조작에 응용하는 예로서 chromatography 촬영이 있다. 무색의 물질을 paper chromatogram에 전개하는 경우에 그 물질의 자외선흡수 특징을 가지고 있다면, 자외선사진 촬영에 의하여 물질의 존재가 확인된다. 이 경우 lens계를 사용하지 않고 인화지에 열착인화하는 방법도 있다. 또 chromatogram에 전개된 물질이 형광성을 갖는 경우에는 형광사진을 사용하는 것도 가능하다.

자외선사진은 의학이나 생물학분야에도 응용되며, 자외선이 피부 등에 대하여 투과성이 적음으로써 피부의 표면의 상태를 조사하는데 자외선사진이 효과적이다.

자외선사진은 이외에 감정, 사법사진, 공업사진, 과학사진에 응용되고 있다. 약간 특수한 예로는 W.M. Burton은 plasma의 자외선사진을 촬영하기 위하여 pinhole camera의 aluminium박 filter를 사용하여 170~800 Å의 파장을 사용하여 촬영하였다. 단파장역의 복사는 반사되고, 304 및 256 Å의 파장으로 기록되었다.

Ⅱ. 적외선사진

적외선은 대기중의 미세한 부유물을 투과하고 지표면에 이르는 현상을 이용하여 원거리 경치의 촬영, 항공사진촬영 또는 우주공간으로부터의 촬영에 이용되어, 과학사진에도 널리 응용되고 있다.

적외선 사진은 1920년대에 실용화되기 시작하였는데, 최근에는 적외선 color film의 등장과 더불어 적외선 사진의 이용이 높아지게 되었다.

1. 광원, Lens 및 Filter

적외선 사진촬영용 광원으로서는 태양이 많이 사용되며, 근거리의 촬영에서는 tungsten전구, flash lamp 등 인공광원도 사용된다. 특히 적외선 사진촬영용 flash lamp로 되는 적외선 filter를 구비하여 가시광을 차단하는 flash lamp도 제작되고 있고, 해외에서는 강력한 적외선용 xenon flash lamp를 사용하여 80m 정도 원거리의 피사체를 촬영한 보고도 있다.

적외선사진 촬영에서는 일반 camera를 사용하게 되고, lens계의 적외선 투과율이 문제가 되는 것은 없다. 그러나, 적외선은 파장이 길기 때문에 가시역의 빛에 대해서 lens계의 촛점·거리가 길어지고 lens의 거리눈금을 보정하여 사용할 필요가 있다. 표 16-4는 촛점거리 50mm의 lens에 대한 거리·눈금보정을 나타낸 것으로 이 보정치는 lens의 종류에 따라 다르다. 고급 lens로는 적외선 사진촬영의 경우에 무한원에 촛점을 맞추기 위한 적외선 mark가 부착된 것도 있다.

적외선사진 촬영에서는 적외역에 증감된 film 및 건판을 사용할 필요가 있으며 이러한 감광재료는 적외역외에 hologen화은 고유의 청색광에 대한 감광성을 가지고 있다. 이 때문에 적외선촬영에서는 청색광을 차단하고, 적외역의 빛으로 촬영하기 때문에 적외선 filter를 사용하지 않으면 안 된다.

표 16-4 적외촬영에 의한 거리보정(렌즈 : Heliogon 1 : 2, 50mm)

피사체에서의 거리(m)	렌즈의 거리(m)
무한대	25
20	9.5
15	8.2
12	7.2
10	6.4
9	6.0
7	5.0
6	4.5
4	3.2

표 16-5 적외 filter의 예

종　류	투과율 10%의 파장(nm)	800~900nm의 평균투과율(%)
Ilford 207	730	84
Wratten 88A	735	85
Wratten 87	760	77
Ilford 207+813	765	65
Wratten 87℃	820	40
Chance OX-5	880	-

이 적외 filter는 사용하는 감광재료의 감광파장역에 따라서 단파장쪽의 광을 흡수하도록 된 특징이 것을 선정할 필요가 있다. 통상은 파장 700~750 nm 이상을 투과하는 filter를 사용하고, 특히 장파장의 적외선을 사용할 경우에는 투과파장 한계가 장파장역에 있는 filter를 사용한다. 표 16-5에 여러 종류의 filter예를 나타내고 그림 16-4에 filter의 분광 투과율을 나타낸다.

2. 적외용 감광재료

1) 적외분광 증감

적외역에 감광되는 사진유제를 만드는 데는 halogen화은 유제에 적외분광증감색소를 첨가하고 만든다. 이 종류의 분광증감색소로서 1919년에 발견된 cryptocyanin(감광극대 파장 750 nm). 1925년에 합성된 neocyanin(감광극대 파장 830 nm)이 유명하다. 사진유제를 장

파장의 광에 대하여 증감하는 것이 된다. 표 16-6은 A와 B와의 구조의 핵을 갖는 cyanin 색소의 메틴 고리의 길이다. 증감성과의 관계를 나타낸 것으로 메틴 고리가 증가할 때마다 증감 파장역이 100 nm 정도 장파쪽에 뻗는 것을 알 수 있다. 이 방법으로 긴고리 cyanin 색소를 사용하여 장파장의 적외선에 대하여 감광성을 갖는 사진유제가 얻어지게 되는데, 어느 한도를 초과한 긴고리의 색소는 구조상 불안정하고 실용되지 못한다. 이런 이유로 cyanin 색소에 의한 적외분광 증감의 파장은 약 100 nm 정도가 한계로 되어 있다.

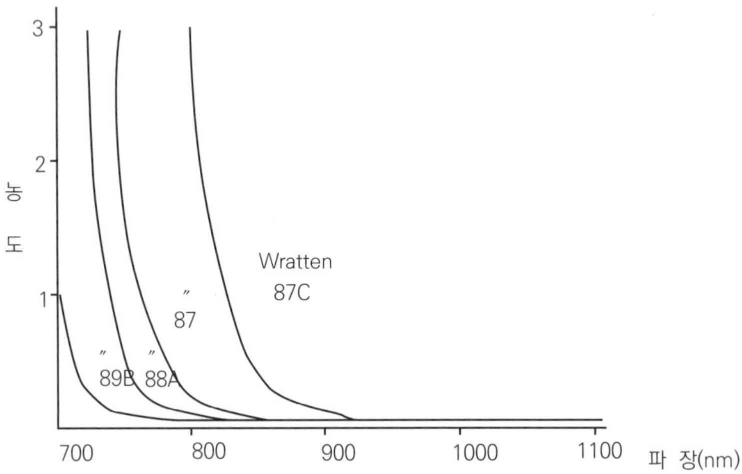

그림 16-4. 적외선용 filter의 특성

표 16-6. 증감색소의 메틴고리의 길이와 증감파장

-CH=수	구 조	감광극대(nm)	△λ/메틴고리(nm)
1	A-CH=B	450	145
3	A-CH=CH-CH=B	595	100
5	A-(CH=CH)₂-CH=B	695	115
7	A-(CH=CH)₃-CH=B	810	105
9	A-(CH=CH)₂-(CH=CH)-CH=CH-CH=B	915	105
11	A-(CH=CH)₃-(CH=CH)-CH=CH-CH=B	1020	105

2) 적외용 film

시판되는 적외용 film으로서 표 16-7에 나타낸바와 같은 것이 있다. 감광극대 파장은 750 nm, 830 nm 정도의 것이 많다.

그림 16-5에 적외선용 film의 분광감도의 예를 그리고 그림 16-6에는 동 film의 특성곡선과 상반법칙 특성을 나타내고 있다.

이외에도 분광사진용 및 과학용으로서 여러가지 건판과 film이 제조되고 있다. 그림 16-7은 분광시진용 건판의 분광 특성의 한예를 나타내고 있다. 표 16-7에 나타낸 적외 color film은 color사진의 기술을 적외선 사진에 도입한 것으로, Kodak은 1963년에 Ektachrome Infrared Aero type 8443의 적외 color film을 발매하고 그 이후 type 변경을 하여 지금에 이르고 있다.

표 16-7. 적외선용 film의 종류

종 류	극대감광 파장(nm)	감광파장 한계(nm)	회사명
Konica 적외 750	750	820	konica
Kodak High Speed Infrared	850	900	Eastman Kodak
Kodak High Speed Infrard Film 4143	850	900	Eastman Kodak
Scientia 52A 86	780~800	898	Agfa-Gevaert
ORWO NI 750	750	825	Filmfabrik Wolfen
Kodak Ektachrome Infrared Aero Film	(적외칼라 film)		Eastman Kodak

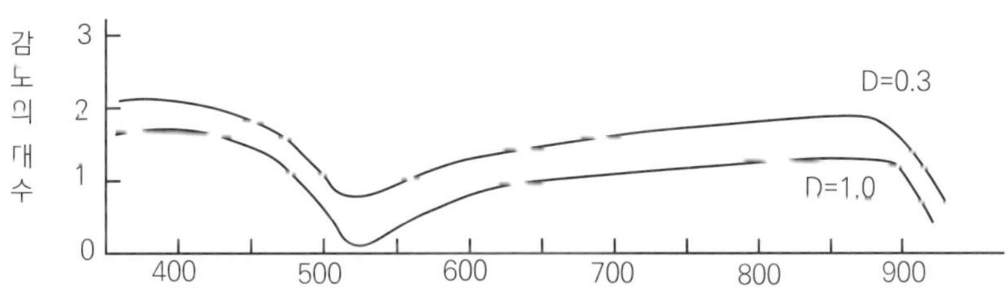

그림 16-5 Kodak High Speed Infrared Film 4143과 Kodak High Speed Infrared Film의 분광감도

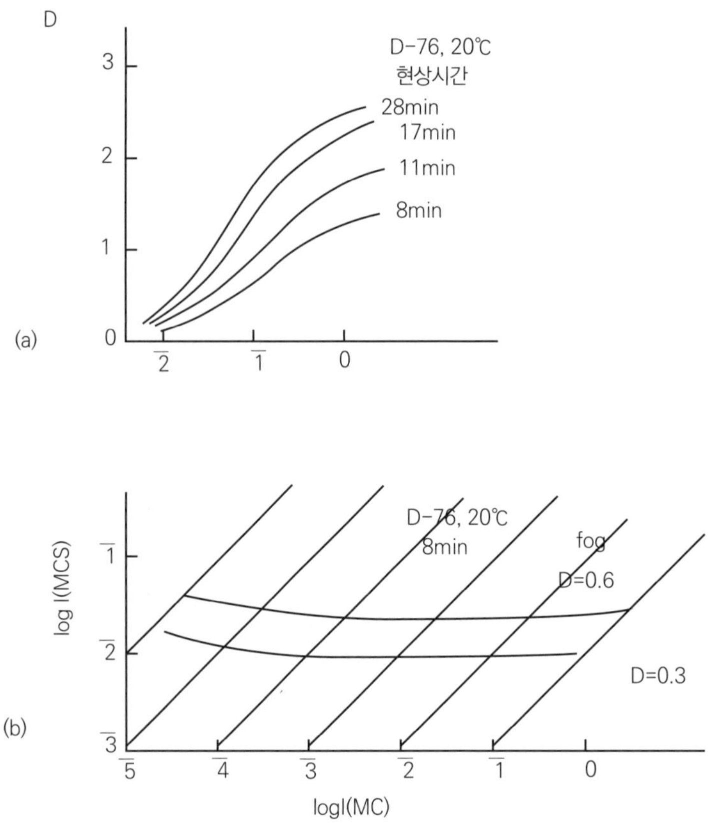

그림 16-6 Kodak High Speed Infrared Film 4143의 특성(a)과 상반법칙 불궤특성(b)

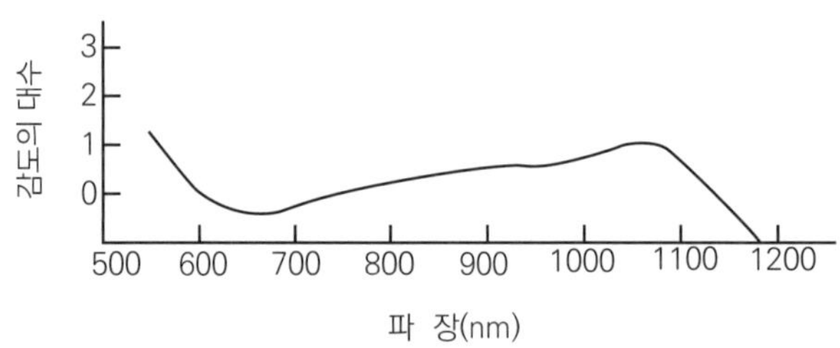

그림 16-7 Kodak Spectroscopic Plate Type I-Z의 분광특성

이 film은 반전 color film으로 유제층은 base쪽으로부터 순차적으로 적색감광층(magenta 발색), 녹색감광층(황색 발색), 적외 감광층(cyan 발색)이 도포되어 있고 filter층은 없다. 그림 16-8에 적외 color film의 분광감도를 나타내고 있다. 따라서, 촬영시 황색 filter를 사용하여 촬영한다. 이 color film으로 표현되는 색은 청공이 같은 청색, 낙엽수가 적색, 상록수를 자색으로 하는 자연색과 달리 여러가지 피사체를 식별하는데 알맞는 색이 선정된다. 이와 같이 영상의 색이 피사체의 색을 재현하지 않는 color 사진을 false color라고 한다.

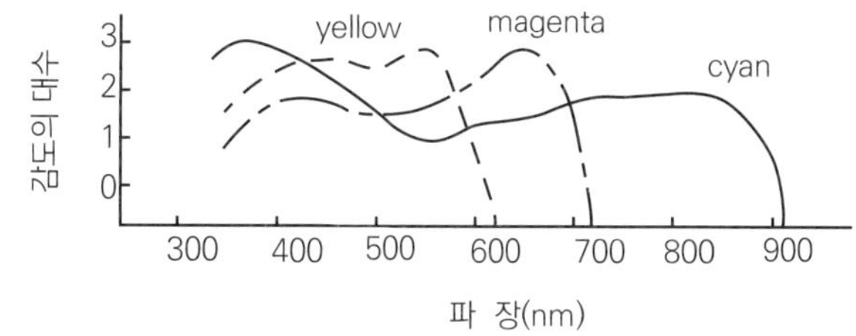

그림 16-8. Kodak적외 color film,의 분광특성

표 16-8. 적외분광 증감용 색소

기호	화 학 명	구 조	감광극 대파장
NK138	1, 1'-Diethyl -2, 4°-quinocarbocyanineiodide	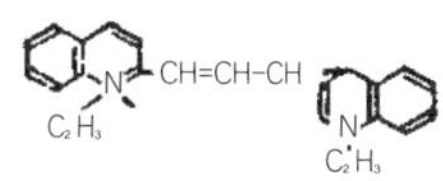	700nm
NK136	3, 3'-Diethyl -2, 2'-thiadicarbocyanineiodide	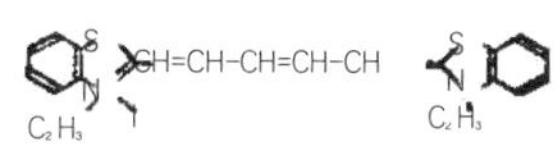	690nm
NK1511	3, 3'-Diethyl -2, 2°-oxatricarbocyanineiodide	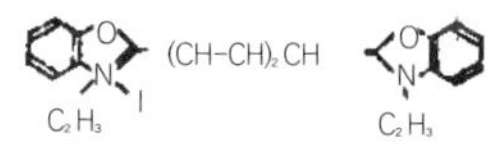	740nm
NK5	1, 1'-Diethyl -4, 4'-quinocarbocyanineiodide	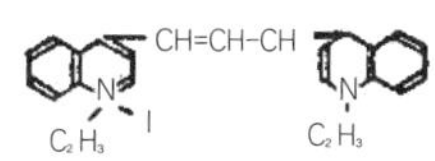	740nm
NK126	3, 3'-Diethyl -2, 2'-thiatricarbocyanine	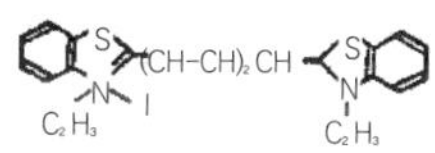	810nm
NK4	1, 1', 1'-Triethyl -11-(4'-quinolyl) -4, 4'-quinodicarbocyanine	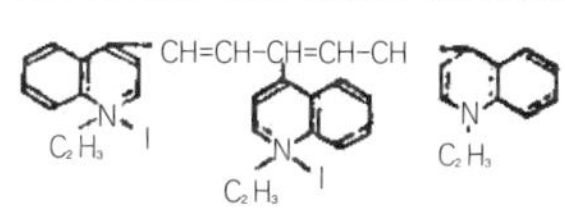	830nm
NK123	1, 1'-Diethyl -2, 2'-quinotricarbocyanine	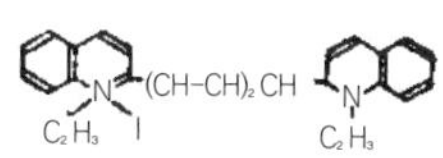	980nm
NK124*	1, 1'-Diethyl -4, 4' quinotricarbocyanineiodide	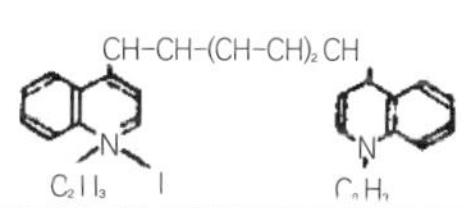	980nm

적외 color film은 항공사진으로 지표번의 지질학적인 조사나 산림 및 농작물을 조사하는 경우에 효과적이다. Kodak에서는 최근 황filter층용 고선예도 적외 color film을 발표하고 소련에서는 2개 또는 3개의 유제층으로 되는 항공용 적외 color negative film을 발표하고 있다.

3) film의 적외 증감법

적외분광 증감용의 cyanin 색소를 입수하는 경우에는 그 색소의 희박한 수용액을 만들고, 이 용액으로 흑백 film을 처리하면 적외용 film이 얻어진다. 표 16-8에 나타내는 바와 같은 적외분광 증감색소를 ethanol 중에 10mg/10ml 정도의 농도로 용해하고 그 용액 0.5ml를 ethanol 350ml, 물 150ml에 혼합하여 적외증감 처리액을 만든다. 이 용액으로 film을 15℃ 5min간 처리하면 적외증감이 된다.

4) 초증감

적외용 film을 항공사진이나 과학사진에 사용할때, film의 감도를 증가시키기 위한 방법으로서 초증감이 효과적인 경우가 있다. 초증감 처리는 상품화된 film을 부로광(副露光), 수은증기, 기타의 기체욕등 여러가지 처리욕으로 처리하고 증감한다.

실험적으로는 용액법의 초증감이 효과적이며 pyridine 수용액, tungsten산은 수용액 등에 의하여 수배의 감도 증가가 얻어지며, film의 종별에 의하여 적합성이 구별된다.

5) 장파 적외선 기록

과거의 적외선사진에서는 파장 1,000nm 정도까지의 적외선을 이용하여 촬영을 하였으나, 최근에 특수한 기술을 사용하여 파장 5~10μm 범위에서 사진 film에 기록되는 것이 보고되고 있다.

halogen화은 사진유제에 CW. CO. CO_2, laser로 파장 5~10μm의 적외선을 수 mW/㎟ 조사하면 사진유제의 광에 대한 감도가 변화한다. 이 때문에 laser의 적외조사를 하고 감광층에 같은 빛을 대고, 현상을 하면 laser의 기록이 얻어진다.

laser의 적외선 로광이 2mW/mm^2 정도에서는 유제의 빛에 대한 감도가 상승하고 3mW/mm^2 정도에서는 빛에 대한 감광이 일어나며, 그림 16-9에 나타내는 laser beam을 감광측에 조사하면 로광 및 현상후의 영상은 그림 16-9의 우측과 같이 beam 중심부분은 감광층이 파괴되며 그 인접부분 R2에서는 감광되며, 약간 떨어진 R1에서는 증감이 일어나 영상이 된다.

이 방법은 장파장 적외선을 사진 film으로 기록하는 원리를 나타낸 것으로 실제의 응용에 대해서는 명시되어 있지 않으나 새로운 기술로서 주목된다.

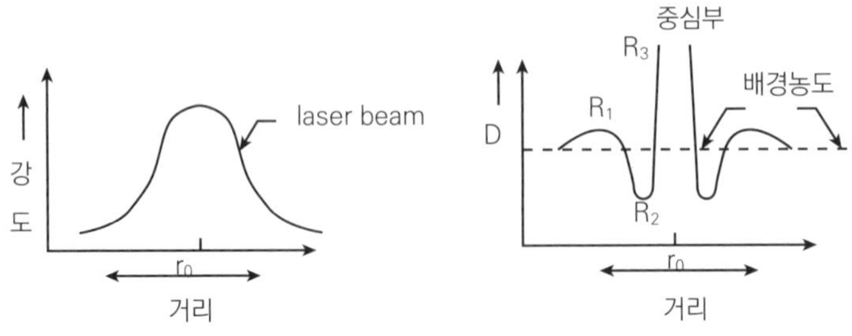

그림 16-9. laser에 의한 film면 조사효과

3. 적외선사진의 응용

적외선에 의한 사진촬영 및 사진기록에 있어서의 특징적인 점과 이것을 이용하는 응용분야는 다음과 같다.

① 적외선의 투과력이 클 것 : 원거리 경치사진, 항공사진, remote sensing
② 피사체의 적외선 반사 및 흡수의 특이성 : 항공사진, remote·sensing, 감정, 의학 및 생물사진
③ 불가시 피사체의 촬영 : 열방사체의 촬영, 경찰사진
④ 적외선 방사체의 촬영 : 천체사진
⑤ 열선검지 : 온도측정

1) 원거리 경치촬영

원거리 경치촬영에 적외선 사진을 이용하면 원거리의 피사체 model이 명료하게 기록된다. 흑백사진으로는 창공, 바다, 호수등이 검고, 구름이나 녹색의 잎은 백색으로 선명하게 찍힌다. 물이 검게 찍히는 것은 물의 적외흡수가 그림 16-10에 나타내는 바와 같이 파장 750nm 정도에서 급격히 크게 되기 때문이다. 또 나무잎이 흑백적외의 사진으로 백색으로 찍히는 것은 잎중의 엽록소가 그림 16-11과 같이 적외역으로 강한 반사를 나타내기 때문이다.

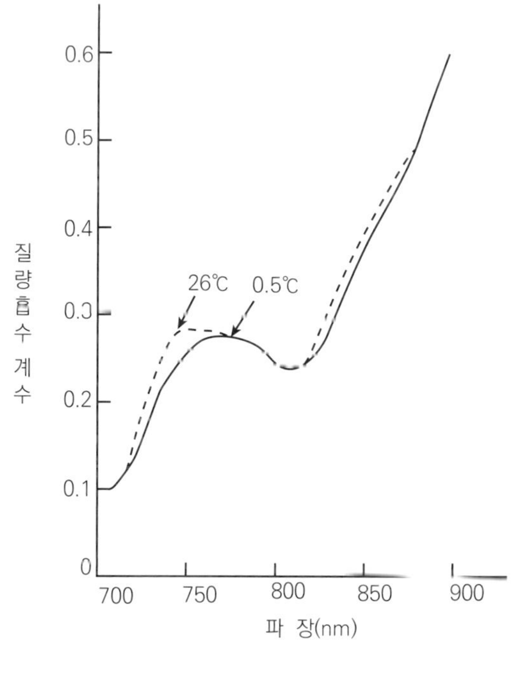

그림 16-10 물의 적외부흡수

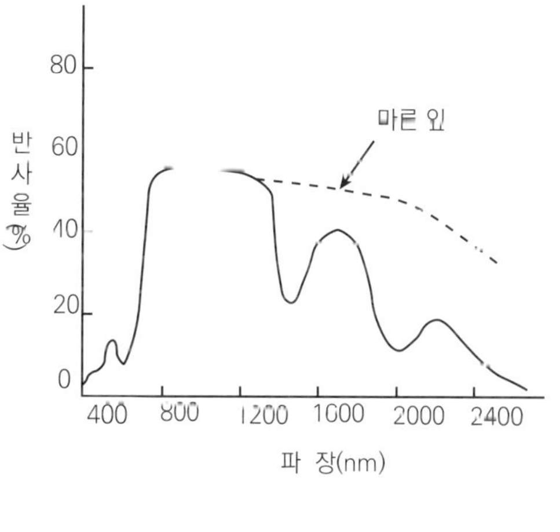

그림 16-11 나뭇잎의 반사특성

녹색의 물체는 통상 적색광을 흡수하여 검게 찍히겠지만 엽록소는 특이한 적외반사성을 가지고 있다. 이와 같은 나무잎의 적외반사의 성질은 수목의 종류, 수목의 수분 함유량, 또는 병충해 유무에 의하여 미묘하게 변화하므로 적외 film으로 항공사진 촬영을 함으로써 지표면의 식물에 관한 여러가지 정보가 얻어진다.

2) Remote sensing

항공사진이나 우주공간으로부터의 사진에 의하여 지표면의 산림자원이나 광물자원의 조사, 지질학적 조사등을 한다. 이러한 사진촬영에는 흑백사진외에 color사진, 적외선사진, 적외 color 사진이 이용된다. 한예로서 미국의 Georgia주에서는 산림자원 조사를 위하여 적외 color 사진으로 지상을 12만분의 1로 축소 촬영하고 이것을 자원위성으로부터 Multi scanner로 100만분의 1의 축소하여 만든 도면과 비교해보아 산림벌채 상황 등을 정확히 식별할 수 있게 된다.

미국 캘리포니아주 산림 관리국에서는 70mm폭의 적외 color film을 사용하여 지상을 800~1500분의 1의 축척 촬영하고, 지상에 있는 수목의 종류를 식별하게 되었다. 축척이 2400분의 1이 되면, 식별은 곤란하다는 보고이다. 이외에 산림해충의 조사 및 배수에 의한 오염의 조사, 고형폐기물의 조사 등을 적외선 사진으로 가능하다는 보고가 있다.

3) 온도측정

물체는 절대 영도 이상일 경우 반드시 온도방사에 의하여 energy를 방사하고 있고, 방사의 파장은 온도가 높을수록 단파장으로 옮긴다. 이 방사의 파장이 적외용 film에 감광하는 범위라면, 적외선용 film으로 기록할 수 있으며, 미리 온도와 film의 흑화도의 관계를 구해 놓으면 적외선촬영에 의하여 피사체의 온도나 온도분포를 구할 수 있게 된다.

적외선 film에서는 측정온도의 범위는 약 250~500℃로 측정밀도는 15℃ 분해능은 ±5℃이라고 한다. 500℃ 이상의 온도의 물체는 가시역의 빛을 방사하는 비율이 많으며, panchro film으로 온도측정이 된다.

Ⅲ. 현미경 사진

1. 현미경의 구조

1) 기본구조

광학 현미경은 그 사용목적에 따라서 생물현미경, 금속현미경, 편광현미경, 위상차현미경, 고온현미경, 자외선현미경, laser 현미경 등 여러가지가 만들어지고 있다. 이중에서 생물현미경은 생물시료등을 투과광으로 확대하고 관찰하는 것으로 가장 일반적인 장치이다. 현미경의 기본구조는 그림 16-12와 같다.

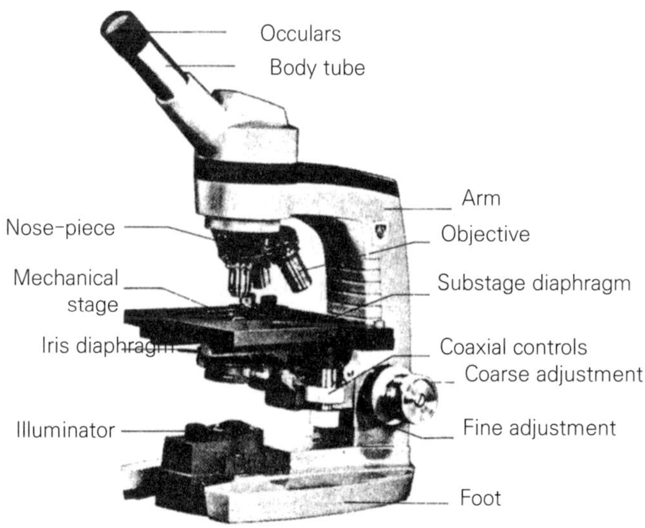

그림 16-12. 현미경의 구조

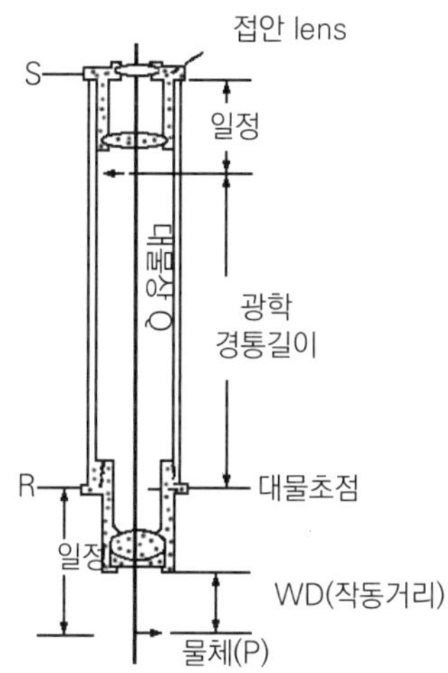

그림 16-13. 현미경의 경통

그림 16-13에 나타내는 경통(whole tube)이 주체로 되고, 경통(鏡筒)의 선단에 대물 lens, 상부에 접안lens가 부착되어 있고, 경통 전체가 지지대에 정착되어 있다.

현미경으로는 여러가지 배율의 대물 lens와 접안 lens를 교환하여 사용하기 때문에 그림 16-13에 나타나는 바와같이 물체 P로부터 대물 lens의 R까지의 거리와 접안lens의 S와 pint면 Q까지의 거리는 lens를 교환하는 경우에도 일정하게되도록 설계되어 있다. S로부터 R까지의 거리를 기계적 tube 길이라고 하고 보통의 생물 현미경으로는 기계적 tube 길이가 160 mm이고, 금속현미경으로는 200 mm의 것이 많이 사용된다.

2) 배율

현미경을 사용하여 물체를 확대하고 육안으로 관찰하는 경우에는 대물 lens로 M0배로 확대한 상을 다시 접안lens로 me배로 확대하고 그림 16-14(a)와 같은 허상으로 보이게 되는데, 그 종합적 배율 m은 아래와 같이 된다.

$$m = m_0 \times m_e$$

사진촬영의 경우에는 그림 16-14(b)와 같이 lens에 의한 실상을 사진 film상에 결상시키게 되는데 접안lens에 의한 배율 m_p는 접안lens의 촛점거리 fe와, 촛점으로부터 film까지의 거리 d에 대하여 나음과 길이 된다.

$$m_p = d/fe$$

사진촬영에 있어서 전체의 배율 m'은 아래와 같다.

$$\begin{aligned} m' &= m0 \times m_p = m_0 d/fe \\ &= m_0 m_e (d/250) \\ &= md/250 \end{aligned}$$

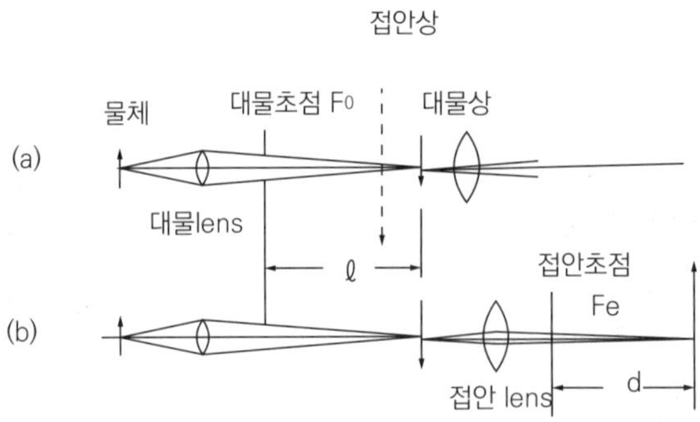

그림 16-14 현미경의 배율

camera 길이 d는 35 mm판 camera의 경우 90~150 mm이고, 건판 camera의 경우에 약 250 mm로 되어 있다.

3) 분해능

현미경의 대물 lens의 광축상에 물체가 있는 경우, 이 물체로부터 대물 lens에 대하여 최대로 열고 입사하는 광이 광축과 이루는 각을 θ으로 할 때, 개구수 NA는 아래와 같이 표시된다.

$$NA = n \sin\theta$$

n은 물체의 어느 매체의 굴절율이다. 현미경의 분해능 ε는 대물 lens의 개구수 NA_0와 condenser의 개구수 NA_C와 관계하고 다음 식으로 표시된다.

$$\varepsilon = K\lambda/NA$$

이 K는 NA_C/NA_0의 비의 함수로 되어 있다. 현미경의 분해능을 작게하기 위해서는 NA_0를 크게하고, λ를 작게 할 필요가 있다. NA_0를 크게 하기 위해서는 물체의 어느 매체의 굴절율을 크게 하는 방법과 제다유등 굴절율이 높은 액체를 물체와 대물 lens 사이에 놓는다. 이러한 설계의 현미경을 액침계현미경이라고 한다. 현미경의 분해능을 작게하기 위한 또 하나의 방법으로 사용되는 빛의 파장을 짧게하는 것으로 자외선현미경은 이 점에서 유리하다.

4) 초점심도

현미경으로 물체를 관찰하는 경우에 물체가 광축방향으로 두께를 가지고 있기 때문에 두께가 어느 한도를 초과하면 상이 흐려진다. 이 흐림이 허용한계에 포함되는 물체위치의 촛점면으로부터의 엇갈림을 촛점심도로 나타낸다. 현미경의 촛점심도는 육안으로 관찰하는 경우와 사진촬영의 경우와도 다르다. 사진촬영의 경우, 허용착란원의 직경을 ε로하고 촛점심도를 t로 하면 아래와 같이 표시된다.

$$t = n(\varepsilon/m)(1/NA)$$

촛점심도는 현미경의 배율 m와 개구수 NA에 반비례한다.

표 16-9. 대물렌즈 성능

배 율	작동거리(mm)	개구수	밝 기	사진촬영의 초점깊이(㎛)
4×	9.5	2.8	5.0	25
10×	7.1	1.1	2.0	3.34
20×	5.7	0.7	1.25	1.26
40×	0.54	0.43	0.77	0.40
100×(액침계)	0.16	0.22	0.4	0.09

5) 대물 lens

현미경의 대물 lens는 통상 배율이 5~100배이고, 침윤계의 lens와 건조계의 lens로 나누어 진다. Fraunbofer선의 적색(C선)과 청색(F선)에 대하여 색수차를 없앤 lens를 achromatic objective라고 한다. 그리고 C선, F선 및 D선의 3개에 대하여 색수차를 없앤 lens를 apochromatic objective라고 한다. 표 16-9에 대물렌즈의 성능의 예를 나타낸다.

6) 접안 lens

현미경의 접안 lens는 대별할 때 볼록lens형과 오목 lens형으로 나누어지며, 볼록 lens형이 널리 사용된다. 그림 16-15의 1 및 2는 볼록 lens형으로 Ramsden 저안 lens라고 하고, 1은 색수차가 없는 것으로 되어 있다. 3은 Huyghens 접안lens로서, 볼록 lens형이다. 4는 보상 접안 lens이다.

보상접안 lens(compensating eye-piece)이라고 하는 것은 대물 lens로 없애지지 않는 축외색수차를 접안 lens로 없애도록 설계된 lens이다. 접안 lens에는 시야조리개가 있으며 시야조리개의 크기를 mm로 표시한 값을 시야수(field of view number)라고 한다. 시야수를 FA로 나타내면, 실제적으로 물체를 보는 범위 D는 대물lens의 배율을 m_0로 할 때 아래와 같이 된다.

$$D = FA/m_0$$

접안렌즈로시 특히 시야각을 넓게 한 광시야 접안 lens도 만들어지고 있다. 접안 lens에는 계수선을 시야에 포함시킨 것도 있다. 표 16-10에 접안 lens의 성능의 예를 나타내고 있다.

7) 조명계

현미경의 시료는 여러가지 방법으로 조명을 하고, 관찰 또는 사진촬영한다. 이 조명광은 내물 lens의 개구수를 충만하고 조명얼룩이 없도록 고려하지 않으면 안된다. 생물현미경으로는 시료대의 밑에 초점·거리의 짧은 강력한 집광 lens를 설치하고, 이것을 substage condenser 라고 한다.

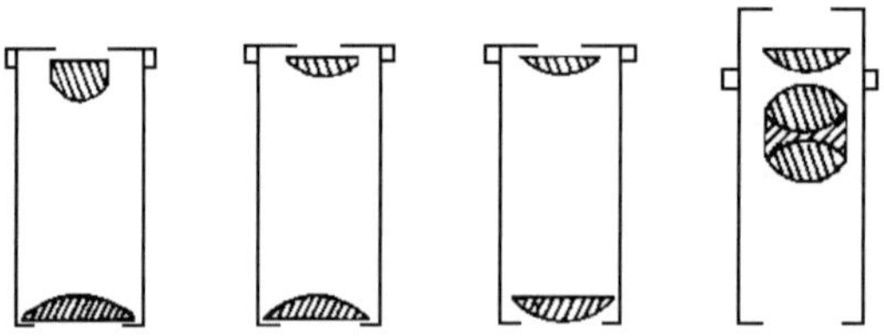

그림 16-15. 접안렌즈

표 16-10. 점안 lesn의 성능

배 율	초점거리	시야수	각도	비고
5×	50	20	23°	
5×(넓은시야)	50	28	31°	편광현미경용
7×	35.7	18	28°	
7×(넓은시야)	35.7	24	37°	편광현미경용
10×	25	13	29°	
10×(넓은시야)	25	18	40°	WF 10×
10×(아주넓은시야)	25	24	51°	
15×	16.7	9.5	32°	
15×(넓은시야)	16.7	12.0	40°	WF 15×
20×	12.5	7.5	33°	

그림 16-16의 I은 이런 condenser를 나타내고 있다. condenser쪽에도 액침계로서 개구수를 1.2~1.4 정도의 높은 값의 장치도 있다. 고배율의 대물 lens를 사용하는 경우에는 개구수도 커지고 소초점의 condenser를 선정하고 저배율의 대물 lens의 경우는 대촛점의 condenser를 사용한다.

그림 16-16의 2는 암시야용 condenser로 조명광이 측방으로부터 시료에 조사되어 대물 lens에는 입사하지 않으며, 어두운 시야중에 밝은 물체가 관찰된다. 그림 16-16의 3은 반사광으로 관찰하는 경우의 조명법이다.

조명계수로서는 이외에 시야의 조명 흐림을 없앤 Keller's 조명이 사용되고, 고급 현미경으로는 Keller's 조명계가 포함된 것도 있다.

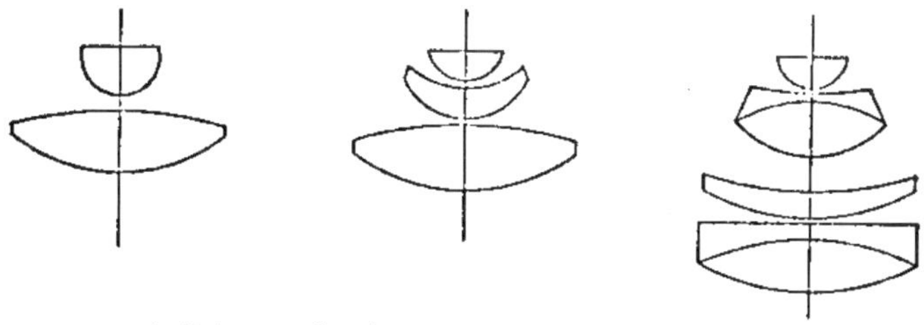

1. Substage Condenser

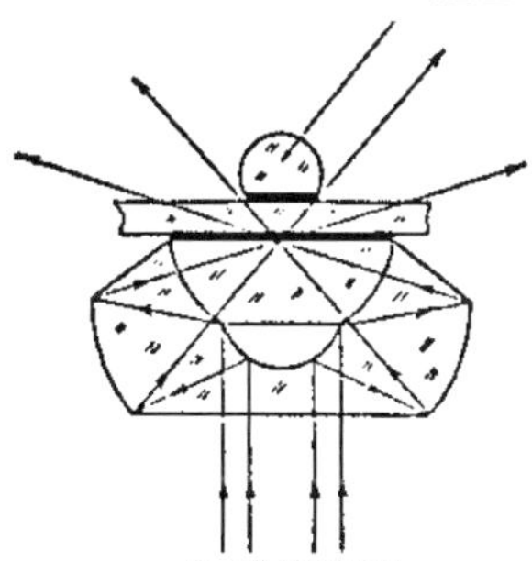

2. 암시야조명

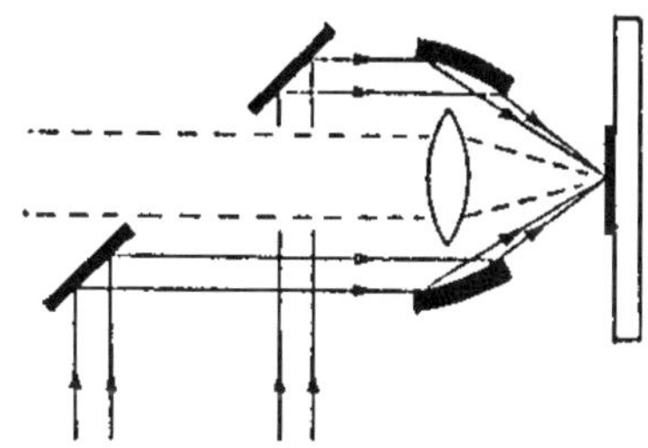

3. 반사조명

그림 16-16. 현미경의 조명계

2. 현미경 사진의 촬영

현미경 사진 촬영장치로서는 현미경의 접안 부분에 사진기 주름장치가 장착된 것(그림 16-17), 접안부분에 소형 camera를 장착한 것이 있으며 또 그림 16-18에 나타내는 것과 같은 현미경 기판 내에 35 mm film을 magazine으로 넣어서 장전된 장치가 있다.

현미경 사진의 촬영에 있어 고려해야 될 여러가지 사항은 다음과 같다.

(1) 양호한 시료의 조제

(2) 양호한 소명

(3) 양호한 영상의 결상

(4) 감광재료의 선정

(5) 노광의 적정

(6) 현상처리의 적정

시료의 작성법에 대해서는 각각 시료의 작성기술이 있으며, 일반적으로 기술하기에는 곤란하다. 그러나 예를 들면, 생물조직의 경우는 시료채취 방법 또는 염색방법에 기술을 요하고, 금속시료의 경우에는 연마면을 잘 만드는데 기술이 요구된다.

조명에 대해서는 이미 설명한 바와 같이 대물 lens의 개구수를 충만하고 lens의 성능을 활용하며, 조명의 어긋남이 없는 밝은 조명을 할 필요가 있다.

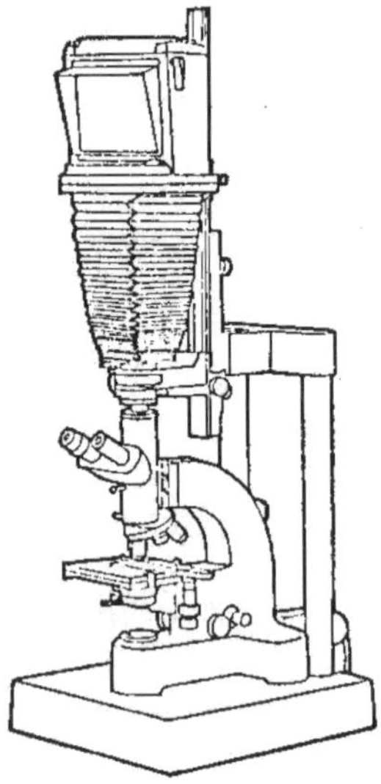

그림 16-17. 주름형 camera

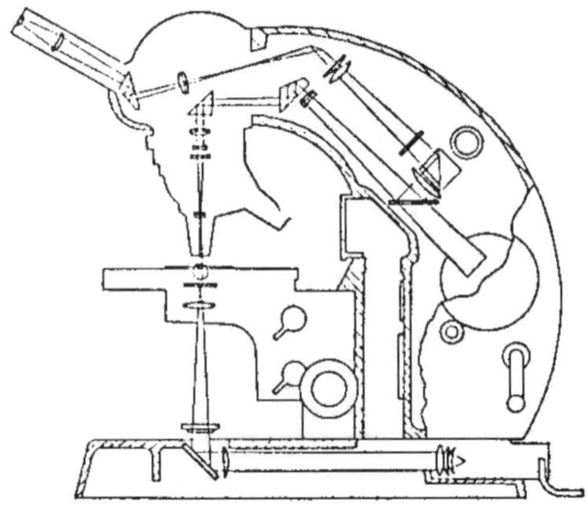

그림 16-18. 사진 현미경

또 조명의 밝기뿐만 아니라 빛의 분광 특성을 고려할 필요가 있으며 흑백사진의 촬영으로 achromat의 대물 lens를 사용하는 경우에는 녹색 filter를 사용하고 화질을 완성하는 경우도 고려된다. color사진 촬영의 경우에는 광원의 색온도는 색재현성에 있어 더욱 중요한 인자로 되고, 사용하는 color film의 감색성에 적합하도록 색온도 변환 filter를 사용할 필요가 있다. 또 color film의 경우는 대물 lens로서는 apochromat를 사용한다.

좋은 영상의 결상을 얻는데는 수차가 적은 lens를 선정해야 하며, 같은 배율의 사진을 얻는데도 대물 lens와 접안 lens와의 조합이 여러가지로 가능하고, 가령 200배의 배율을 얻는데 표 16-11과 같이 대물 lens가 20배로 접안 lens가 10배의 조합방법, 대물 lens가 40배로, 접안 lens가 5배로 되는 조합방법, 대물 lens가 10배로, 접안 lens가 20배인 조합 등이 있다. 이러한 조합으로 얻어지는 광학계의 성능은 같지 않으며 표에 나타낸바와같이 분해능이나 밝기가 다르다. 더우기 사진으로 얻어지는 최종상은 사진 camera의 크기, 사진의 확대배율에 의해서도 다르며, 이 점을 고려하여 lens를 선정할 필요가 있다. 표 16-12는 대물 lens가 접안 lens의 조합과 그에 의하여 얻어지는 film상의 배율, 해상력 등을 나타내는 것이다.

감광재료로서는 흑백 negative용 film, color negative film, 반전 color film 중에서 목적에 적합한 것이 선정된다. 흑백 film의 경우는 일반촬영용 고감도 film이 사용되는 외에 저감도로 고해상력의 film이나 고 contrast의 복사용 film이나 process panchrofilm 등도 사용된다. 영상 contrast를 높이는 경우에는 고 contrast film을 사용하는 외에, 현상처리에 고 contrast 처방을 선정하는 방법도 있다. color film의 경우에 반전 color film을 사용하든가, color negative film을 사용하든가 하는 것은 사진의 사용목적에 따라, 선별되어지며 color film의 특징도 함께 고려하여야 한다.

표 16-11. 대물렌즈와 접안렌즈의 결합

대물렌즈×접안렌즈(배율)		ⓐ 20×10	ⓑ 40×5	ⓒ 10×20
대물렌즈의 개구수(NA)		0.40	0.65	0.25
유효확대율(NA500~1000×)		200~400배	325~650배	125~250배
사진 print의 배수	cabinet	450배	450배	450배
	수동	300배	300배	300배
분해능		0.70μ	0.43μ	1.1μ
초점깊이		1.25μ	0.77μ	2.0μ
film면에서 시야의 밝기(비)		1.0	6.8	0.4
shutter 속도비교		≒1/30초	≒1/200초	≒1/10초

표 16-12. 대물렌즈와 접안렌즈의 결합에 의한 film배율, 해상력, 점깊이

대물렌즈의 배율	접안렌즈의 배율	film면 배율	해상력 μ	초점깊이 μ
1.2×(0.03)	5×	3	27~54	555
	10×	6	54~108	278
	15×	9	81~162	185
2×(0.05)	5×	5	28~56	200
	10×	10	56~112	100
	15×	15	84~168	86
3×(0.08)	5×	7.5	26~52	83
	10×	15	52~104	42
	15×	22.5	78~156	27
4×(0.1)	5×	10	27~55	50
	10×	20	56~110	25
	15×	30	84~165	16
6×(0.18)	5×	15	24~48	18.5
	10×	30	48~96	9.2
	15×	45	72~144	6.2
10×(0.25)	5×	25	27~55	8
	10×	50	55~110	4
	15×	75	82~1652	2.7
20×(0.40)	5×	50	35~70	2.5
	10×	100	70~140	1.3
	15×	150	105~210	0.8
40×(0.65)	5×	100	42~84	0.76
	10×	300	84~168	0.38
	15×	450	126~252	0.26
60×(0.90)	5×	150	45~90	0.37
	10×	300	90~180	0.18
	15×	450	135~270	0.12
100×(1.40)	5×	250	47.5~95	0.21
	10×	500	90~100	0.10
	15×	750	135~265	0.06

Ⅳ. 전자현미경 사진

1. 전자현미경의 구조 및 기능

전자현미경은 광학현미경의 빛 대신에 전자선을 사용하고 유리의 lens 대신에 자계 lens를 사용하며, 전자현미경과 광학현미경은 기본 구조상 유사하다. 그림 16-19는 전자현미경과 광학현미경의 기본구조를 상호 비교하여 나타낸 것으로 상호 관계가 이해된다.

전자선을 부전하의 입자선으로 입자로서의 성질과 파동성을 가지고 있으며, 이 파동의 파장은 빛에 비하여 대단히 짧다. 표 16-13은 전자의 가속전압과 이에 대응하는 파장 및 전자이동의 속도를 나타낸 것으로 가속전압이 높아짐과 동시에 대응하는 파장은 짧아진다.

표 16-13. 전자의 가속전압과 파장

가속전압	파장(Å)	전자속도 v/c
1	0.3876	0.0625
10	0.1220	0.1950
50	0.0536	0.4127
100	0.0370	0.5482
200	0.0251	0.6954
500	0.0142	0.8629
1000	0.0087	0.9411

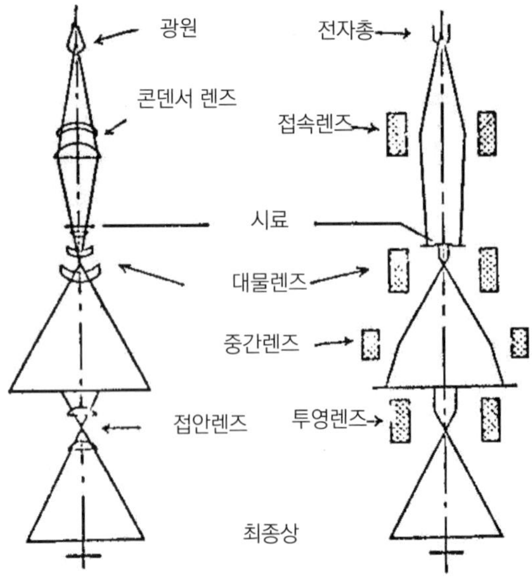

그림 16-19. 전자현미경과 광학현미경의 기본구조

광학현미경의 항에서 기술한 바와 같이 현미경의 분해능은 빛의 파장에 비례하여 적어지며, 파장이 빛보다 현저히 작은 전자선에서는 대단히 작은 분해능이 얻어지는 것이 기대된다. 전자현미경의 경우 최소 분해능 d_0은 다음 식이 성립된다.

$$d_0 = 1.32(\lambda^3 C_s)^{1/4}(\text{Å})$$

C_s는 구면수차 계수이고, 광학 lens나 전자 lens의 경우 lens를 보는 어느 각도를 a로 할때, 잠상의 구면수차에 의한 흐림 σ는 다음 식으로 주어진다.

$$\sigma = C_s \alpha^3$$

전자선의 가속전압이 80kV의 경우, C_s를 0.5mm로 하면, d_0는 3Å이 된다.

통상 사용되고 있는 전자현미경으로는 5~10Å의 분해능이 얻어지고 있고, 조건이 양호한 경우에는 1Å정도의 분해능도 얻어지고 있다. 전자현미경의 기본구조는 그림 16-19에 나타낸 바와 같이 전자총으로부터 전자선을 보내고, 이것을 자계의 접속lens로 접속하고, 시료에 조사한다.

전자를 발생케 하는데는 배기된 공간으로 tungsten음극을 가열하며, 이 전자를 고전압의 양극으로 가속한다.

wehnelt전극은 전자선의 강도를 조절하기 위한 것이다. 시료를 통한 전자선은 결상용의 자계 lens를 통하여 투명 lens에 의하여 형광판, 또는 사진 film상에 투영되어 관찰, 또는 기록된다.

이상 설명한 전자현미경은 투과형 전자현미경으로서 TEM이라고도 하고, 시료를 투과한 전자선의 상을 관찰하는 것이다. 그림 16-20은 투과형 전자현미경의 외관과 구조를 나타낸 것이다. 전자현미경에는 상술한 투과형외에 주사형 전자현미경(scanning electron microscope : SEM)이 있다.

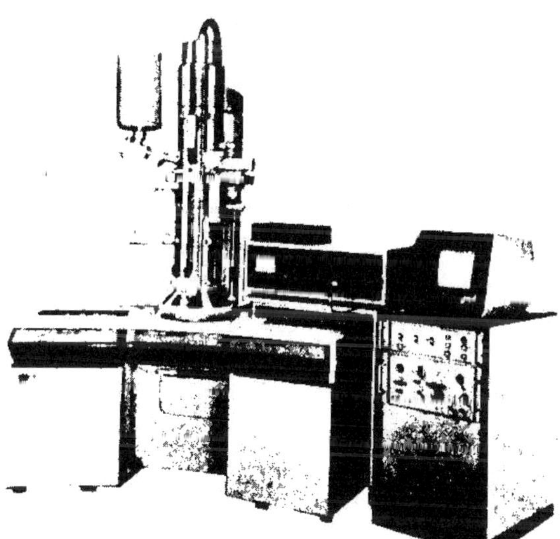

그림 16-20. (1) 전자현미경 외관

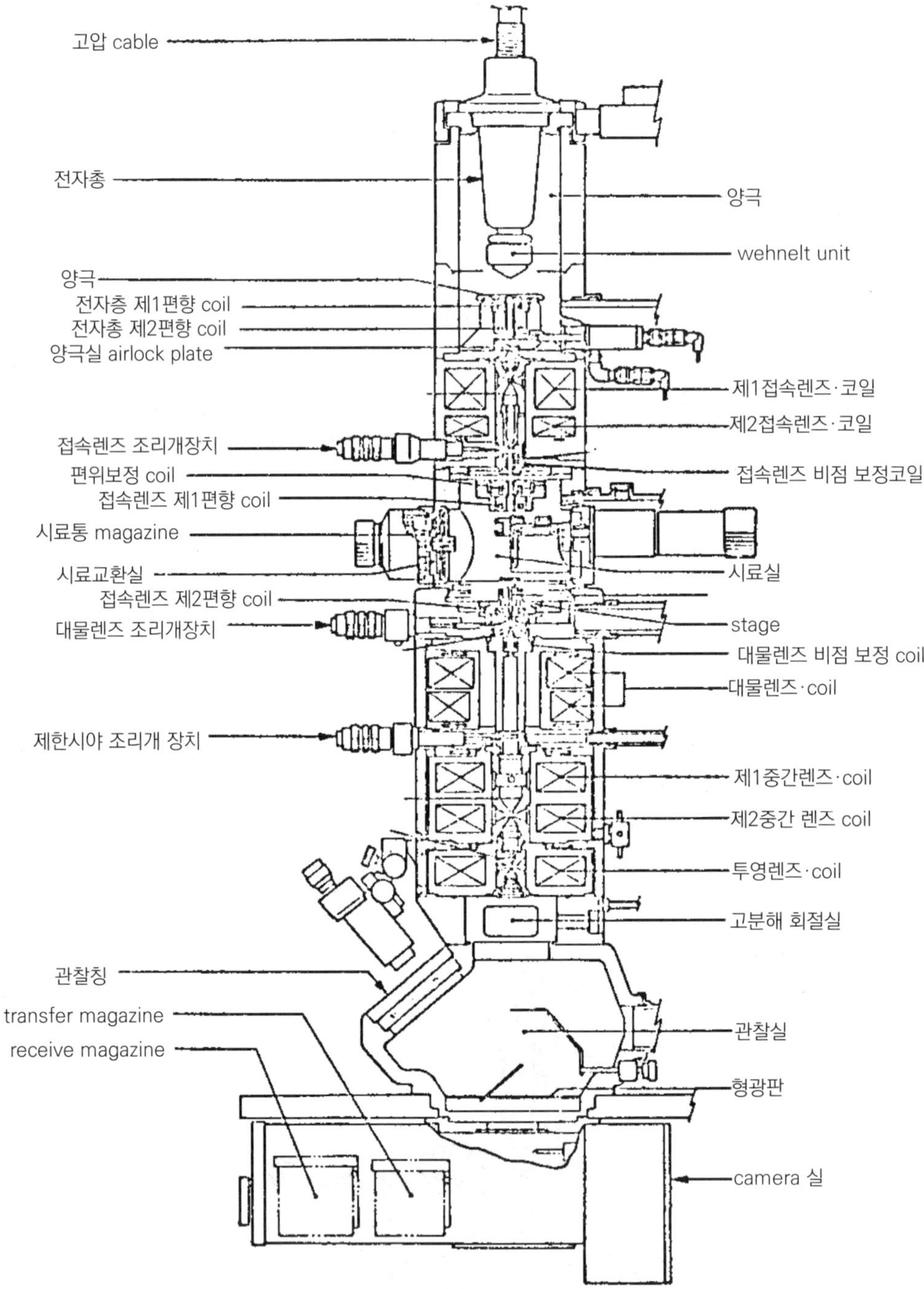

그림 16-20. (2) 투과형 전자현미경의 구조

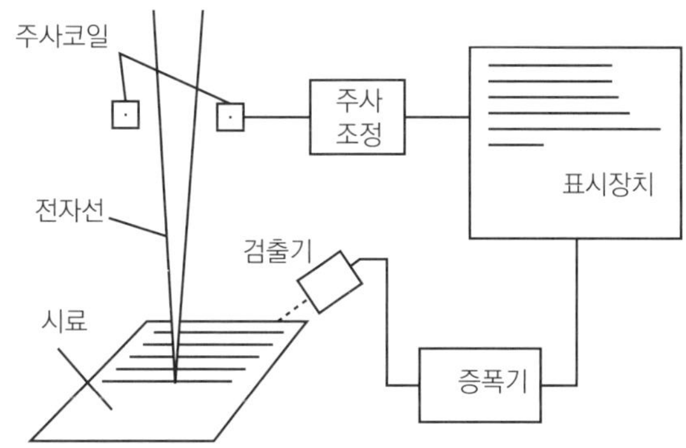

그림 16-21. 주사형 전자현미경의 원리

시료에 전자선이 조사되는 경우에 시료에서 2차전자가 방출된다. 전자 beam을 시료상에 주사하고 방출되는 2차전자를 검출하여 CRT관상에 영상을 만들도록 한 것이 주사형 전자현미경이며, 그림 16-21에 그 원리를 나타낸다.

주사형 전자현미경의 분해능은 Pencil 전자beam, 즉 probe의 크기에 의하여 정하고, 통상 20~30Å의 probe를 사용하여 70Å 전후의 분해능이 얻어진다.

주사형 전자현미경의 한 특징은 촛점 깊이가 깊은 것으로 광학현미경에는 촛점깊이가 0.1μm 정도이고, 투과형전자현미경에서는 0.3μm 정도임에 비하여, 주사형 전자현미경에서는 35μm 정도이며, 요철이 있는 시료의 관찰에 적합하다.

2. 전자현미경용 감광재료

전자현미경 사진의 촬영에는 halogen화은 유제를 도포한 건판 또는 film이 사용된다. 전자선이 사진유제층에 조사되는 경우는 halogen화은 결정, 또는 유제의 매체와 전자가 상호작용을 하고, 전자선은 energy를 잃으면서 유제속을 진행하고, 전자선이 통과하는 부분의 halogen화은을 현상 가능하게 한다.

전자선이 유제속을 진행하는 거리는 전자선 energy에 따라 다르고, 75keV의 전자선은 사진유제속을 약 30μm 정도 진행한다고 한다. 전자선 energy가 높으면 너무 두터운 유제층을 투과하게 되며, 유제층이 엷은 경우에는 film base속으로 침입한다. 전자선에 의한 사진층의 감광을 사진상의 특성으로 할 때 그림 16-23에 나타내는 바와같이 노출량과 사진농도와의 사이에 직선적인 관계가 얻어진다. 고농도 부분에서는 이 직선관계가 성립되지 않는다. 이러한 사진특성은 전자 1개가 halogen화은 1개, 또는 그 이상을 현상가능 조건으로 할때 얻어지며 X선 사진 감광에 있어서도 유사한 현상이 보이게 된다. 그림 16-23에 나타내는 바와같이 사진층의 흑화는 전자선의 energy에 의하여 크게 변화한다.

halogen화은 유제층의 두께가 전자의 비정(통과거리)과 같은 조건에서는 유제층의 극대감도 S_{max}는 유제의 도포중량을 W mg/cm^{-2}, ρ를 halogen화은의 밀도, d를 입자직경(μm)으로 할 때 다음과 같이 된다.

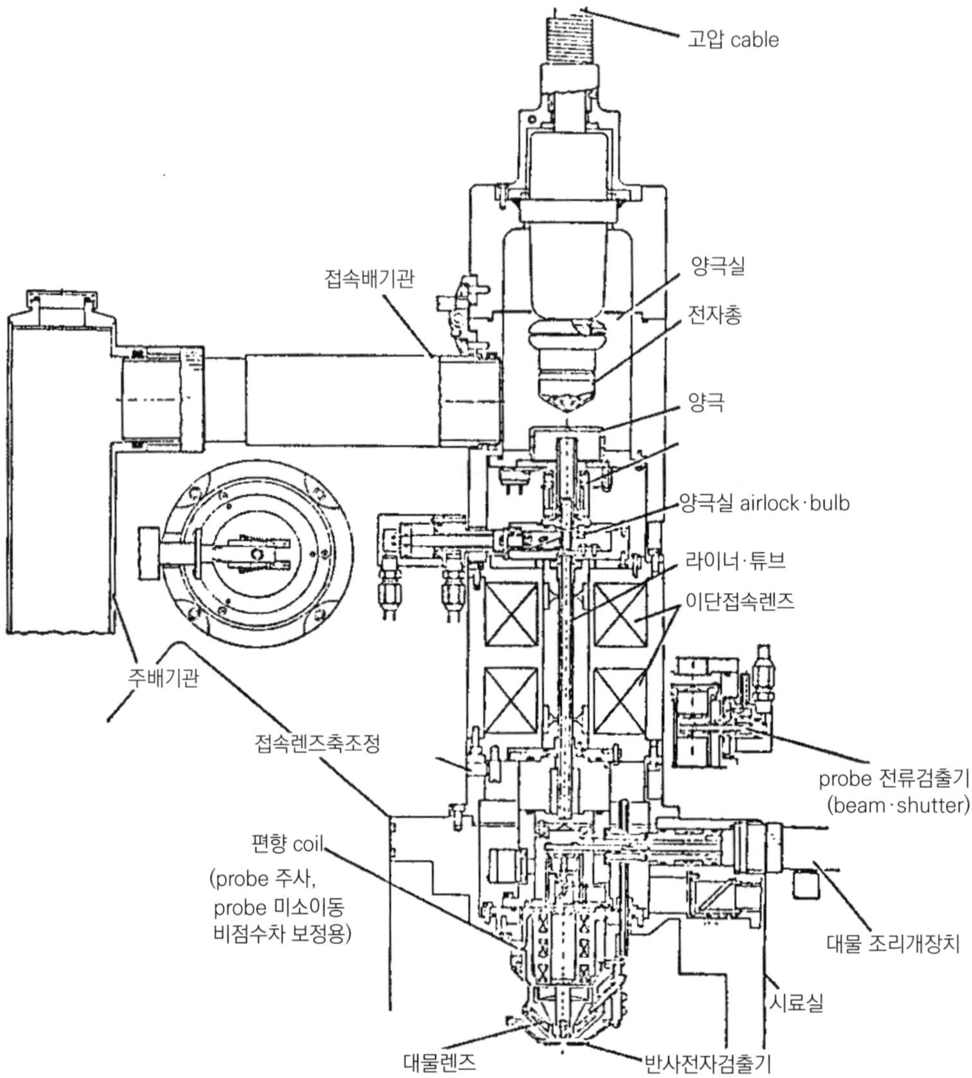

그림 16-22. 주사형 전자현미경구조

$$S_{max} = (10kwf/\rho Dr)d\mu m^2 \text{전자}^{-1}$$

K는 상수이고, Dr은 어느 특정한 사진농도로 한다. 그림 16-24는 유제의 감도 및 전자선 energy와의 관계를 나타내나, 곡선의 우측에 표시된 숫자는 유제도포량 W를 나타내고 있다.

그림 16-24에서 밝힌 바와 같이 유제의 감도는 어느 전자선 energy에 대해서 극대로 되고, 극대의 위치는 유제도포량에 따라 다르다. halogen화은 유제의 전자선 감도는 halogen화은 결정이 클수록 고감도가 되나, 큰결정의 유제 또는 유제층이 두꺼운 것은 화질이 저하된다.

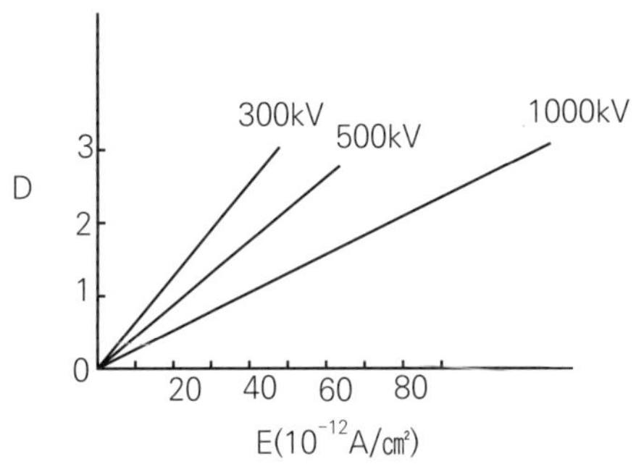

그림 16-23. 사진층의 전자선에 의한 특성그림

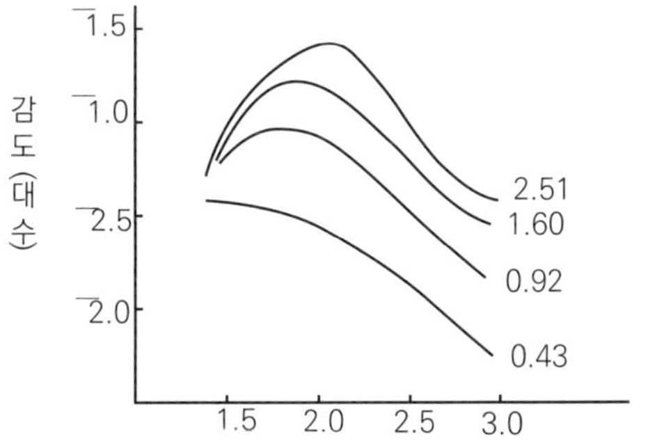

그림 16-24. 전자선노출에 의한 energy 의존성

Iodide취화은 유제에서는 화학숙성에 의하여 전자선 감도가 상승하는 것이 Bogomolov팀에 의하여 증명되었다. 전자현미경의 경우 1개의 전자가 halogen화은 결정 1개 이상을 현상 가능하게 하는 경우에는 상반법칙이 성립되고 이 조건이 충만되지 않는 경우에는 상반법칙 불궤가 나타난다. 실제적으로 전자선 조사에 있어서의 상반법칙 불궤가 보고되고 있다. 실제의 전자현미경 사진의 촬영에서는 전자현미경용 감광재료를 사용하는 외에 미립사 posi film 및 인쇄용 lith film도 사용된다. 그림 16-25에 3종류의 감광재료 특성곡선을 나타내고 표 16-14에 시판되고 있는 감광재료의 예를 나타내고 있다.

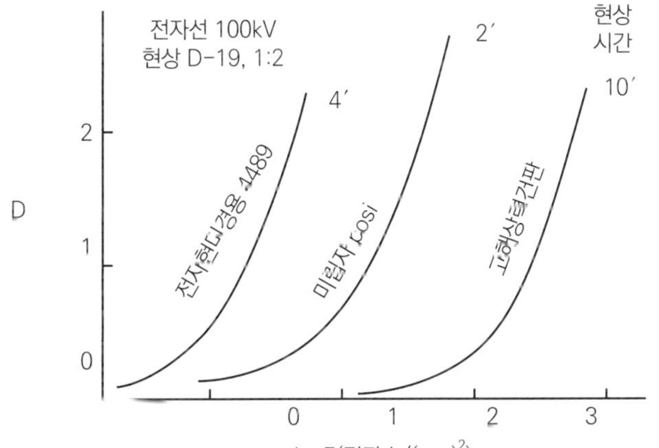

그림 16-25. 전자현미경용 감광재료의 특성

표 16-14. 전자현미경용 감광재료

종 류	상대감도 (100keV)	현상처방	비 고
Fuji 전자현미경용 film FG		FD-131	Polyester base sheet 81.5×59cm
Ilford EM4 건판	0.6	PQ 처방	
Ilford EM5	0.3	〃	
Ilford EM6	0.1	〃	
Ilford N4E50	0.3	〃	roll, sheet
Kodak EM4489	0.4	D-19	Polyester base sheet
Kodak Electron Image Plate	0.2~2.0	D-19	
Kodalith LR2572	0.4	D-19	35, 70mm roll
Kodak Fine Grain Positive	0.05	DG-10	35mm roll

찾아보기

[ㅇ]

[ㅈ]

INDEX

[O]

[P]

[Q]

[R]

[S]

[T]

집필위원

권달관(前신한대학교) 강세식(前부산가톨릭대학교) 김영근(광주보건대학교)
박영선(대전보건대학교) 서정민(부산가톨릭대학교) 손순룡(원광보건대학교)
여진동(신경주대학교) 유세종(건양대학교) 이상석(前동남보건대학교)
임재동(대원대학교) 임청환(한서대학교) 장현철(수성대학교)
정상복(대전보건대학교) 최성관(광주보건대학교)

인지
생략

방사선 감광학

1991년 08월 10일 초판 발행
2005년 02월 20일 제2판 발행
2010년 03월 10일 제2판2쇄 발행
2013년 03월 10일 제2판3쇄 발행
2015년 10월 10일 제2판4쇄 발행
2019년 09월 10일 제2판5쇄 발행
2024년 03월 15일 제3판 발행

지은이 : 권달관, 강세식, 김영근, 박영선, 서정민, 손순룡, 여진동,
유세종, 이상석, 임재동, 임청환, 장현철, 정상복, 최성관
펴낸이 : 이상태
펴낸곳 : 청구문하사
주 소 : 03706 서울특별시 서대문구 성산로11길 15
전 화 : 02-332-0541(代) FAX : 02-337-9577
등 록 : 1990년 11월 2일 제9-247호

가격 25,000원

ISBN 978-89-5616-927-9 93510